# Krank, zugewandert, nicht versichert?

Anja Dieterich · Mirjam Schülle ·
Tanja Gangarova
(Hrsg.)

# Krank, zugewandert, nicht versichert?

## (Kein) Zugang zur Gesundheitsversorgung

Springer VS

*Hrsg.*
Anja Dieterich
Alice Salomon Hochschule Berlin
Berlin, Deutschland

Mirjam Schülle
Universität Kassel
Kassel, Deutschland

Tanja Gangarova
Deutsches Zentrum für Integrations- und Migrationsforschung (DeZIM)
Berlin, Deutschland

ISBN 978-3-658-48771-3 ISBN 978-3-658-48772-0 (eBook)
https://doi.org/10.1007/978-3-658-48772-0

Die Deutsche Nationalbibliothek verzeichnet diese Publikation in der Deutschen Nationalbibliografie; detaillierte bibliografische Daten sind im Internet über https://portal.dnb.de abrufbar.



Springer VS ist ein Imprint der eingetragenen Gesellschaft Springer Fachmedien Wiesbaden GmbH und ist ein Teil von Springer Nature.
Die Anschrift der Gesellschaft ist: Abraham-Lincoln-Str. 46, 65189 Wiesbaden, Germany

**Danksagung** Wir danken unseren Autor:innen für ihre Bereitschaft zur Mitwirkung und die inspirierende Zusammenarbeit im Lektoratsprozess. Die Entwicklung des Buchkonzepts hat durch ein gemeinsames Diskussionsforum auf dem Kongress Armut und Gesundheit 2024 viele Impulse und mehr Tiefe erhalten, als wir es zu dritt hätten erreichen können. Viele der Autor:innen waren dort anwesend und haben uns geholfen: Danke dafür! Ein besonders herzlicher Dank gilt Dr. Maike Grube, Diakonie Deutschland, die uns immer wieder beratend zur Seite gestanden hat. Danke an Katrin Emmerich für den schönen Rahmen durch den Verlag. Die Entstehung des Buches wurde u. a. unterstützt durch die interne Forschungsförderung der Alice Salomon Hochschule Berlin.

**Competing Interests** Die Autor:innen haben keine für den Inhalt dieses Manuskripts relevanten Interessenkonflikte.

# Einführung: Das Menschenrecht auf Gesundheit im Spannungsfeld von Politik, Praxis und Wissenschaft

Auch in Deutschland leben Menschen, die aufgrund strukturell verankerter Ausschlüsse keinen oder lediglich eingeschränkten Zugang zu gesundheitlicher Versorgung haben. Dazu zählen Menschen ohne Papiere, EU-Bürger:innen ohne gesicherten Aufenthaltsanspruch, asylsuchende Menschen sowie Drittstaatsangehörige und deutsche Nichtversicherte. Ankerpunkt und Rahmung dieses Fachbandes ist die gegenwärtige Praxis humanitärer medizinischer Parallelstrukturen, die seit vielen Jahren diese Personengruppen versorgen. Unser Anliegen ist es, die Komplexität des Problemfeldes zu beschreiben und Grundlagenwissen für Praxis, Wissenschaft und Politik bereitzustellen, wobei gesundheits- bzw. versorgungsbezogene Fragen den ‚roten Faden' bilden. Die Beiträge verbindet die menschenrechtlich orientierte Grundlegung, dass für jeden in Deutschland lebenden Menschen das „Recht auf Gesundheit" umgesetzt und ein Zugang zu einer bedarfsgerechten Regelversorgung offenstehen sollte (ICESCR/UN-Sozialpakt,1966).

Wir Herausgeberinnen verknüpfen in unserer interdisziplinären Zusammenarbeit unterschiedliche Hintergründe aus kritischer Migrations- und Rassismusforschung, Sozialrecht und Medizin in einer gemeinsamen gesundheitswissenschaftlichen Perspektive: Ein bevölkerungsbezogenes Interesse an Gesundheit bedeutet, in „Wissenschaft und Praxis" (Acheson, 1988) insbesondere dort fachlich anzusetzen, wo strukturell benachteiligten Subpopulationen das o. g. Recht auf Gesundheit verwehrt wird. Jüngere Entwicklungen im Handlungsfeld und unsere fachlichen Positionierungen haben die Entwicklung des Buches geprägt.

## Zugänge zum Versorgungssystem – jüngere Entwicklungen

*Zivilgesellschaftliche Bemühungen*

Die genannten Personengruppen unterscheiden sich wesentlich in ihren sozialrechtlichen Voraussetzungen. Ihnen ist jedoch gemeinsam, dass sie auf humanitäre Parallelstrukturen angewiesen sind, wenn sie gesundheitliche Versorgung in Anspruch nehmen müssen. Seit vielen Jahren kompensieren lokale zivilgesellschaftliche, aber auch kommunal organisierte medizinische Anlaufstellen und Netzwerke hier Zugangsbarrieren zur Regelversorgung. Diese Parallelstrukturen sind in ihren Trägerschaften, Handlungsspielräumen und fachlichen Konzepten heterogen. Sie versuchen, im Rahmen ihrer Möglichkeiten und oft spendenfinanziert, Zugänge zu erschließen und eine begrenzte Primärversorgung zu ermöglichen. Ein Spezifikum des Handlungsfeldes ist, dass bei überwiegend *bundesweit gegebenen Problemlagen*, die insbesondere aus der Rechtssetzung resultieren, bisher vorrangig *lokale Lösungsansätze* außerhalb bzw. am Rande des regulären Gesundheitssystems entwickelt wurden. Die Angebote konzentrieren sich vor allem auf Großstädte, während sie in ländlichen Regionen rar sind. Sie können selbst den ambulanten Bedarf nicht vollständig decken, für stationäre Versorgung haben die lokalen Modell-Lösungen meist noch weniger Ressourcen.

Dieser ‚Flickenteppich' hat sich in den vergangenen Jahren ausdifferenziert: *MediBüros* und *MediNetze* sind langjährig bestehende Netzwerke zur Vermittlung ins reguläre Gesundheitssystem, die sich seit den 90er Jahren aus der antirassistischen Arbeit – als Antwort auf die Schaffung des Asylbewerberleistungsgesetzes (AsylbLG) – entwickelt haben. Sie verbinden ihre Vermittlungstätigkeit mit politischer Arbeit. Organisationen, wie die *Medizin für Menschen ohne Krankenversicherung* der Malteser und *Humanitäre Sprechstunden* bieten eine Direktversorgung an, durch lokal engagierte Ärzt:innen oder kommunal in den Gesundheitsämtern angesiedelt. Einige Sprechstunden haben einen besonderen Fokus, z. B. auf die Versorgung von Schwangeren. Sie verstehen ihre Arbeit eher karitativ, sie steht oft weniger mit politischen Forderungen im Zusammenhang. In den letzten Jahren sind außerdem sog. *Clearingstellen* aus den genannten Initiativen erwachsen. Als lokale, selten landesweite Lösungsmodelle versuchen sie, durch eine (aufenthalts-)rechtliche Beratung einen Zugang zum regulären Gesundheitssystem zu ermöglichen. Teils sind sie mit einer Direktversorgung, einem Netzwerk zur Vermittlung ins Versorgungssystem oder einem sog. *Anonymen Kranken-* oder *Behandlungsschein* (AKS bzw. ABS) verbunden. Diese lehnen sich an das Behandlungsscheinmodell nach dem AsylbLG an und überführen aufgrund der gesetzlichen Übermittlungspflichten anonym ins Regelsystem.

Für die Parallelstrukturen besteht der Grundkonflikt, dass sie einerseits kompensierend tätig sind, wo es ethisch geboten ist. Andererseits tragen Bemühungen, die Initiativen und Anlaufstellen zu verstetigen und zu institutionalisieren, dazu bei, das strukturelle Problem zu verschleiern – dem Staat wird die Verantwortung zur Sicherstellung der medizinischen Versorgung ‚abgenommen'. Viele der zivilgesellschaftlichen Akteure sind deshalb auch bundesweit vernetzt und engagiert in (gemeinsamer) Lobbyarbeit, u. a. in der *Bundesarbeitsgruppe Gesundheit/Illegalität (BAG)*, einem breiten Bündnis aus Organisationen, Verbänden, Initiativen und Einzelpersonen aus Kommunen, Kirchen, Wohlfahrtsverbänden, Gesundheitswesen und Wissenschaft. Einen neueren Zusammenschluss aus dem engeren Kreis der o. g. Clearingstellen bildet der *Bundesverband Anonymer Behandlungsschein und Clearingstellen für Menschen ohne Krankenversicherung* (BACK).

*Veränderungen in Rechtsetzung und Politik*
Im vergangenen Jahrzehnt gab es einige rechtliche Veränderungen, die sich auf den Zugang zur Gesundheitsversorgung der genannten Personengruppen auswirken. An dieser Stelle möchten wir schlaglichtartig die Verschlechterungen für EU-Bürger:innen hervorheben, für die der Zugang zur Regelversorgung durch eine Gesetzesnovelle des § 7 SGB II im Jahr 2016 begrenzt wurde. Seitdem sind „Ausländerinnen und Ausländer, deren Aufenthaltsrecht sich allein aus dem Zweck der Arbeitsuche ergibt, und ihre Familienangehörigen" vom Zugang zu Leistungen ausgeschlossen und haben damit häufig nicht die Möglichkeit, in die gesetzliche Krankenversicherung aufgenommen zu werden. Sie erhalten ausschließlich sogenannte zweiwöchige Überbrückungsleistungen. Lediglich Ukrainer:innen konnten von einer bedarfsgerechten Rechtsänderung profitieren, sie erhalten seit April 2023 Leistungen auf GKV-Niveau. Für weitere Personengruppen hat sich die Situation verschlechtert. Seit 2019 wurden die Leistungen auch für vollziehbar ausreisepflichtige Personen auf die genannten Überbrückungsleistungen reduziert. Im Jahr 2024 wurde außerdem für asylsuchende Personen die Frist bis zum Zugang zu einer bedarfsgerechten Versorgung, den Analogleistungen, von 18 auf 36 Monate erhöht.

Diese und weitere rechtliche Änderungen sind Ausdruck von Veränderungen in Politik und gesellschaftlichem Klima. Die Herausgeberinnen sind sich einig, dass eine auf strukturelle Benachteiligungen fokussierte Kritik aus menschenrechtlicher Perspektive umso notwendiger ist. Anliegen des Buches ist es, (macht)kritische, wissenschaftliche und praxisbezogene Sichtweisen auf das Handlungsfeld zu versammeln und damit die fortgesetzten zivilgesellschaftlichen und fachpolitischen Bemühungen der Lobbyarbeit zur Durchsetzung des Rechts auf Gesundheit auf Bundesebene durch die Bereitstellung dieser Wissensbestände zu unterstützen.

## Positionierungen der Herausgeberinnen

Unsere interdisziplinäre Auseinandersetzung zum Zuschnitt des Buches hat seine Entwicklung begleitet und den Dialog mit den beteiligten Autor:innen geprägt: Mit dem Anliegen, strukturell benachteiligte Gruppen ins Zentrum zu rücken, liegt unser Fokus auf *zugewanderten* nicht-versicherten Menschen. Hier war abzuwägen, dass auch deutsche Bürger:innen von Zugangsbarrieren betroffen sind. Die oft dahinterliegenden Beitragsschulden bei der gesetzlichen Krankenversicherung oder Versicherungsausschlüsse im Bereich der Privaten Krankenversicherung sind belastend und erfordern professionelle Beratung und Unterstützung. Dennoch ist das Ausmaß an Existenzgefährdung und Prekarität als deutlich höher zu bewerten, wenn die Faktoren Migration und/oder (struktureller) Rassismus hinzukommen. Eine der am stärksten benachteiligten Gruppen in Deutschland sind Menschen ohne Papiere, die in mehreren Beiträgen des Bandes zentral thematisiert werden. Die Praxis zeigt, dass die Mehrheit dieser Menschen von antischwarzem, antimuslimischem, antiosteuropäischem/antislawischem Rassismus und Rassismus gegen Rom:nja und Sinti:zze betroffen ist.

*Gesundheitswissenschaftliche, menschenrechtliche und rassismustheoretische Perspektiven*

Unsere Rahmensetzung erfolgte außerdem vor dem Hintergrund bisheriger gesundheits- und versorgungsbezogener Forschung im Dunstkreis des Themas. Hier finden sich bisher vorrangig andere fachliche Rahmungen. So liegen beim benachbarten Thema Migration und Flucht, bei dem die Gesundheit von asylsuchenden Menschen im Vordergrund steht, zunehmend Forschungsergebnisse vor. Rassistische Diskriminierungen, manifestiert durch rechtliche Einschränkungen, bürokratische Verzögerungen sowie Sprachbarrieren, stellen zweifellos erhebliche Hindernisse für den Zugang dieser Personengruppe zum Gesundheitssystem dar. Per definitionem sind aber Menschen ohne Papiere, EU-Bürger:innen ohne materielles Aufenthaltsrecht und auch deutsche Nicht-Versicherte, die ebenfalls betroffen sind, meist in diese Forschungen nicht einbezogen.

Das Attribut *geflüchtet* wiederum beinhaltet Personen mit sehr unterschiedlichen medizinischen Versorgungszugängen, von den jüngst aus der Ukraine geflüchteten Menschen mit sofortigem GKV-Zugang über die zumindest nach gesetzlichen Restriktionszeiten einbezogenen Asylsuchenden bis hin zu denjenigen, denen z. B. aufgrund von Residenzpflichtverletzungen jeder Zugang zu regulärer medizinischer Versorgung verwehrt bleibt. Insbesondere letztere sind deshalb ebenfalls auf humanitäre Hilfe angewiesen. Insbesondere in den Jahren 2016/17 suchten viele Leistungsberechtigte nach dem AsylbLG die o. g. Anlaufstellen auf, da die regulären Systeme mit dem Behandlungsscheinmodell und medizinischen Diensten in den Erstaufnahmeeinrichtungen (EAE) unzureichend waren.

Wir haben deshalb entschieden, die Personengruppe der geflüchteten Menschen nur insoweit zu thematisieren, wie sie die Praxis der Parallelstrukturen betrifft. Versorgungsprobleme im Zuge des Asylverfahrens, etwa in Sammelunterkünften und Erstaufnahmestellen sind nicht Gegenstand des Bandes.

Auch der Forschungsbereich Wohnungslosigkeit und Gesundheit ist mit dem Thema dieses Bandes eng verbunden, aber nicht identisch. Unterschiede in den Zugängen zu medizinischer Versorgung sind auch hier vorhanden: Deutsche wohnungslose Menschen können oft in die Gesetzliche Krankenversicherung rückgeführt werden, während wohnungslose EU-Bürger:innen sozialrechtlich schlechter gestellt sind. Umgekehrt leben nicht alle diejenigen, die keine Krankenversicherung haben, ‚auf der Straße'. Für Menschen ohne Papiere ist stattdessen ein hoher Anpassungsgrad kennzeichnend, sie sind gezwungen, sich ‚unsichtbar' zu machen.

Um unsere Schwerpunktsetzung theoretisch zu fundieren, beziehen wir rassismustheoretische Perspektiven mit ein, die bis vor kurzem in (gesundheits-) politischen Diskursen in Deutschland kaum auftauchten bzw. in denen Rassismus externalisiert bzw. verleugnet wurde. Dies manifestiert sich unter anderem darin, dass keine Daten zur rassistischen Diskriminierung erhoben wurden. Aktuelle empirische Studien zeigen, dass Rassismus auch in Deutschland eine wesentliche Barriere in der Gesundheitsversorgung darstellt, die systematisch Ausschlussmechanismen herstellt und bestimmte Menschen daran hindert, ihr Recht auf Gesundheit zu verwirklichen (DeZIM, 2023). Diese Theorieansätze sind im Gesundheitswesen bisher unterrezipiert, jedoch unerlässlich, um Kausalzusammenhänge im Handlungsfeld zu verstehen und diese auch in der Versorgungsforschung zu berücksichtigen.

*„Words matter"*[1] *– zur Bezeichnung der Personengruppen*

Gerade zur Bezeichnung der Personengruppe derer, die sich ohne rechtlich legalen asyl- oder ausländerrechtlichen Aufenthaltstitel, ohne Duldung und ohne

[1] Zitat von: https://picum.org/words-matter-2/, Kampagne von PICUM, Platform for action on undocumented migrants

behördliche Erfassung in Deutschland aufhalten bzw. ohne Arbeitserlaubnis arbeiten, existieren viele Begrifflichkeiten und auch ein kritischer Diskurs, mit welchen Konnotationen bzw. welchen Diskriminierungsrisiken diese Wortwahl einhergeht. Wir teilen die Auffassung der oben zitierten europäischen Nichtregierungsorganisation PICUM, dass Sprache Diskurse mitprägt. Wir möchten – am Beispiel dieser Personengruppe – einige Einschätzungen hinsichtlich einer diskriminierungssensiblen Bezeichnung inklusive ihrer jeweiligen Begründungen dokumentieren, ohne Anspruch auf Vollständigkeit, um für eine sorgfältige Wortwahl zu sensibilisieren.

PICUM legt beispielsweise nahe, von *Migrant:innen ohne (gesicherten) Aufenthaltsstatus* oder *Irregulären* bzw. *undokumentierten Migrant:innen* zu sprechen. Sie argumentieren, dass so der administrative Status im Vordergrund steht und empfehlen, den Begriff *illegal* zu vermeiden, weil er als abwertend und kriminalisierend betrachtet wird. Andererseits bietet die Bezeichnung *illegalisierte Menschen* die Möglichkeit, sich politisch zu positionieren, da auf diese Weise der Prozess der Illegalisierung explizit gemacht und auf dessen Konstruktion verwiesen wird. In ähnlicher Weise, wenn auch allgemeiner, wird dies mit dem Begriff *strukturell benachteiligter Personengruppen* transportiert. Breite Verwendung findet der Begriff *Menschen ohne Papiere*, der an die französische Bezeichnung und Bewegung der *Sans Papiers* angelehnt ist. Er ist vergleichsweise griffig, leicht zu sprechen und bietet den Vorteil, zur Sichtbarmachung der Personengruppe beizutragen. Zugleich bleibt er gegenüber juristisch präzisieren Bezeichnungen ungenau. Letztere beschreiben die Personengruppe vorrangig anhand des Aufenthaltsstatus: *Menschen ohne gültigen/geregelten/gesicherten/rechtlichen Aufenthaltsstatus* oder *Menschen in aufenthaltsrechtlicher Illegalität*. Diese Begriffe lassen sich ebenfalls problematisieren. So könnte der Eindruck erweckt werden, dass Menschen kein Recht auf Aufenthalt haben, was aus einer menschenrechtsorientierten Perspektive nicht haltbar wäre. Diese fasst Migration als Menschenrecht auf, das in diesem Fall nur nicht umgesetzt werden kann. Der Begriff *Menschen ohne geregelten Aufenthaltsstatus* wird allerdings auch aus juristischer Perspektive als unpräzise und irreführend gesehen, da rechtlich durchaus ‚geregelt' ist, dass die Personen z. B. ausreisepflichtig sind. Schließlich lässt sich festhalten, dass der Begriff Aufenthalts*status* selbst kein Rechtsbegriff, sondern ein umgangssprachlicher Begriff ist, der die rechtliche Grundlage für den Aufenthalt einer Person beschreiben soll. Rechtlich fundiert ist von Aufenthalts*titeln* (mit der Aufenthalts- und Niederlassungs*erlaubnis*) in Abgrenzung zu anderen Rechtslagen (z. B. Duldung) zu sprechen. Letztere werden teilweise im allgemeinen Sprachgebrauch als Aufenthalts*papiere* zusammengefasst, was ebenso kein juristischer Fachbegriff ist.

Vor diesem Hintergrund haben wir uns als Herausgeberinnen gegen eine einheitliche Wortwahl entschieden. Die Diskussion bleibt relevant, da sich der Band mit gesellschaftlichen Exklusionsprozessen befasst und Begriffsverwendungen das Risiko des sogenannten ‚Othering' in sich tragen, also der symbolischen Abgrenzung und Fremdmarkierung von Menschen als ‚die Anderen'. Im Sinne einer kritisch reflexiven Forschung und Praxis finden wir es daher wichtig, bisher gewohnte Fachbegriffe zu hinterfragen und haben dies auch im Austausch mit unseren Autor:innen angeregt.

*Veränderung durch Forschung? – Zum Verhältnis von Politik, Praxis und Wissenschaft*

Politik, Praxis, und Wissenschaft stehen in diesem Handlungsfeld in einer spezifischen Wechselbeziehung: *Wissenschaftler:innen* zum Thema unseres Bandes, auch viele der in diesem Band vertretenen Autor:innen, haben oft einen engen Praxisbezug, sie arbeiten selbst im Gesundheitswesen und/oder sind zugleich fachpolitisch engagiert. Vonseiten der *Politik* wird vorrangig epidemiologische Public Health-Forschung gefordert, um empirische Grundlagen zur Entscheidungsfindung zu erhalten. Das beeinflusst auch, welche Forschungszugänge gewählt werden. Zugleich existiert, wie oben skizziert, durch langjähriges zivilgesellschaftliches Engagement, ein umfangreiches lokales *Praxis*wissen von betroffenen Personen und Engagierten, das bisher nicht systematisch aufgearbeitet ist.

Dieser Sachverhalt legt einerseits Forschungsaktivitäten im Handlungsfeld nahe. Für uns steht im Raum, bei der Public Health-Community in Deutschland das Interesse an einem bisher gesundheitswissenschaftlich untererforschten und kaum beachteten Handlungsfeld zu stärken.

Andererseits ist angesichts der ausgeprägten politischen und zivilgesellschaftlichen Bezüge des Themas das Buch nicht nur für Forschende, sondern für eine breitere Leser:innenschaft aus Gesundheitswesen, Fachpolitik und Praxis konzipiert. Vor diesem Hintergrund sind auch kritische Impulse aufzunehmen, was die Rolle von Forschung angeht. Im benachbarten Bereich Migration und Flucht zeigt sich, dass kein linearer Zusammenhang zwischen Forschungsergebnissen und politischen Entscheidungen besteht. Ein prägnantes Beispiel dafür ist die jüngste Verschärfung des Asylbewerberleistungsgesetzes, die im Widerspruch zu bereits vorliegenden versorgungswissenschaftlichen Erkenntnissen und daraus abgeleiteten Handlungsempfehlungen steht (DeZIM, 2023; Bozorgmehr & Razum, 2015). Beispiele wie dieses untermauern die Beobachtungen von Aktivist:innen und Forscher:innen of Color, die Mimi Onuoha (2020) wie folgt zusammenfasst: „The idea that structural racism can be proven and overcome by gathering just enough or the right kind of evidence is nothing more than a myth. Historically, it has rarely been the case. The grand ritual of collecting and reporting this data has not improved the situation“ (o. S.).

Es bleibt zu konstatieren, dass Politik und Wissenschaft gesellschaftliche Teilsysteme mit unterschiedliche Entscheidungsregeln sind und nicht unhinterfragt davon ausgegangen werden kann, dass mehr Daten zur Problematik von Nicht-Versicherten zu Verbesserung ihrer Versorgung führt. Kritisch könnte man vielmehr argumentieren, dass der Ruf nach einer besseren Datenlage auch Verzögerungstaktiken bzw. ‚Spielwiesen' beinhaltet, mit der engagiert Helfende bzw. Forschende mangels politischem Willen ‚beschäftigt' werden. Denn aus ethischer Sicht ließe sich auch unabhängig, z. B. von epidemiologischen Daten ein Handlungsbedarf begründen: Jede:r unversorgte Mensch in Deutschland ist eine:r zuviel.

Dabei ist außerdem hervorzuheben, dass Forschung nicht homogen ist. Auch für unser Thema sind unterschiedliche Wissenschaftsparadigmen relevant, die nicht alle gleichermaßen Gehör finden. Beachtenswert erscheint uns die Erwägung, dass epistemische Ungerechtigkeiten, also die mehr oder weniger ausgeprägten Möglichkeiten, sich Gehör zu verschaffen, sich an der Wissensproduktion zu beteiligen, in der und durch Forschung selbst (unbewusst) (re)produziert werden können. Ferner schützt auch eine um Verbesserungen bemühte menschenrechtliche Orientierung der Forschenden nicht davor, dass veröffentlichte Daten nicht im Sinne, sondern vielmehr gegen die Interessen der Betroffenen genutzt werden können. Vor diesem Hintergrund sind forschungsethische bzw. sogar forschungskritische Erwägungen explizit Bestandteil des Buchkonzepts.

Im Dreieck von Praxis, Politik und Wissenschaft bleibt abzuwägen, ob nicht vorrangig zivilgesellschaftliches Engagement, Advocacy-Arbeit bzw. Aktivismus zielführender sind als Forschung. Ob und wie genau Wissenschaft hier zur Umsetzung des Rechts auf Gesundheit beitragen kann, muss sie selbst legitimieren. Dies dürfte nicht zuletzt darin begründet sein, wie sie ihre eigene Rolle in Fragestellungen, Feldzugängen, methodischen und methodologischen Vorgehensweisen, Veröffentlichungspraxis u. a. m. forschungsethisch reflektiert und ihre Herangehensweisen entsprechend ausrichtet. Wie können wir Brücken schaffen? Wie kann geforscht werden, ohne forschungsethische Gütekriterien zu verletzen? Welche Ansätze sind hilfreich für welche Fragestellungen? Inwieweit sind normative Forschungsansprüche, z. B. dass Forschung den Betroffenen dienen sollte, in dem Handlungsfeld umsetzbar?

Eine rassismus- und machtkritische Versorgungsforschung könnte dazu beitragen, Machtverhältnisse inklusive der eigenen Verortung der Forschenden zu hinterfragen und das Recht von Menschen, Rechte zu haben (auch strukturell) zu ermöglichen: u. a. das Recht von strukturell benachteiligten Menschen, zu forschen und für sich zu sprechen (Appadurai, 2006). Sie sind nicht ausschließlich passive Objekte oder unterworfene Subjekte, sondern haben eigene Handlungsfähigkeiten, um Ungleichheit und Dehumanisierung zu begegnen.

## Zu den Beiträgen

Der Band gliedert sich in vier Teile. Im *ersten Teil* wird mit einer rechtlichen Einführung, einem Überblick über aktuelle Forschungsaktivitäten und -lücken, einer theoretischen Grundlegung sowie einer ländervergleichenden Perspektive ein erster Einblick über das Handlungsfeld gegeben.

**Mirjam Schülle und Stefan Kessler** führen mit einer fundierten Darstellung der aktuellen Rechtsetzung in zentrale Barrieren im Zugang zu Gesundheitsversorgung ein, was als „legale Diskriminierung" benannt wird. Für den Band lassen sich daraus die relevanten sozialversicherungsrechtlichen Unterschiede zwischen den betroffenen Personengruppen ableiten.

**Carolin Ochs** präsentiert erste Ergebnisse eines Scoping Reviews zum Forschungsstand zur Gesundheitsversorgung von Menschen ohne Papiere. Sie widerlegt die These, dass Forschung bisher v. a. in Form von Qualifikationsarbeiten und ‚Grauer Literatur' vorliegt. Indem sie aufzeigt, in welcher Form bisher zum Thema geforscht wurde und vertiefend anhand von zwei Studienbeispielen illustriert, wie Forschungsansätze aussehen könnten sowie Forschungslücken darstellt, bietet sie den Lesenden Orientierung, wie weitere Forschung zum Thema aussehen könnte.

**Dana Abdel-Fatah und Tanja Gangarova** führen in Begriffsverständnis und Forschungsstand zu Rassismus in der Gesundheitsversorgung ein und leiten eine Theoretisierung des Ausschlusses u. a. von Menschen ohne Papiere ab, indem sie die Konzepte „Legaler Dehumanisierung" und „Slow Violence" hervorheben. Den systematischen Ausschluss der Perspektiven und Wissensparadigmen rassistisch marginalisierter Communities aus der hegemonialen Wissensproduktion betrachten die Autor:innen als eine Form der epistemischen Ungerechtigkeit und plädieren für eine Diversifizierung der Gesundheitswissenschaften.

Der Beitrag von **Jérémy Geraeert** erweitert den Blick auf die Situation in Frankreich und ermöglicht damit einen Gesundheitssystemvergleich. Mithilfe einer konstruktivistischen Analyseperspektive zeigt er empirisch auf, wie Zugangsbarrieren durch sozialrechtliche Einordnungen hergestellt werden und wie sich Migrationspolitik in das Gesundheitswesen ausdehnt und als Instrument staatlicher Kontrolle eingesetzt wird. Anhand von zwei ethnographischen Studien werden Mechanismen und Auswirkungen der biopolitischen Regierung von Migration skizziert, die durch die differenzierte Verteilung der Gesundheitsversorgung nach Kriterien, die auf den Aufenthaltsstatus basieren, ermöglicht wird.

Im *Zweiten Teil* sind Bestandsaufnahmen und Analysen einzelner Versorgungsbereiche versammelt.

**Philip Anderson** gibt einen Einblick in die zweite Auflage der Lokalstudie der Landeshauptstadt München, wo im Jahr 2004 das sog. „Münchner Modell" kommunaler Versorgung etabliert wurde. Der Beitrag zeigt die kommunalpolitischen Möglichkeiten zur Wahrung der sozialen Rechte von Menschen ohne Papiere auf und fragt danach, wie Gesundheitsversorgung mit dem Zugang zu Bildung sowie sozialer Teilhabe verzahnt werden. Schließlich werden Überlegungen angestellt, wovon es abhängt, ob praxisbezogene Empfehlungen für die kommunale Politik wirksam werden.

**Frances Ahlmann und Mirjam Schülle** stellen eine Regionalstudie zur Versorgungslandschaft in Nordhessen vor, um daraus mögliche Gestaltungsansätze ableiten zu können. Auf der Basis von Expert:inneninterviews wird gezeigt, dass trotz der Bemühungen unentgeltlicher Versorgungsstrukturen für Menschen ohne Krankenversicherungsschutz in der Region oftmals kein Zugang zu regulärer medizinischer Versorgung besteht. Die Ergebnisse decken sich mit dem bestehenden Forschungsstand aus anderen Städten. Besonders deutlich wird, dass die lokale Rechtsumsetzung den entscheidenden Faktor für den Zugang zur Versorgung darstellt.

Die besonders schwierigen Versorgungsbedingungen in der stationären Krankenhausversorgung zeigt **Ingo Neupert** auf. Menschen ohne ausreichenden Krankenversicherungsschutz können oft nur in Notfällen medizinische Hilfe in Anspruch nehmen. Kliniken sind in der Regel unzureichend auf diese Patient:innengruppen vorbereitet, was zu einem Dilemma zwischen der medizinischen Behandlungspflicht und der Kostensicherung führt. Lösungsansätze werden insbesondere in einer interdisziplinär gut eingebetteten, qualifizierten klinischen Sozialen Arbeit und einer entsprechenden strukturellen Ausstattung gesehen.

Einen fachpolitisch besonders intensiv diskutierten Versorgungsbereich stellt der Bereich der reproduktiven Gesundheit rund um Schwangerschaft und Geburt dar.

**Sophie Funke, Lê Phan-Warnke, Maike Grube und Juliane Steffes** ordnen die Problematik, Geburtsurkunden auszustellen, menschen- und kinderrechtlich ein und verweisen auf die Verankerung eines diskriminierungsfreien Zugangs zur Gesundheitsversorgung in den internationalen Menschenrechtsverträgen.

**Daniel Schindel und Renate Karpenko** befassen sich auf Grundlage einer regionalen Studie mit der Schnittstelle von Zugangsbarrieren zu Gesundheitsversorgung und Wohnungslosigkeit und verdeutlichen anhand dessen eine besonders prekäre Lebenslage, die bei verschiedenen Personengruppen Nicht-Krankenversicherter vorliegt. Im Fokus des Beitrags stehen zwei Berliner humanitäre Versorgungssettings, in denen retrospektiv Patient:innenakten ausgewertet wurden sowie methodische Reflexionen zum Forschungsgegenstand.

**Sarah Lang** reflektiert in ihrem Beitrag die Entwicklung und aktuellen Aufgaben des Öffentlichen Gesundheitsdienstes in der Versorgung von Menschen ohne Krankenversicherung. Sie nutzt ihre Innensicht aus dem Gesundheitsamt Frankfurt für eine Analyse der Ambivalenzen öffentlicher Gesundheit zwischen Fürsorge und Kontrolle und entwickelt Handlungsempfehlungen für eine wünschenswerte fachliche Ausrichtung des ÖGD in Bezug auf die adäquate Versorgung von Menschen ohne Krankenversicherung.

Im *dritten Teil* geht es um zivilgesellschaftliche Ansätze der medizinischen Parallelstrukturen.
Mit dem Konzept „Anonymer Krankenschein“ (AKS) stellt **Maren Mylius** einen lokal erprobten Ansatz vor, bei dem das Behandlungsscheinsystem von Asylsuchenden anonymisiert wird, sodass eine Kostenübernahme für Patient:innen ohne Papiere ermöglicht wird. Am Beispiel des Modellprojekts AKS in Niedersachsen, das von 2015 bis 2018 durchgeführt wurde, werden in diesem Beitrag Implikationen und Auswirkungen der Einführung eines AKS auf die Versorgungssituation dargestellt und diskutiert.

In einer überblickshaften, empirisch begründeten Analyse widmet sich **Ilker Atac** in seinem Beitrag der Frage, wie sich unterschiedliche Modellprojekte und lokale Initiativen in Deutschland typisieren lassen. Er stellt eine Bestandsaufnahme verschiedener Modelle des Zugangs zur Gesundheitsversorgung vor, als Anwendungsfall für die Rolle und Aktivitäten zivilgesellschaftlicher Organisationsweisen. Besonderes Augenmerk legt er dabei auf die innovativen Aspekte von Clearingstellen und Anonymen Krankenscheinen.

Im Beitrag von **Gianni Varnaccia und Carolin Bader** geht es um die Chancen und Herausforderungen, die entstehen, wenn zivilgesellschaftliche Initiativen eigene Datenerhebungsprojekte durchführen. Zum einen wird den Lesenden ein Einblick in forschungspraktische Vorgehensweisen einer Nichtregierungsorganisation gegeben, zum anderen verorten sie Zielsetzungen ihrer empirischen Arbeit zwischen Versorgungsverbesserung, politischer Advocacy-Arbeit, Fundraising und gesundheitswissenschaftlich orientierter Praxisforschung.

**Charlotte Vöhl und Vera Bergmeyer** stellen die politischen und rechtlichen Entwicklungen in Stadtstaat Bremen dar, die zu dem heutigen Projekt „Medizinische Versorgung für papierlose und nicht versicherte Menschen" (MVP) geführt haben, sowie die Struktur des Projektes, bestehend aus Clearing, medizinischer Sprechstunde und Kostenübernahmen. Sie nutzen in ihrem Beitrag ihre langjährigen Praxiserfahrungen, um die Frage zu reflektieren, wie Modellprojekte wie das MVP in Bremen ausgestaltet sein bzw. in welchem Verhältnis sie zur Regelversorgung stehen sollten.

Der *vierte Teil* ist schließlich den politischen Handlungsspielräumen und Zukunftsperspektiven zum Thema gewidmet.

**Jasmina Jurasik** setzt sich mit den rechtlichen Möglichkeiten und Grenzen auseinander, die höherrangiges Recht zur Durchsetzung des Rechts auf medizinische Versorgung für Menschen ohne Papiere bieten könnte. Die juristische Unmöglichkeit, diese einzufordern, wird beispielhaft anhand eines gescheiterten Rechtsverfahrens aufgezeigt. Sie resümiert, dass es nicht an Lösungs- oder Reformvorschlägen, sondern am Willen des Gesetzgebers mangelt.

**Anja Dieterich und Maike Grube** analysieren die Entwicklung und Perspektiven eines bundesweiten Netzwerkes, der Bundesarbeitsgruppe Gesundheit/Illegalität (BAG). Der Beitrag arbeitet die Ergebnisse von Expert:inneninterviews mit Wegbegleiter:innen der BAG auf, um die Arbeit dieser Initiative sichtbar zu machen und zu zeigen, wodurch sich deren Arbeitsweise kennzeichnet. Ein Schwerpunkt liegt auf den Perspektiven, wie sich dieser Zusammenschluss zukünftig angesichts einer sich verändernden Landschaft des Zivilengagements und aktueller gesellschaftspolitischer Herausforderungen entwickeln sollte.

Den Abschluss des Bandes bildet eine Perspektive migrantischer Selbstorganisation. **Virginia Wangare Greiner (Maisha e. V.)** gibt im Gespräch mit Tanja Gangarova Einblicke in ihre Arbeit der Unterstützung afrikanischer Frauen ohne Krankenversicherung. Dabei wird die Rolle von Migrant:innenselbstorganisation (MSO) für die Verbesserung ihrer Lebenssituationen ebenso dargestellt wie die weitreichenden Netzwerkbeziehungen in der Versorgungslandschaft. Hervorgehoben wird vor allem die besondere Bedeutung von MSO für die Schaffung von Vertrauen und sicheren Räumen, für das Erkennen realer Bedarfe und für die Bereitstellung angemessener Hilfsangeboten.

Berlin und Kassel, den 29.04.2025.

Die Herausgeberinnen.

**Aus: Das gute Recht von Pasquale Virginie Rotter (2020)**

„Ich bin da.
Ich bin viele.
Ich habe nicht immer recht, doch ich habe Rechte.
Es wird mir nicht immer gewährt.
Contra legem.
Es wird mir mitunter vorenthalten, verweigert, entzogen ...

Weggezogen, gleichsam weggezogen wie ein Teppich unter meinem Sein in einem Rechtsstaat.

Mensch-Sein und Bürger_in-Sein, also.
Darunter die Grundrechte und die Menschenrechte.
Grundrechte und Menschenrechte, also.

Ich habe das Recht, mich zu wehren.
Ist das so?
Warum weiß ich eigentlich so wenig darüber, dass ich mich wehren kann?
Dagegen.
Ich habe das Recht zu wissen, wie ich mich wehren kann.
Ist das so?
Warum weiß ich eigentlich so wenig darüber, dass ich mich wehren kann?
Dagegen.
Ich habe das Recht zu wissen, wie ich mich wehren kann.
Ist das so?
Warum weiß ich eigentlich so wenig darüber, dass und wie ich mich wehren kann?
Dagegen.
Ich habe das Recht, alle Informationen zu erhalten, die ich brauche, um Recht zu bekommen.
Es steht mir zu, alle Ressourcen zu erhalten, die ich brauche, um mein Recht wieder zu erlangen.

Es ist mein Recht, alle Unterstützung zu erhalten, die ich brauche, um mein gutes Recht
durchzusetzen.
Ist das so?

Warum weiß ich eigentlich so wenig darüber, was mir gebührt?
Recht wem Recht gebührt, oder?

Warum weiß ich so wenig um mein gutes Recht?

Es braucht und gibt Menschen, die mich über meine Rechte informieren.
Sie sind Sozialarbeiter_innen, Rechtsanwält_innen, Migrationsberater_innen, Aktivist_innen, Community Builder, Bürger_innen ...
Menschen, die mich auffordern, mein Recht einzufordern.
Mich animieren und ermutigen.
Mich schulen darin, von meinen Rechten
Gebrauch zu machen.
Mich informieren und begleiten.
Mich und meine Stärke wahrnehmen.
Mich und mein gutes Recht.

Ich bin da.
Ich bin viele.
Ich habe nicht immer recht, doch ich habe Rechte.
Es ist mein gutes Recht.
Es wird mir nicht immer gewährt.
Contra legem.
Es wird mir mitunter vorenthalten, verweigert, entzogen ...

Mein Reservoir ist nicht mit der Erfahrung gefüllt, dass ich Rechte
habe.
Mein Reservoir ist nicht mit der Erfahrung gefüllt, dass meine Rechte
geachtet und geschützt werden.
Mein Reservoir ist schon lange nicht mehr mit der Erfahrung gefüllt, dass ich Recht
bekomme.

Mein Arsenal ist nicht mit Menschenrechten gefüllt.
Auch nicht mit Grundrechten.
Es liegt außerhalb von mir.
Außerhalb.
Ganz recht, richtig gelesen.

Ich rufe also staatliche Institutionen an, Recht zu sprechen.
Instanz für Instanz.
Institution um Institution.
Andere rufen mit mir. (...)“

## Literatur

Acheson, E. D. (1988). On the state of the public health the fourth Duncan lecture. *Public health, 102*(5), 431–437. 10.1016/s0033-3506(88)80080-5.

Appadurai, A. (2006). The right to research. *Globalisation, Societies and Education, 4*(2), 167–177. 10.1080/14767720600750696.

Bozorgmehr, K., & Razum, O. (2015). Effect of restricting access to health care on health expenditures among Asylum-Seekers and refugees: A quasi-experimental study in Germany, 1994–2013. *PLoS ONE 10*(7): e0131483. 10.1371/journal.pone.0131483.

DeZIM Deutsches Zentrum für Integrations- und Migrationsforschung. (2023). Rassismus und seine Symptome. Bericht des Nationalen Diskriminierungs- und Rassismusmonitors. https://www.dezim-institut.de/publikationen/publikation-detail/rassismus-und-seine-symptome/.

ICESCR/UN-Sozialpakt. (1966). Internationaler Pakt über wirtschaftliche, soziale und kulturelle Rechte/ International Covenant on Economic, Social and Cultural Rights. https://www.sozialpakt.info/internationaler-pakt-ueber-wirtschaftliche-soziale-und-kulturelle-rechte-3111/.

Onuoha, M. (1. Juli 2020). When proof is not enough: Throughout history, evidence of racism has failed to effect change. FiveThirtyEight: Blog. https://fivethirtyeight.com/features/when-proof-is-not-enough.

Rotter, P. V. (2020). Das gute Recht, Strategische Prozessführung als Empowermentinstrument. In N. Prasad, K. Muckenfuss, A. Foitzik, P. V. Rotter, M. Kechaja, P. Follmar-Otto et al. (Hrsg.), *Recht vor Gnade. Bedeutung von Menschenrechtsentscheidungen für eine diskriminierungskritische (Soziale) Arbeit*. Beltz Juventa.

# Inhaltsverzeichnis

# Herausgeber:innen- und Autor:innenverzeichnis

**Dana Abdel-Fatah** ist wissenschaftliche Mitarbeiterin am Berliner Institut für empirische Integrations- und Migrationsforschung (BIM) der Humboldt-Universität zu Berlin und der Charité – Universitätsmedizin Berlin. Derzeit promoviert sie im Fach Soziologie. Ihre Forschungsschwerpunkte liegen in der kritischen Migrationsforschung und Rassismusforschung, mit einem besonderen Fokus auf den Gesundheitssektor.

**Frances Ahlmann** studierte Soziale Arbeit an der Technischen Hochschule Würzburg-Schweinfurt. Ihren Masterstudiengang „Diversität – Forschung – Soziale Arbeit" absolvierte sie von 2022 bis 2024 an der Universität Kassel. In ihrer Abschlussarbeit befasste sie sich mit der Gesundheitsversorgung von Migrant:innen ohne Krankenversicherungsschutz in der Region Kassel. Derzeit ist sie als Projektmitarbeiterin und Coachin in einem Hauptschulabschlusskurs für erwachsene Menschen mit Fluchtgeschichte in Kassel tätig.

**Philip Anderson** war von Oktober 2007 – September 2023 Professor für Sozialraumorientierung und interkulturelle Soziale Arbeit an der Ostbayerischen Technischen Hochschule für angewandte Wissenschaft, Regensburg (OTH-R). Seit ca. 30 Jahren ist er in der Migrationsforschung tätig, gegenwärtig im Nebenberuf. Er absolvierte ein Studium der neueren Geschichte an der Universität von York, England (Abschluss 1979). Seit 1980 lebt er in München. Von Mai 1987 bis Frühjahr 1994 legte er den Magister und die Promotion an der LMU München in Geschichte ab. Von 1994 bis 2007 war er als selbständiger Sozialwissenschaftler tätig, Forschungsschwerpunkten mit Praxisbezug im Bereich Migration und Integration.

**Ilker Ataç** ist Professor am Fachbereich Sozialwesen an der Hochschule Fulda. Arbeits- und Forschungsschwerpunkte: Politik in der Sozialen Arbeit, Zivilgesellschaft und Soziale Bewegungen, Urban Citizenship, lokale Sozialpolitik und Migrationspolitik, Rassismuskritik, prekäre Migrant*innen und undokumentierte Migration.

**Carolin Bader,** Ethnologin und seit 2015 bei Ärzte der Welt als Fachberaterin der Inlandsprojekte tätig. Sie ist unter anderem für die Themen gemeinsames Lernen, Wirkung, Qualität und Programmentwicklung mitverantwortlich.

**Vera Bergmeyer,** Dr. med., ist Dermatologin und seit 25 Jahren praktisch sowie politisch in der medizinischen Versorgung von papierlosen/nichtversicherten Menschen tätig, v. a. im MediNetz Bremen. 19 Jahre lang arbeitete sie in der Obdachlosenmedizin (mvo e.V. Bremen) und hat langjährig als Autorin und Initiatorin wesentlich an der Website gesundheit-geflüchtete.info mitgewirkt. Sie war an der Entstehung des MVP beteiligt und ist seit Beginn dort im Vorstand. Sie arbeitet hauptberuflich in einem Drogensubstitutionsprojekt für Frauen.

**Anja Dieterich,** Dr. med., ist Ärztin und Gesundheitswissenschaftlerin und Professorin für Gesundheitswissenschaften, Schwerpunkt Gestaltung von Versorgungsprozessen, Alice Salomon Hochschule Berlin. Sie arbeitet in den Bereichen Zugang zu Gesundheitsversorgung, Hilfesystementwicklung für sozial benachteiligte Personengruppen, der Integration der Hilfesysteme bzw. Sektorenübergreifender Versorgung und Professionsentwicklung.

**Sophie Funke** ist wissenschaftliche Mitarbeiterin in der Monitoring-Stelle UN-Kinderrechtskonvention des Deutschen Instituts für Menschenrechte, zuvor war sie in der Rechtsabteilung bei UNHCR in Berlin tätig. Sie studierte Rechtswissenschaften mit dem Schwerpunkt Europa- und Völkerrecht in Saarbrücken, Paris (Licence en Droit) und Freiburg-im-Breisgau und absolvierte ihr Rechtsreferendariat in Berlin.

**Tanja Gangarova** arbeitet als wissenschaftliche Mitarbeiterin für den Nationalen Diskriminierungs- und Rassismusmonitor (NaDiRa) am DeZIM-Institut in Berlin. Ihr Forschungsschwerpunkt liegt auf Rassismus im Gesundheitswesen.

Sie verfügt über 15 Jahre Erfahrung in Community-based Participatory Research (CBPR) und Participatory Action Research (PAR). Ihr besonderes Interesse gilt der Frage, wie Forschung Bemühungen um soziale Gerechtigkeit unterstützen kann.

**Jérémy Geeraert,** Dr., ist Soziologe und Kulturanthropologe und derzeit Gastwissenschaftler am Institut für Europäische Ethnologie der Humboldt-Universität zu Berlin. Seine Forschungsinteressen umfassen die europäische Migrationspolitik, den Zugang zu medizinischer Versorgung für Menschen mit prekärem oder unzureichendem Aufenthaltsstatus und die Kriminalisierung von Migration und Solidarität gegenüber Migrant:innen an den europäischen Grenzen.

**Maike Grube,** Dr., ist Rehabilitationspsychologin und Gesundheitswissenschaftlerin und arbeitet als Referentin für Grundsatzfragen gesundheitlicher Versorgung bei der Diakonie Deutschland. Ihre Schwerpunkte sind Zugang zu gesundheitlicher Versorgung, Weiterentwicklung der Primärversorgung und Krankenhausversorgung.

**Jasmina Jurasik,** geb. 1996, verfügt über mehrjährige Berufserfahrung in der Berliner Wohnungslosenhilfe. Ihre sozialrechtliche Masterarbeit wurde 2024 mit dem Nora-Platiel-Preis ausgezeichnet. Im selben Jahr begann sie eine Tätigkeit als wissenschaftliche Mitarbeiterin im Fachgebiet „Just Transitions" der Universität Kassel unter Leitung von Prof. Dr. Fischer- Lescano, LL.M. (EUI).

**Renate Karpenko** ist Ärztin in Weiterbildung zur Allgemeinmedizin. Von 2022 bis 2024 war sie wissenschaftliche Mitarbeiterin am Institut für Medizinische Soziologie der Charité – Universitätsmedizin Berlin. Schwerpunkt ihrer wissenschaftlichen Arbeit sind Geschlechterunterschiede in der Versorgung von Menschen in Wohnungslosigkeit. Sie ist Mitglied des Forschungsnetzwerks „Wohnungslosigkeit und Gesundheit" der Charité sowie des Kompetenznetzwerks Gesundheitsversorgung für wohnungslose Menschen, Landesgesundheitskonferenz Berlin.

**Stefan Keßler,** Jg. 1964, ist Direktor des Jesuiten-Flüchtlingsdienstes Deutschland. Er ist Autor zahlreicher Veröffentlichungen zu menschen-, flüchtlings- und migrationsrechtlichen Themen.

**Sarah Alexandra Lang** ist Gesundheits- und Krankenpflegerin, Sozialwissenschaftlerin und Epidemiologin. Sie arbeitet seit 2012 in verschiedenen Bereichen des Öffentlichen Gesundheitsdienstes, auf kommunaler, Landes- und Bundesebene. Zurzeit leitet sie das neu gegründete Sachgebiet Humanitäre Sprechstunden und Zugang zur Gesundheitsversorgung am Gesundheitsamt Frankfurt. Ihre Forschungsinteressen umfassen gesundheitliche Chancengleichheit und strukturelle Zugangshindernisse zur Gesundheitsversorgung sowie Sozialepidemiologie.

**Maren Mylius,** Dr. PH, Ärztin und Epidemiologin, ist Gastwissenschaftlerin am Institut für Geschichte und Ethik der Medizin an der Universität Erlangen-Nürnberg. Von 2015 bis 2018 hat sie das Modellprojekt „Anlauf- und Vergabestellen in Hannover und Göttingen zur medizinischen Versorgung von Menschen ohne Papiere“ ehrenamtlich betreut. Zudem war sie viele Jahre im Verein Medinetz Hannover ehrenamtlich tätig und hat zur Gesundheitsversorgung von Menschen ohne Papiere wissenschaftlich publiziert.

**Ingo Neupert,** Prof. Dr., Hochschule RheinMain, Fachbereich Sozialwesen, Professur für Theorien und Methoden Gesundheitsbezogener Sozialer Arbeit, Institutsleitung des Wiesbadener Instituts für Methoden der Sozialer Arbeit (WIMS), zuvor 17 Jahre Berufspraxis im Sozialdienst der Universitätsklinik Essen, Arbeitsschwerpunkt u. a. Menschen ohne Krankenversicherung im Gesundheitswesen.

**Carolin Ochs** (Sozialarbeiterin & Master of Science in Public Health) unterstützt seit 2015 in verschiedenen Beratungsstellen Menschen beim Zugang zum Krankenversicherungssystem. Sie gibt zudem Fortbildungen sowie Vorträge, um Fachkräfte im Umgang mit diesem Thema zu unterstützen und den Erfahrungsaustausch zu fördern.

**Lê Phan-Warnke,** Dr. ist wissenschaftliche Mitarbeiterin am Deutschen Institut für Menschenrechte und zuständig für den Bereich Soziale Menschenrechte in der Abteilung Inland/Europa. Sie promovierte am Fachbereich Rechtswissenschaft der Freien Universität Berlin und arbeitete zuvor für die Vereinten Nationen und verschiedene Nichtregierungsorganisationen mit dem Schwerpunkt Menschenrechte auf Wasser und Sanitärversorgung.

**Daniel Schindel,** Dr., Professor für gesundheitsbezogene Soziale Arbeit, Institut für Soziale Gesundheit, Katholische Hochschule für Sozialwesen Berlin. Als wiss. Mitarbeiter am Institut für Medizinische Soziologie der Charité – Universitätsmedizin Berlin leitete er mehrere Forschungsprojekte zur gesundheitlichen Versorgung von Menschen in Wohnungslosigkeit. Er ist Gründungsmitglied des

2019 gegründeten partizipativen sowie inter- und transdisziplinären Forschungsnetzwerks „Wohnungslosigkeit und Gesundheit“ an der Charité.

**Mirjam Schülle,** M. Sc. Public Health, Wissenschaftliche Mitarbeiterin im Institut für Sozialwesen, Fachbereich Humanwissenschaften, Universität Kassel. Forschungsschwerpunkte: Gesundheitliche Ungleichheit, Gesundheitsversorgung für Menschen mit Beeinträchtigungen und/oder Fluchterfahrung, strukturelle Diskriminierung, Intersektionalität, Rechtssoziologie.

**Juliane Steffes** absolvierte 2025 ihre Wahlstation im Referendariat in der Abteilung Inland/Europa des Deutschen Instituts für Menschenrechte. Sie studierte Rechtswissenschaften mit dem Schwerpunkt Völker- und Europarecht in Köln und Paris. Praxiserfahrungen sammelte sie u. a. bei den Vereinten Nationen in Genf sowie beim UNHCR in Luxemburg.

**Gianni Varnaccia,** Public Health Referent bei Ärzte der Welt. Verantwortlich für die Erhebung, Qualitätssicherung und Auswertung der Daten, die in den medizinischen Anlaufstellen von Ärzte der Welt in Deutschland erfasst werden. Beteiligt bei der Erstellung von Produkten zur Verbreitung der gewonnen Erkenntnisse.

**Charlotte Vöhl** absolvierte den Masterstudiengang „Internationale Migration und interkulturelle Beziehungen“ an der Universität Osnabrück. Vor ihrer Mitwirkung an der Gründung des MVP Bremen im Jahr 2022 war sie in der Humanitären Sprechstunde in Bremen tätig. Beim MVP Bremen ist sie zuständig für die Projektkoordination sowie für Clearing- und Beratungsarbeit.

**Virginia Wangare Greiner** ist Gründerin von Maisha e.V., einer Selbstorganisation Schwarzer Frauen in Deutschland. Seit über 29 Jahren engagiert sie sich für die gesundheitliche und soziale Unterstützung von Migrantinnen, insbesondere für Frauen ohne Krankenversicherung. Ein Schwerpunkt ihrer Arbeit ist die Schaffung sicherer Räume und niedrigschwelliger Versorgungsangebote. Ihre Arbeit steht für Empowerment, Community-Fürsorge und intersektionale Gerechtigkeit – sie gilt als eine der bekanntesten Stimmen im Kampf für soziale Teilhabe und Menschenwürde von marginalisierten Gruppen.

# I. Überblick über das Handlungsfeld: Personengruppen und strukturelle Rahmenbedingungen

# Sozialrechtlicher Zugang zur Gesundheitsversorgung für Menschen ohne Krankenversicherungsschutz

Mirjam Schülle und Stefan Keßler

**Zusammenfassung**

Seit 2007 sieht das deutsche Recht vor, dass alle Personen, die keinen anderweitigen Anspruch auf Schutz im Krankheitsfall haben, in der gesetzlichen Krankenversicherung (GKV) versichert sein und damit Zugang zur medizinischen Regelversorgung haben sollen. Entgegen völker- und europarechtlicher Vorgaben haben einige Personengruppen jedoch allenfalls einen eingeschränkten oder keinen Zugang zu ärztlicher Versorgung. Dazu gehören Leistungsbeziehende nach dem Asylbewerberleistungsgesetz, Menschen in der aufenthaltsrechtlichen Illegalität, unter Umständen EU-Bürger:innen sowie in einigen Fällen deutsche Staatsangehörige. Der Beitrag beschreibt die Einzelheiten der Beschränkungen und diskutiert die Vereinbarkeit solcher legalen Ungleichbehandlungen mit dem völker- und verfassungsrechtlichen Diskriminierungsverbot.

M. Schülle (✉)
Kassel, Deutschland
E-Mail: schuelle@uni-kassel.de

S. Keßler
Berlin, Deutschland
E-Mail: stefan.kessler@jrs-germany.org



A. Dieterich et al. (Hrsg.), *Krank, zugewandert, nicht versichert?*,
https://doi.org/10.1007/978-3-658-48772-0_1

**Schlüsselwörter**

§ 4 AsylbLG • § 6 AsylbLG, § 6a AsylbLG • § 87 AufenthG • SGB • Krankenversicherungsschutz • Menschen in der aufenthaltsrechtlichen Illegalität • Unionsbürger:innen ohne materielles Aufenthaltsrecht • Deutsche ohne Krankenversicherung • Legale Ungleichbehandlung • Legale Diskriminierung

# 1 Einleitung

Das Menschenrecht auf Gesundheit gehört zu den sozialen Menschenrechten, bei denen die Gewährleistungspflicht eines Staates im Vordergrund steht: Er ist verpflichtet, eine diskriminierungsfreie, vor allem für benachteiligte und marginalisierte Bevölkerungsgruppen zugängliche Gesundheitsversorgung sicherzustellen. Deshalb ist gerade beim Zugang zur medizinischen Versorgung der Schutz vor Diskriminierung so wichtig.

In Deutschland sieht seit 2007 das SGB V vor (§ 5 Abs. 1 Nr. 13 SGB V), dass alle Personen, die keinen anderweitigen Anspruch auf Schutz im Krankheitsfall haben, in der gesetzlichen Krankenversicherung (GKV) versichert sein und damit Zugang zur medizinischen Regelversorgung haben sollen. Noch immer ist diese Vorgabe in der Praxis nicht verwirklicht, denn einige Personengruppen haben allenfalls einen eingeschränkten oder keinen Zugang zu ärztlicher Versorgung. Dies betrifft insbesondere Leistungsbeziehende nach dem AsylbLG, Menschen in der aufenthaltsrechtlichen Illegalität, EU-Bürger:innen ohne Aufenthaltsrecht und ebenso einige deutsche Staatsangehörige, die durch das sozialrechtliche „Raster" fallen.

Dieser Beitrag fasst kurz die völker- und europarechtlichen Vorgaben zusammen und stellt dann ausführlich die im deutschen Sozialrecht bestehenden Hürden für Menschen ohne Krankenversicherungsschutz dar. Abschließend werden diese rechtlichen Leistungsausschlüsse vor dem Hintergrund der Rechtfertigung dieser *legalen Ungleichbehandlung* knapp diskutiert.

## 2 Rahmung durch das Völker- und Europarecht

Aus verschiedenen internationalen Verträgen, die die Bundesrepublik Deutschland ratifiziert hat, können sich für hier lebende Personen Ansprüche ergeben, die bei der Auslegung nationalen Rechts zu beachten sind.[1] Die deutsche Rechtsordnung ist grundsätzlich völkerrechtsfreundlich. Daher sind deutsche Gesetze im Einklang mit den völkervertraglichen Vorgaben auszulegen und anzuwenden, denn der Gesetzgeber wird nicht, sofern er nicht das Gegenteil klar bekundet hat, von den völkerrechtlichen Verpflichtungen der Bundesrepublik Deutschland abweichen wollen.[2] Schon im Gesetzgebungsverfahren ist immer „die Vereinbarkeit mit dem vertraglichen Völkerrecht, beispielsweise die Vereinbarkeit mit (…) der Europäischen Menschenrechtskonvention und anderen menschenrechtlichen Verpflichtungen, soweit ihnen inhaltlich Vorrang zukommt", zu prüfen (BMJ, 2024, S. 42 f.). Dazu gehören auch die deutschen Verpflichtungen im Hinblick auf sozialrechtliche Verbürgungen.

Aus dem internationalen Recht lassen sich gleichwohl in der Regel keine direkten Ansprüche auf einzelne soziale Leistungen ableiten. So vermittelt der Internationale Pakt über wirtschaftliche, soziale und kulturelle Rechte[3] (im Folgenden: *Sozialpakt*) keine unmittelbaren Ansprüche auf bestimmte Leistungen. Jedoch verbrieft sein Artikel 12 den Anspruch auf Zugang zum erreichbaren Höchstmaß an körperlicher und geistiger Gesundheit einschließlich der Nutzung medizinischer Einrichtungen und ärztlicher Betreuung im Krankheitsfall. Dabei ist gemäß Art. 2 Abs. 2 jede Diskriminierung unter anderem aufgrund der nationalen *Herkunft* oder „des sonstigen Status" zu verhindern. Zum „sonstigen Status" gehört auch die ausländerrechtliche Rechtsstellung. Das Diskriminierungsverbot bei der Gewährung sozialer Rechte lässt eine Unterscheidung nach dem ausländerrechtlichen Status eines Menschen nur dann zu, wenn sie sowohl gesetzlich vorgesehen als auch mit der Natur der jeweils betroffenen Rechte vereinbar ist (Art. 4). Selbst eine durch objektive Gründe zu rechtfertigende Unterscheidung darf nicht den Kerngehalt des jeweiligen Rechts verletzen (Fitzpatrick, 2003, S. 175). Der UN-Ausschuss für wirtschaftliche, soziale und kulturelle Rechte (CESCR) hat immer wieder die Verpflichtung der Staaten hervorgehoben,

[1] Zum Folgenden siehe vor allem Frings/Janda/Keßler/Steffen 2018, Rn. 1 ff

[2] BVerfG in stRspr., Vgl. Beschl. vom 23.3.2011–2 BvR 882/09, BVerfGE 128, 282; Urt. vom 4.5.2011–2 BvR 2365/09, BVerfGE 128, 326.

[3] Vom 19.12.1966, BGBl. II 1973, 1569.

bei der Umsetzung des Sozialpakts in nationales Recht besonderes Augenmerk auf die Rechte von Nicht-Staatsangehörigen zu legen.[4] Der Sozialpakt schreibt Menschenrechte fest, die ein Staat jeder Person gewähren muss, die seiner Hoheitsgewalt untersteht. Aus diesem Grund stellt eine Unterscheidung aufgrund der Ausländereigenschaft bei der Gewährung der sich aus dem Sozialpakt ergebenden Rechte auch einen Verstoß gegen das Diskriminierungsverbot aus Art. 1 des *Internationalen Übereinkommens zur Beseitigung jeder Form der Rassendiskriminierung*[5] dar.[6]

Dies ist bei der Anwendung der deutschen Normen zu beachten, besonders wenn es um das Recht auf Zugang zum deutschen Gesundheitssystem geht. Darauf können sich auch Personen in der aufenthaltsrechtlichen Illegalität berufen.[7]

Einige Personengruppen mit besonderen Bedürfnissen haben noch etwas stärker geregelte Ansprüche. Das *UN-Übereinkommen über die Rechte des Kindes*[8] gilt auch für ausländische Kinder unabhängig von ihrem ausländerrechtlichen Status (Cremer, 2011, S. 161.). Sein Art. 3 Abs. 1 legt fest, dass bei allen Maßnahmen, die ein Kind – mithin einen Menschen bis zum Alter von 18 Jahren (Art. 1) – betreffen, das Kindeswohl vorrangig zu berücksichtigen ist; dies gilt ausdrücklich auch für den Bereich der sozialen Fürsorge. Ausländische Kinder haben darüber hinaus Rechte aus Art. 23 (Fürsorge für Kinder mit Behinderungen) und Art. 24 (Gesundheitsschutz).

Ähnliches gilt für Menschen mit Behinderungen: Auf die in der *UN-Behindertenrechtskonvention* (UN-BRK) und die in dem dazu gehörenden Fakultativprotokoll[9] niederlegten Verpflichtungen der Vertragsstaaten können sich

---

[4] CESCR General Comment 9 (The domestic application of the Covenant), E/C.12/1998/24, 3.12.1998; siehe auch Weissbrodt, 2008, S. 65 f. Derartigen Äußerungen von Vertragsorganen der UN misst das BVerfG hohes Gewicht zu, wenn sie auch Gerichte nicht unmittelbar binden. Vgl. BVerfG, Beschluss v. 29.01.2019–2 BvC 62/14, Rn. 65.

[5] Vom 7.3.1966, BGBl. II 1969, 961.

[6] General Recommendation 30: Discrimination against non-citizens. CERD/C/64/Misc 11/rev.3, 12. März 2004.

[7] CESCR General Comment No. 19 (The right to social security), E/C.12/GC/19, 4.2.2008, Rn. 38; General Comment No. 20 (Non-Discrimination in Economic, Social and Cultural Rights), E/C.12/GC/20, 25.5.2009, Rn. 30.

[8] BGBl. II 1992, 122.

[9] UN-Übereinkommen vom 13.12.2006 über die Rechte von Menschen mit Behinderungen, BGBl. II 2008, 1419.

ebenfalls Ausländer:innen berufen, weil sie ohne Differenzierung nach Staatsangehörigkeit oder Aufenthaltsstatus gelten.[10] Dazu gehören etwa die Ansprüche auf Maßnahmen zur Ermöglichung einer autonomen Lebensführung (Art. 19), auf diskriminierungsfreien Zugang zu (medizinischen) Einrichtungen und Diensten (Art. 9, Art. 25) sowie auf Zugang zu Maßnahmen der Habilitation oder Rehabilitation (Art. 26).

Für Unionsbürger:innen ist relevant, dass die sozialen Sicherungssysteme innerhalb der EU im Rahmen der *VO (EG) Nr. 883/2004*[11] koordiniert werden. Gemäß ihrem Art. 4 sind hinsichtlich des Zugangs zu Sozialversicherungsleistungen einschließlich der GKV Unionsbürger:innen mit Inländern gleich zu behandeln (Löhr, 2021, Rn. 114).

Für die sozialen Rechte von Asylsuchenden und Personen mit Duldungen können bestimmte *EU-Richtlinien* von Bedeutung sein. Dazu zählen vor allem die Richtlinie 2008/115/EG („Rückführungsrichtlinie“, RückfRL)[12] sowie die Richtlinie 2013/33/EU („Aufnahmerichtlinie“, AufnRL a.F.).[13] Letztere wird zum 12.6.2026 durch die Richtlinie (EU) 2024/1346 (AufnRL n.F.) abgelöst.[14]

Nach Art 19 Abs. 1 AufnRL a.F. und Art. 22 AufnRL n. F. sollen Asylsuchende die „erforderliche“ medizinische Versorgung erhalten, die zumindest die Notversorgung und die unbedingt erforderliche Behandlung von Krankheiten und schweren psychischen Störungen umfasst. Ferner gewähren die Mitgliedsstaaten Asylsuchenden mit *besonderen Bedürfnissen*[15] bei der Aufnahme die erforderliche medizinische oder sonstige Hilfe, d. h. auf weitestgehend GKV-Niveau, einschließlich einer geeigneten psychologischen Behandlung. Anders als § 4 Satz 1 AsylbLG differenzieren Art. 19 AufnRL a.F. und Art. 22 AufnRL n.F. nicht zwischen akuten und chronischen Erkrankungen und setzen keine Schmerzzustände voraus, sondern besagen nur, dass die Behandlung erforderlich sein muss. Da die Auffangvorschrift des § 6 AsylbLG keine gebundenen Ansprüche

[10] BSG Urt. vom 29.4.2010 – B 9 SB 2/09 R, BSGE 106, 101, Rn. 43; BSG Urt. vom 6.10.2011 – B 9 SB 7/10 R, BSGE 109, 154, Rn. 74; siehe auch BVerfG Beschl. vom 23.3.2011–2 BvR 882/09, BVerfGE 128, 282.

[11] In der berichtigten Fassung, ABl. EU L 200 v. 7.6.2004, S. 1

[12] Vom 16.12.2008, ABl. L 348, 98.

[13] Vom 28.6.2013, ABl. L 180, 96.

[14] Vom 14.5.2024, ABl. L 2024/1346

[15] Gem. Art. 21 AufnRL a.F. bzw. Art. 24 AufnRL n. F. fallen hierunter beispielsweise Menschen mit Behinderungen, Kinder und Minderjährige, Schwangere, Personen mit schweren Erkrankungen, posttraumatischen Belastungsstörungen oder lesbische, schwule, bisexuelle, Trans- und intergeschlechtliche Menschen.

vermittelt, können unter Berufung auf die AufnRL Asylsuchende mit chronischen Erkrankungen oder psychischen Beeinträchtigungen die erforderliche Hilfe beanspruchen.

In Art. 22 Abs. 2 AufnRL n.F. werden die Rechte insbesondere von Kindern auf medizinische Versorgung gestärkt; diese haben „dieselbe Art von Gesundheitsversorgung [zu] erhalten wie die eigenen Staatsangehörigen“. Das bedeutet, dass in Zukunft asylsuchende Kinder regulär krankenversichert werden und eine gewöhnliche elektronische Gesundheitskarte erhalten müssen. Weiterhin gestärkt wurden die Versorgung mit „Rehabilitationsmaßnahmen und medizinischen Assistenzprodukten, einschließlich einer geeigneten psychologischen Betreuung“ für asylsuchende Menschen mit Behinderungen.

Für Personen, deren Aufenthalt „geduldet“ wird, sieht Art. 14 Abs. 1 Buchstabe b RückfRL die „Gewährung medizinischer Notfallversorgung und unbedingt erforderlicher Behandlung von Krankheiten“ vor. Hier gilt dasselbe wie bei der medizinischen Behandlung von Asylsuchenden: Anders als § 4 Satz 1 AsylbLG differenziert die RückfRL nicht zwischen akuten und chronischen Erkrankungen und setzt keine Schmerzzustände voraus, sondern besagt nur, dass die Behandlung unbedingt erforderlich sein muss. Die Auffangvorschrift des § 6 AsylbLG vermittelt keine eindeutigen Ansprüche. Daher können unter Berufung auf die RückfRL Personen mit Duldungen, die unter chronischen Erkrankungen oder psychischen Störungen leiden, die erforderliche Hilfe direkt auf der Grundlage der Richtlinie beanspruchen.

Dazu kommt, dass nach Art. 14 Abs. 1 Buchstabe d RückfRL die Mitgliedstaaten zur „Berücksichtigung der spezifischen Bedürfnisse schutzbedürftiger Personen“ verpflichtet sind. Wegen des Sachzusammenhangs ist hier auf die Definition der schutzbedürftigen Personen in der AufnRL zu verweisen. Diese Menschen haben deshalb ungeachtet der Tatsache, dass sie „nur“ über Duldungen verfügen, einen Anspruch auf ihren Bedürfnissen entsprechende Hilfen.

Nach dieser knappen Rahmung durch das Völker- und Europarecht werden nachfolgend die nationalen Sozialrechtszugänge, gegliedert nach den Personengruppen, dargestellt.

## 3 Leistungsberechtigte nach dem Asylbewerberleistungsgesetz

Neben dem allgemeinen Regelungsbereich der Sozialhilfe besteht seit 1993 der Sonderbereich des Asylbewerberleistungsgesetzes (AsylbLG). Demnach werden Drittstaatsangehörige in bestimmten aufenthaltsrechtlichen Situationen (vgl. § 1

AsylbLG) aus dem Regelsystem des Sozialstaats ausgeschlossen; gleichzeitig soll die „Lückenlosigkeit einer Existenzsicherung in Hinblick auf Art. 1 Abs. 1 GG [ge]sichert" sein (Frings, 2009, S. 147).

## 3.1 Anspruch auf Gesundheitsleistungen nach § 4 AsylbLG

In § 4 AsylbLG sind die Gesundheitsleistungen als gebundener Rechtsanspruch normiert. Darunter sind eingeschränkte Leistungen bei „akuten und schmerzhaften Erkrankungen" und Zahnersatz vorgesehen sowie weitestgehend reguläre Leistungen bei Impfungen, Vorsorgeuntersuchungen (Abs. 1), ebenso bei Schwangerschaft und Geburt (Abs. 2).

**Akut behandlungsbedürftige und schmerzhafte Erkrankungen (§ 4 Abs. 1 Satz 1)**

Der Gesetzgeber hat bewusst einen reduzierten Anspruch auf Gesundheitsleistungen in § 4 AsylbLG formuliert, mit der Begründung des nur „vorübergehenden Aufenthalts bzw. eines Kurzaufenthalts",[16] bis der in § 2 AsylbLG normierte Anspruch auf Leistungen in analoger Anwendung des SGB XII („Analogleistungen") greift. Seit gut 30 Jahren werden die unbestimmten Rechtsbegriffe der „akuten und schmerzhaften Erkrankungen" nach § 4 Abs. 1 S. 1 AsylbLG unterschiedlich ausgelegt: Die Bandbreite reicht von medizinischer Notversorgung mit reiner Schmerzmedikation[17] über die vage Abgrenzung zwischen akuten und chronischen Erkrankungen (Frerichs, 2024), bis seit etwa 2018 zu annähernd GKV-Niveau, wenn §§ 4 und 6 AsylbLG zusammen gedacht und bei der Leistungsgewährung berücksichtigt werden (so bereits Schülle & Frankenstein, 2019).[18]

In einer Grundsatzentscheidung zu § 4 AsylbLG hat sich das Bundessozialgericht (BSG) im Februar 2024[19] bei der Auslegung des Tatbestandsmerkmals der *akuten*

[16] Wie dieser Kurzaufenthalt zu bestimmen ist, darüber wird ebenso seitdem gerungen. Zwischen 1993–1997 waren es 12 Monate, von 1997–2007 36 Monate, von 2007–2015 48 Monate, die das BVerfG als zu lang gewertet hat, worauf der Gesetzgeber den Zeitraum auf 15 Monate reduzierte bis 2019. Darauf folgten 18 Monate bis 2023. Seit Februar 2023 wird der Kurzaufenthalt als 36 Monate vom Gesetzgeber definiert.

[17] So beispielsweise LSG Baden-Württemberg, Urt. v. 11.1.2007 – L7AY 6025/06 ER.

[18] U. a. LSG Hessen, Beschl. vom 11.07.2018 – L 4 AY 9/18 B ER, LSG Niedersachsen-Bremen, Beschl. vom 01.02.2018 – L 8 AY 16/17 B ER, LSG Celle-Bremen 8. Senat, Beschl. vom 20.06.2023 – L 8 AY 16/23 B ER.

[19] BSG Urteil vom 29.02.2024 – B 8 AY 2/23/R und B 8 AY 3/23 R.

*Erkrankung* von der klassischen Abgrenzung der akuten von chronischen Erkrankungen gelöst. Es stellt auf die *akute Behandlungsbedürftigkeit* einer Erkrankung ab, die durchaus auch chronischer Natur sein kann (Rn. 50 ff.).[20] Ein Anspruch auf eine medizinische Versorgung besteht hiernach bereits dann, wenn diese aus medizinischen Gründen unaufschiebbar ist (Rn. 20 bzw. 29). In diesem Sinne unaufschiebbar ist die Behandlung, wenn der angestrebte Behandlungserfolg zu einem späteren Zeitpunkt nicht mehr eintreten kann oder die Behandlung erforderlich ist, um eine unumkehrbare oder akute Verschlechterung des Gesundheitszustandes oder ein kritisches Stadium zu verhindern. Für diese Beurteilung nach medizinischen Gesichtspunkten sind die entwickelten Grundsätze des SGB V (§ 13 Abs. 3 S. 1 Alt 1) anwendbar (Rn. 20). Ebenso ist der Anspruch auf medizinische Leistungen nicht auf somatische Krankheiten reduziert, sondern schließt psychische Erkrankungen gleichermaßen mit ein (Rn. 16). Mit diesem Urteil legt das BSG die Norm insgesamt so aus, dass sie verfassungs- und europarechtlichen Vorgaben entspricht.[21]

**Schutzimpfungen und Vorsorgeuntersuchungen (§ 4 Abs. 1 Satz 2)**
Schutzimpfungen sind uneingeschränkt zu erbringen[22], entsprechend dem Umfang nach dem SGB XII (§§ 47, 52 Abs. 1 S. 1) mit Verweis auf die Leistungen des § 20i SGB V. Vorsorgeuntersuchungen sollen hingegen lediglich erbracht werden, wenn sie „medizinisch geboten“ sind; welche dies sind, ergibt sich wiederum allgemein aus § 25 SGB V.[23] Die Gesundheitsuntersuchungen für Kinder und Jugendliche (sog. U-Untersuchungen) nach § 26 SGB V fallen wiederum unter § 4 Abs. 1 Satz 2 AsylbLG als fester Leistungsanspruch. (Frerichs, 2024).

**Zahnärztliche Behandlung und Zahnersatz (§ 4 Abs. 1 Satz 3)**
Eine zahnärztliche Behandlung wird bei einer akut behandlungsbedürftigen (siehe oben) und schmerzhaften Erkrankung der Zähne oder des Mundraumes gewährt (Abs. 1 S. 1). Die im Recht der gesetzlichen Krankenversicherung vorgesehenen Zuschüsse bei zahnärztlichen oder kieferorthopädischen Behandlungen hingegen sind nicht berücksichtigt. Beim Zahnersatz ist nur eine Notversorgung vorgesehen, die voraussetzt, dass eine Versorgung aus „medizinischen Gründen unaufschiebbar

---

[20] Diese Auslegung wurde in der Literatur bisher von Canztler 2019 und Schülle, 2019; Welti & Walter, 2019 vertreten.

[21] So auch Frerichs, C. 2024.

[22] Während der Corona-Pandemie wurde deutlich, dass von dieser Vorgabe rechtstatsächlich stark abgewichen wurde. Vertiefend siehe Biddle et al., 2021.

[23] Etwa Krebsvorsorge für Frauen ab 20 Jahren und Männer ab 45 Jahren, gynäkologische Vorsorgeuntersuchungen und zahnärztliche Untersuchungen für Kinder bis zum 18. Geburtstag.

ist“ (siehe dazu oben). Eine zahnprothetische Versorgung ist demnach grundsätzlich nicht vorgesehen und nur in Ausnahmefällen möglich (Frerichs, 2023).

**Schwangerschaft und Geburt (§ 4 Abs. 2)**
Da es dazu in diesem Band einen eigenen Beitrag gibt [siehe Funke, Phan-Warnke, Grube], sei hier lediglich darauf hingewiesen, dass Leistungen bei Schwangerschaft und Geburt in § 4 Abs. 2 AsylbLG als Rechtsanspruch annähernd auf GKV-Niveau verankert sind. Werdende Mütter und Wöchnerinnen haben im Ergebnis Anspruch auf die *reguläre* Hilfe entsprechend der Mutterschafts-Richtlinie des G-BA.[24]

## 3.2 Sonstige Leistungen (§ 6 AsylbLG)

Neben § 4 AsylbLG als gebundenem Rechtsanspruch gibt § 6 AsylbLG die Möglichkeit, im Einzelfall nach Ermessen „sonstige Leistungen“ zu gewähren, „wenn sie zur Sicherung der Gesundheit unerlässlich“[25] sind. Diese Auffangklausel soll wohl die reduzierten Gesundheitsleistungen verfassungsrechtlich haltbar gestalten. Entsprechend sind bei der Leistungsgewährung § 4 und § 6 AsylbLG gemeinsam zu denken und zu prüfen.

Konkrete sonstige Leistungen nach § 6 Abs. 1 AsylbLG sind etwa:

- alle (psycho-) therapeutischen Leistungen, die sich nicht bereits aus § 4 Abs. 1 AsylbLG herleiten lassen,
- ergänzende Heil- und Hilfsmittel wie Brillen, Hörgeräte, Prothesen, Rollstühle, orthopädische Schuhe,
- Rehabilitationsleistungen und Maßnahmen der Eingliederungshilfe, insbesondere mit Leistungen der Frühförderung,
- Leistungen bei Pflegebedürftigkeit (mit Ausnahme von Pflegegeld) sowie
- die Kostenübernahme für den Aufenthalt im Frauenhaus (Schülle & Frankenstein, 2019).

[24] In der Fassung vom 10.12.1985, BAnz. Nr. 60 a (Beilage) vom 27.3.1986, geändert am 28.09.2023, BAnz AT 18.12.2023 B2.

[25] Zu den Kriterien für die *Unerlässlichkeit*siehe LSG Niedersachsen-Bremen, Urt. v. 6.10.2022, L 8 AY 46/20: „z. B. die Qualität des betroffenen Rechts (Grundrechtsrelevanz), das Ausmaß und die Intensität der tatsächlichen Beeinträchtigung im Falle der Leistungsablehnung sowie die voraussichtliche und bisherige Aufenthaltsdauer des Ausländers in Deutschland.“

## 3.3 Kostenübernahme für Sprachmittlung und Dolmetschende

Die Kostenübernahme für Sprachmittlung und Dolmetscher:innenleistungen sind im AsylbLG implizit vorgesehen, insbesondere bei medizinischer Versorgung. Sie können unter die nach § 4 Abs. 1 S. 1 AsylbLG zu gewährenden „*sonstigen* zur Genesung, zur Besserung oder zur Linderung von Krankheiten oder Krankheitsfolgen *erforderlichen Leistungen*" gefasst werden. Dass Sprachmittlung oder Dolmetschen zur medizinischen Diagnostik und Behandlung erforderlich sind, sollte unstrittig sein. Wenn doch, können diese Leistungen unzweifelhaft über § 6 Abs. 1 S. 1 AsylbLG erbracht werden. Für Leistungsberechtigte, die gem. § 2 AsylbLG Leistungen in analoger Anwendung des SGB XII erhalten, sieht das Recht jedoch keine Sprachmittlungskostenübernahme vor. Hier besteht allenfalls die Möglichkeit, über die allgemeine Auffangklausel des § 73 SGB XII die Übernahme von Sprachmittlungskosten zu beantragen (vertiefend siehe Falk, 2018).

## 3.4 Sicherstellung der Versorgung: Direktversorgungs-, Behandlungsschein- und Gesundheitskarten-Modell

Den Sicherstellungsauftrag für die Gesundheitsleistungen haben laut § 4 Abs. 3 S. 1 AsylbLG die zuständigen Behörden (Länder oder Kommunen). Für die Organisation der Versorgung besteht ein weitreichender Gestaltungsspielraum. Je nach Aufenthaltsstatus und -zeit sowie der (erfolgten) Zuweisung ändern sich die Zuständigkeit und das Leistungsausgabesystem (konkretisiert siehe Gottlieb & Schülle, 2021). Es lassen sich drei unterschiedliche Versorgungsmodelle unterscheiden: (1) Das *Direktversorgungs-Modell*[26] bezeichnet die gesundheitliche Versorgung mit professionellen Fachkräften des Gesundheitswesens vor Ort, oftmals in so genannten *Medizinischen Diensten.* Dieses Modell wird weitestgehend in den Erstaufnahmeeinrichtungen (EAE) praktiziert, wenn der Sicherstellungsauftrag noch die Länder betrifft. Ebenso wird in den *Humanitären Sprechstunden,*die teilweise über das oder bei dem örtlichen Gesundheitsamt zu vermitteln oder zu verorten sind, eine allgemeinärztliche Erstversorgung zur Verfügung gestellt; eine fachärztliche Versorgung erfolgt in diesem Modell seltener

[26] In der Literatur (Burmester, 2015) wird unter dem Begriff Direkt*versorgungs*modell das Behandlungsscheinmodell benannt. Dies scheint nicht ganz präzise bzw. irreführend, da eine direkte Versorgung hier nicht stattfindet. Der Begriff des Direkt*vermittlungs*modells wird daher alternativ vorgeschlagen.

vor Ort – mit Ausnahme der *gynäkologischen Sprechstunden.* Bei Bedarf nach weiterführender Diagnostik und/oder Behandlung wird – bestenfalls – weitergeleitet in (2) das *Behandlungsschein-*[27] oder *Direktvermittlungsmodell.* Auch bei diesem Modell ist eine heterogene Umsetzung zu beobachten; teilweise werden Einzel- oder Quartalsscheine ausgegeben. Aus versorgungswissenschaftlicher Perspektive wird kritisiert, dass ein unwirtschaftliches (Bozorgmehr & Razum, 2015; Hollederer, 2020) bürokratisch- ineffizientes Verwaltungssystem damit einherginge (Burmester, 2015), zudem sei das System für die betreffenden Personen hürdenreich und stigmatisierend (Schülle, 2019). Die Barrieren im Zugang zur Versorgung führen teilweise zum Abbruch bzw. Ausbleiben einer Versorgung und beeinflussen die subjektive Gesundheit nachteilig. Die Beurteilung der Notwendigkeit medizinischer Behandlung durch das die Behandlungsscheine ausgebende, nicht medizinisch qualifizierte, Verwaltungspersonal wird zudem als inadäquat angesehen. Verkannt wird vielerorts zudem, dass aufgrund des Kenntnisgrundsatzes nach § 6b AsylbLG die Ausgabe von Behandlungsscheinen bedingungslos erfolgen muss, anderenfalls ist dies als rechtswidrig zu bewerten (Frerichs, 2023).[28]

Das dritte Versorgungssystem kann *Gesundheitskarten*-oder *Vertragsmodell* genannt werden. Es ist erstmals als ein Teil des *Bremer Modells*[vertiefend siehe Völl & Bergmeyer in diesem Band] in dem Stadtstaat Bremen im Jahr 2005 implementiert worden. Dabei übertragen die zuständigen Behörden die Verwaltung der Versorgung auf die vertragsrechtlich festgelegte GKV, wofür diese eine Verwaltungspauschale erhält; der Kostenträger bleibt die Sozialbehörde. Die GKV gibt, ähnlich wie bei den gesetzlich Versicherten, eine elektronische Gesundheitskarte (eGK) an die betreffenden Personen aus, diese werden dadurch aber nicht Mitglieder der GKV. Der gewährte Leistungsumfang bleibt weiterhin auf der Grundlage der §§ 4, 6 AsylbLG, was mit einer extra Ziffer (Nr. 9) auf der Karte markiert und für die Leistungserbringer ersichtlich ist. Das medizinische Fachpersonal hat dann über den Leistungsumfang nach medizinischem Bedarf zu entscheiden. Seit 2015 ist es für die Länder durch § 264 Abs. 1 S. 2–7 SGB V erleichtert worden, die eGK mit dem Leistungsumfang nach §§ 4, 6 AsylbLG einzuführen. Einige Bundesländer haben diese Form der Leistungsorganisation gewählt und dies flächendeckend umgesetzt (Schleswig–Holstein, Brandenburg,

[27] Es existieren unterschiedliche Bezeichnungen neben dem Behandlungsschein wie Kranken(behandlungs)schein, Behandlungsausweis oder Berechtigungsschein.

[28] Dieses Problem des Kenntnisgrundsatzes ist bisher ebenso wenig beim *Gesundheitskartenmodell* gesehen worden. Jegliche Form der Vorabgenehmigung ist als rechtswidrige formelle Voraussetzung zu bewerten (Frerichs, 2023, S. 194).

alle Stadtstaaten und Thüringen), einige Bundesländer haben über Rahmenverträge den Kommunen die Möglichkeit dazu eingeräumt (NRW, Niedersachsen, Rheinland-Pfalz und Mecklenburg-Vorpommern), und die übrigen Bundesländer haben sich weiterhin für das Behandlungsscheinsystem entschieden. Somit ist von einem Flickenteppich der Versorgungsformen zu sprechen. (Gold et al., 2021; Schülle, 2019)

## 4 Menschen in der aufenthaltsrechtlichen Illegalität

Neben den dargestellten Grundlagen der Gesundheitsleistungen gelten zudem einige rechtliche – wie tatsächliche – Besonderheiten für Menschen in der aufenthaltsrechtlichen Illegalität[29]. Dieser Begriff bezeichnet Personen, die als Ausländer im Sinne des § 2 Abs. 1 AufenthG nicht über die erforderliche ausländerrechtliche Erlaubnis zum Aufenthalt in Deutschland verfügen und deren Aufenthalt auch nicht behördlich „geduldet“ wird.

Auch für diese Menschen gilt das völkerrechtlich verbriefte Jedermann-Recht auf Zugang zu medizinischen Einrichtungen und ärztlicher Betreuung, unabhängig vom Aufenthaltsstatus. Auf die Einzelheiten bei ihrem tatsächlichen Zugang zum Gesundheitssystem in Deutschland geht Jurasik [in ihrem Beitrag zu diesem Band] ein. Deshalb folgen hier nur einige stichwortartige Hinweise.

Werden Menschen in der aufenthaltsrechtlichen Illegalität unerlaubt (in der Schattenwirtschaft) beschäftigt, haben sie de jure einen Anspruch auf Versicherungsschutz in der GKV (Frings et al., 2018, S. 53). Denn § 7 Abs. 1 SGB IV definiert als „Beschäftigung“ jede nichtselbständige Arbeit, die durch eine Tätigkeit nach Weisung und eine Eingliederung in die Arbeitsorganisation des Weisungsgebers gekennzeichnet ist. Die fehlende aufenthaltsrechtliche Erlaubnis führt nicht zur Unwirksamkeit des Arbeitsverhältnisses.[30] Wird die zugesagte Arbeitsleistung tatsächlich erbracht, liegt deshalb eine Beschäftigung vor, die eine Versicherungspflicht auslöst. Die Arbeitgeber:innen sind verpflichtet, jede bei ihnen beschäftigte Person zur Sozialversicherung anzumelden (§ 28a SGB IV). Sie haften auch für die Zahlung des Gesamtsozialversicherungsbeitrags (§ 28e

[29] Die Diskussion um die problematische Bezeichnung der Personengruppe (siehe Vorwort in diesem Band) ist uns bewusst, gleichwohl haben wir uns im Rahmen dieses rechtswissenschaftlichen Textes für die rechtlich präzise und korrekte Benennung entschieden.

[30] Ständige Rechtsprechung seit BAG, Urt. v. 16.12.1976–3 AZR 716/75 -, BAGE 29, 1 (4 f.).

SGB IV). Damit besteht für Beschäftigte grundsätzlich ein Anspruch auf Leistungen der GKV. Diesen können Menschen in der aufenthaltsrechtlichen Illegalität aber faktisch nicht durchsetzen.

Einer Versicherung in der PKV stehen meist die hohen Beiträge entgegen. Kleinere Summen für die ärztliche Behandlung oder notwendige Medikamente bezahlen die Menschen deshalb in der Regel aus eigenen Mitteln.

Besonders bei kostenträchtigeren Behandlungen sowie einer stationären Versorgung im Krankenhaus haben Menschen in der aufenthaltsrechtlichen Illegalität, wenn sie nicht über ausreichende eigene Mittel oder Krankenversicherungsschutz verfügen, eigentlich einen Anspruch auf Hilfen gemäß § 4 AsylbLG. Dieser Anspruch wird allerdings durch die Übermittlungspflicht nach § 87 AufenthG de facto unmöglich gemacht.

## 4.1 Anspruchseinschränkung nach § 1a AsylbLG

Vollziehbar ausreisepflichtige Personen erhalten ab dem Tag nach einem feststehenden Ausreisetermin und bei einer tatsächlichen Ausreisemöglichkeit keine Leistungen mehr nach den §§ 2, 3, 6 AsylbLG. Ausnahmen sind bestimmte in § 1a Abs. 1 Sätze 2 und 3 AsylbLG genannte Leistungen. Somit verbleibt ihnen bei Krankheit lediglich ein Anspruch auf die reduzierten Leistungen entsprechend § 4 AsylbLG (siehe 2.1). Ob und wie diese „verdoppelte" Leistungsreduzierung verfassungsmäßig haltbar ist, wird diskutiert (Frerichs, 2023, Janda, 2021).

## 4.2 Übermittlungspflicht nach § 87 AufenthG

Für die Gewährung von Leistungen nach dem AsylbLG und damit der Sicherstellung der Gesundheitsversorgung sind i. d. R. die Träger der Sozialhilfe zuständig. Gleichwohl steht der Inanspruchnahme dieser Rechte die Angst vor der behördlichen Übermittlungspflicht und damit einer drohenden Abschiebung entgegen. Denn kann ein:e Patient:in die Behandlungskosten nicht selbst tragen, wendet sich das Krankenhaus an den zuständigen Leistungsträger der kommunalen Sozialhilfe, damit dieser die Kosten übernimmt. § 87 Abs. 2 S. 1 Nr. 1 AufenthG enthält jedoch die grundsätzliche Verpflichtung öffentlicher Stellen zur Mitteilung an die Ausländerbehörde, wenn diese Kenntnis von dem Aufenthalt eines Ausländers ohne erforderlichen Aufenthaltstitel erhalten. Diese ausländerrechtliche Übermittlungspflicht trifft grundsätzlich alle öffentlichen Stellen, darunter die kommunalen Sozialhilfeträger. Ausgenommen von der Übermittlungspflicht sind hingegen Ärzt:innen und anderes medizinisches Personal sowie das Verwaltungspersonal der Krankenhäuser, da diese der gesetzlichen Schweigepflicht unterliegen.

## 4.3 Stationäre Notfallversorgung: Besonderheiten und Herausforderungen

Für die stationäre Notfallversorgung hat der Gesetzgeber Besonderheiten geschaffen, die eine Datenweitergabe verhindern (3.4.1) und eine Refinanzierung über den kommunalen Sozialhilfeträger (3.4.2) ermöglichen sollen.

### 4.3.1 Ärztliche Schweigepflicht für Verwaltungspersonal und verlängerter Geheimnisschutz

Ärzt:innen und Professionelle im Gesundheitswesen unterliegen der Pflicht zur Verschwiegenheit über ihre Patient:innen. Diese Schweigepflicht gehört zum Kernbereich des berufsethischen Selbstverständnisses (siehe Genfer Gelöbnis und Eid des Hippokrates) und ist verankert in den ärztlichen Berufsordnungen (Vgl. § 9 Abs. 1 MBO-Ä); ihre Missachtung ist strafbar (Vgl. § 203 Abs. 1 S. 1 StGB) (Hahn, 2024).

Die Schweigepflicht trifft auch die *berufsmäßig tätigen Gehilfen*, zu denen vor allem die Verwaltungsmitarbeitenden in den Krankenhäusern, auch diejenigen der Abrechnungsabteilung, gerechnet werden. Die Verschwiegenheit zu den Daten hat sich in die Sozialbehörde hinein zu verlängern (*verlängerter Geheimnisschutz*), d. h. die persönlichen Daten dürfen nicht an die Ausländerbehörde weitergegeben werden (§ 88 AufenthG i.V.m. 88.2.3, 88.2.4.0 AufenthG-VwV). Eine Durchbrechung dieses *verlängerten Geheimnisschutzes* ist lediglich in zwei Ausnahmefällen rechtlich möglich.[31] Das heißt, in der Regel ist eine Weiterleitung der Daten unzulässig. Die Frage, ob sich eine Pflicht zur Datenweitergabe nicht aus anderen Rechtsnormen, insbesondere § 11 Abs. 3 S. 2 AsylbLG, ergeben könnte, wird für den Fall der stationären Versorgung inzwischen verneint (siehe Schülle, 2013; Frerichs, 2023.).

In der Praxis besteht dieser Schutz allerdings nur in den Fällen der stationären Notfallversorgung, während in allen anderen Fällen die Sozialbehörde weiterhin nach § 87 AufenthG Informationen über den irregulären Aufenthalt an die Ausländerbehörde weitergeben muss.

[31] Siehe § 88 Abs. 2 Nr. 1, 2 AufenthG.

### 4.3.2 (Re-)Finanzierung nach § 6a AsylbLG

Grundsätzlich ist der Kostenträger vor der Kostenübernahme zu informieren; die Leistungen sind vorab zu beantragen und zu bewilligen. Wenn der Leistungsträger allerdings nicht schnell genug über den Leistungsfall in Kenntnis gesetzt werden kann – i. d. R. außerhalb der Öffnungszeiten der Sozialbehörde – sieht das Gesetz dennoch einen Erstattungsanspruch Dritter, hier des Krankenhauses, vor (§ 6a AsylbLG), sofern es sich um das Vorliegen eines Eilfalls handelt. Von einem Eilfall ist dann auszugehen, wenn das Zusammentreffen eines bedarfsbezogenen mit einem sozialhilferechtlichen Moment zu bejahen sind. Von einem *bedarfsbezogenen Moment* bzw. einem *medizinischen Eilfall* ist dann zu sprechen, wenn die Notwendigkeit des sofortigen Eingreifens durch den Nothelfenden erforderlich und alternativlos ist. Die Notwendigkeit der sofortigen Hilfe betrifft naturgemäß insbesondere medizinische Notfälle, ohne allerdings auf diese beschränkt zu sein. Der Anspruch des Nothelfers auf die Rückerstattung der erbrachten Leistungen gilt nur so lange, wie der *sozialhilferechtliche Eilfall* besteht, d. h. wie der Kostenträger keine Kenntnis vom Leistungsfall hatte oder haben konnte. Hier wird der Zusammenhang zum Kenntnisgrundsatz des Leistungsträgers deutlich, nach welchem die Behörde tätig werden muss, sobald sie von einem Bedarf erfährt (nach § 6b AsylbLG). Erstattet werden die Aufwendungen nicht in der Höhe der tatsächlichen Ausgaben, sondern lediglich im *gebotenen Umfang,* was regelmäßig zu Rechtsstreiten führt.

Die Rechtslage ist somit komplex und nicht bedarfsdeckend. Die Rechtsumsetzung scheitert vielerorts an praktischen weiteren rechtlichen Hürden wie der *Bedürftigkeitsprüfung,* der *Beweislast* oder der kaum zu klärenden *örtlichen Zuständigkeit* (vertiefend hierzu siehe BAG Gesundheit/Illegalität, 2019). Der gesetzgeberische Wille, dass in der stationären Notfallversorgung eine angemessene medizinische Versorgung von Leistungsberechtigten nach dem AsylbLG sichergestellt werden soll, ist allerdings deutlich feststellbar (Waldhorst-Kahnau, 2024). Die tatsächlichen Gelingensbedingungen dafür sind lokale Arbeitskreise mit allen beteiligten Akteuren, die dafür notwendige Formulare und Vorlagen erstellen sowie regelmäßig die Verwaltungsmitarbeitenden der stationären Versorgung und der Kostenträgerseite schulen [siehe den Beitrag von Neupert in diesem Band].

# 5 Unionsbürger:innen ohne materielles Aufenthaltsrecht

Staatsangehörige der EU-Mitgliedstaaten (Unionsbürger:innen) sowie der übrigen EWR-Staaten und der Schweiz haben das Recht auf freie Einreise und Aufenthalt in Deutschland. Dieses Recht ist in Artikel 21 Abs. 1 AEUV als Unionsbürgerfreizügigkeit sowie in anderen Abkommen gewährleistet.[32] Konkretisiert wird die Rechtsstellung von Unionsbürgern:innen in deutschem Recht durch das FreizügG/EU.

## 5.1 Aufenthaltsrechtliche Situation

Für einen Zeitraum von bis zu drei Monaten können sich Unionsbürger:innen und ihre Familienangehörigen ohne weitere Voraussetzungen in Deutschland aufhalten. Sie müssen lediglich im Besitz eines gültigen Personalausweises oder Reisepasses sein. Über die Zeit von drei Monaten hinaus ist das Aufenthaltsrecht von Unionsbürger:innen an bestimmte Zwecke (z. B. Erwerbstätigkeit, Studium oder Ausbildung) sowie an die eigenständige oder durch Dritte gesicherte Deckung des Lebensunterhalts einschließlich des Krankenversicherungsschutzes gebunden.[33] Erwerbslose Unionsbürger:innen, deren Lebensunterhalt einschließlich des Krankenversicherungsschutzes nicht eigenständig gesichert ist, erfüllen nicht mehr die Voraussetzungen für das Freizügigkeitsrecht. Ihnen kann die zuständige Ausländerbehörde die Freizügigkeitsberechtigung entziehen. Sie sind dann vollziehbar ausreisepflichtig und können in ihre jeweiligen Herkunftsstaaten abgeschoben werden.

## 5.2 Sozialversicherungsrechtliche Situation

Unionsbürger:innen, die in einem EU-Mitgliedsstaat gesetzlich krankenversichert sind, erhalten von ihrem Versicherungsträger eine Europäische Krankenversicherungskarte (EHIC). Die versicherte Person erhält damit eine Behandlung durch

[32] Wenn in diesem Abschnitt von Unionsbürger:innen gesprochen wird, sind die Angehörigen der EWR-Staaten und der Schweiz miterfasst.

[33] Diese Kategorien und ihre Abgrenzungen beschäftigen die Rechtsprechung seit längerer Zeit – siehe dazu Janda, 2024:96–99.

das reguläre, öffentliche Gesundheitssystem in anderen EU-Ländern, allerdings nicht durch Gesundheitsdienstleister aus dem privaten Sektor.

Gemäß Art. 4 VO (EU) 883/2004 besteht für Unionsbürger:innen in Deutschland Versicherungspflicht in einer GKV, wenn sie hier einer sozialversicherungspflichtigen Erwerbstätigkeit nachgehen. Sie können sich außerdem freiwillig bei einer GKV innerhalb von drei Monaten versichern lassen, nachdem die gesetzliche Krankenversicherung in ihrem Herkunftsland beendet ist, wenn sie dort zuvor mindestens zwölf Monate ununterbrochen oder in den vergangenen fünf Jahren für 24 Monate (auch mit Unterbrechungen) versichert gewesen sind (§ 9 Abs. 1 Nr. 1 SGB V).

Beziehen Unionsbürger:innen – etwa als Arbeitssuchende – (aufstockende) Leistungen nach dem SGB II durch das Jobcenter und waren sie zuletzt entweder gesetzlich oder überhaupt nicht versichert, sind sie ebenfalls i. d. R. in der GKV pflichtversichert (§ 5 Abs. 1 Nr. 2a SGB V).

Da ein bestehender Krankenversicherungsschutz Voraussetzung für das Freizügigkeitsrecht ist, sind Unionsbürger:innen, die erwerbslos und auch nicht mit einer gewissen Erfolgsaussicht arbeitsuchend sind, von einer Pflichtversicherung ausgeschlossen (§ 5 Abs. 11 SGB V). Auch wer im Ausland einer selbständigen Beschäftigung nachgegangen ist, ohne Mitglied in einem öffentlichen Krankenversicherungssystem zu sein, oder wer vor der Einreise in einem anderen EU-Staat einer Privatversicherung angehörte, kann in Deutschland nicht einer gesetzlichen Krankenversicherung beitreten. Für diese Personengruppen muss eine Privatversicherung auf der Grundlage des Basistarifs (§ 152 VAG, § 193 Abs. 5 VVG) abgeschlossen werden, die Absenkung des Beitrags auf 50 % (§ 152 Abs. 4 VAG) und die Kostenübernahme können nach § 26 SGB II beim Jobcenter beantragt werden. Für eine solche Versicherung in der privaten Krankenkasse ist allerdings ein fester Wohnsitz Voraussetzung.

Eine Übernahme von Behandlungskosten durch das Sozialamt ist für diese Personen auch nicht erstrebenswert, denn wegen der Übermittlungspflicht nach § 87 AufenthG müsste das Sozialamt die Ausländerbehörde informieren, die hinwiederum den Wegfall des Freizügigkeitsrechts feststellen und die Abschiebung der betroffenen Person betreiben würde. Hinzu kommt, dass eine betroffene Person gegenüber dem Sozialamt gemäß § 23 Abs. 3 Sätze 3–5 SGB XII nur einmal innerhalb von zwei Jahren Anspruch auf *Überbrückungsleistungen*hat, mit denen eine Kostenübernahme für die Behandlung akut behandlungsbedürftiger Erkrankungen und Schmerzen möglich sind. Das bedeutet aber umgekehrt: Hat eine Person in einem Monat solche Leistungen bekommen, besteht für sie innerhalb der nächsten 23 Monate kein Anspruch mehr, noch nicht einmal auf die medizinische Notfallversorgung. Eine Ausnahme von diesem Ausschluss ist nur bei Feststellung eines Härtefalls wegen besonderer einzelfallbezogener Umstände nach § 23 Abs. 3 Satz 6 SGB XII möglich.

## 6 Nicht krankenversicherte Deutsche

§ 5 SGB V enthält einen umfangreichen Katalog von Menschen, für die eine Versicherungspflicht in der Gesetzlichen Krankenversicherung (GKV) besteht. Trotzdem ist auch für Deutsche der Krankenversicherungsschutz nicht lückenlos. Die Problemgruppen sind vor allem Selbständige, die aufgrund ihrer wirtschaftlichen Situation – etwa als geringverdienende „freie Mitarbeitende" nach Einnahmenausfällen oder Insolvenzen – sich selbst den abgesenkten Krankenversicherungsbeitrag nicht leisten können und deshalb hohe Beitragsschulden haben oder gar nicht erst Mitglied einer Krankenkasse sind. Hinzu kommen viele wohnungslose Personen, die nicht krankenversichert sind (Deutscher Bundestag, 2025, S. 43 f.)

Eine Kündigung der Krankenversicherung wegen Beitragsschulden ist zwar nicht möglich, der Leistungsanspruch für die betroffenen Personen wird allerdings deutlich eingeschränkt. Nach § 16 Abs. 3a Satz 3 i.V.m. Sätzen 1 und 2 SGB V ruht der Anspruch auf Leistungen der GKV automatisch bei Versicherten, die ihre Beiträge zwei Monate trotz Mahnung nicht bezahlen. Für die betroffenen Menschen bedeutet dies, dass sie zwar nominell noch versichert sind, aber nur noch Untersuchungen zur Früherkennung von Krankheiten, die Behandlungen akuter Erkrankungen und Schmerzzustände sowie Leistungen bei Schwangerschaft und Mutterschaft in Anspruch nehmen können. Der übrige Leistungskatalog der GKV gilt für sie während des Ruhens ihrer Ansprüche nicht. Besonders bei kostenaufwendigen Operationen können dadurch sehr schnell erhebliche Finanzierungsprobleme auftreten.

## 7 Fazit: *Legale Diskriminierung*

Die Ausführungen zum Status quo des rechtlichen Zugangs für Menschen ohne Krankenversicherungsschutz zu Gesundheitsleistungen machen deutlich, dass dieser außerordentlich unzulänglich ist. Der deutsche Gesetzgeber verwehrt diesen spezifischen Personengruppen den Zugang zu diesen Leistungen, was eine *rechtliche Ungleichbehandlung* darstellt. Es stellt sich daher die Frage, wie diese Ungleichbehandlung *legal* zu legitimieren ist, sodass sie (damit) rechtlich zulässig wird.

Ein rechtlicher Schutz vor Diskriminierung besteht sowohl aufgrund völkerrechtlicher Vorgaben (siehe 2) wie durch Artikel 3 GG und dem Allgemeinen Gleichbehandlungsgesetz. Verboten sind damit Ungleichbehandlungen, die an bestimmte tatsächliche oder zugeschriebene Merkmale der betroffenen Person anknüpfen.

Im deutschen Antidiskriminierungsrecht, anders als im *Sozialpakt,* gehört zu den verbotenen Unterscheidungsmerkmalen jedoch nicht der *Aufenthaltsstatus.*[34] Im Gegenteil ist dieser bei der Frage nach dem Zugang zu Sozialleistungen häufig als das maßgebende Kriterium gesetzlich verankert. Die Anwendung dieses *legalen Unterscheidungsmerkmals*kann jedoch diskriminierende Auswirkungen haben; bestes Beispiel ist der hier behandelte Zugang zur gesundheitlichen Versorgung. In den Sozialwissenschaften wird daher von *legaler Diskriminierung* gesprochen (Gomolla, 2023; Hormel & Scherr, 2005).

Die Versorgungssituation geflüchteter Menschen, von Personen in der aufenthaltsrechtlichen Illegalität und von EU-Bürger:innen, zeigt deutlich die *blinden Flecken* des deutschen Antidiskriminierungsrechts auf. Mit der Auswahl der maßgeblichen Schutzkriterien zieht der Gesetzgeber eine Trennlinie zwischen verbotenen Diskriminierungen und legalen Ungleichbehandlungen, die auf politischen Entscheidungen beruht. Anhaltspunkt zur Diskussion über diese Trennlinie sollte das Ziel des Antidiskriminierungsrechts sein: Menschen davor zu schützen, aufgrund tatsächlicher oder zugeschriebener personenbezogener Kriterien benachteiligt zu werden. Die völkerrechtlichen Vorgaben, ebenso wie die Ergebnisse der sozialwissenschaftlichen Diskriminierungsforschung (siehe dazu Braunroth & Zinsmeister, 2022), sollten dazu führen, dass eine Ungleichbehandlung aufgrund

[34] Die rechtlich geschützten, tatsächlichen oder zugeschriebenen personenbezogenen Kriterien des nationalen Antidiskriminierungsrechts sind folgende: Geschlecht, Abstammung, *Rasse*, Sprache, Heimat, (ethnische) Herkunft, Glauben, religiöse oder politische (Welt-) Anschauungen, Behinderung (Art. 3 Abs. 3 GG), Alter und sexuelle Identität (ergänzend im § 1 AGG aufgeführt).

des aufenthaltsrechtlichen Status bei der Gewährung des Zugangs zu elementaren Leistungen wie der Gesundheitsversorgung gesetzlich ausgeschlossen wird. Bei nicht krankenversicherten Deutschen besteht keine Unterscheidung aufgrund des Aufenthaltsstatus, sondern aufgrund ihrer finanziellen Leistungsfähigkeit (Differenzkategorie *class*).

Gesetzliche Regelungen, die zu einer solchen faktischen Diskriminierung führen, sollten überprüft und faktische Hürden durch sozialpolitische Maßnahmen abgebaut werden. Denn diskriminierende Benachteiligung von Minoritäten ist ein Angriff auf die Menschenrechte und das *demokratische Projekt*als solches.

## Literatur


Biddle, L., Jahn, R., Perplies, C., Gold, A. W., Rast, E., Spura, A., & Bozorgmehr, K. (2021). COVID-19 in Sammelunterkünften für Geflüchtete: Analyse von Pandemiemaßnahmen und prioritäre Bedarfe aus behördlicher Sicht. *Bundesgesundheitsblatt Gesundheitsforschung Gesundheitsschutz, 64*, 342–352. https://doi.org/10.1007/s00103-021-03284-2.

BMJ. (2024). *Handbuch der Rechtsförmlichkeit* (Hrsg. vom Bundesministerium der Justiz. 4., vollständig überarbeitete Aufl.). BAnz AT. https://www.bmj.de/SharedDocs/Downloads/DE/Fachpublikationen/HdR_2024.html.

BAG Gesundheit/Illegalität. (2019). Notfallhilfe im Krankenhaus für Menschen ohne Papiere. https://www.diakonie.de/informieren/infothek/2019/gesundheitsversorgung-fuer-menschen-ohne-papiere.

Bozorgmehr, K., & Razum, O. (2015). Effect of restricting access to health care on health. Expenditures among Asylum-Seekers and Refugees: A quasi-experimental study in Germany, 1994–2013. *PLoS ONE, 10*(7), e0131483. https://doi.org/10.1371/journal.pone.0131483.

Braunroth, A., & Zinsmeister, J. (2022). Legale Ungleichbehandlung und Diskriminierung im Rechtssystem. In A. Scheer et al. (Hrsg.), *Handbuch Diskriminierung*. Springer VS. https://doi.org/10.1007/978-3-658-42800-6_17.

Burmester, F. (2015). Medizinische Versorgung der Leistungsberechtigten nach §§ 4, 6 AsylbLG über eine Krankenkasse. *NDV*, 109–114.

Cantzler, C. (2019). *Asylbewerberleistungsgesetz.* Handkommentar. Nomos

Cremer, H. (2011). Menschenrechtsverträge als Quelle von individuellen Rechten. Innerstaatliche Geltung und Anwendbarkeit von Menschenrechtsverträgen am Beispiel der UN-Kinderrechtskonvention. *Anwaltsblatt*, 159–165. https://www.anwaltsblatt-datenbank.de/bsab/document/jzs-AnwBl2011030013-000_159.

Deutscher Bundestag. (2025). Unterrichtung durch die Bundesregierung: *Wohnungslosenbericht 2024* (Bundestagsdrucksache 20/14550).

Falk, A. (2018). *Die Behandlungsaufklärung gegenüber fremdsprachigen PatientInnen und der sozialrechtliche Anspruch auf Übernahme von Dolmetscherkosten*; Beitrag E1-2018. www.reha-recht.de.

Fitzpatrick, J. (2003). The human rights of migrants. In T. A. Aleinikoff & V. Chetail (Hrsg.), *Migration and international legal norms*. The Hague: T.M.C. Asser Press, 169–184.

Frerichs, L. (2023). *Der Anspruch auf Krankenbehandlung nach §§ 4, 6 AsylbLG* (Zugleich ein verfassungstheoretischer Beitrag zum Grundrecht auf Gewährung eines menschenwürdigen Existenzminimums). LIT Verlag.

Frerichs, K. (2024). *§§ 4, 6 AsylbLG* (Schlegel/Voelzkem, juris Online-Praxiskommentar SGB XII – Sozialhilfe mit AsylbLG, 4. Aufl.).

Frings, D. (2009). Der Anspruch nach dem Asylbewerberleistungsgesetz auf eine medizinische Grundversorgung für Menschen ohne Papiere. In C. Falge, A. Fischer-Lescano & K. Sieveking (Hrsg.), *Gesundheit in der Illegalität: Rechte von Menschen ohne Aufenthaltsstatus*(S. 143–159). Nomos.

Frings, D., Janda, C., Keßler, S., & Steffen. E. (2018). *Sozialrechtfür Zuwanderer*. Nomos.

Gold, A. W., Weis, J., Janho, L., Biddle, L., & Bozorgmehr, K. (2021). *Die elektronische Gesundheitskarte für Asylsuchende* (Zusammenfassung der wissenschaftlichen Evidenz. Health Equity Studies & Migration – Report Series, 2021–02). https://doi.org/10.11588/heidok.00030347.

Gomolla, M. (2023). Direkte und indirekte, institutionelle und strukturelle Diskriminierung. In A. Scheer et al. (Hrsg.), *Handbuch Diskriminierung*. Springer VS. https://doi.org/10.1007/978-3-658-11119-9_9-1.

Gottlieb, N. D., & Schülle,M. (2021). An overview of health policies for asylum-seekers in Germany. *Health Policy, 125*(1), 115–121.https://doi.org/10.1016/j.healthpol.2020.09.009.

Hahn, E. (2024). Meldepflicht nach § 87 AufenthG bei der Inanspruchnahme von Gesundheitsleistungen nach dem AsylbLG – Votum für eine Stärkung der Public-Health-Perspektive. *ZAR, 3*, 103.

Hollederer, A. (2020). Die Gewährleistung von Krankenhilfen bei asylsuchenden Menschen: Zweiklassenmedizin in Deutschland? *Bundesgesundheitsblatt, 63*, 1203–1218. https://doi.org/10.1007/s00103-020-03215-7

Hormel, U., & Scherr, A. (2005). Migration als gesellschaftliche Lernprovokation – Programmatische Konturen einer offensiven Bildung für die Einwanderungsgesellschaft. In F. Hamburger, T. Badawia, & M. Hummrich (Hrsg.), *Migration und Bildung: Über das Verhältnis von Anerkennung und Zumutung in der Einwanderungsgesellschaft* (S. 295–310). Springer VS.

Janda, C. (2024). Migration und soziale Sicherheit – Rechtsprechungsbericht 2023. *Informationsbrief Ausländerrecht, 3*, 93.

Janda, C. (2021). Existenzminimum, Gleichbehandlung, Menschenwürde: Rechtliche Anforderungen an die Gesundheitsversorgung von Asylsuchenden. *Nomos, Z'Flucht – Sonderband, 1*, 29–50.

Löhr, T. (2021). Migrationssozialrecht. *Gemeinschaftskommentar Aufenthaltsgesetz,* Verlag Luchterhand, *115*, IX–4.1.

Scherr, A., Reinhardt, A. C., & El-Mafaalani, A. (Hrsg.). (2023). *Handbuch Diskriminierung*. Springer VS Wiesbaden.https://doi.org/10.1007/978-3-658-42800-6.

Schülle, M. (2013). Auch nach den geplanten Änderungen im Asylbewerberleistungsgesetz: (k)eine gesundheitlich-medizinische Versorgung für Menschen ohne rechtlichen Aufenthaltsstatus. *Soziale Sicherheit, 63*(19), 363–367.

Schülle, M. (2019). Medizinische Versorgung behinderter Menschen, die Leistungen nach dem Asylbewerberleistungsgesetz erhalten – juristische und praktische Barrieren der Barrierefreiheit. In G. Wansing & M. Westphal (Hrsg.), *Migration, Flucht und Behinderung: Herausforderungen für Politik, Bildung und psychosoziale Dienste*. Springer VS.

Schülle, M., & Frankenstein, A. (2019). Europa- und Verfassungsrechtliche Anforderungen an die Auslegung von § 6 Abs. 1 AsylbLG in Hinblick auf Leistungen für geflüchtete Menschen mit Behinderungen. *Recht & Praxis der Rehabilitation, 1*, 20–27.

Waldhorst-Kahnau, N. (2024) *§ 6a Erstattung von Aufwendungen anderer* (Schlegel/Voelzkem, juris online-Praxiskommentar SGB XII – Sozialhilfe mit AsylbLG. 4. Aufl.).

Welti, F., & Walter, A. (2019). Migration und Behinderung. Rechtliche Aspekte. In G. Wansing & M. Westphal (Hrsg.), *Migration, Flucht und Behinderung: Herausforderungen für Politik, Bildung und psychosoziale Dienste*. Springer VS.

**Mirjam Schülle, M.Sc.** Public Health, Wissenschaftliche Mitarbeiterin im Institut für Sozialwesen, Fachbereich Humanwissenschaften, Universität Kassel. Forschungsschwerpunkte: Gesundheitliche Ungleichheit, Gesundheitsversorgung für Menschen mit Behinderungen und/oder Fluchterfahrung, Intersektionalität, Rechtssoziologie. Sie ist zudem Redakteurin und Mitherausgeberin der Plattform http://gesundheit-gefluechtete.info/.

**Stefan Keßler,** Jg. 1964, ist Direktor des Jesuiten-Flüchtlingsdienstes Deutschland. Er ist Autor zahlreicher Veröffentlichungen zu menschen-, flüchtlings- und migrationsrechtlichen Themen.

# Zwischen Erkenntnis und Lücke: Forschung zur Gesundheitsversorgung von Menschen ohne Papiere in Deutschland – Ausgewählte Ergebnisse eines Scoping Reviews

Carolin Ochs

**Zusammenfassung**

Eine systematische Literaturrecherche, durchgeführt im Rahmen der Bundesarbeitsgruppe Gesundheit/Illegalität, zeigt die Forschungslücken zur Gesundheitsversorgung von Menschen ohne Papiere auf. Ziel war es, die fachpolitische Community durch eine fundierte Wissensbasis zu unterstützen. Mithilfe eines Scoping Reviews wurden 2686 Titel gesichtet, von denen 80 analysiert wurden. Für die vorliegende Teilauswertung wurden die Studien daraufhin analysiert, a) welche Forschungsmethoden und Publikationsformen sich finden und b) welche Forschungslücken in ihnen explizit formuliert wurden. Forschungsdesiderate in den Studien umfassen die Bereiche soziodemographischer und epidemiologischer Grundlagen, Versorgungsansätze sowie Rahmenbedingungen der Versorgung. Empfehlenswert scheinen Langzeitstudien, die den Gesundheitszustand und die Versorgungswege von Menschen ohne Papiere dokumentieren sowie Unterschiede zu versicherten Migrant:innen analysieren. Zudem ist eine Evaluation niedrigschwelliger Angebote erforderlich, um deren Effektivität und übertragbare Praxisbeispiele zu identifizieren. Auch die Perspektiven von Menschen ohne Papiere selbst werden in der gefundenen Literatur wenig bis gar nicht mit einbezogen und stellt somit eine wesentliche Forschungslücke dar. Desweiteren sind Studien zu rechtlichen und politischen Rahmenbedingungen notwendig, die den Zugang zu

C. Ochs (✉)
Brühl, Deutschland



A. Dieterich et al. (Hrsg.), *Krank, zugewandert, nicht versichert?*,
https://doi.org/10.1007/978-3-658-48772-0_2

Gesundheitsdiensten beeinflussen. Exemplarisch werden zwei Studien vorgestellt, um beispielhaft zu illustrieren, wie zukünftige Forschung zum Thema ausgerichtet werden könnte: ein Vergleich zwischen einer gesetzlich versicherten Studienpopulation mit Patient:innen einer Anlaufstelle von Menschen ohne Krankenversicherung (Lotty et al., 2015) sowie eine Studie zum Versorgungsbereich Palliativmedizin aus der Perspektive von Fachkräften aus dem Gesundheitswesen (Schwerdt, J. M. 2023).

**Schlüsselwörter**

Scoping Review • Forschung • Menschen ohne Papiere (Undocumented Migrants)

## 1 Worum geht es? Relevanz der Untersuchung

In Deutschland ist die allgemeine Pflicht zur Krankenversicherung im § 193 des Versicherungsvertragsgesetzes (VVG) verankert. Das bedeutet, dass alle Personen mit Wohnsitz in Deutschland verpflichtet sind, eine Krankenversicherung abzuschließen. Sei es in der Gesetzlichen (GKV) oder der Privaten Krankenversicherung (PKV). Im Jahr 2023 waren ca. 74,3 Mio. Menschen in der GKV und 8,7 Mio. in der PKV versichert. Nahezu die gesamte Bevölkerung war somit krankenversichert. Obwohl der nationale Mikrozensus in Deutschland zeigt, dass die Zahl der Menschen ohne Krankenversicherung in den letzten Jahren gesunken ist, gibt es immer noch Personen, die ohne Versicherungsschutz in Deutschland leben. Im September 2020 waren dies ca. 61.000 Menschen (Destatis, 2020). Diese Zahl basiert jedoch auf einer Stichprobe, die nicht den gesamten Querschnitt der Personen in Deutschland erfasst (Destatis, 2019, S. 29). Insbesondere Menschen ohne festen Wohnsitz oder Meldebescheinigung werden nicht abgebildet. Die Zahl dürfte also noch höher liegen.

Besonders betroffen von dieser Untererfassung sind Menschen ohne Papiere, auf die die vorliegende Untersuchung fokussiert. Die mangelnde Repräsentanz in statistischen Daten führt zudem dazu, dass insbesondere diese Personengruppe auch in der Bedarfsplanung des Gesundheitssystems nur indirekt berücksichtigt wird. In diesem Beitrag wird überwiegend der Begriff Menschen ohne Papiere verwendet. Wenn von Personen ohne Krankenversicherung gesprochen wird, ist damit die gesamte Gruppe unversicherter Personen gemeint.

Menschen ohne Papiere sind von der regulären Gesundheitsversorgung ausgeschlossen und auf zivilgesellschaftliche und lokal organisierte Projekte angewiesen. Theoretisch hat diese Gruppe Zugang zur Notfallversorgung. Allerdings ist auch dieser Zugang nicht ohne reale Hürden möglich. Zudem fehlen systematische und präventive medizinische Maßnahmen, die bei chronischen oder schweren Erkrankungen wie z. B. Diabetes oder Krebs, entscheidend wären. Nicht nur aus ethischer und menschenrechtlicher Perspektive ist diese Situation untragbar. Auch die ökonomischen Auswirkungen auf das Gesundheitswesen sind für die Versorger:innen spürbar.

Die Kosten für die Notfallversorgung unversicherter Personen sind erheblich. Im Jahr 2018 berichteten 111 Krankenhäuser von einem Erlösausfall von 12,3 Mio. Euro aufgrund der Behandlung unversicherter Patienten in Notfällen. Welchen Anteil an Menschen ohne Papiere innerhalb der Gruppe Unversicherter hatten, wurde nicht erhoben. Hochgerechnet auf alle Krankenhäuser ergaben die Erlösausfälle eine geschätzte Summe von 121,6 Mio. Euro (Deutsche Krankenhausgesellschaft, 2020). Aktuellere Erhebungen sind nicht bekannt.

Studien zeigen, dass die Kosten für frühzeitige Behandlungen in der Primärversorgung deutlich niedriger wären als die Kosten für Notfallbehandlungen (Trummer & Novak-Zezula, 2018).

Trotz dieser Herausforderungen zeigt sich ein Fortschritt in der politischen Anerkennung des Problems: Die Regierungskoalition aus SPD, Grünen und FDP verpflichtete sich im Koalitionsvertrag 2021 dazu, den Zugang zur Krankenversicherung und zur medizinischen Versorgung für Menschen mit ungeklärtem Versicherungsstatus zu prüfen und zu klären (SPD et al., 2021). Dennoch bestehen nach wie vor erhebliche Hürden im Zugang zur Gesundheitsversorgung, insbesondere für Personen ohne Papiere.

Der Forschungsstand zum Thema wird auch von der Politik angefragt, um notwendige Ressourcen für eine bedarfsgerechte Versorgung abschätzen zu können und einzuplanen.

## 2 Fokus und Zielsetzung: Warum diese Forschung?

In der Vergangenheit wurden mehrfach Anstrengungen unternommen, Wissen über Menschen ohne Papiere zu sammeln, zu sortieren und in Datenbanken oder Literatursammlungen sichtbar zu machen[1]. Eine strukturierte Aufarbeitung und

[1] Ein Beispiel ist das von der Europäischen Union (EU) finanzierte Projekt Clandestino (2007–2009). Dieses hatte zum Ziel, Daten und Schätzungen zu irregulärer Migration in der Europäischen Union zu sammeln.

Publikation der wissenschaftlichen bzw. empirischen Literatur zur Forschungslandschaft zu Menschen ohne Papiere wurde bisher für Deutschland noch nicht veröffentlicht.

Um dieser Lücke zu begegnen und die Forschungslandschaft dieses Themas aufzuzeigen, wurde eine systematische Literaturrecherche durchgeführt, u. a. im Kontext der Bundesarbeitsgruppe Gesundheit/Illegalität (s. Beitrag Dieterich und Grube in diesem Band), mit dem Anliegen, die fachpolitische Community durch diese Wissensbasis zu unterstützen.

In der Fach-Community wird vielfach vermutet, dass Forschung zum Thema bisher insbesondere in Form von Qualifikationsarbeiten und grauer Literatur vorliegt. Der Fokus dieses Beitrags liegt deshalb zum einen auf der Auswertung der gefundenen Literatur, WIE, d. h. mit welchen Methoden bisher zum Thema geforscht wurde. Anhand von zwei Studienbeispielen wird illustriert, wie vielversprechende Forschungsansätze aussehen könnten. Zum anderen werden ausgewählte Ergebnisse der inhaltsanalytischen Auswertung vorgestellt zur Frage, welche Forschungslücken in den Studien des Reviews von den jeweiligen Autor:innen selbst formuliert werden.

Diese Ausrichtung wurde gewählt, um zukünftig Forschenden, bzw. an der Themensuche im Handlungsfeld Interessierten, ein Angebot zur Orientierung für weiterführende Fragestellungen zu geben. Ergebnisse des Scoping Reviews zum Wissensstand über bestehende Zugangsbarrieren und Versorgungslücken werden gesondert publiziert.

## 3 Methode im Detail: Vorgehen und Einschlusskriterien

Die Datengrundlage des vorliegenden Beitrags basiert methodisch auf Ergebnissen eines Scoping Reviews. Scoping Reviews dienen dazu, den Umfang der Literatur eines bisher wenig beforschten Themas abzubilden, Evidenz zusammenzufassen und Wissenslücken für künftige Forschungsprojekte zu identifizieren (Munn et al., 2018). Anhand eines a priori festgelegten Suchpfades wurden zunächst die Ein- und Ausschluss Kriterien der Literatur festgelegt. Aufgrund der offenen Fragestellung und eines breiten Forschungsansatzes als Charakter des Scoping Reviews orientierten sich die Ein- und Ausschlusskriterien an den Bereichen Population, Concept, Context und Arten der Quellen nach Peters u. a. (2020, Teil 11.2.4). Population beschreibt hier die Charakteristika der untersuchten Population. Im Zusammenhang dieser Arbeit also Menschen ohne Papiere, im

**Tab. 1** Auswahl der Datenbanken nach Fachbereich

| *Bereich* | Datenbank | Plattform |
|---|---|---|
| *Medizin/ Versorgung* | Medline | Ovid |
| *Pflege* | CINAHL | EBSCOhost |
| *Psychologie* | PSYNDEX | EBSCOhost |
| *Sozialwissenschaften* | SocINDEX | EBSCOhost |
| *Rechtswissenschaften* | Juris | Juris |

intersektionalen Sinn beschrieben. So wurde beispielsweise Literatur über Sexarbeitende, intravenös Drogengebrauchende oder abgelehnte Asylbewerber:innen im ersten Schritt eingeschlossen. Das Konzept (Concept) fokussiert die Literatursuche auf den Zusammenhang mit Gesundheitsversorgung der Gruppe, wobei hier alle Bereiche des Gesundheitssystems einbezogen wurden, die theoretische und rechtliche Zugang zu Versorgung, aber auch die de facto stattfindende Versorgung, inklusive Behandlungsanlässen von Anlaufstellen, sowie wirtschaftliche Aspekte der Versorgung von Menschen ohne gültige Aufenthaltspapiere. Der Kontext (Context) beschreibt den Bezug auf die Region Deutschland – auch im Vergleich mit anderen Ländern. Im Bereich Arten der Quellen wurden die Charakteristika der eingeschlossenen Literatur festgelegt: Ausschließlich empirische und wissenschaftliche Literatur wurde eingeschlossen. Journalistische Artikel oder Handreichungen waren nicht Gegenstand der Analyse.

In Zusammenarbeit mit einer Arbeitsgruppe aus der Fach-Community und einer Informationsspezialistin wurden geeignete Suchbegriffe auf die Datenbank Medline ausgerichtet und dann auf weitere Datenbanken aus dem Bereich Gesundheit (Medizin, Pflege, Psychologie), Soziales und Recht angepasst. Die Auswahl der Datenbanken und die relevanten Plattformen werden in Tab. 1 beschrieben.

Ein Studienprotokoll wurde vor der Auswertung auf der Plattform Open Science Framework veröffentlicht. Es beinhaltet eine detaillierte Auflistung aller Suchbegriffe und Informationen zum Vorgehen[2].

Insgesamt wurden 2686 Titel durch die Suchstrategie gefunden. Nach zwei Screening-Runden – Titel/Abstract sowie Volltext – und der Anwendung der Ein- und Ausschlusskriterien wurden 80 Titel für die Datenextraktion und Synthese ausgewählt.

[2] Direkter Zugang zum Reviewprotokoll: https://osf.io/u3nwk.

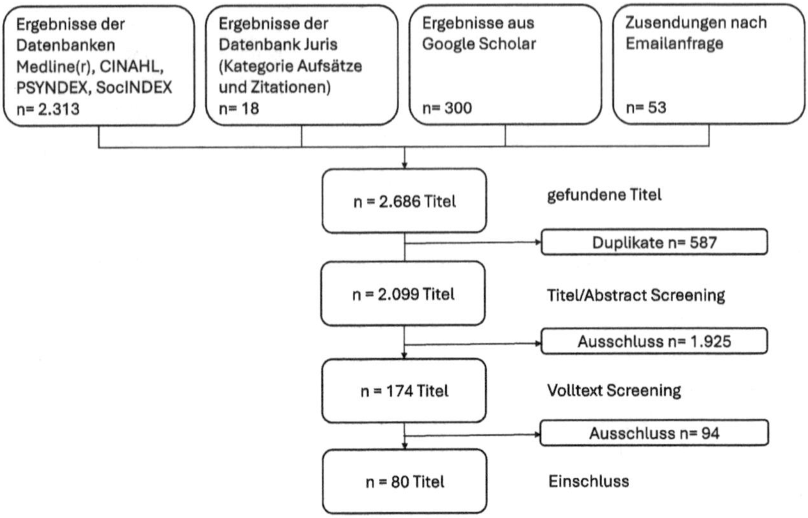


**Abb. 1** Flussdiagramm der ein- und ausgeschlossenen Titel

Die Suchstrategie für graue Literatur[3] umfasste eine Emailanfrage an geeignete Fachstellen und Emailverteiler, sowie eine Suche auf Google Scholar. Das Literaturscreening wurde im ersten Schritt (Titel/Abstract) durch zwei Reviewer:innen und in einem zweiten Schritt (Volltext) durch eine Reviewerin durchgeführt.

Abb. 1 zeigt den Ein- und Ausschluss der gefundenen Titel in verschiedenen Schritten des Literaturscreenings.

[3] Graue Literatur, ist Literatur, die nicht von Verlagen veröffentlich wurde. Es handelt sich häufig um Konferenzmitschriften, Sachberichte, Evaluationsberichte, Jahresreporte und andere anderweitig veröffentlichte oder unveröffentlichte Dokumente.

# 4 Ergebnisse: Unerschlossenes Forschungsfeld mit wesentlichen Wissenslücken

Zusammenfassend kann festgestellt werden, dass das Thema der Gesundheitsversorgung von Menschen ohne Papiere in Deutschland bisher wenig beforscht ist.

## 4.1 Forschungsmethoden und Publikationsformen: Wie wird zum Themenfeld ‚Menschen ohne Papiere' geforscht?

Insgesamt wurden 80 Titel untersucht, welche zum Großteil in Form von Artikeln in Fachzeitschriften veröffentlicht wurden (n = 43). Abb. 2 zeigt die Verteilung aller eingeschlossener Titel nach Publikationsform.

Damit konnte die erste Annahme, dass ein Großteil der vorhandenen Forschungsergebnisse zum Thema in Form von grauer Literatur vorliegt, relativiert werden. Es zeigte sich, dass im Rahmen von Qualifikationsarbeiten (n = 12) hauptsächlich qualitativ empirisch geforscht wurde. Auch in Büchern und Buchkapiteln wurden zumeist qualitative Forschungsmethoden beschrieben.

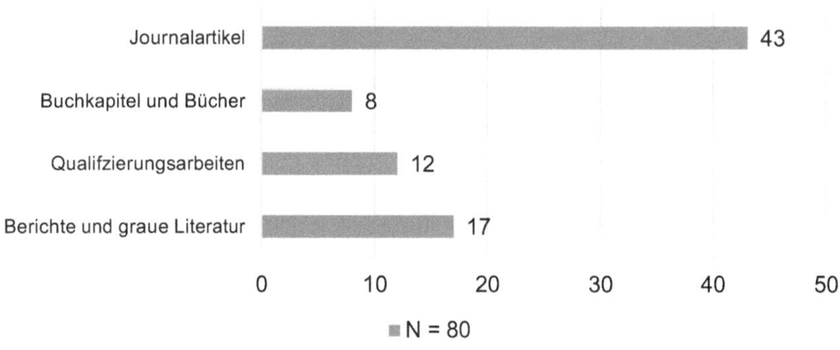


**Abb. 2** Verteilung eingeschlossener Titel nach Publikationsform

Zeitschriftenartikel wiesen dagegen vorrangig quantitative Methoden auf. Die eingeschlossenen Titel wurden, neben weiteren Publikationen, durch die Hochschule Fulda auf der Datenbank LiGeMoP[4] veröffentlicht.

## 4.2 Forschungslücken in der Versorgung und Forschung zu undokumentierten Menschen

Die Recherche offenbarte erhebliche Forschungslücken, die aus der eingeschlossenen Literatur hervorgingen. Forschungslücken werden in drei Bereichen identifiziert: Es fehlen Wissensgrundlagen zur soziodemographischen und epidemiologischen Beschreibung der Personengruppen, zu Versorgungsansätzen und zu den aktuellen Rahmenbedingungen.

a. Soziodemographische und epidemiologische Grundlagen

Grundlegend ist wenig über den Gesundheitszustand der Gesamtpopulation von Menschen ohne Papiere bekannt. Langzeitstudien, die Veränderungen im Gesundheitsstatus und die Auswirkungen der Versorgung über einen längeren Zeitraum hinweg erfassen, sind nahezu nicht vorhanden. Es fehlen belastbare Daten zur Krankheitsentwicklung und über den Gesundheitszustand von Menschen ohne Papiere, insbesondere in Bezug auf Langzeitdaten. Diese Daten sind essenziell, um fundierte Aussagen über die gesundheitlichen Bedarfe und Risiken dieser Population zu treffen. Subpopulationen wie Kinder, Frauen und Menschen mit chronischen Erkrankungen werden in der bestehenden Literatur vereinzelt berücksichtigt. Ebenso fehlen repräsentative Daten zur Prävalenz von Erkrankungen und zu den gesundheitlichen Folgen, die aus fehlender oder unzureichender Versorgung resultieren können. Zukünftige repräsentative Studien könnten an dieser Stelle einen Beitrag leisten.

b. Versorgungsansätze

Ein zentrales Defizit besteht in der unzureichenden Forschung zu bestehenden Versorgungsmodellen und deren Wirksamkeit. Zwar existieren verschiedene niedrigschwellige Angebote, die von NGOs oder lokalen Initiativen bereitgestellt werden, doch fehlen umfassende Evaluationen dieser Angebote. Es gibt keine

---

[4] Zugang zur Datenbank über die Seite der Hochschule Fulda: https://www.hs-fulda.de/sozialwesen/forschung/gesundheit/ligemop.

standardisierten Daten zur Erfolgsmessung, wenige Vergleichsstudien zwischen verschiedenen Regionen oder Städten, die ähnliche Modelle umsetzen, und ausschließlich vereinzelte Beispiele guter Praxis. Es fehlen Beispiele, die zudem aufzeigen, welche Versorgungsansätze besonders effektiv und übertragbar sind. Zudem mangelt es an einer systematischen Untersuchung der finanziellen Auswirkungen der Versorgung von Menschen ohne Papiere für die Betroffenen selbst aber auch für das Gesundheitssystem. Zudem ist nicht umfassend untersucht, welche Mehrkosten entstehen, wenn gesundheitliche Probleme unbehandelt bleiben.

c. Rahmenbedingungen der Versorgung

Schließlich sind Studien, die Vergleiche zwischen versicherten und unversicherten Migrant:innen ziehen oder die Kostenübernahmemöglichkeiten im Rahmen bestehender Gesetzgebungen, wie dem SGB V oder dem Asylbewerberleistungsgesetz (AsylbLG), untersuchen, sehr rar und wurden durch die Suchstrategie nicht eingeschlossen. Das gleiche betrifft Kostenschätzungen, die die Auswirkungen fehlender Versorgung auf das Gesundheitssystem insgesamt beziffern könnten. Ein weiteres großes Forschungsdefizit besteht zur Kenntnis medizinischen Personals über die rechtlichen Rahmenbedingungen der Versorgung undokumentierter Personen (s. Beitrag von Neupert in diesem Band). Viele der rechtlichen Regelungen zur Gesundheitsversorgung von Migrant:innen unterliegen Ermessensspielräumen der verantwortlichen Behörden oder Krankenhäuser, die in der Praxis sehr unterschiedlich interpretiert werden können. Es gibt bisher kaum Forschung, die systematisch untersucht, wie diese Ermessensentscheidungen getroffen werden und inwieweit sie die Versorgung der Betroffenen beeinflussen. Auch fehlen tiefere Einblicke in die sozialen und politischen Determinanten, die sich auf Richtlinien und Gesetze auswirken, sowie die Perspektiven von Akteur:innen des Gesundheitssystems, die direkt mit Menschen ohne Papieren arbeiten. Zudem fehlen regionale Vergleiche, die Aufschluss über unterschiedliche Versorgungszugänge in verschiedenen Teilen Deutschlands geben könnten.

## 4.3 Zwei Beispielstudien

Zwei Studien sollen illustrierend für interessante Forschungsausrichtungen (und -lücken) im Handlungsfeld besonders hervorgehoben werden. Die Studien sind auf der vergleichenden Methoden (Lotty et al., 2015) bzw. aufgrund der dezidierten Fragestellung im Bereich der Palliativversorgung (Schwerdt, 2023) Beispiele guter Praxis.

*Gesundheitszustand von Menschen ohne Krankenversicherung: Lotty et al.* (2015)
Die Studie von Lotty et al. (2015) stellt ein Beispiel für eine quantitative Untersuchung anhand von Routinedaten einer Praxis für unversicherte Menschen in Deutschland dar, die zum Ziel hat, deren Behandlungsanlässe zu ermitteln. Diese wurden mit Abrechnungsdaten einer großen Gesetzlichen Krankenversicherung verglichen. Im Mittelpunkt stand dabei die Zusammenarbeit mit einer zivilgesellschaftlichen Organisation, der Malteser Medizin für Menschen ohne Krankenversicherung in München (MMM). Diese Praxis leistet niedrigschwellige medizinische Hilfe für Menschen ohne Krankenversicherung im Allgemeinen.

Methodisch basiert die Studie auf einem Querschnittsdesign. Es wurden Daten von Personen ausgewertet, die zwischen 2009 und 2012 die Anlaufstelle aufgesucht hatten. Die Abrechnungsdaten der oben genannten Gesetzlichen Krankenversicherung wurden für den gleichen Zeitraum ausgewertet. Zudem bestand der Datensatz aus Daten von Versicherungsmitgliedern aus Bayern, die nach Alter und Geschlechtszusammensetzung der Population des MMM ähnelten. Die Studie ergab signifikante Unterschiede in den Diagnosen innerhalb der Studienpopulation je nach Herkunftsland und Aufenthaltsstatus der Patient:innen, im Vergleich zur Vergleichsgruppe der GKV-Versicherten. Das Krankheitsspektrum der MMM-Patient:innen hingegen war im Vergleich zum GKV-Datensatz ähnlich. Ein zentraler Punkt ist, dass psychische Erkrankungen bei den untersuchten Personen ohne legalen Aufenthaltsstatus nicht überproportional häufig diagnostiziert wurden. Psychotherapie und Psychiatrie sind allerdings Fachrichtungen, die zu zum Zeitpunkt der Studie in der MMM nicht angeboten wurden.

Die Studie ist deshalb für die Forschungslandschaft wichtig, da sie die Krankheitslast von Menschen ohne Krankenversicherung und Menschen mit Krankenversicherung anhand einer großen Stichprobe vergleichen konnte. Für weitere Forschung empfehlen die Autor:innen die Untersuchung der bisher vermuteten Untererfassung und Unterversorgung psychischer Erkrankungen. Ferner nehmen die Forschenden an, dass hohe Barrieren bei der Inanspruchnahme von Gesundheitsleistungen zu einer verzögerten Versorgung führen können. Daten dazu gäbe es allerdings wenige und hauptsächlich aus den USA. Die Stärken der Studie liegen insbesondere im Datenvergleich mit einer großen Gruppe gesetzlich Versicherter, der eine differenzierte Analyse der Gesundheitsversorgung ermöglicht. Ein weiterer Pluspunkt ist die umfangreiche Datenbasis, die eine realistische Betrachtung der Behandlungsergebnisse zulässt.

Dennoch müssen die Limitationen der Studie adressiert werden: Die Ergebnisse könnten nur bedingt auf andere Regionen oder Praxen in Deutschland übertragen werden, da sie auf einer spezifischen geografischen und sozialen Grundlage basieren. Für die weitere Forschung empfehlen die Autor:innen, die vermutete Untererfassung und Unterversorgung psychischer Erkrankungen intensiver zu betrachten. Hierzu wäre es sinnvoll, nationale oder regionale Daten zu berücksichtigen, um die spezifischen Herausforderungen und Versorgungsengpässe umfassender zu erfassen.

Die Studie wirft zudem Fragen über die Qualität und den Umfang der Gesundheitsversorgung von Menschen ohne Papiere auf. Insbesondere in Bezug auf die Verfügbarkeit von spezialisierten Behandlungsangeboten wie Psychotherapie. Doch auch das Qualitätsparadox, welchem ehrenamtliche oder niedrigschwellige Angebote gegenüberstehen: Qualitätsstandards in der in der vertragsärztlichen und stationären Versorgung werden durch die Kassenärztlichen Vereinigungen streng überprüft und sichergestellt. Diese Standards gelten nicht für zivilgesellschaftliche Angebote, eine Einstellung der Angebote würde allerdings die prekäre Versorgungssituation Unversicherter noch verstärken. Das soll in keiner Weise bedeuten, dass niedrigschwellige Praxen qualitativ schlechter arbeiten als vertragsärztliche Praxen.

*Palliativversorgung von Menschen ohne Krankenversicherung: Schwerdt*, 2023

Eine weitere Arbeit, auf die an dieser Stelle besonders hingewiesen werden soll, ist die Dissertation von Johannes Magnus Schwerdt mit dem Titel „Palliativversorgung von Menschen ohne Krankenversicherung" (2023). Sie beleuchtet die strukturellen und praktischen Herausforderungen, denen sich Menschen ohne Krankenversicherung in Deutschland gegenübersehen, insbesondere im Bereich der Palliativversorgung. Der Autor erhebt anhand qualitativer Interviews die Perspektiven von Gesundheitsfachkräften. Die Analyse der Interviews liefert ein empirisches Abbild der Situation von Menschen ohne Papiere mit einer lebensbeendenden Krankheit aus der Perspektive der Versorgenden.

Ein wesentlicher Befund der Dissertation ist, dass sowohl finanzielle Barrieren, wie der fehlende Zugang zu Versicherungsschutz, als auch organisatorische Hürden, wie unzureichende Informationen über verfügbare Ressourcen, die Versorgung dieser Patientengruppen erheblich erschweren. Es wird zudem festgestellt, dass Fachkräfte oft mit Unsicherheiten in Bezug auf die rechtlichen Rahmenbedingungen konfrontiert sind. Dies schränkt ihre Fähigkeit, adäquate Unterstützung zu leisten, weiter ein. Der Autor argumentiert, dass es dringend erforderlich sei, diese Herausforderungen auf politischer und gesellschaftlicher Ebene zu adressieren, um die Lebensqualität und die Zugänglichkeit zu Palliativdiensten für Menschen ohne Krankenversicherung zu verbessern.

Die Dissertation hebt die zentrale Rolle von Menschen ohne Papiere hervor, die in der Studie als besonders ausgeschlossen und von Versorgungsengpässen betroffen dargestellt werden. Diese Gruppe hat nicht nur Schwierigkeiten, grundlegende medizinische Leistungen zu erhalten, sondern ist auch in der Palliativversorgung stark benachteiligt. Die Behandlung von schweren, lebensbeendenden Krankheiten ist unzureichend und mit erhöhtem Leid verbunden.

Für Forschende bietet dieser Forschungsansatz wertvolle Einblicke und Anknüpfungspunkte für zukünftige Studien. Die qualitative Methodik zeigt zugleich eine zentrale Leerstelle in der Forschung zum Thema auf: es wurden ausschließlich Fachkräfte befragt, nicht Menschen ohne Papiere selbst. Zukünftige Studien sollten die Perspektiven von Menschen ohne Papiere einbeziehen.

Weitere Forschung kann dennoch auf dieser Dissertation aufbauen, indem sie weitere spezifische Aspekte der Gesundheitsversorgung von Menschen ohne Papiere betrachtet und durch quantitative Daten oder Vergleiche mit einer Vergleichsgruppe untermauert. Die Auswirkungen rechtlicher Unsicherheit auf die Inanspruchnahme von Gesundheitsdiensten oder die Wirksamkeit interdisziplinärer Ansätze z. B. in der Palliativversorgung sind hier nur einige Beispiele für mögliche Themen.

Insgesamt zeigt die Dissertation auf, dass ein dringender Handlungsbedarf besteht, um die Versorgungssituation von Menschen ohne Papiere zu verbessern. Zudem macht diese Dissertation deutlich, dass insbesondere Qualifizierungsarbeiten die Chance haben, unterrepräsentierte Forschungsbereiche zu beleuchten und für weitere Forschung aufgegriffen zu werden.

# 5 Limitationen

Das Scoping Review, wie auch die exemplarisch vorgestellten Studien weisen Limitationen auf. So konnte ausschließlich Literatur eingeschlossen werden, welche in den ausgewählten Datenbanken, zu finden war. Literatur, welche nicht digitalisiert vorlag oder auf anderer Weise publiziert wurde, wurde nicht eingeschlossen.

Die Sichtweise von Menschen ohne Papiere selbst bleibt in den exemplarisch vorgestellten Studien weitgehend unberücksichtigt. In der gesamten Literatur des Scoping Reviews bieten nur vereinzelte Studien Einblicke in ihre Perspektiven und Erfahrungen (Castañeda, 2008, 2009).

Die Dominanz der Public-Health-Perspektive in der inkludierten Literatur spiegelt eine breitere Ausrichtung auf die Gesundheit und das Wohlbefinden der Bevölkerung wider. Es ist dennoch wichtig, diese Perspektive durch Erkenntnisse aus anderen Disziplinen zu ergänzen, um das gesamte Spektrum der Herausforderungen zu erfassen, mit welchen Migrantinnen und Migranten ohne Papiere konfrontiert sind. Relevante Lebensbereiche wie Zugang zu Bildung, Kultur, Wohnraum, Arbeitsmarkt oder Rechtsschutz für Menschen ohne Papiere sind nicht weniger wichtig, konnten aber im Rahmen dieser Arbeit nicht bearbeitet werden.

Diese Ausarbeitung bietet einen ersten Einblick in die Forschungslandschaft zur Gesundheitsversorgung von Menschen ohne Papiere. Veröffentlichte und unveröffentlichte Literatur konnte jedoch nicht erschöpfend eingeschlossen werden.

## 6 Diskussion und Ausblick: Relevanz für die Praxis

In den letzten Jahren hat die Forschung zur Gesundheitsversorgung von Menschen ohne Papiere ein Deutschland an Aufmerksamkeit und Interesse gewonnen. Die Ergebnisse des Scoping Reviews verdeutlichen die gravierenden Wissenslücken über den Gesundheitszustand und den Zugang zu Gesundheitsleistungen von Menschen ohne Papiere.

Die Untersuchung der Literatur macht deutlich, dass die Hypothese, Erkenntnisse zur Personengruppe undokumentierter Personen würden derzeit primär im Rahmen von grauer Literatur und Qualifizierungsarbeiten entstehen, nicht bestätigt werden konnte. Unerwartet war die große Präsenz quantitativer Forschung in der Publikationsform Journalartikel. Die vorhandenen Erkenntnisse zu undokumentierten Personen in Deutschland wurden anhand verschiedener Methoden und Publikationsformen untersucht und präsentiert. Dies soll jedoch nicht darüber hinweg täuschen, dass der Forschungsstand bis heute gering ist.

Das Anliegen dieses Literaturüberblicks erstreckt sich über die akademische Welt hinaus und intendiert, direkte Implikationen für Fachkräfte im Gesundheitswesen und der Sozialarbeit, politische Entscheidungsträger und zivilgesellschaftliche Organisationen aufzuzeigen. Angesichts der prekären Lebensbedingungen und der gesundheitlichen Risiken, welchen Menschen ohne Papiere ausgesetzt sind, ist es unerlässlich, diese Gruppen in die Bedarfsplanung des Gesundheitssystems einzubeziehen. Nur so können bedarfsgerechte Versorgungsangebote entwickelt werden, die den spezifischen Bedürfnissen dieser Menschen Rechnung tragen.

## 6.1 Empfehlungen für zukünftige Forschung

Um die identifizierten Forschungslücken zu schließen und die gesundheitlichen Bedarfe von Menschen ohne Papiere besser zu verstehen, sind mehrere Maßnahmen erforderlich:

1. Es bedarf umfassender Langzeitstudien, die den Gesundheitszustand und die Versorgungswege von Menschen ohne Papiere im Zeitverlauf dokumentieren. Zudem sollten vergleichende Studien zwischen versicherten und unversicherten Migrant:innen durchgeführt werden, um signifikante Unterschiede und die Auswirkungen der fehlenden Versicherung auf die Gesundheit zu beleuchten. In Anbetracht der Herausforderung, Menschen ohne Papiere zu gewinnen und der vulnerablen Position, die diese in der Gesellschaft einnehmen, müssen ausreichend Ressourcen für Forschungsprojekte bereitgestellt werden. Denn Anlaufstellen leisten primär Versorgungs-, Vermittlungs- oder Beratungsarbeit. Eine Teilnahme an Forschungsprojekten bedeutet für Mitarbeitende und Menschen ohne Papiere Mehrarbeit, die nicht im regulären Arbeitsalltag eingeplant wird.[5]
2. Eine systematische Evaluation bestehender niedrigschwelliger Versorgungsangebote ist notwendig, um deren Effektivität zu messen und Beispiele guter Praxis zu identifizieren, die als Modelle für andere Regionen dienen können. Ein Zugang zu Evaluationsberichten der Angebote macht zudem überregionale Vergleiche möglich[6].
3. Ein vertieftes Verständnis der rechtlichen und politischen Rahmenbedingungen, die den Zugang zu Gesundheitsdiensten für Menschen ohne Papiere beeinflussen, ist unerlässlich. Hierzu gehören auch die Perspektiven von Menschen ohne Papiere selbst, Akteur:innen des Gesundheitssystems sowie von sozialen und politischen Entscheidungsträger:innen.

Die Ergebnisse verdeutlichen, dass der Handlungsbedarf in der Gesundheitsversorgung von Menschen ohne Papiere groß ist. Die Herausforderungen, die sich

---

[5] Die Bundesarbeitsgruppe Gesundheit/Illegalität veröffentlichte 2022 eine Handreichung für Anlaufstellen und Praxiseinrichtungen zum Umgang mit Forschungsanfragen. In der Handreichung bündelt forschungsethische und forschungspraktische Vorschläge, welche bei Kooperationen mit Forschenden zur Gesundheit von Menschen ohne geregelten Aufenthaltsstatus berücksichtigt werden sollten (BAG Gesundheit/Illegalität, 2022).

[6] Einige Anlaufstellen veröffentlichen Evaluationsberichte online. So z. B. die Projekte Anonymer Krankenschein Hannover oder die Clearingstelle für nicht krankenversicherte Menschen in Berlin.

aus der rechtlichen Unsicherheit und dem begrenzten Zugang zu medizinischen Leistungen ergeben, sind vielschichtig und erfordern eine koordinierte Antwort von Wissenschaft, Politik und Zivilgesellschaft. Nur durch eine umfassende und interdisziplinäre Herangehensweise können die gesundheitlichen Benachteiligungen dieser Gruppe langfristig reduziert werden.

Darüber hinaus bietet die Forschung in diesem Bereich nicht nur die Möglichkeit, die Lebensqualität von Menschen ohne Papiere zu verbessern, sondern trägt auch zu einem gerechteren und integrativen Gesundheitssystem in Deutschland bei. Es ist an der Zeit, dass die Stimmen dieser Menschen in der Forschung berücksichtigt und gehört werden und ihre Bedürfnisse in die Entwicklung von Gesundheitsstrategien einfließen, um sicherzustellen, dass jeder Mensch, unabhängig von seinem Aufenthaltsstatus, Zugang zu notwendiger Gesundheitsversorgung hat.

## Literatur

BAG Gesundheit/Illegalität. (2022). Umgang mit Forschungsund Kooperationsanfragen zur Gesundheit von Menschen ohne geregelten Aufenthaltsstatus. Handreichung für Anlaufstellen und Praxiseinrichtungen. https://www.diakonie.de/diakonie_de/user_upload/diakonie.de/PDFs/Publikationen/BAG_Handreichung_Forschung.pdf

Castañeda, H. (2008). Paternity for sale: Anxieties over „demographic theft" and undocumented migrant reproduction in Germany. *Medical Anthropology Quarterly, 22*(4), 340–359. https://doi.org/10.1111/j.1548-1387.2008.00039.x.

Castañeda, H. (2009). Illegality as risk factor: A survey of unauthorized migrant patients in a Berlin clinic. *Social Science & Medicine, 68*(8), 1552–1560. https://doi.org/10.1016/j.socscimed.2009.01.024.

Destatis. (2019). *Sozialleistungen. Angaben zur Krankenversicherung (Ergebnisse des Mikrozensus)* (Fachserie 13 Reihe 1.1). Statistisches Bundesamt. https://www.destatis.de/DE/Themen/Gesellschaft-Umwelt/Gesundheit/Gesundheitszustand-Relevantes-Verhalten/Publikationen/Downloads-Gesundheitszustand/krankenversicherung-mikrozensus-2130110199004.pdf?__blob=publicationFile.

Destatis. (2020, September 15). *Pressemitteilung Nr. 365 vom 15. September 2020. Weniger Menschen ohne Krankenversicherungsschutz.* https://www.destatis.de/DE/Presse/Pressemitteilungen/2020/09/PD20_365_23.html..

Deutsche Krankenhausgesellschaft. (2020). *Stellungnahme der Deutschen Krankenhausgesellschaft zum Referentenentwurf eines Gesetzes zur Reform der Notfallversorgung.* https://www.dkgev.de/fileadmin/default/Mediapool/1_DKG/1.3_Politik/Stellungnahmen/2020-02-10_DKG-Stellungnahme_Referentenentwurf_Gesetz_zur_Reform_der_Notfallversorgung.pdf..

Lotty, E. Y., Hämmerling, C., & Mielck, A. (2015). Gesundheitszustand von Menschen ohne Krankenversicherung und von Menschen ohne legalen Aufenthaltsstatus: Analyse von

Daten der Malteser Migranten Medizin (MMM) in München. *Das Gesundheitswesen, 77*(06), e143–e152. https://doi.org/10.1055/s-0034-1395646.

Munn, Z., Peters, M. D. J., Stern, C., Tufanaru, C., McArthur, A., & Aromataris, E. (2018). Systematic review or scoping review? Guidance for authors when choosing between a systematic or scoping review approach. *BMC Medical Research Methodology, 18*(1), 143. https://doi.org/10.1186/s12874-018-0611-x.

Peters, M. D. J., Marnie, C. Tricco, A., Pollock, D., Munn, Z., Alexander, L., McInerney, P., Godfrey, C. M. & Khalil, H. (2020). Updated methodological guidance for the conduct of scoping reviews. *JBI Evidence Synthesis, 18*(10), 2119. https://doi.org/10.11124/JBIES-20-00167

Schwerdt, J. M. (2023). *Palliativversorgung von Menschen ohne Krankenversicherung. Eine deutschlandweite Befragung in Versorgungs- und Beratungsstellen* [Dissertation, Friedrich-Wilhelms-Universität Bonn]. https://bonndoc.ulb.uni-bonn.de/xmlui/handle/20.500.11811/10982.

SPD, Grüne, & FDP. (2021). Mehr Fortschritt wagen. Bündnis für Freiheit, Gerechtigkeit und Nachhaltigkeit. *Koalitionsvertrag 2021–2025 zwischen der Sozialdemokratischen Partei Deutschlands (SPD), Bündnis 90/die Grünen und den Freien Demokraten (FDP).* https://www.spd.de/fileadmin/Dokumente/Koalitionsvertrag/Koalitionsvertrag_2021-2025.pdf.

Trummer, U., & Novak-Zezula, S. (2018). Humanitäre und ökonomische Aspekte der Gesundheitsversorgung von irregulären MigrantInnen in der Europäischen Union – Ergebnisse einer europäischen Studie: Humanitäre und ökonomische Aspekte der Gesundheitsversorgung von irregulären MigrantInnen in der Europäischen Union – Ergebnisse einer europäischen Studie. *SWS – Rundschau, 58*(1), 95–115.

**Carolin Ochs** (Sozialarbeiterin & Master of Science in Public Health) unterstützt seit 2015 in verschiedenen Beratungsstellen Menschen beim Zugang zum Krankenversicherungssystem. Sie gibt zudem Fortbildungen sowie Vorträge, um Fachkräfte im Umgang mit diesem Thema zu unterstützen und den Erfahrungsaustausch zu fördern.

# Rassismus in der Gesundheitsversorgung von Menschen ohne Papiere: rassismustheoretische und forschungsethische Zugänge

Dana Abdel-Fatah und Tanja Gangarova

**Zusammenfassung**

Obwohl die medizinische Versorgung von Menschen ohne Papiere in den Sozialwissenschaften bereits Beachtung gefunden hat, wird sie weitgehend nicht aus einer rassismuskritischen Linse betrachtet. Die Perspektiven und Wissensparadigmen rassistisch marginalisierter und/oder illegalisierter Gemeinschaften werden systematisch aus der Wissensproduktion ausgeschlossen. Dies stellt eine Form epistemischer Ungerechtigkeit dar, die es zu überwinden gilt. Mit diesem Beitrag wollen wir eine Diversifizierung der Gesundheitswissenschaften anregen, die unterdrückte Perspektiven und Theorien respektvoll in die Forschung integriert. Eine derartige Demokratisierung der Wissensproduktion, geleitet von einer Ethik der Fürsorge, kann einen wertvollen Beitrag zur epistemischen Gerechtigkeit in der Gesundheits- und Versorgungsforschung leisten. Somit können die zugrunde liegenden strukturellen Ungleichheiten in der Gesundheitsversorgung von Menschen ohne Papiere besser verstanden und

D. Abdel-Fatah (✉)
Berliner Institut für empirische Integrations- und Migrationsforschung, Humboldt-Universität zu Berlin, Berlin, Deutschland
E-Mail: dana.abdel-fatah@charite.de

Klinik für Psychiatrie und Psychotherapie Charité Campus Mitte, Charité – Universitätsmedizin Berlin, Berlin, Deutschland

T. Gangarova
Deutsches Zentrum für Integrations- und Migrationsforschung (DeZIM), Berlin, Deutschland
E-Mail: gangarova@dezim-institut.de



A. Dieterich et al. (Hrsg.), *Krank, zugewandert, nicht versichert?*,
https://doi.org/10.1007/978-3-658-48772-0_3

angemessene Maßnahmen entwickelt werden, die das Recht auf Gesundheit für alle Menschen in Deutschland ermöglichen.

**Schlüsselwörter**

Rassismus • Menschen ohne Papiere • Versorgungsforschung • Epistemische (Un)Gerechtigkeit • Ethik der Fürsorge

## 1 Einleitung

Im Jahr 1969 ratifizierte Deutschland die Antirassismuskonvention, die seitdem völkerrechtlich verbindlich und unmittelbar geltendes Recht in Deutschland ist. Mit der Unterzeichnung der Konvention verpflichten sich alle Vertragsstaaten, „Rassendiskriminierung in jeder Form zu verbieten und zu beseitigen und das Recht jedes einzelnen, ohne Unterschied der Rasse, der Hautfarbe, des nationalen Ursprungs oder des Volkstums, auf Gleichheit vor dem Gesetz zu gewährleisten; dies gilt insbesondere (…) für das Recht auf öffentliche Gesundheitsversorgung, ärztliche Betreuung, soziale Sicherheit und soziale Dienstleistungen" (UN Committee on the Elimination of Racial Discrimination (CERD), 1966, Artikel 5). Obwohl Gesundheit als fundamentales Menschenrecht gilt und die medizinische Versorgung der Gesamtbevölkerung, insbesondere von Bevölkerungsgruppen in prekären Lebenslagen, eine Verpflichtung für Staat und Gesellschaft darstellt, spiegelt sich in der Verteilung von Gesundheitsressourcen eine soziale Ungleichheit wider, die durch rassistische Strukturen mitgeprägt ist. Diese durch Rassismus mitbedingten Ungleichheiten im Gesundheitssystem können zu eingeschränktem Zugang, ungleicher Inanspruchnahme von Gesundheitsdiensten und variierender Behandlungsqualität führen (Elias & Paradies, 2021). Mittlerweile gibt es eine Reihe von Studien in Deutschland, die Rassismus im Gesundheitssystem gut dokumentieren (Aikins et al., 2021; DeZIM, 2023; Gangarova et al., 2025).

Die medizinische Versorgung von Personen ohne Papiere in Deutschland ist ein Beispiel dafür, wie sich Rassismus im Gesundheitswesen manifestiert. Menschen ohne Papiere haben zwar einen Anspruch auf eingeschränkte medizinische Versorgung, die durch das Asylbewerberleistungsgesetz (AsylbLG) geregelt ist. In der Praxis wird jedoch der Zugang zu dieser Versorgung durch die geltende Übermittlungspflicht (§ 87 Abs. 2 AufenthG) behindert. Um gesundheitliche Versorgung in Anspruch nehmen zu können, müssen Menschen ohne Papiere zuvor beim zuständigen Sozialamt einen Krankenschein beantragen. Das Sozialamt ist jedoch gesetzlich verpflichtet, Menschen ohne Papiere an die Ausländerbehörde zu melden. Wenden diese sich also an das Sozialamt, droht ihnen die Abschiebung. So können Menschen ohne Papiere ihr Recht auf gesundheitliche Versorgung de facto nicht in Anspruch nehmen (Bommes & Wilmes, 2007; Deutsches Institut für Menschenrechte, 2008; Gesellschaft für Freiheitsrechte/Ärzte der Welt, 2021). Stattdessen sind sie häufig auf unterfinanzierte, unzureichend ausgestattete nichtstaatliche, zum Teil ehrenamtliche Parallelstrukturen angewiesen, die keine nachhaltige, flächendeckende und adäquate Gesundheitsversorgung sicherstellen können. Nicht selten verzichten Menschen ohne Papiere darauf, die anonymen Angebote der Parallelstrukturen in Anspruch zu nehmen – aus Angst vor Abschiebung. Zahlreiche Berichte von NGOs sowie eine begrenzte Anzahl von Studien belegen, dass diese rechtlichen und strukturellen Hürden dazu führen, dass diese Gruppe nur eingeschränkt oder gar nicht auf notwendige medizinische Behandlungen zugreift (Deutsches Institut für Menschenrechte, 2008; Gesellschaft für Freiheitsrechte/Ärzte der Welt, 2021).

Obwohl die medizinische Versorgung von Personen ohne Papiere in der sozialwissenschaftlichen Forschung bereits Beachtung gefunden hat, wird sie weitgehend nicht aus einer rassismuskritischen Perspektive untersucht. Zudem sind die Strukturen der Wissensproduktion und Forschungspraxis in unterschiedlichen Disziplinen wie Soziologie, Anthropologie, Medizin und Gesundheitswissenschaften kolonial geprägt und die Perspektiven und Wissensparadigmen von rassistisch marginalisierten Gruppen wie Menschen ohne Papiere werden systematisch exkludiert (Smith, 2021; für den deutschen Kontext: von Unger, 2022).

Mit diesem Beitrag wollen wir aufzeigen, wie die rechtliche Lage, die Versorgungsrealität und die Erfahrungen von Personen ohne Papiere durch eine rassismuskritische Linse erforscht, analysiert, repräsentiert und verstanden werden können. Im ersten Abschnitt erläutern wir theoretische Konzepte, die die Wirkmechanismen von Rassismus in Bezug auf Personen ohne Papiere aufzeigen. In einem zweiten Schritt skizzieren wir die Prägung der hegemonialen (Gesundheits-)Forschung durch epistemische Ungerechtigkeiten und stellen eine Verbindung zu dekolonialen, rassimuskritischen Ansätzen der Wissensproduktion her. Aufbauend auf der Literatur zur Dekolonisierung der Wissensproduktion zeichnen wir konkrete Wege auf, wie dekoloniales Lernen und eine Ethik der Fürsorge zu einem integrativen Teil der Forschungsmethodologie und -praxis werden können.

## 2 Theoretische Einordnung von Rassismus mit Fokus auf Menschen ohne Papiere

Rassismus ist ein historisch gewachsenes gesamtgesellschaftliches Machtverhältnis, das sich durch Mechanismen der Kategorisierung, der binären Gegenüberstellung, Hierarchisierung und systematischen Ausgrenzung manifestiert. Philomena Essed (2020) definiert Rassismus als die Schaffung von Hierarchien der Wertigkeit, durch die bestimmte Gruppen aufgrund tatsächlicher oder zugeschriebener biologischer und/oder kultureller, ethnischer Eigenschaften als wesentlich „anders“ markiert und in ein globales System von Über- und Unterordnung eingeordnet werden. Diese globale Hierarchie, die jahrhundertelang für die imperialistisch-koloniale, kapitalistische, patriarchale und westlich zentrierte Weltordnung politisch produziert und reproduziert wurde (Grosfoguel, 2011; 2013), ist tief in politischen und rechtlichen Institutionen verankert.

Ein zentraler theoretischer Ansatz zur Beschreibung dieser Dynamiken findet sich in Fanons Werk „Black Skin, White Masks“ (Fanon, 2008). Franz Fanon führt das Konzept der „zone of non-being“ (Zone des Nicht-Seins) ein. Personen, die als außerhalb dieser Zone stehend wahrgenommen werden, werden gesellschaftlich in ihrer Menschlichkeit anerkannt und genießen die damit verbundenen Menschen-/Bürger:innenrechte. Sie besitzen Subjektstatus. Personen, die innerhalb dieser Grenze verortet werden, werden entmenschlicht – ihre Menschlichkeit wird infrage gestellt oder ihnen gänzlich abgesprochen. Rassismus ist demnach eine Hierarchie von Über- und Unterlegenheit entlang der Grenze zum Menschlichen (Fanon, 2008). Aufbauend auf Fanons Konzept der Dehumanisierung lässt sich der rechtliche Ausschluss von Personen ohne Papiere als eine Form der „legalen Dehumanisierung“ (Corrias, 2021) verstehen. Gesetze und Politiken bestimmen, wer als vollwertige:r rechtliche:r Akteur:in anerkannt wird und somit Rechte wie das auf Gesundheit in Anspruch nehmen kann. Personen ohne Papiere werden rechtlich als illegal konstruiert, wodurch ihnen der Zugang zu grundlegenden Rechten, einschließlich der Gesundheitsversorgung, maßgeblich erschwert und in der Praxis sogar verwehrt wird. Dieser rechtliche Ausschluss positioniert sie in der Zone des Nicht-Seins; sie werden nicht als vollwertige rechtliche Subjekte und damit auch nicht als Träger:innen von Menschenrechten anerkannt.

In diesem Zustand der Entrechtung und Unsichtbarkeit spiegelt sich Fanons These wider, dass bestimmte Gruppen systematisch aus der Zone des „Seins“ herausgedrängt werden. Die Zone des Nicht-Seins verdeutlicht, wie rechtliche und institutionelle Mechanismen dazu beitragen, Menschen von rechtlicher und gesellschaftlicher Teilhabe auszuschließen. Die Hierarchisierung der Zugänge zum Gesundheitsversorgungssystem, die aus der Verknüpfung des Rechts auf Gesundheit mit dem Aufenthaltsstatus resultiert, verdeutlicht, wie eine solche Einschränkung Gesundheit von einem Menschenrecht zu einem Bürgerrecht herabstuft (Ooms et al., 2019) und zur sozialen Exklusion der betroffenen Menschen beiträgt.

Der Ausschluss von Personen ohne Papiere aus dem Gesundheitssystem kann als Form der „strukturellen Gewalt" (Galtung, 1969) konzeptualisiert werden, die eng mit dem Konzept der „langsamen Gewalt" (slow violence) (Saunders & Al-Om, 2022) verflochten ist. Slow violence, wie von Nixon (2011) beschrieben, meint Formen der schleichenden Zerstörung, die oft unsichtbar bleiben, aber über lange Zeiträume hinweg schädigende Auswirkungen haben können. Die rechtlichen Barrieren, die den Zugang von Personen ohne Papiere zu Gesundheitsdiensten verhindern, führen nicht immer unmittelbar zu (sichtbarem) Leid, können aber auf lange Sicht eine Verschlechterung der Gesundheit und Lebensqualität der Betroffenen verursachen. Diese schleichende Form der strukturellen Gewalt manifestiert sich in der kumulativen Marginalisierung und Dehumanisierung.

Die Konzepte der strukturellen und „langsamen Gewalt" veranschaulichen, wie schädliche Prozesse durch strukturelle Barrieren aufrechterhalten werden. Diese Formen der Gewalt sind oft schwer zu erkennen, da sie nicht als unmittelbare, sichtbare Gewalt wahrgenommen werden. Sie entfalten ihre zerstörerische Wirkung durch den allmählichen Ausschluss von grundlegenden Rechten wie der Gesundheitsversorgung und können so zu chronischen Krankheiten, psychischem Stress und letztlich zum vorzeitigen Tod führen.

## 3 Epistemische Ungerechtigkeit in der und durch die hegemoniale (Gesundheits)Forschung

Anhand der Metapher des zweischneidigen Schwertes stellt Nancy Krieger (2021) ein Dilemma dar, das auf die größtenteils rassistisch marginalisierten Menschen übertragbar ist, die im Fokus dieses Sammelbandes stehen. Krieger verweist mit dieser Metapher einerseits auf die Gefahr der strukturellen Ungerechtigkeit – und somit implizit der epistemischen Ungerechtigkeit (Ungerechtigkeit, die sich auf den Bereich der Wissensproduktion bezieht) – in Gesellschaften wie Deutschland, die durch Externalisierung und Verleugnung von strukturellem Rassismus geprägt sind (vgl. Auch Bojadzijev et al., 2017; Lentin, 2008) und daher lange keine Daten zu rassistischer Diskriminierung erfasst haben. Somit wird fälschlicherweise der Eindruck erweckt, dass es keine Probleme gebe: „no data, no problem" (Krieger, 2021, S. 2). Andererseits verweist Krieger auf den potenziell schädlichen Umgang mit Daten, wenn diese erhoben, analysiert und repräsentiert werden. Dieser Hinweis ist vor allem entscheidend angesichts der Geschichte westlicher Wissensproduktion und Forschungspraxen, die wesentlich zur Bestimmung, Naturalisierung und Essenzialisierung von Differenzen und dadurch zur Rechtfertigung von Unterdrückung beigetragen haben (von Unger, 2022).

Historisch wurde medizinische Forschung genutzt, um Versklavung und Kolonialisierung zu legitimieren, die Menschlichkeit Schwarzer, indigener und anderer Communities of Color zu negieren und die vermeintliche Überlegenheit von *weißen* Menschen zu belegen (Washington, 2007). Die medizinischen Experimente von Robert Koch in Gebieten Ostafrikas (Bauche, 2017), die Menschenversuche, Tötungen und Sterilisationen während der NS-Zeit in Deutschland (Bachrach, 2004), die Tuskegee-Syphilis-Studie in den USA (Kim & Magner, 2018) und HIV-Studien jüngeren Datums (Singh & Mills, 2005) sind nur einige Beispiele für unethisches Fehlverhalten als Folge ungleicher, u. a. rassistischer Machtverhältnisse. Die Art und Weise, wie Schwarze, indigene und andere Communities of Color in der westlichen Forschung zu gesundheitlichen Ungleichheiten bis heute konzeptualisiert werden, führt und verfestigt materielle und diskursive Nachteile. Ergebnisse sind erkenntnistheoretische Ungerechtigkeit (epistemic injustice) und erkenntnistheoretische Gewalt (epistemic violence) und eine Situation, in der Personen als Wissende nicht gehört, dämonisiert, diskriminiert und zum Schweigen gebracht werden (Spivak, 1988). Von Unger et al. (2019) zeigen, wie ethnische Kategorien, die auf die Generierung von gesundheitswissenschaftlichem Wissen über Migrant:innen wirken, Othering-Effekte hervorbringen können. So wird u. a. das Bild von Migrant:innen als (potenzielle) „Krankheitsträger:innen" gezeichnet. Auch die Bezeichnung von Migrant:innen als ‚hard-to-reach'-Zielgruppen in der Epidemiologie trägt eher zu ihrer Konstruktion als ‚Andere' (Afeworki Abay & von Unger, 2024) und zu ihrem Ausschluss aus der Wissensproduktion bei, als sie tatsächlich zu beschreiben (Aljadeeah, 2022). Othering-Effekte entstehen zudem durch Praktiken in der Gesundheitsforschung, die Vulnerabilität in den Vordergrund stellen oder Narrative über ‚Gefährdung' (‚Risiko') produzieren, ohne die strukturellen Faktoren in den Blick zu nehmen, die Vulnerabilitäten oder ‚Gefährdung' verursachen (Namer, 2021). Durch diese Prozesse der Rassifizierung werden Subjekte für verhaltensbezogene Maßnahmen der Prävention und Gesundheitsversorgung produziert und struktureller Rassismus auf die Körper von Individuen und Communities of Color projiziert. Die Maßnahmen setzen nicht bei den Strukturen und Institutionen an, die Communities of Color Gesundheitsrisiken aussetzen, und verorten das Problem und somit auch die Verantwortung in den Communities.

Die epistemische Gewalt, die durch Fehlinterpretationen und -repräsentationen der Daten entstehen kann, ist eine Folge der epistemischen Privilegierung bestimmter Wissensformen und methodologischer/methodischer Zugänge. Letztere werden von Tukufu Zuberi und Eduardo Bonilla-Silva (2008) als „white logic" bezeichnet: ein Kontext, in dem die *weiße*Vorherrschaft die „techniques and processes of reasoning about social facts" (S. 17) definiert. Diese Logik manifestiert sich in farbenblinden (colorblind) methodologischen Praktiken, die den Anspruch auf „Neutralität" und „Objektivität" (sogenannte „white methods") aus der Perspektive (zumeist) *weißer* Wissenschaftler:innen in den Mittelpunkt stellen. Die Produktion von Wissen über die ‚Anderen' ist für viele professionell Forschende gewinnbringend. In jüngster Zeit wurde dies durch die hohen finanziellen Förderungen deutlich, die während der COVID 19-Pandemie an überwiegend *weiße* akademische Einrichtungen vergeben wurden, damit diese ethnische Unterschiede (in den Infektionsmustern) erheben (McFarling, 2021). Wie Ryan J. Petteway (2022, S. 5) schreibt, werden rassifizierte Gemeinschaften als Datenlieferantinnen ausgebeutet. Die so gewonnenen Daten können dann von überwiegend *weißen* und institutionell legitimierten Forscher:innen für „neu" und „ihre" Daten erklärt und dem eigenen legitimen Wissen einverleibt werden. Diese extraktiven Formen der Wissensproduktion (sog. Helikopterforschung) werden zunehmend mit neokolonialer Ausbeutung von Ressourcen verglichen (MacFarlane et al., 2024).

Die angeführten Beispiele zeigen, dass auch durch die Erfassung, Analyse und Repräsentation von Daten epistemische Ungerechtigkeiten gegenüber rassifizierten/illegalisierten Gruppen aufrechterhalten werden können: „problematic data, big problem" (Krieger, 2021, S. 2). Aus dieser doppelten Problematik ergeben sich folgende zentrale Fragen in der Forschung: Wie werden Daten für Gesundheitsgerechtigkeit erhoben? Wer erhebt die Daten? Zu welchem Zweck? Und mit welcher Geschichte? (vgl. Krieger, 2021)

## 4 Ausblick: Diversifizierung der Gesundheitsforschung

Vor dem Hintergrund der skizzierten historischen und kontemporären Entwicklungen stellt sich die Frage, wie eine ethische, methodologische und methodische Überprüfung der eigenen Forschungspraxis gelingen kann, sowie eine Diversifizierung der Gesundheitswissenschaften, um verschiedene Standpunkte einzubeziehen und erkenntnistheoretisch bessere Voraussetzungen für gute Forschung zu schaffen.

## 4.1 Neue methodologische/methodische Zugänge

In dem oben erwähnten Essay erläutert Nancy Krieger (2021), dass wir strukturelle Daten für strukturelle Probleme notwendig sind/gebraucht werden. Daten also, die ebenjene Verhältnisse (Strukturen) in den Blick nehmen, die Gruppen (u. a. auch Menschen ohne Papiere) rassistisch marginalisieren und/oder illegalisieren. Es reicht daher nicht aus, die Folgen der „Illegalisierung" von undokumentierten Migrant:innen zu untersuchen, vielmehr sollen historisch fundierte Darstellungen der soziopolitischen Prozesse der „Illegalisierung" selbst wissenschaftlich erarbeitet werden. Diskurs- und Rechtsanalysen helfen, bereits an dieser Stelle zu untersuchen, wie Dämonisierung und strukturelle (rechtliche) Ausgrenzung hervorgebracht und reproduziert werden. Clark-Kazak (2017) fordert zudem, dass Daten von marginalisierten Gruppen selbst möglichst sparsam und mit Beteiligung der beforschten Communties erhoben werden sollten. Ähnlich plädieren die kanadischen Postkolonial- und Antirassismusforschenden Datta (2018) und Taha (2018) für eine Wissensproduktion, die das Wissen historisch unterdrückter Communities in den Mittelpunkt stellt und Theorien und methodologische Ansätze aus vormals „other(ed)" Perspektiven respektvoll anerkennt und in die Forschung einbezieht. In Südamerika gibt es vergleichbare Forderungen nach einer „Ökologie des Wissens", die die epistemologische Vielfalt, also eine Breite möglicher Wissensformen, anerkennt und die Macht auf nicht-eurozentrische Formen von Wissen umverteilt, insbesondere auf Stimmen, die historisch und gegenwärtig unterdrückt werden (Santos, 2015). Die kritische Anwendung von Community-basierten und partizipativen Ansätzen (z. B. Community-Based Participatory Research [CBPR], Participatory Action Research und viele mehr) in der Gesundheits- und Versorgungsforschung rückt in den Vordergrund, denn diese besitzen das Potenzial, Machtungleichgewichte im Forschungsprozess zu adressieren und die Wissensproduktion zu demokratisieren (Fleming et al., 2023). CBPR und vergleichbare Ansätze zielen durch die aktive Beteiligung von Menschen, die zwar oft Objekte der Forschung (wie Menschen ohne Papiere) waren, aber selten davon profitierten, in allen Schritten des Forschungsprozesses auf eine multi-epistemische Wissensproduktion und Gerechtigkeit ab. Die Einbeziehung unterdrückter Gruppen/Menschen kann viele Formen annehmen: z. B. als Co-Forschende (Community Researcher), durch Einbeziehung ihrer Selbstorganisationen/Selbsthilfegruppen als unabhängige Beratungs- oder Ethik-Studienbeiräte, durch die Anwendung kunstbasierter partizipativer Methoden im Forschungsprozess (Photovoice, Collage usw.) (Banks & Brydon-Miller, 2018).

David Turton (1996) formulierte bereits in den 1990ern Jahren den Grundsatz: „Research into other's suffering can only be justified if alleviating that suffering is an explicit objective" (S. 96): Forschung über das Leiden von unterdrückten Communities wie Menschen ohne Papiere ist nur dann vertretbar, wenn die Linderung dieses Leids ein explizites Ziel dieser Forschung darstellt. Daran anschließend wurde der „duale Imperativ" formuliert: Forschung sollte neben dem Streben nach wissenschaftlichen Zielen und Standards immer auch einen anwendungsorientierten Nutzen hervorbringen (Block et al., 2012). Die oben genannten partizipativen Ansätze verfolgen die Zielsetzung, soziale Wirklichkeit nicht nur zu verstehen, sondern auch zu verändern; der Anspruch, die beteiligten Gruppen zu stärken, ist bereits in die methodologischen Grundlagen integriert (von Unger, 2014). Zwar ist auch partizipative Forschung nicht davor gefeit, Ungleichheiten inklusive Rassismus zu reproduzieren, aber die systematische Verschränkung von wissenschaftlichen und lebensweltlichen Perspektiven, die kritische Sicht auf Ungleichheit und die Orientierung an sozialer Gerechtigkeit schaffen gute Voraussetzungen, um Ungerechtigkeiten und Gewalt in der und durch die Forschung zu begegnen (von Unger, 2022).

Es braucht zudem eine Gesundheits- und Versorgungsforschung, die die individuellen und kollektiven Strategien (Agency) in den Blick nimmt, mit denen Menschen ohne Papiere/ Rassismus-Erfahrene durch rassistische Strukturen navigieren (DeZIM, 2023). Neben dem Leiden von Menschen ohne Papiere sollte also auch ihre Handlungsfähigkeit (Agency) wissenschaftlich erforscht werden. Menschen ohne Papiere sind nicht ausschließlich passive Objekte oder unterworfene Subjekte, sondern entwickeln eigene Handlungsfähigkeiten, um Ungleichheit und Deklassifizierung zu begegnen (Wilcke & Manoim, 2019).

## 4.2 Etablierung einer Care-Ethik (Ethik der Fürsorge) in die Gesundheitsforschung

Die Forschung mit rassistisch marginalisierten und illegalisierten Menschen stellt uns Forschende vor besondere ethische Herausforderungen aufgrund ungleicher Machtverhältnisse, rechtlicher Unsicherheit, Armut, Gewalt, Kriminalisierung von Migration, politisierter Forschungskontexte und/oder der Abhängigkeit von staatlichen und nichtstaatlichen Diensten und Fördermitteln (IASFM, 2018). Die in westlichen Forschungskontexten verankerten institutionellen Ethikprüfungsverfahren konzentrieren sich in erster Linie auf die Verfahrensethik, die darauf abzielt, die Rechte und die Autonomie des Individuums zu schützen. Sie sind aus mehreren Gründen nur von begrenztem Nutzen für den Umgang mit ethischen Dilemmata, die sich im Kontext der Forschung mit rassistisch marginalisierten und/oder Menschen ohne Papiere ergeben. Sie dienen in erster Linie dazu, die Forschungsinstitutionen selbst vor Haftung und Risiken zu schützen. Ein weiterer wichtiger Kritikpunkt ist, dass sie oft auf einem medizinischen/naturwissenschaftlichen Modell basieren, das für das Paradigma der Sozial- und Verhaltensforschung weniger geeignet ist. Die Komplexität der Ethik wird auf eine Einverständniserklärung reduziert, ein Stück Papier, das die Studienteilnehmenden unterschreiben und mit dem sie die Kontrolle abgeben und die Institution von der Verantwortung befreien (Cahill, 2007). Die Komplexität der Machtausübung in und durch Forschung wird dabei selten berücksichtigt. Das führt dazu, dass wichtige ethische Fragen unbeantwortet bleiben, z. B.: Wessen Interpretation zählt? Von wem und wie werden die Daten repräsentiert? Können die Daten gegen die Teilnehmenden verwendet werden? (Marecek et al., 1997; Pickering & Kara, 2017) Folglich können etablierte Ethikverfahren nicht ausreichend sicherstellen, dass die Forschung ethisch vertretbar, sinnvoll oder nützlich für die untersuchten Communities ist.

Vor diesem Hintergrund wird zunehmend die Etablierung einer relationalen Ethik gefordert, die auch als Ethik der Fürsorge bezeichnet wird (Ellis, 2007; Gilligan, 1982). Diese geht über den Schutz des Individuums hinaus, um Risiken und Nutzen auf einer kollektiven Ebene zu berücksichtigen. Sie impliziert Partnerschaft, Engagement, Verantwortung und soziale Gerechtigkeit als zentrale Elemente. Radikale Formen der Ethik der Fürsorge betrachten Forschungsethik als einen proaktiven Ansatz zur Vermeidung von Schäden, im Gegensatz zu den vorherrschenden Versuchen der Verfahrensethik, Schäden zu minimieren oder zu reduzieren (Pettersen, 2011). Die radikale Ethik der Fürsorge verlangt von uns Forschenden, dass wir ausdrücklich und absichtlich versuchen, schädliche Machtstrukturen als Teil des Forschungsdesigns zu erkennen und ihnen entgegenzuwirken.

NGOs, MSOs und andere an Forschung beteiligte Organisationen können zum Beispiel ihren Mitarbeitenden und Klient:innen Informationsmaterial zur Verfügung stellen, um sicherzustellen, dass diese die verfahrensethischen Anforderungen sowie ihre Rechte (einschließlich des Rechts, NEIN zur Forschung zu sagen) verstehen. Um diese Lücke wenigstens teilweise zu schließen, wurde in Kanada ein Dokument mit dem Titel „Your Rights in Research" (CCR, 2018) entwickelt und in mehrere Sprachen übersetzt. Vergleichbar wurde für den deutschen Kontext eine Handreichung für Mitarbeitende von Anlaufstellen und Praxiseinrichtungen veröffentlicht, die diese beim Umgang mit externen Forschungsanfragen unterstützen soll (BAG, 2022).

Forschungsergebnisse können missinterpretiert (Zuberi & Bonilla-Silva, 2008), für bestimmte politische Agenden vereinnahmt (Andersson, 2018) und/oder aus dem Kontext gerissen und zur Unterstützung rassistischer oder migrationsfeindlicher Politiken verwendet werden (Bose, 2022). Befürworter:innen der Ethik der Fürsorge plädieren deshalb für ein informiertes Einverständnis, das als „an ongoing relational process, rather than a one-off event" verstanden und angewandt wird (Hugman et al., 2011, S. 663). Somit rücken die Ethik der Partizipation und der Repräsentation in den Vordergrund. Fine et al. (2000) empfehlen in diesem Zusammenhang die Schaffung von Gelegenheiten für alle Beteiligten, die Dateninterpretation und -repräsentation zu diskutieren und zu überprüfen, in dem Bewusstsein, dass die potenziellen Risiken für die Teilnehmenden und ihre Gemeinschaften in einen breiteren sozialen, wirtschaftlichen, politischen und globalen Kontext eingebettet sind. Dies kann durch partizipative Datenanalysen (z. B. mit Co-Forschenden aus den beforschen Gruppen) oder durch die Integration von Feedbackschlaufen mit vertrauenswürdigen Kolleg:innen, Studienteilnehmenden, Fachbeirat- und Community-Ethikbeirat-Mitgliedern ermöglicht werden, bevor wir mit den Daten „an die Öffentlichkeit" gehen.

Die zunehmenden Forderungen nach Open Science (inkl. mehr Transparenz durch die Veröffentlichung von Feldnotizen, Interviewtranskripten, Kodierungs- und Analyseverfahren) und Open Data sind zwar auch für die Migrations- und Gesundheitsforschung von Bedeutung, stellen aber besondere ethische Herausforderungen an die Schadensminimierung. Praktiken im Namen von Open Science können unter bestimmten Umständen zu weit gehen, indem sie die notwendigen Schutzmaßnahmen bei der Beforschung von illegalisierten und in vielen Ländern gezielt unter Anwendung neuer Technologien verfolgten Bevölkerungsgruppen wie Menschen ohne Papiere außer Acht lassen (Bloemraad & Menjivar, 2021). Bloemraad und Menjivar (2021) empfehlen Forschenden „[to] modify (or challenge) routinized or mandated procedures (articulated by open-science advocates or IRBs) if they are inappropriate for their study" (S. 5). Die Ethik der Fürsorge verlangt, dass wir Forschende genau überlegen, welche Daten im Netz verfügbar sein sollen, auf welche Daten ein begrenzter Nutzer:innenkreis in einem Repositorium Zugriff hat und welche nicht freigegeben werden. Es gibt berechtige Gründe, sich gegen Open Data oder die Freigabe für die Sekundärnutzung von Daten zu entscheiden – insbesondere, wenn es sich um Datensätze von stark marginalisierten Bevölkerungsgruppen handelt (Steinhardt et al., 2021).

## 4.3 Cultural Humility als Forschungshaltung

Die Ethik der Fürsorge fordert eine Forschungshaltung der kulturellen Bescheidenheit („cultural humility“; Tervalon & Murray-Garcia, 1998, S. 117): „a commitment to self-critique and self-reflection, including examining one's own racism and classism, addressing power imbalances, and establishing and maintaining authentic partnerships“ (Israel et al., 2018, S. 34). Es ist also unerlässlich, sich mit Fragen der Machtverhältnisse in der Forschung mit ungleichen Forschungspartner:innen bzw. Studienteilnehmenden wie rassistisch marginalisierten Menschen auseinanderzusetzen, da „power (e.g., positionality, education, income, and privilege) usually resides with academic researchers who are often white and live outside the communities they partner with“ (Muhammad et al., 2018, S. 50). Die kritische Reflexion von Machtaspekten und -beziehungen bedeutet auch, das (eigene) Forschungshandeln kritisch zu hinterfragen und zu begründen – und zwar nicht nur unter der Prämisse der Maximierung des wissenschaftlichen Erkenntnisertrags, sondern auch unter Berücksichtigung des sozialen und gesellschaftlichen Kontextes und möglicher Folgen der Forschung für das Leben und Wohlergehen der beforschten Communities (von Unger, 2018).

# 5 Fazit

Der Beitrag beleuchtet die Notwendigkeit, die Situation und die Erfahrungen von Personen ohne Papiere in der Gesundheits- und Versorgungsforschung aus einer rassismuskritischen Perspektive zu analysieren, um die zugrunde liegenden strukturellen Ungleichheiten besser verstehen zu können. Mit einem Fokus, der sowohl Dehumanisierung als auch Rassismus berücksichtigt und miteinander verknüpft, argumentieren wir, dass der rechtliche Ausschluss von Personen ohne Papiere als eine Form der „legalen Dehumanisierung“ betrachtet werden sollte. Der theoretische Rahmen stützt sich auf die Ideen von Fanon sowie die Konzepte der „zone of non-being“ und der „langsamen Gewalt“. Diese Ansätze verdeutlichen, wie rechtliche und institutionelle Mechanismen zur Dehumanisierung von Menschen ohne Papiere führen und deren Zugang zu grundlegenden Rechten einschränken oder gänzlich verwehren kann. Dieser Beitrag fordert somit eine kritische Auseinandersetzung mit diesen rassifizierenden Dynamiken und deren Auswirkungen auf den Zugang zum Gesundheitssystem, auf die Gesundheit und das Wohlbefinden der Betroffenen, um eine gerechtere und inklusivere Gesundheitsversorgung zu gewährleisten.

Wie im Beitrag dargelegt, stellt auch der Ausschluss der Perspektiven und Wissensparadigmen von rassistisch marginalisierten Communities (u. a. Personen ohne Papiere) aus der Wissensproduktion eine Form der epistemischen Ungerechtigkeit dar. Letztere erfordert eine Diversifizierung der Gesundheitswissenschaften, um verschiedene Standpunkte einzubeziehen und erkenntnistheoretisch bessere Voraussetzungen für gute Forschung zu schaffen. Wir plädieren daher für eine Wissensproduktion, die das Wissen rassistisch marginalisierter/illegalisierter Communities in den Mittelpunkt stellt und Theorien und methodologische Ansätze aus vormals „other(ed)" Perspektiven respektvoll anerkennt und in die Forschung einbezieht. Diese Art der Wissensproduktion, gekoppelt an eine Ethik der Fürsorge, die über den Schutz des Individuums hinausgeht und Risiken und Nutzen auf einer kollektiven Ebene berücksichtigt, Partnerschaft und Verantwortung impliziert und informiertes Einverständnis als Prozess versteht, kann zur epistemischen Gerechtigkeit in der Gesundheits- und Versorgungsforschung beitragen.

Wir schließen uns Arjun Appadurais (2006) Forderung an, (Gesundheits-) Forschung als ein Menschenrecht zu betrachten. Die kollaborative Wissensproduktion ist ein emanzipatorischer Prozess, der den Menschenstatus von illegalisierten Studienteilnehmenden und vor allem ihr Recht auf Teilnahme an Forschung bekräftigt, die ihr Leben und ihre Gesundheit betrifft.

## Literatur


Afeworki Abay, R. & von Unger, H. (2024). Cultural Humility in Participatory Research: Debunking the Myth of 'Hard-to-reach' Groups. In R. Afeworki Abay & K. Soldatić (Hrsg.), *Intersectional colonialities: Embodied colonial violence and practices of resistance at the axis of disability, race, indigeneity, class, and gender* (S. 269–284).Routledge. https://doi.org/10.4324/9781003280422.

Aikins, M., Bremberger, T., Kwesi Aikins, J., Gyamerah, D. & Yildrim-Caliman, D. (2021). Afrozensus 2020: Perspektiven, Anti-Schwarze Rassismuserfahrungen und Engagement Schwarzer, afrikanischer und afrodiasporischer Menschen in Deutschland. https://afrozensus.de/reports/2020/Afrozensus-2020.pdf.

Aljadeeah, S. (2022). Are refugees (really) a hard-to-survey group? Fieldwork experience with Syrian refugees in Germany. *Journal of Refugee Studies, 35*(3), 1405–1409. https://doi.org/10.1093/jrs/feac025.

Andersson, R. (2018). The price of impact: Reflections on academic outreach amid the 'refugee crisis'. *Social Anthropology, 26*(2), 222–237.

Appadurai, A. (2006). The right to research. *Globalisation, Societies and Education, 4*(2), 167–177. https://doi.org/10.1080/14767720600750696.

Bachrach, S. (2004). Introduction. In United States Holocaust Memorial Museum (Hrsg.), *Deadly medicine: Creating the master race* (S. 1–13). US Holocaust Memorial Museum.

BAG. (2022). Umgang mit Forschungs- und Kooperationsanfragen zur Gesundheit von Menschen ohne geregelten Aufenthaltsstatus. Handreichung für Anlaufstellen und Praxiseinrichtungen. https://www.diakonie.de/diakonie_de/user_upload/diakonie.de/PDFs/Publikationen/BAG_Handreichung_Forschung.pdf.

Banks, S., & Brydon-Miller, M. (2018). Ethics in participatory research. In S. Banks & M. Brydon-Miller (Hrsg.), *Ethics in participatory research for health and social well-being: Cases and commentaries* (S. 1–30). Routledge. https://doi.org/10.4324/9781315106847.

Bauche, M. (2017). Medizin und Herrschaft: Malariabekämpfung in Kamerun, Ostafrika und Ostfriesland (1890–1919). Campus.

Behnam, N., & Crabtree, K. (2019). Big data, little ethics: Confidentiality and consent. *Forced Migration Review, 61*, 4–6.

Block, K., Warr, D., Gibbs, L., & Riggs, E. (2012). Addressing ethical and methodological challenges in research with refugee-background young people: Reflections from the field. *Journal of Refugee Studies, 26*(1), 69–87.

Bloemraad, I., & Menjivar, C. (2021). *Precarious times, professional tensions: The ethics of migration research and the drive for scientific accountability*. International Institute. https://escholarship.org/uc/item/7236d7bp.

Bojadzijev, M., Braun, K., Opratko, B., Liebig, M., & Heiter, A. (2017). Entsolidarisierung und Rassismus. In Berliner Institut für empirische Integrations- und Migrationsforschung (BIM) (Hrsg.), *Forschungsbericht Forschungs-Interventions-Cluster „Solidarität im Wandel?"*(S. 31–51). Instituts für empirische Integrations- und Migrationsforschung (BIM). https://digital.zlb.de/viewer/metadata/34053258/1/.

Bommes, M., & Wilmes, M. (2007). *Menschen ohne Papiere in Köln: Eine Studie zur Lebenssituation irregulärer Migranten*. Institut für Migrationsforschung und Interkulturelle Studien (IMIS) Osnabrück. https://www.imis.uni-osnabrueck.de/fileadmin/3_Forschung/Abgeschlossene_Projekte/IMIS_Menschen_ohne_Papiere_in_Koeln.pdf.

Bose, P. S. (2022). Refugee research in the shadow of fear. *GeoJournal, 87*(Suppl 2), 195–207. https://doi.org/10.1007/s10708-020-10342-w.

Cahill, C. (2007). Repositioning ethical commitments: Participatory action research as a relational praxis of social change. *ACME: An International Journal for Critical Geographies, 6*(3), 360–373.

Canadian Council for Refugees. (2018). Your rights in research. https://ccrweb.ca/sites/ccrweb.ca/files/rightsinresearch-en-finalformatted2018.02.21.pdf.

Clark-Kazak, Ch. (2017). Ethical considerations: Research with people in situations of forced migration. *Refuge: Canada's Journal on Refugees*. 33(2), 11–17. https://www.jstor.org/stable/48649574.

Corrias, L. (2021). Dehumanization by law. In M. Kronfeldner (Hrsg.), *The Routledge handbook of dehumanization* (S. 201–13). Routledge. https://doi.org/10.4324/9780429492464-chapter13.

Datta, R. (2018). Decolonizing both researcher and research and its effectiveness in Indigenous research. *Research Ethics, 14*(2), 1–24. https://doi.org/10.1177/1747016117733296.

De Sousa Santos, B. (2015). *Epistemologies of the South: Justice against Epistemicide*. Routledge. https://doi.org/10.4324/9781315634876.

Deutsches Institut für Menschenrechte. (2008). Frauen, Männer und Kinder ohne Papiere in Deutschland – Ihr Recht auf Gesundheit. Bericht der Bundesarbeitsgruppe Gesundheit / Illegalität. https://www.institut-fuer-menschenrechte.de/publikationen/detail/frauen-maenner-und-kinder-ohne-papiere-in-deutschland-ihr-recht-auf-gesundheit.

DeZIM Deutsches Zentrum für Integrations- und Migrationsforschung. (2023). Rassismus und Seine Symptome. Bericht des Nationalen Diskriminierungs- und Rassismusmonitors. https://www.dezim-institut.de/publikationen/publikation-detail/rassismus-und-seine-symptome/#

Elias, A., & Paradies, Y. (2021). The costs of institutional racism and its ethical implications for healthcare. *Journal of Bioethical Inquiry, 18*(1), 45–58. https://doi.org/10.1007/s11673-020-10073-0.

Ellis, C. (2007). Telling secrets, revealing lies: Relational ethics in research with intimate others. *Qualitative Inquiry, 13*(1), 3–29.

Essed, P. (2020). Humiliation, dehumanization and the quest for dignity: Researching beyond racism. In J. Solomos (Hrsg), *Routledge international handbook of contemporary racisms* (S. 442–455). Routledge. https://doi.org/10.4324/9781351047326.

Fanon, F. (2008). *Black skin, white masks. Get political.* Pluto London.

Fine, M., Weis, L., Weseen, S., & Wong, L. (2000). For whom? Qualitative research, representations and social responsibilities. In D. Norman & Y. Lincoln (Hrsg.), *The handbook of qualitative research* (S. 107–131). Sage.

Fleming, P. J., Stone, L. C., Creary, M. S., Greene-Moton, E., Israel, B. A., Key, K. D., Reyes, A. G., Wallerstein, N., & Schulz, A. J. (2023). Antiracism and community-based participatory research: Synergies, challenges, and opportunities. *American Journal of Public Health, 113*(1), 70–78. https://doi.org/10.2105/AJPH.2022.307114.

Galtung, J. (1969). Violence, peace, and peace research. *Journal of Peace Research, 6*(3), 167–191.

Gangarova, T., Yildiz, M., & Kabangu, L. (2025). Racism in German healthcare: Uncovering the construction and silencing of the „other". *Frontiers in Public Health, 12*, 1485933. https://doi.org/10.3389/fpubh.2024.1485933.

Gesellschaft für Freiheitsrechte/Ärzte der Welt. (2021). Ohne Angst zum Arzt – Das Recht auf Gesundheit von Menschen ohne geregelten Aufenthaltsstatus in Deutschland. Eine grund- und menschenrechtliche Bewertung der Übermittlungspflicht im Aufenthaltsgesetz. https://gleichbehandeln.de/wp-content/uploads/2021/05/210504_RZ_GFF_Studie_Recht-auf-Gesundheit_screen_DS.pdf.

Gilligan, C. (1982). *In a different voice: Psychological theory and women's development.* Harvard University Press.

Grosfoguel, R. (2011). Decolonizing post-colonial studies and paradigms of political-economy: Transmodernity, decolonial thinking, and global coloniality. *TRANSMODERNITY: Journal of Peripheral Cultural Production of the Luso-Hispanic World,* 1(1). https://doi.org/10.5070/T411000004.

Grosfoguel, R. (2013). The structure of knowledge in westernized universities: Epistemic racism/sexism and the four genocides/epistemicides of the long 16th century. *Human Architecture: Journal of the Sociology of Self-Knowledge, 11*(1), 73–90.

Hugman, R., Bartolomei, L., & Pittaway, E. (2011). Human agency and the meaning of informed consent: Reflections on research with refugees. *Journal of Refugee Studies, 24*(4), 655–671.

International Association for the Study of Forced Migration. (IASFM). (2018). Code of Ethics: Critical reflections on research ethics in situations of forced migration. https://iasfm.org/wp-content/uploads/2018/11/IASFM-Research-Code-of-Ethics-2018.pdf.

Israel, B., Schulz, A., Parker, E., Becker, A., Allen, A., Guzman, R., & Lichtenstein, R. (2018). Critical issues in developing and following community-based participatory research principles. In N. Wallerstein, B. Duran, J. Oetzel, & M. Minkler (Hrsg.), *Community-based participatory research for health: Advancing social and health equity* (S. 31–46). Jossey-Bass.

Kim, O., & Magner, L. N. (2018). *A history of medicine*. Taylor & Francis.

Krieger, N. (2021). Structural racism, health inequities, and the two-edged sword of data: Structural problems require structural solutions. *Frontiers in public health, 9*, Article 655447. https://doi.org/10.3389/fpubh.2021.655447.

Lentin, A. (2008). Europe and the silence about race. *European Journal of Social Theory, 11*(4), 487–503. https://doi.org/10.1177/1368431008097008.

McFarling, U. L. (2021). *How white scholars are colonizing research on health disparities*. STAT.

MacFarlane, A., Huschke, S.,•Marques, M. J.,•Gama, A., Kinaan, W., Hassan, A., Papyan, A., Phelan, H., Severoni, S., Kumar, B., & Dias, S. (2024). Normalising participatory health research approaches in the WHO European region for refugee and migrant health: A paradigm shift. *The Lancet Regional Health – Europe, 41*, 100837. https://doi.org/10.1016/j.lanepe.2024.100837

Marecek, J., Fine, M., & Kidder, L. (1997). Working between worlds: Qualitative methods and social psychology. *Journal of Social Issues, 53*(4), 631–644.

Muhammad, M., Garzón, C., Reyes, A., & West Oakland Environmental Indicators Project. (2018). Understanding contemporary racism, power, and privilege and their impacts on CBPR. In N. Wallerstein, B. Duran, J. Oetzel, & M. Minkler (Hrsg.), *Community-based participatory research for health: Advancing social and health equity* (S. 47–49). Jossey-Bass.

Namer, Y. (2021). 'Categorical Fetishism' and 'Othering' in (and through) Migration Research. In J. Spallek & H. Zeeb (Hrsg.), *Handbuch Migration und Gesundheit. Grundlagen, Perspektiven und Strategien* (S. 123–132). Hogrefe.

Nixon, R. (2011). *Slow violence and the environmentalism of the poor*. Harvard University Press.

Ooms, G., Keygnaert, I., & Hammonds, R. (2019). The right to health: From citizen's right to human right (and back). *Public Health, 172*, 99–104. https://doi.org/10.1016/j.puhe.2019.01.019.

Pettersen, T. (2011). The ethics of care: Normative structures and empirical implications. *Health Care Analysis, 19*(1), 51–64. https://doi.org/10.1007/s10728-010-0163-7.

Petteway, R. (2022). On Epidemiology as Racial-Capitalist (Re)Colonization and Epistemic Violence. *Critical Public Health, 33*(1), 5–12.

Pickering, L., & Kara, H. (2017). Presenting and representing others: Towards an ethics of engagement. *International Journal of Social Research Methodology, 20*(3), 299–309. https://doi.org/10.1080/13645579.2017.1287875.

Saunders, N., & Al-Om, T. (2022). Slow resistance: Resisting the slow violence of asylum. *Millennium, 50*(2), 524–547. https://doi.org/10.1177/03058298211066339.

Singh, J. A., & Mills, E. J. (2005). The abandoned trials of pre-exposure prophylaxis for HIV: What went wrong?. *PLoS Medicine, 2*(9), e234, 824–827.

Smith, L. (2021). *Decolonizing methodologies: Research and indigenous peoples.* Zed Books.

Spivak, G. (1988). Can the Subaltern Speak? In C. Nelson & L. Grossberg (Hrsg.), *Marxism and the interpretation of culture* (S. 24–28). Macmillan.

Steinhardt, I., Fischer, C., Heimstädt, M., Hirsbrunner, S. D., İkiz-Akıncı, D., Kressin, L., Kretzer, S., Möllenkamp, A., Porzelt, M., Rahal, R.-M., Schimmler, S., Wilke, R., & Wünsche, H. (2021). *Opening up and sharing data from qualitative research: A primer* (Weizenbaum Series, 17). Weizenbaum Institute. https://doi.org/10.34669/WI.WS/17.

Taha, D. (2018). Methodology, reflexivity and decolonizing refugee research: Reflections from the field. *Canadian Association for Refugee and Forced Migration Studies Blog.* https://carfms.org/methodology-reflexivity-and-decolonizing-refugee-research-reflections-from-the-field-by-dina-taha/.

Tervalon, M., & Murray-Garcia, J. (1998). Cultural humility versus cultural competence: A critical distinction in defining physician training outcomes in multicultural education. *Journal of Health Care for the Poor and Underserved, 9*(2), 117–125.

Turton, D. (1996). Migrants and refugees. In T. Allen (Hrsg.), *In search of cool ground: War,flight, and homecoming in northeast Africa* (S.96–110). Trenton: Africa World Press.

UN Committee on the Elimination of Racial Discrimination. (CERD). (1966). General Recommendation No. 22: Article 5 and Refugees and Displaced Persons. https://www.refworld.org/legal/general/cerd/1996/en/67717.

von Unger, H. (2014). *Partizipative Forschung.* Springer Fachmedien Wiesbaden. https://doi.org/10.1007/978-3-658-01290-8.

von Unger, H. (2018). Ethische Reflexivität in der Fluchtforschung. Erfahrungen aus einem soziologischen Lehrforschungsprojekt. [47 Absätze] *Forum Qualitative Sozialforschung / Forum: Qualitative Social Research, 19*(3), Art. 6. https://doi.org/10.17169/fqs-19.3.3151.

von Unger, H. (2022). Diversifizierung, Reflexivität und Partizipation: Strategien gegen Ver-Anderung in der Forschung. In I. Siouti, T. Spies, E. Tuider, H. von Unger, & E. Yildiz (Hrsg.), *Othering in der postmigrantischen Gesellschaft* (S. 85–106). transcript Verlag. https://doi.org/10.14361/9783839463086-004.

von Unger, H., Scott, P., & Odukoya, D. (2019). Constructing im/migrants and ethnic minority groups as „carriers of disease": Power effects of categorization practices in tuberculosis health reporting in the UK and Germany. *Ethnicities, 19*(3), 518–534. https://doi.org/10.1177/1468796819833426.

Washington, H. (2007). *Medical apartheid: The dark history of medical experimentation on Black Americans from Colonial Times to the Present.* Doubleday.

Wilcke, H., & Manoim, R. (2019). Contested health care system in Berlin: Are illegalized migrants becoming urban citizens? *Social Inclusion,* 7(4), 100–107. https://doi.org/10.17645/si.v7i4.2331.

Zuberi, T., & Bonilla-Silva, E. (Hrsg.). (2008). *White logic, white methods: Racism and methodology.* Rowman & Littlefield.

**Dana Abdel-Fatah** ist wissenschaftliche Mitarbeiterin am Berliner Institut für empirische Integrations- und Migrationsforschung (BIM) der Humboldt-Universität zu Berlin und der Charité – Universitätsmedizin Berlin. Derzeit promoviert sie im Fach Soziologie. Ihre Forschungsschwerpunkte liegen in der kritischen Migrationsforschung und Rassismusforschung, mit einem besonderen Fokus auf den Gesundheitssektor.

**Tanja Gangarova** arbeitet als wissenschaftliche Mitarbeiterin für den Nationalen Diskriminierungs- und Rassismusmonitor (NaDiRa) am DeZIM-Institut in Berlin. Ihr Forschungsschwerpunkt liegt auf Rassismus im Gesundheitswesen. Sie verfügt über 15 Jahre Erfahrung in Community-based Participatory Research (CBPR) und Participatory Action Research (PAR). Ihr besonderes Interesse gilt der Frage, wie Forschung Bemühungen um soziale Gerechtigkeit unterstützen kann.

# Die Konstruktion einer Migrationsbiopolitik durch die medizinische Versorgung prekarisierter Migrant:innen. Beispiele aus Frankreich und Deutschland

Jérémy Geeraert

**Zusammenfassung**

Dieser Beitrag zeigt auf, wie die Migrationspolitik in ihrem Expansionsbestreben immer mehr gesellschaftliche Bereiche reglementieren will. Sie dringt zunehmend in das Gesundheitswesen ein und wirkt über die Instrumente des Gesundheitsschutzes auf die kranken und leidenden Körper von Menschen ohne Papiere oder mit prekärem Aufenthaltsstatus ein. Personengruppen wie Asylsuchende, mittellose EU-Bürger:innen, Menschen mit Duldung oder ohne Papiere etc. haben nur eingeschränkten Zugang zum öffentlichen Gesundheitssystem oder sind davon ganz ausgeschlossen. Der differenzierte Zugang zur Gesundheitsversorgung einschl. spezifischer Zugangsbeschränkungen und -hindernisse nach Kriterien, die auf dem Aufenthaltsstatus basieren, ermöglicht eine Form der biopolitischen Kontrolle der Migration. In diesem Beitrag werden einige Mechanismen und Auswirkungen der biopolitischen Machtausübung der Migrationspolitik in Frankreich und Deutschland anhand von zwei ethnografischen Studien skizziert. In einem ersten Schritt werden die formellen Mechanismen der Migrationsbiopolitik (z. B. die Kriterien für den Ein- bzw. Ausschluss aus den Krankenversicherungssystemen) dargestellt, die als Migrationsbiopolitik „von oben" bezeichnet werden. Nachfolgend werden Beispiele für die Migrationsbiopolitik „von unten" angeführt, die die Akteur:innen vor Ort in den betrachteten Versorgungssystemen (Ärzt:innen, Sozialarbeiter:innen, Freiwillige) ausführen. Das empirische Material wurde

J. Geeraert (✉)
Institut für Europäische Ethnologie, Berlin, Deutschland



A. Dieterich et al. (Hrsg.), *Krank, zugewandert, nicht versichert?*,
https://doi.org/10.1007/978-3-658-48772-0_4

im Rahmen von zwei qualitativen sozialwissenschaftlichen Forschungsarbeiten – eine in Frankreich und eine in Deutschland – zusammengetragen, die sich mit dem Thema des Zugangs zur Gesundheitsversorgung für Menschen ohne oder unzureichenden Krankenschutz befassten.

**Schlüsselwörter**

Biopolitik • Migration • Menschen ohne Papiere • Zugang zur medinischen Versorgung • Migrationspolitik • Gesundheitssystem

## 1 Einleitung: Biopolitik als erweitertes Terrain der Migrationskontrolle

Das Phänomen der Migration wird in den westeuropäischen Ländern seit den 1970er Jahren zunehmend als eine Bedrohung wahrgenommen, die mit den sozialen und wirtschaftlichen Krisen dieser Länder einhergeht. Als Reaktion darauf wird die Migrationskontrolle zu einem immer zentraleren Ziel der nationalen und europäischen Politik und erfährt eine starke Expansion; sie tendiert dazu, in immer unterschiedlichere soziale Räume einzudringen, insbesondere in das Gesundheitssystem und die Politik, die es organisiert. Die Migrationspolitik nutzt den Gesundheitsschutz als Instrument der Kontrolle und Stratifizierung (Geeraert, 2018; Sahraoui, 2020) und begibt sich damit auf das Terrain der Biopolitik, d. h. der Regulierung und Kontrolle von Bevölkerungen über deren Gesundheit, Biologie und Körper (Foucault, 2020).

Die Migrationsbiopolitik verwirklicht sich zum Beispiel in der Festlegung von Zugangskriterien zu Krankenversicherungssystemen, die mit dem Aufenthaltsstatus gekoppelt sind. So ist in Frankreich wie in Deutschland der Zugang zu einer Krankenversicherung an einen geregelten Aufenthalt geknüpft und Menschen ohne geregelten Status sind davon gänzlich ausgeschlossen. Im Falle gesundheitlicher Beeinträchtigungen oder der Notwendigkeit medizinischer Versorgung sind illegalisierte Migrant:innen in Frankreich und Deutschland auf parallele Gesundheitssysteme angewiesen. Spezifische Gesundheitslaufbahnen konkretisieren Unterschiede, insbesondere durch einen geringeren Zugang zu Gesundheitsleistungen und durch Interaktionen innerhalb des Gesundheitssystems, die ihren sozial disqualifizierten Aufenthaltsstatus immer wieder unterstreichen. Durch die Hierarchisierung der Zugänge produziert das Krankenversicherungssystem eine Differenz in dem, was ich als den *Wert des schutzwürdigen Lebens* bezeichne (Geeraert, 2022a).

An dieser Stelle möchte ich den hier verwendeten Begriff der Biopolitik präzisieren. In den letzten Jahren haben Migrationsforscher:innen zunehmend das von Achille Mbembe entwickelte Konzept der Nekropolitik[1] (Mbembe, 2006) mobilisiert, um die Brutalität der gegenwärtigen Migrationspolitik und eine Macht, die sich nicht nur um das Leben, sondern auch um den Tod, das Leiden und die Verletzung herum aufgebaut hat, zu betonen (Davies et al., 2017; Vaughan-Williams, 2015). Jenes Konzept wurde vor allem benutzt, um die Situation an den Außengrenzen Europas zu beschreiben, wo jährlich mehrere hundert Menschen auf der Flucht ums Leben kommen. Es gibt jedoch eine weitergehende Kontinuität in den Migrationsbiopolitiken, die ich hier analysiere, weil sie Krankheit und fehlenden oder unzureichenden Gesundheitsschutz als Regulierungstechnik benutzen. Das Konzept der Migrationsbiopolitik, das hier entwickelt wird, versteht sich als Weiterführung von Mbembes Ansatz. Migrationsbiopolitik und nekropolitische Machtausübung werden zusammen gedacht als Kontinuum zwischen Schutz und Repression durch die Biologie. Das Konzept beschreibt eine Gesundheitspolitik der Migration, die eine grundlegende Spannung enthält zwischen der Erhaltung von guter Gesundheit und schlechter Gesundheit, zwischen dem Schutz und dem Nicht-Schützen von Gesundheit. Die Migrationsbiopolitik zielt an einigen Stellen darauf ab, die Gesundheit von Migrant:innen zu schützen (z. B. wenn es um Aspekte ihrer Gesundheit geht, die die öffentliche Gesundheit insgesamt betreffen). An anderen Stellen schützt die Migrationsbiopolitik die Gesundheit von Migrant:innen nicht oder schadet ihr sogar (was zu einer Verschlechterung des Gesundheitszustands oder gar zum Tod führen kann). Darüber hinaus fügt sich die Migrationsbiopolitik in einen staatlichen Rassismus und Fremdenfeindlichkeit ein, die sowohl in der Kolonialgeschichte als auch in der Nachkriegsgeschichte und der Ost-West-Teilung verankert sind. Daraus resultiert die legale Produktion von Kategorien prekarisierter Migrant:innen, die sich heute im Gesundheitssystem und in den dort stattfindenden, alltäglichen Interaktionen wiederfinden. Diese Kategorien sind an den Aufenthaltsstatus gebunden und betreffen oft Menschen, die rassifiziert sind. Das wiederum schreibt Rassismus in ihre leidenden Körper ein, indem es illegitim wird, diese Körper zu schützen. Dana Abdel Fatah und Tanja Gangarova behandeln dazu in ihrem Beitrag die Konzepte von Dehumanisierung und *slow violence* (sterben lassen).

[1] Die Nekropolitik ist eine von Achille Mbembe (2019) entwickelte Theorie über den Einsatz sozialer und politischer Macht, um zu bestimmen, wie einige Menschen leben dürfen und wie andere sterben müssen. Der Einsatz von Nekropolitik schafft das, was Mbembe als *Todeswelten* bezeichnet, oder „neue und einzigartige Formen der sozialen Existenz, in denen große Bevölkerungsgruppen Lebensbedingungen ausgesetzt sind, die ihnen den Status von lebenden Toten verleihen" (aus dem Englischen übersetzt, 2019, S. 92).

Im vorliegenden Beitrag skizziere ich Mechanismen und Auswirkungen der Migrationsbiopolitik in Frankreich und Deutschland anhand von zwei ethnografischen Studien. Sie wurden an Orten des Gesundheitswesens durchgeführt, die kranke Migrant:innen ohne Krankenversicherung aufsuchen. Im ersten Schritt stelle ich die Methode und die Erhebungen vor. Im zweiten Schritt beschreibe ich schematisch die formellen Mechanismen der Migrationsbiopolitik „von oben", so z. B. die Kriterien für den Ein- bzw. Ausschluss aus den Krankenversicherungssystemen. Nachfolgend werden Beispiele für eine Migrationsbiopolitik „von unten" angeführt, die innerhalb der Versorgungssysteme von den Akteur:innen vor Ort (Ärzt:innen, Sozialarbeiter:innen, Freiwillige) gelebt wird.

## 2 Methoden: ethnografische Studien in Frankreich und Deutschland

Die hier vorgestellte Analyse basiert auf zwei ethnografischen sozialwissenschaftlichen Studien. Um tiefere kulturelle und soziale Bedeutungen zu erschließen, wurden die ethnografischen Daten hermeneutisch interpretiert und in den Kontext der Alltagspraktiken der Teilnehmenden eingebettet. Im Rahmen der Datenanalyse nach dem Grounded-Theory-Ansatz wurden emergente Themen identifiziert und durch iterative Analyse und ständige Vergleiche theoretisch weiterentwickelt.

Die erste Studie wurde im Rahmen einer Dissertation durchgeführt und umfasste rund 40 Interviews und teilnehmende Beobachtungen (Geeraert, 2022a). Sie betrachtete eine Krankenhauseinrichtung – die Permanence d'accès aux soins de santé (Sprechstunde für den Zugang zur medizinischen Versorgung, PASS) –, die 1998 in Frankreich eingerichtet wurde. PASS ermöglicht den Zugang zur Gesundheitsversorgung für Personen, die vom Gesundheitssystem ausgeschlossen sind, insbesondere Menschen ohne geregelten Aufenthaltsstatus und ohne Krankenversicherung, indem diese Personen über ihre Rechte informiert und bei deren Durchsetzung unterstützt werden und so Zugang zu medizinischer Versorgung erhalten. In 2022 waren in Frankreich 438 PASS registriert, die an öffentliche Krankenhäuser angebunden waren. Das Organisationsmodell ist von Krankenhaus zu Krankenhaus verschieden und umfasst sowohl sozialarbeiterische als auch medizinische Versorgungsanteile. Zunächst beurteilen Sozialarbeiter:innen die Situation der Personen, die sich vorstellen (insbesondere in Bezug auf Aufenthalt und Krankenversicherungsschutz). Dieses Clearingverfahren ermöglicht einerseits die Information und Begleitung bei den Schritten, die den Zugang zu einem Krankenversicherungsschutz ermöglichen, und andererseits die Gewährung oder Ablehnung des (kostenlosen) Zugangs zu ambulanter

Krankenhausgesundheitsversorgung im Rahmen der PASS (die medizinische Versorgung). Diese Versorgung ist mittels eines Krankenscheinsystems organisiert, das den Zugang zu ambulanten Behandlungen im Krankenhaus und zu Medikamenten regelt. Die Ausgabe dieses Scheins wird nach Einzelfall entschieden. Manchmal wird zusätzlich direkt in der PASS eine allgemeinmedizinische Sprechstunde angeboten.

Die zweite Erhebung, die im Rahmen eines Postdoc-Forschungsprojekts in Berlin (2018–2020) ebenfalls mithilfe von Interviews (n = 15) und teilnehmender Beobachtung durchgeführt wurde, untersuchte die Landschaft der lokalen zivilgesellschaftlichen Strukturen, die sich dem Zugang zur Gesundheitsversorgung von Personen ohne Krankenversicherung (u. a. Menschen ohne geregelten Aufenthaltsstatus) widmen. Zwei Vereine, das Medibüro Berlin und open.med, waren Gegenstand der ethnografischen Untersuchung über einen Zeitraum von sechs Monaten bis zu einem Jahr[2]. Das Medibüro Berlin, ein ausschließlich aus Freiwilligen bestehendes, durch private Spenden finanziertes, 1996 gegründetes Kollektiv, hat ein Netzwerk von niedergelassenen Ärzt:innen und Kooperationen mit Gesundheitseinrichtungen (Krankenhäuser, Untersuchungszentren, Apotheken, Gesundheitszentren) aufgebaut, über das die Klient:innen (die sich in der überwiegenden Mehrheit ohne regulären Aufenthaltstitel im Land aufhalten) bei Bedarf Zugang zu medizinischer Versorgung erhalten können. Dafür müssen sie sich bei der zweiwöchentlichen Sprechstunde des Vereins (in der Regel sind hier zwei Personen anwesend) melden, um ihre aufenthaltsrechtliche und soziale Situation sowie ihre gesundheitlichen Anliegen zu schildern. Werden Leistungen der Gesundheitsversorgung bewilligt, kümmern sich die Diensthabenden des Medibüros um die Organisation eines Termins in der entsprechenden Gesundheitseinrichtung. open.med wurde 2015 von den Vereinen Medizin hilft e. V. und Ärzte der Welt e. V. als karitatives Gesundheits- und Beratungszentrum gegründet, das sowohl soziale Betreuung als auch medizinische Versorgung vor Ort anbietet, die von Freiwilligen, Praktikant:innen und zwei Angestellten des Vereins geleistet werden[3].

Ein weiterer Schwerpunkt meiner Untersuchung in Berlin war der Start der Clearingstelle für nicht krankenversicherte Menschen 2018, die aus Mitteln des Landes Berlin (Senat für Gesundheit) finanziert wird. Die Clearingstelle bietet in erster Linie soziale Betreuung für alle Menschen ohne Krankenversicherung

[2] Der Autor ist immer noch Teil des Medibüro Kollektivs, nicht nur aus wissenschaftlichem Interesse, sondern auch aus Gründen des persönlichen politischen Engagements.

[3] Diese Beschreibungen entsprechen der Situation am Ende der Erhebungen, 2017 für den französischen Teil, 2021 für den deutschen Teil.

an, die auf ihre (Wieder-)Eingliederung in die Krankenversicherungs- und Krankenschutzsysteme abzielt. Sie ermöglicht auch eine einmalige (und erneuerbare) kostenlose Betreuung durch ein anonymes Krankenscheinsystem. Diese Clearingstelle ähnelt teilweise der französischen PASS, mit dem Unterschied, dass die Finanzierung hier nicht gesichert ist. Als Pilotprojekt wird ihr Budget jedes Jahr neu verhandelt[4].

Diese unterschiedlichen Strukturen sind sowohl Folge als auch Verwirklichung der jeweiligen Migrationsbiopolitiken. Dies lässt sich insbesondere an den Personen erkennen, die die Angebote annehmen: Es sind hauptsächlich prekarisierte Migrant:innen, d. h. einerseits Menschen mit ungeregeltem Aufenthaltstitel (Menschen ohne Papiere) und andererseits Menschen mit prekärem Aufenthaltsstatus (Touristenvisum, Asylbewerber:innen, EU-Bürger:innen).

## 3 Migrationsbiopolitik von oben

Die in den Studien untersuchten Gruppen von prekarisierten Migrant:innen, die in den parallelen Versorgungsstrukturen zu finden sind, wurden im Vorfeld durch Gesetzestexte oder Verordnungen konstituiert, die sie von den Hauptkrankenversicherungssystemen und -versorgungsstrukturen ausschließen. Diese vom Gesetzgeber intendierte Exklusion aus dem Gesundheitssystem kann aus Gesetzen resultieren, die entweder explizit auf die Regulierung der Migration abzielen (z. B. Aufenthaltsgesetz; Asylbewerberleistungsgesetz) oder die mit der Organisation des Gesundheitssystems verbunden sind (z. B. Infektionsschutzgesetz). Mit der Reglementierung des Zugangs zum Gesundheitssystem instrumentalisieren die Vorschriften zur Organisation des öffentlichen Gesundheitssystems die Isolierung und/oder den Ausschluss von „unerwünschten Migrant:innen", um eine Legitimationshierarchie festzulegen. Wie ich in früheren Arbeiten gezeigt habe (Geeraert, 2018), ist die Aide Médicale d'État (staatlicher Gesundheitsschutz, AME), das *sans-papiers* in Frankreich vorbehalten ist, im stratifizierten, hierarchischen System des Krankenversicherungsschutzes ganz unten angesiedelt. Zwar bietet die AME einen umfassenden und kostenlosen Gesundheitsschutz für Menschen ohne geregelten Status (im europäischen Vergleich eine Rarität!), isoliert aber diese Personengruppe im Gesundheitssystem. Diese Isolation führt dazu,

[4] Im Vergleich dazu wird die Finanzierung von PASS seit 1998 zentral und jährlich durch ein Gesetz zur Finanzierung der Sécurité sociale organisiert. Im Jahr 2020 wurde bspw. ein Budget von 70,4 Mio. € entschieden (im Vergleich im Jahr 2010 war das Budget 42,4 Mio. €). Quelle DGOS, https://sante.gouv.fr/IMG/pdf/fiche_mesure_fir_permanence_acces_soins_sante_pass.pdf, am 22.10.24 aufgerufen).

dass die bestehende Regelung in den medialen und politischen Diskursen regelmäßig als illegitimes und teures System angegriffen wird und die Begünstigten ebenso regelmäßig als Profiteur:innen, Sozialtourist:innen sowie verantwortlich für die Krise des öffentlichen Gesundheitssystems dargestellt werden.

Die gleichen Mechanismen finden sich auch in Deutschland, wo bestimmte Gruppen von prekarisierten Migrant:innen (u. a. Asylbewerber:innen, Menschen ohne geregelten Aufenthaltsstatus) von den Hauptkrankenversicherungssystemen ausgeschlossen sind und ihr Krankenversicherungsschutz stark eingeschränkt wird, z. B. durch das Asylbewerberleistungsgesetz (AsylbLG). Friedrich Merz‘ Äußerungen im Herbst 2023, in denen er Asylbewerber:innen als Sozialtourist:innen bezeichnet hat, die kostenlose Zahnbehandlungen in Anspruch nähmen, sind ein gutes Beispiel dafür (Stadler, 2023). Weil diese Gruppe innerhalb des Krankenversicherungssystems isoliert wurde, ist es möglich, jene Gesundheitsversorgung, zu der sie Zugang hat, zu kritisieren und so zu behaupten, dass ihre Gesundheit weniger Schutz verdient als die der „deutschen Bürger“[5].

Noch weiter unten in der Legitimationshierarchie angesiedelt sind die Patient:innen, die von den Leistungen der AME oder des AsylbLG ausgeschlossen sind. Um AME-Leistungen in Anspruch nehmen zu können, müssen bestimmte Voraussetzungen erfüllt sein. Unter anderem müssen die Antragsteller:innen nachweisen, dass sie sich länger als drei Monate in Frankreich aufhalten, weniger als 716 € pro Monat verdienen, und sie müssen eine Kopie eines Ausweises vorlegen. In Deutschland ist es vor allem § 87 des Aufenthaltsgesetzes (AufenthG), der bestimmte Gruppen von Migrant:innen ausgrenzt, insbesondere die mit ungeregeltem Aufenthaltsstatus. Dieser Paragraf verpflichtet Beamt:innen, jene Migrant:innen, die sich irregulär im Land aufhalten, den Migrationsbehörden zu melden. Die Inanspruchnahme einer Krankenversorgung stellt für die Betroffenen daher durch die Übermittlungsplicht und damit verbundene Androhung der Abschiebung eine direkte Gefahr dar. Auch wenn der Zugang zur Krankenversorgung theoretisch durch Behandlungsscheine, geregelt durch das AsylbLG, möglich ist, ist er nicht praktikabel. Menschen ohne Papiere werden so in Deutschland von den wichtigsten öffentlichen Gesundheitsschutzsystemen ausgeschlossen. Gleiches gilt für Menschen in Frankreich, die die Bedingungen der AME nicht erfüllen oder die Erfüllung nicht nachweisen können. Ihnen steht eine Gesundheitsversorgung lediglich in Einrichtungen zur Verfügung, die sich

[5] Merz‘ Behauptung ist falsch: Asylbewerber:innen haben nur einen sehr eingeschränkten Zugang zu Zahnersatz (und nur wenn es für ihre Gesundheit absolut notwendig ist) (Stadler, 2023).

an Menschen ohne Krankenversicherung richten (z. B. PASS, Clearingstellen, humanitäre Ambulanzen usw.).

Ungeachtet der Herausbildung eines Krankenversicherungssystems mit universellem Anspruch haben also die letzten vierzig Jahre (bedingt durch rechtliche Instrumente der Stigmatisierung) die Konstruktion einer neuen sozialen Gruppe – der prekarisierten Migrant:innen – erzeugt, deren Zugang zum Gesundheitssystem stark beschränkt ist. Die differenzierte Aufteilung des sozialen Schutzes ist ein Instrument, das zu einer feinen Schichtung von migrantischen Gruppen führt, an die differenzierte Rechte auf Gesundheitsschutz gebunden sind.

Ein Beispiel hierfür ist die Einführung des Fonds für dringende und lebensnotwendige Versorgung („Fonds pour les soins urgents et vitaux“, FSUV) in Frankreich. Ab dem Jahr 2003 wurde für den Zugang zur AME ein dreimonatiger Aufenthaltsnachweis auf französischem Boden gefordert, wodurch ein Teil der *sans papiers* von vornherein der Zugang zur AME verwehrt wurde. Der FSUV wurde eingerichtet, um „dringende Behandlungen, deren Unterlassung lebensbedrohlich wäre oder zu einer schweren und dauerhaften Beeinträchtigung Ihres Gesundheitszustands oder des Gesundheitszustands eines ungeborenen Kindes führen könnte“[6], zu leisten. Dadurch werden menschlich unerträgliche Situationen vermieden oder zumindest eine physische Existenz gesichert.

In Deutschland sollte der Zugang zur Notfallversorgung für Menschen ohne Papiere (theoretisch) durch den sog. „Nothelferparagrafen“ (§ 6a AsylbLG) und die verlängerte ärztliche Schweigepflicht garantiert werden. Dieser Schutz des biologischen Lebens im Falle einer akuten Bedrohung stellt ein Prinzip dar – eine moralische Barriere, die nicht überschritten werden darf. Das entspricht dem, was Didier Fassin (2001) als Biolegitimität bezeichnet, d. h. die Anerkennung des Lebens als höchstem Gut, dem das Prinzip der Lebenserhaltung zugrunde liegt.

Mit anderen Worten: Im französischen wie im deutschen Gesundheitssystem wird der Gesundheitsschutz für prekarisierte Migrant:innen durch ein degressives Spektrum von Rechten reguliert und stratifiziert. Es umfasst – je nach Aufenthaltsstatus – verschiedene Personen-Kategorien, über die bestimmt wird, welche Art Schutz die zugehörigen Personen legal oder auch nur legitim erhalten können. Das ist Teil derselben Logik, die hinter der Einrichtung der Permanences d'accès aux soins de santé (PASS) im Jahr 1998 und der Berliner Clearingstelle im Jahr 2018 steht. So werden für diejenigen, die aus dem regulären System ausgeschlossen werden, separate Orte der Gesundheitsversorgung geschaffen, die im

[6] Beschreibung des FSUV auf der Webseite der Assurance maladie (https://www.ameli.fr/assure/remboursements/aide-medicale-etat-soins-urgents, abgerufen am 07.10.24, eigene Übersetzung des Autors).

Vergleich zum primären Gesundheitssystem einen geringeren Gesundheitsschutz bieten. In ihrer Minimalversion zielen diese parallelen Schutzsysteme darauf ab, das biologische Leben von prekarisierten Migrant:innen nur dann zu schützen, wenn es akut bedroht ist. Es wird damit lediglich das moralische Prinzip der Biolegitimität respektiert. Dies deutet auf eine differenzierte Konstruktion unterschiedlicher Wertungen eines schutzwürdigen Lebens hin, die sozialen Gruppen auf der Grundlage von Kriterien von Staatsbürgerschaft und Aufenthaltsstatus zugestanden werden.

Der formale Ausschluss aus der Krankenversicherung ist nicht der einzige Weg, über den sich die Migrationsbiopolitik von oben verwirklicht. Bestimmte Gruppen von prekarisierten Migrant:innen, insbesondere solche, die erst kürzlich ins Land gekommen sind oder deren Status sich vor kurzer Zeit geändert hat, werden häufig (vorübergehend) gänzlich vom Krankenversicherungsschutz ausgeschlossen, weil die Behörden lange Fristen für die Bearbeitung der Fälle haben. Dieses Phänomen ist sowohl in Frankreich (Gabarro, 2012) als auch in Deutschland (Biddle, 2024) zu beobachten, wo viele prekarisierte Migrant:innen, die theoretisch Anspruch auf Krankenversicherungsschutz haben, keinen Zugang zur Gesundheitsversorgung erhalten, da es Monate oder sogar Jahre dauert, bis die zuständigen Verwaltungen die Anträge bearbeitet haben. Zudem findet im Gesundheitssystem ein systematischer Ausschluss von prekarisierten Migrant:innen statt – oft aus finanziellen oder organisatorischen Gründen. Die folgende Situation, die mir während meiner Berliner Feldforschung begegnet ist, hilft zu verstehen, wie sich dies konkret äußert.

> *Ich erhalte eine WhatsApp-Nachricht von einem illegalisierten Jugendlichen, dem ich während meiner Tätigkeit im Medibüro Berlin geholfen hatte. Er erzählt mir, dass ein Freund von ihm, der ebenfalls illegalisiert ist, sich wahrscheinlich am Arm verletzt hat (sie glauben, dass der Arm gebrochen ist), und bittet mich um Hilfe. Ich schreibe ihm zurück, dass sein Freund in die nächstgelegene Notaufnahme eines Krankenhauses gehen müsse, da es sich meiner Meinung nach um einen medizinischen Notfall handele. Er antwortet mir (und man merkt, dass sein Tonfall verärgert ist), dass dies nicht möglich sei, da die Person keinen regulären Aufenthaltsstatus habe und es gefährlich wäre, ins Krankenhaus zu gehen. Ich erkläre ihm dann, dass, wenn es sich um einen medizinischen Notfall handele, Menschen ohne Papiere vom Gesetz geschützt seien und es in dieser speziellen Situation verboten sei, sie bei den Migrationsbehörden zu melden. Sie beschließen daher, ins Krankenhaus zu gehen. Eine knappe Stunde später erhalte ich eine weitere Nachricht, in der mir mitgeteilt wird, dass sie keinen Arzt aufsuchen konnten, weil sie die 200 € nicht hatten, die die Person an der Notaufnahme aufgrund der fehlenden Krankenversicherung verlangte. Ich gab ihnen dann die Adresse des Krankenhauses, mit dem das Medibüro zusammenarbeitet, weil ich sicher war, dass in*

*diesem Krankenhaus Patient:innen ohne Krankenversicherung nicht aus der Notaufnahme weggeschickt werden, wenn sie die Behandlung nicht selbst bezahlen können. Notizen aus der Forschungstagebuch, Februar 2020.*

In dieser Situation lassen sich drei Elemente der Migrationsbiopolitik unterscheiden, die zum Teil ineinandergreifen. 1) Die wirkt der § 87 AufenthG, auch „Denunziationsparagraf" genannt. Demnach ist ein:e Angestellte:r des öffentlichen Dienstes, einschließlich des nicht-medizinischen Personals in öffentlichen Gesundheitseinrichtungen, dazu verpflichtet, den Migrationsbehörden Menschen ohne regulären Aufenthaltsstatus zu melden. Diese Anzeigepflicht spielt mit der „deportability" (Abschiebbarkeit, De Genova, 2002), dem Zustand der Bedrohung durch Abschiebung, den Menschen ohne regulären Aufenthaltsstatus erleben. Hier dringt diese Anzeigepflicht in die medizinische Welt ein und wird zu einer Migrationsbiopolitik, die speziell die Körper von kranken oder verletzten prekarisierten Migrant:innen durch die Abschiebung bedroht. 2) Die medizinische Notfallversorgung ist zwar von der Meldepflicht ausgenommen, doch diese Nuance wird von den Betroffenen oft nicht verstanden oder misstrauisch betrachtet. Für diejenigen, die eine deportability kennen, stellt das Krankenhaus als Einrichtung des öffentlichen Gesundheitswesens eine Gefahr dar und sie meiden es, selbst wenn die Situation für ihr biologisches Leben gefährlich ist. Hier wird deutlich, wie die gesetzlichen und institutionellen Ausschlussmechanismen von oben über den gesetzlichen Rahmen hinausgehen können, den sie ursprünglich bilden sollten, und wie der Geist des Gesetzes auf eine repressive Weise von den Akteur:innen in der Praxis verinnerlicht wird. Hier sind es die Betroffenen, die die Tatsache verinnerlicht haben, dass ihr irregulärer Status die medizinische Versorgung ihres kranken oder verletzten Körpers im öffentlichen Gesundheitssystem illegitim macht, selbst in einer Notsituation. Andere Studien haben gezeigt, wie z. B. Angestellte von Krankenkassen (Izambert, 2010) die Ausschlussregeln von Krankenversicherungssystemen strenger als gesetzlich vorgesehen – von unten – auslegten (und damit eine breitere Kategorie von prekarisierten Migrant:innen ausschlossen, die im Gesetz nicht vorgesehen war). 3) Schließlich sind es die Krankenhäuser, die die Ausschlussmechanismen für die betroffenen Patient:innengruppen verstärken, indem sie den Zugang zur Gesundheitsversorgung mit einer finanziellen Barriere versehen, wodurch die Betroffene doppelt ausgeschlossen werden, einmal aufgrund ihres Aufenthaltsstatus und einmal aufgrund ihrer Armut. Im Kontext der Sparpolitik im Gesundheits- und Sozialwesen verstärkt die finanzielle Dimension, also die möglichen Kosten, die die Behandlung von Patient:innen ohne Krankenversicherung mit sich bringt, den Ausschluss von prekarisierten Migrant:innen aus den Versorgungsstrukturen.

## 4 Migrationsbiopolitik von unten: eine maßgeschneiderte Biopolitik

*Während der wöchentlichen Sprechstunde im Medibüro Berlin kommt ein Patient herein. Wie viele andere erzählt er mir zunächst von seinen medizinischen Problemen. Er hat Bauchschmerzen, die seit mehreren Wochen anhalten, und kann nicht schlafen. Er ist sehr besorgt und möchte einen Arzt aufsuchen. Wie so oft kommt der Patient ohne Krankenversicherung und ohne Papiere mit einem gesundheitlichen Problem, das er als dringend empfindet, und versucht, mich von der medizinischen Begründetheit seines Anliegens zu überzeugen. Ich muss ihn dann relativ schnell wieder einrahmen und frage ihn zunächst nach seiner sozialen und rechtlichen Situation: „Haben Sie eine Krankenversicherung? Wie ist Ihre aufenthaltsrechtliche Situation? Wie lange leben Sie schon in Berlin?" Diese Fragen sind für meine Tätigkeit wichtig, da die Antworten darüber entscheiden, wohin ich die Person verweisen kann. Zum Beispiel, wenn die Person ohne Papiere ist und seit mehr als sechs Monaten in Berlin lebt, würde ich sie an die Clearingstelle verweisen. Wenn sie weniger als sechs Monate in Berlin lebt, würde ich sie an eine Partnerpraxis des Medibüros verweisen, die sie anonym und kostenlos behandeln würde. (Auszüge aus Forschungstagebuch, Berlin, September 2021).*

*Während ich darauf warte, die Ärztin zu treffen, die für die PASS in einem Krankenhaus in einer großen Stadt in Südfrankreich zuständig ist, beobachte ich eine Szene zwischen einem Patienten, der Empfangsmitarbeiterin und der Sozialarbeiterin der PASS. Die Atmosphäre am Empfang ist angespannt: Die Mitarbeiterin verlangt von einem Patienten Papiere, Nachweise über den Wohnsitz, die Unterkunft und den Reisepass, während der Patient nur Medikamente holen möchte. Dieser versteht nicht, warum die Mitarbeiter:innen der PASS diese Papiere benötigen. Die Sozialarbeiterin antwortet ihm daraufhin: „Medikamente sind sehr teuer. Zuerst machen wir die Sozialversicherung und dann die Untersuchungen. Sie müssen mit allen Papieren und denen Ihrer Frau zurückkommen. Hat sie eine Aufenthaltsgenehmigung?" Auszüge aus dem Forschungstagebuch. Wartezimmer der PASS im Krankenhaus X. Februar 2014.*

Die beiden oben beschriebenen Situationen, eine in einer ehrenamtlichen Anlaufstelle in Deutschland und die andere in der PASS eines öffentlichen Krankenhauses in Frankreich, zeigen einen ähnlichen Aspekt der Migrationsbiopolitik, wie sie vor Ort in der Interaktion zwischen prekarisierten Migrant:innen und Gatekeeper:innen des Zugangs zur Gesundheitsversorgung verwirklicht wird. Prekarisierte Migrant:innen, die über die speziell für sie eingerichtete Parallelstrukturen Zugang zur Gesundheitsversorgung erhalten wollen, sind mit Interaktionen konfrontiert, die ihre soziale Position als prekarisierte Migrant:innen und deren Besonderheiten hervorheben. Sie sind gezwungen, ihren Migrationsstatus und ihre Migrationsbiografie offenzulegen, um überhaupt Zugang zur Gesundheitsversorgung zu erhalten. Während dieser Interaktionen lernen sie die feinen Unterschiede kennen, die zwischen den verschiedenen Kategorien von prekarisierten Migrant:innen konstruiert werden: „neu angekommene

Ausländer:innen“, „EU-Bürger:innen“, „hohe innereuropäische Mobilität“, „Ausländer:innen mit Touristenvisum“, „besonders schutzbedürftig“. Mit diesen unterschiedlichen Kategorien sind mehr oder weniger starke Legitimationen für den Zugang zur Gesundheitsversorgung in den parallelen Gesundheitssystemen verbunden (diese Legitimationen können jedoch von einer Struktur zur anderen variieren). So versorgt z. B. die kommunal finanzierte Clearingstelle Berlin nur Personen, die sich seit mehr als sechs Monaten in Berlin aufhalten und keine andere Möglichkeit haben, anderweitig versorgt zu werden (und schließt damit beispielsweise Neuankömmlinge aus). Die Zugangsregeln zur Clearingstelle schaffen damit eigene Kategorien von prekarisierten Migrant:innen. Sie unterscheiden zwischen Personengruppen, deren Gesundheitsversorgung aufgrund ihres Wohnsitzes in Berlin legitim ist, und jenen, die (als Nicht-Berliner:innen) als nicht berechtigt identifiziert werden, diesen Gesundheitsschutz in Anspruch zu nehmen. Damit implizieren die Zugangsregeln, dass deren biologisches Leben keinen oder weniger Schutz verdient. Dieser Lernprozess über soziale Plätze und den Wert von schutzwürdigem biologischem Leben vollzieht sich nicht nur in den Interaktionen mit den Patient:innen. Er findet auch zwischen dem Personal dieser Einrichtungen und den Akteur:innen der medizinischen Welt statt, mit denen sie in Kontakt stehen. Dies gilt insbesondere in Bezug auf den Umfang des Gesundheitsschutzes, auf den prekarisierte Migrant:innen ein Anrecht haben.

In der Clearingstelle Berlin z. B. (das gilt auch für ähnliche Einrichtungen in Deutschland) ist es sehr kompliziert, die Kostenübernahme für Zahnersatz bestätigt zu bekommen. Dazu müssen die Zahnärzt:innen schriftlich erklären, warum die Behandlung zwingend notwendig und dringend ist (dies entspricht den Bedingungen, die durch das Asylbewerberleistungsgesetz festgelegt sind). Zahnprothesenbehandlungen sind nur selten medizinisch dringend oder zwingend notwendig. Die Zahnärt:innen müssen lernen, dass Patient:innen, die von der Clearingstelle betreut werden, keinen Zugang zur gesamten Palette an Behandlungen haben, die sie üblicherweise versicherten Patient:innen anbieten, sondern nur zu einer sehr reduzierten Palette. Für die französische PASS habe ich eine Situation bei Patient:innen beobachtet, die (teure) Augenbehandlungen benötigten und bei denen die PASS-Ärzt:innen die Verordnungen als lebensbedrohliche Notfälle rechtfertigen mussten (siehe Geeraert, 2021).

Generell laden diese parallelen Gesundheitsstrukturen das Gesundheitspersonal ein, zu lernen, dass der Wert des schutzwürdigen Lebens reduziert sein kann, und diese geringere Wertigkeit zu reproduzieren. An diesen Orten werden auch die biopolitischen Kategorien prekarisierter Migrant:innen erlernt, wie die der biologischen Verletzlichkeit. So können schwangere Frauen, minderjährige Kinder, Kranke, die nicht verlegt werden können, vorübergehend nicht abgeschoben werden; diese Personen haben für diese Zeit Zugang zu einer größeren Bandbreite an Gesundheitsleistungen – der Wert ihres schutzwürdigen Lebens steigt dadurch. Eine weitere Kategorie der Migrationsbiopolitik ist mit dem Schutz der „Public Health" verbunden. Ausnahmen vom Nichtschutz der Gesundheit werden für die Behandlung bestimmter Krankheiten gewährt, beispielsweise für ansteckende oder infektiöse Krankheiten (HIV, Tuberkulose, Corona-Virus).

Abschließend möchte ich einen zentralen und oftmals nicht richtig wahrgenommenen Aspekt der Migrationsbiopolitik hervorheben: die Kosten der Gesundheitsversorgung. Dieser Aspekt wird v. a. in der Migrationsbiopolitik von unten sichtbar, wie sie vor Ort praktiziert wird und die Definition dessen, was den Wert eines schützenswerten Lebens ausmacht, erheblich verändert. Wie ich in einem Artikel (Geeraert, 2021) erläutere, werden in einer der von mir beobachteten PASS komplizierte und kostspielige Fälle besonders behandelt. Diese Fälle werden in sogenannten „ethischen" multidisziplinären Sitzungen (unter dem Akronym RCP bekannt) besprochen, zu denen unter anderem auch die Finanzdirektorin des Krankenhauses eingeladen wird. Dies wird von einer Sozialarbeiterin der PASS in einem Interview erwähnt:

> *J.G.: „Und, wann werden wir auf die RCP zurückgreifen?"*
>
> *Sozialarbeiterin der PASS: „Sobald ein Patient eine kostenintensive Behandlung benötigt: RCP. Alle anderen Patienten, äh, wenn sie eine Erkältung haben, usw., usw., das interessiert niemanden. Voilà, die RCP betrifft nur die Patienten, die eine teure Behandlung benötigen. […]" Auszug aus einem Interview mit der Sozialarbeiterin der PASS. Februar 2012, Krankenhaus C.*

Auch die Berliner Clearingstelle verfügt über ein Ethikkomitee. Dieses wird nur dann eingeschaltet, wenn die Kosten für die Behandlung einer Patientin oder eines Patienten mehr als 10.000 € betragen. In diesem Fall tritt ein unabhängiges Komitee zusammen, um zu erörtern, ob die Forderung sowohl aus medizinischer als auch aus wirtschaftlicher und sozialer Sicht gerechtfertigt ist.

Diese Beispiele zeigen, dass die Migrationsbiopolitik von unten von Fachleuten vor Ort kontinuierlich und empirisch aufgebaut wird. Sie werden immer wieder an die Budgetbeschränkungen erinnert, die ihre Verwaltungen ihnen auferlegen, sowie an die Kosten, die prekarisierte Migrant:innen verursachen. Letztere sind mit einer Hypervisibilisierung der Kosten für die Betreuung, die sie benötigen, konfrontiert. Das führt dazu, dass die monetären Kosten, die der Schutz des biologischen Lebens für die Gemeinschaft mit sich bringt, stark in den Vordergrund gerückt werden. Diese Kosten, insbesondere wenn sie eine bestimmte Summe überschreiten (je nach Struktur zwischen einigen hundert und 10.000 €), verdienen es offenbar, dass man von Fall zu Fall entscheidet, ob die medizinische Versorgung legitim und notwendig ist, ob sie zeitlich verschoben oder abgelehnt werden kann. Das ist z. B. der Fall, wenn die kranke Person keine ausreichende Bindung oder Präsenz in dem Land oder der Stadt vorweisen kann, in der sie ihre Bitte um medizinische Versorgung stellt.

## 5 Zusammenfassung, Ausblick und Empfehlungen für die Praxis

Die Migrationsbiopolitiken werden zunächst durch das Eindringen von aus der Migrationspolitik stammenden Kategorien und Kontrollinstrumenten in die Texte und Institutionen der europäischen Gesundheitssysteme erzeugt. Sie haben weitreichende Folgen, insbesondere für die Schaffung grundlegend unterschiedlicher Werte des biologischen Lebens der betroffenen prekarisierten Migrant:innen und der Allgemeinbevölkerung. Migrationsbiopolitiken werden von oben oder unten realisiert und finden auf verschiedenen Ebenen statt. Ein Beispiel ist die Organisation des Gesundheits- und Krankenversicherungssystems und die Schaffung von parallelen Gesundheitssystemen, die diesen Patient:innengruppen zugewiesen werden. Auf einer weiteren Ebene finden sich die Sozialisationsprozesse, die im Zuge der Interaktionen der Gesundheitsfachkräfte untereinander, zwischen ihnen und den betroffenen prekarisierten Migrant:innen etc. stattfinden und auf das Einüben dieser Unterschiede durch die Individuen konkret abzielen. Durch die ethnografische Analyse der Interaktionen in parallelen Gesundheitssystemen lässt sich zeigen, dass die konstruierten Unterschiede auf Kriterien beruhen, die eng mit dem Aufenthaltsstatus, aber auch mit Migrationsbiografien verknüpft sind. Indem die Mechanismen der Produktion der Migrationsbiopolitik auf diese Weise dekonstruiert werden, ist es möglich, die Mittel zu identifizieren, mit denen konkret gegen ihre schädlichen, manchmal sogar tödlichen Auswirkungen angekämpft werden kann. In diesem Zusammenhang ist es hilfreich, zwischen den Arten zu unterscheiden, wie diese Mechanismen von oben oder von unten erzeugt werden.

Um die Wirkungen der Migrationsbiopolitik von unten, die in den Alltagsinteraktionen innerhalb des Gesundheitssystems konstruiert werden, zu bekämpfen, ist es für Fachkräfte von entscheidender Bedeutung, einen kritischen Ansatz und sogenannte strukturelle Kompetenzen, d. h. Kenntnisse über die strukturelle Produktion von Diskriminierung, insbesondere rassistischer und postkolonialer Diskriminierung, zu erwerben. Ich verweise hier auf die Arbeiten zu strukturellen Kompetenzen im Gesundheitswesen (z. B. Geeraert, 2022b, 2022a).

Was die top-down realisierten Biopolitiken betrifft, ist entscheidend, auf die strukturelle Ebene zu schauen, um auf Diskurse und Gesetzestexte einzuwirken. Dies kann durch politische Kampagnen, Lobbyarbeit usw. geschehen. Dieses Vorgehen kann von der Interessenvertretung im Bereich der öffentlichen Gesundheit (wie z. B. in der Pressemitteilung, die von rund 60 Organisationen herausgegeben wurde, die während der Corona-Pandemie den Zugang zu einer Krankenversicherung für alle forderten[7]) über die Verteidigung der Menschenrechte (wie z. B. bei der Kampagne zur Abschaffung des Übermittlungsparagrafen im Gesundheitswesen[8]) bis hin zur Förderung eines wirtschaftlichen Arguments reichen, das die Kosteneffizienz einer Behandlung in der Primärversorgung befürwortet. Auf struktureller Ebene ist es entscheidend, die medizinische Community (die über eine starke politische Autonomie verfügt) zu mobilisieren, damit sie sich gegen die Einmischung der Migrationspolitik in ihre Berufspraxis wehrt.

## Literatur

Biddle, L. (2024). Verlängerte Leistungseinschränkungen für Geflüchtete: Negative Konsequenzen für Gesundheit – erhoffte Einsparungen dürften ausbleiben. *DIW Wochenbericht, 2024*. https://doi.org/10.18723/DIW_WB:2024-12-4

Davies, T., Isakjee, A., & Dhesi, S. (2017). Violent Inaction: The Necropolitical Experience of Refugees in Europe: Violent Inaction. *Antipode, 49*(5), 1263–1284. https://doi.org/10.1111/anti.12325

De Genova, N. P. (2002). Migrant „Illegality" and Deportability in Everyday Life. *Annual Review of Anthropology, 31*(1), 419–447. https://doi.org/10.1146/annurev.anthro.31.040402.085432

Fassin, D. (2001). L'altérité de l'épidémie. Les politiques du sida à l'épreuve de l'immigration. *Revue européenne de migrations internationales, 17*(2), 139–151. https://doi.org/10.3406/remi.2001.1782

Foucault, M. (2020). *The history of sexuality. Volume 1: The will to knowledge* (R. J. Hurley, Trans.). Penguin Classics.

Gabarro, C. (2012). Les demandeurs de l'aide médicale d'État pris entre productivisme et gestion spécifique. *Revue Européenne Des Migrations Internationales, 28*(2), 35–56.

Geeraert, J. (2018). Healthcare Reforms and the Creation of Ex-/Included Categories of Patients – „Irregular Migrants" and the "Undesirable" in the French Healthcare System. *International Migration, 56*(2), 68–81. https://doi.org/10.1111/imig.12405

Geeraert, J. (2021). Sick and Vulnerable Migrants in French Public Hospitals. The Administrative and Budgetary Dimension of Un/Deservingness. *Social Policy and Society, 20*(3), 487–496. https://doi.org/10.1017/S1474746420000767

[7] https://medibuero.de/zugang-versorgung-corona_pm_2020–04-14/ (aufgerufen am 31.10.2024).

[8] https://gleichbehandeln.de (aufgerufen am 31.10.2024).

Geeraert, J. (2022a). *Dans la salle d'attente du système de santé. Enquête dans les permanences d'accès aux soins de santé*. Presses universitaires de Rennes.

Geeraert, J. (2022b). On the Role of Structural Competency in the Healthcare of Migrant with Precarious Residency Status. *Societies*, *12*(2), https://doi.org/10.3390/soc12020054

Izambert, C. (2010). 30 ans de régressions dans l'accès aux soins. *Plein Droit*, *3*, 5–9.

Mbembe, A. (2019). *Necropolitics* (S. Corcoran, Trans.). Duke University Press. https://doi.org/10.1515/9781478007227

Sahraoui, N. (2020). *Borders across healthcare: Moral economies of healthcare and migration in Europe* (First edition). Berghahn Books.

Stadler, R. (2023, September 28). *Zahnmedizinische Versorgung: Was ist dran an Merz' Behauptungen?* Süddeutsche.de. https://www.sueddeutsche.de/politik/merz-zahnmedizin-gefluechtete-asyl-kosten-1.6260670

Vaughan-Williams, N. (2015). *Europe's border crisis: Biopolitical security and beyond* (First edition). Oxford University Press.

**Jérémy Geeraert, Dr.** ist Soziologe und Kulturanthropologe und derzeit Gastwissenschaftler am Institut für Europäische Ethnologie der Humboldt-Universität zu Berlin. Seine Forschungsinteressen umfassen die europäische Migrationspolitik, den Zugang zu medizinischer Versorgung für Menschen mit prekärem oder unzureichendem Aufenthaltsstatus und die Kriminalisierung von Migration und Solidarität gegenüber Migrant:innen an den Europäischen Grenzen.

# II. Bestandsaufnahmen und Analysen einzelner Versorgungsbereiche

# Das *Münchner Modell*: Gesundheitsversorgung und die Wahrung der sozialen Rechte von Menschen ohne Papiere im Wandel der Zeit

Philip Anderson

**Zusammenfassung**

Zunächst wird der Kontext der Studie zu Menschen ohne Papiere in München „Dass Sie uns nicht vergessen" (2004) dargestellt. Nach Fertigstellung der Studie entwickelte sich der Rahmen für das Münchner Modell der kommunalen Versorgung ab 2004. Was hat sich getan in der Zwischenzeit? Die Fortführung der kommunalen Politik in München, eingebettet in den bundesdeutschen wissenschaftlichen und politischen Diskurs sowie in die sozialpolitische Praxis im Laufe der Jahre, wird skizziert. Eine aktuelle Studie mit Schwerpunkt auf Fragestellungen wie die Gesundheitsversorgung in Verzahnung mit dem Zugang zur Bildung sowie sozialer Teilhabe – alles Bestandteile des Münchner Modells – wird danach präsentiert. Das Projekt wurde ab Ende 2023 von Andreas Sagner vom sozialwissenschaftlichen Institut München (SIM) umgesetzt. Ziele, Ablauf sowie methodische Herausforderungen werden behandelt. Vulnerabilität, Angebotsstruktur und Zugang der Betroffenen zu Gesundheitsversorgung und Schule werden beschrieben. Ein Teil der Analyse beinhaltet die Themen: „Wie entsteht eine Dynamik für eine pro-aktive Politik seitens der Kommune zu diesem Thema?" und „Wovon hängt die Effektivität von praxisbezogenen Empfehlungen für die kommunale Politik ab?"

P. Anderson (✉)
München, Deutschland
E-Mail: philip.anderson@gmx.de

 
A. Dieterich et al. (Hrsg.), *Krank, zugewandert, nicht versichert?*,
https://doi.org/10.1007/978-3-658-48772-0_5

**Schlüsselwörter**

Illegale Migration • Menschenrechte • Kommunale Integrationspolitik • Flucht • Geflüchtete • Papierlose • Irreguläre Migration • Illegalisierte

## 1 Einleitung: Hintergründe zur Studie in München

Folgender Aufsatz stellt gewissermaßen einen Bericht als *Work in Progress* hinsichtlich der Fort- und Weiterentwicklung der kommunalen Politik im Umgang mit Migrant*innen ohne gültige Papiere dar – mit Fokus auf München und das Münchner Modell. Zum Zeitpunkt der Fertigstellung dieses Artikels lag die Vorstudie des Projekts über *Sans Papiers* in der Landeshauptstadt (LHS) München (Projektzeitraum 2023–2025) noch nicht vor. Deswegen handelt es sich hier um vorläufige Projektergebnisse sowie deren Analyse.

Der Einsatz für die Menschen- und Sozialrechte von illegalisierten Migrant*innen hat eine eigene Historie in der Bundesrepublik Deutschland.[1] In diesem Artikel soll die bisherige Entwicklung dieser (sozial-)politischen Ansätze auf kommunaler Ebene in München nachgezeichnet werden.

Auf der nationalstaatlichen Ebene wird die Grenzziehung zwischen zugehörigen Staatsbürger*innen, also *Citoyens,* einerseits und Ausländer*innen (d. h. Menschen ohne inländischen Pass) andererseits traditionell als ein zentraler Bereich der politischen und administrativen Machtausübung vollzogen. Bekanntlich wird im Zeitalter der Globalisierung die Mobilität von Menschen restriktiver als jene von Geld und geistiger Kreativität (*intellectual property*) gehandhabt. Catherine Dauvergne (2009) hat diesen Zusammenhang treffend wie folgt präzisiert:

> *„Globalisation brings a range of pressures to national borders, and they are increasingly permeable to flows of money and ideas. Migration laws have long been a key site of national assertions – of power, identity or „nationness" […] One way to understand the present importance of the term „illegal" is to consider how it reinforces migration law's exclusionary capability when faced with these threats."* (Dauvergne, 2008, S. 17)

Es war Ende der 1990er Jahre vor allem die bahnbrechende Studie *„Illegal in Deutschland"* von Pater Jörg Alt (1999) mit dem empirischen Fokus auf die Stadt

[1] In diesem Artikel werden die Begriffe „Illegale" (in Anführungszeichen, als Hinweis auf eine von Nationalstaaten geprägte rechtliche Konstruktion, da kein Mensch „illegal" sein kann), Migrant*innen in der Illegalität, illegalisierte Migrant*innen, Migrant*innen ohne Papiere sowie *Sans Papiers* in loser Abfolge benutzt.

Leipzig, welche eine zivilgesellschaftliche, breit angelegte Diskussion über die sozialen Rechte und Menschenrechte von *Sans Papiers* auslöste. Viele Stimmen von Praktiker*innen aus dem Sozial-, Gesundheits- und Bildungsbereich bestätigten, dass die Notlagen von *Sans Papiers* gerade auf kommunaler Ebene nicht länger ignoriert werden sollten. Diskussionen in der lokalen Zivilgesellschaft und unter ortsansässigen politischen Akteuren in München führten zur Erteilung des Auftrags durch den Stadtrat, eine solche Studie durchzuführen. Damals war dies ein Novum.

Im Verlauf des hiermit in Gang gesetzten Prozesses in der Stadt München ab dem Jahr 2000 spielten verschiedene zivilgesellschaftliche Akteure eine bedeutende Rolle. Professionelle Gruppen, Selbstorganisationen der Migrant*innen, Wohlfahrtsverbände und kirchliche Initiativen, Nichtregierungsorganisationen, engagierte Einzelpersonen und schließlich die Lokalmedien halfen bei der Entwicklung einer innovativen städtischen Politik. Auch die Widerstände seitens mancher Instanzen waren nicht unwesentlicher Teil des Prozesses. Davon wird später die Rede sein.

Als Anfang der 2000er Jahre Spielräume für eine kommunale Politik ausgelotet wurden, war dieser Ansatz weit über die Stadtgrenzen von Interesse. Viele Kommunen standen vor ähnlichen Herausforderungen. Deswegen haben einige andere Städte und Gemeinden Studien zu diesem Thema erstellt sowie sich mit den Ansätzen in München im Hinblick auf deren Übertragbarkeit auseinandergesetzt (Aßner et al., 2009, Bommes & Wilmes, 2007, Krieger et al., 2006).

## 2 Zur Erinnerung: Die Studie *„Dass Sie uns nicht vergessen"* und die Entstehung des Münchner Modells

Der Auftrag für eine Studie zur Situation von illegalisierten Migrant*innen in München im Jahr 2000 wurde auf der Grundlage eines Stadtratsbeschlusses erteilt. Dies ging auf den aktiven Einsatz der Fraktion Bündnis 90/Die Grünen zurück, die viele Kontakte sowohl in der migrantischen Szene in München (MSO, engagierte Migrant*innen) als auch unter mit *Sans Papiers* arbeitenden Professionellen hatten (u. a. Mediziner*innen, im schulischen und sozialen Bereich Tätigen).

Durch die oben erwähnte Studie von Jörg Alt mit Fokus auf Leipzig wurde es im Rahmen von darauffolgenden Tagungen und durch den Austausch im Katholischen Forum „Leben in der Illegalität" vielen integrationspolitischen Akteuren klar, dass man nun solide Erkenntnisse über die tägliche Lebenssituation, d. h. die Vulnerabilität von *Sans Papiers* in einer großen westdeutschen Kommune, benötigte. Aufgrund seiner Größe, wirtschaftlichen Bedeutung sowie geographischen Lage erschien München für eine solche empirische Untersuchung gut geeignet.

Innerhalb der Stadtverwaltung sowie unter politischen Entscheidungsträgern herrschte allerdings an manchen Stellen große Nervosität über die Durchführung einer solchen Studie: „*Sei man als Kommune überhaupt berechtigt, solche sozialen und menschenrechtlichen Fragestellungen zu untersuchen*?“, lautete damals eine mit Nachdruck gestellte Frage. Vertreter*innen des bayerischen Innenministeriums beispielsweise zeigten sich empört über das Vorhaben und nahmen eine „hartleibige“ ablehnende Haltung dazu ein.

Dies war insofern von Belang, weil sich die Ausländerbehörde der LHS München in einer Zwitterstellung befand: Einerseits war sie integraler Bestandteil der Kommunalverwaltung, andererseits dem bayerischen Innenministerium als oberstem Dienstherren unterstellt. Als Hintergrundinformation dazu wichtig: Zur Durchführung des Projektes wurde ein Arbeitskreis der städtischen Referate als Begleitgremium eingerichtet. Dadurch konnte man auf Statistiken und interne Unterlagen zurückgreifen sowie „kurze Dienstwege“ nutzen, um an Interviewpartner*innen zu gelangen.[2] Ebenso war es dadurch möglich, Zwischenergebnisse, die entstehende Analyse sowie vorläufige Empfehlungen zur Diskussion zu stellen. In diesem Gremium wurde das Spannungsverhältnis für die Leitungsebene der Ausländerbehörde als „Diener zweier Herren“ anhand der lebhaften, gar konfliktreichen, Diskussionen deutlich.

Aus Sicht des Verfassers gab es zudem ein wesentliches ethisches Dilemma – neben anderen methodischen Herausforderungen bei einem solchen empfindlichen Thema. Die Aufgabenstellung der Untersuchung war per Stadtratsbeschluss eindeutig benannt worden. Es handelte sich um die sozialen und menschenrechtlichen Probleme dieser Personengruppe im Hinblick auf den sozialen Auftrag der Kommune, nicht um das Verfolgungsinteresse das Staates. Das hieß, der Schutz der Betroffenen, deren Überlebenswege und Netzwerke sowie ihrer Helfer*innen stand an erster Stelle. Diese eindeutige Priorisierung (durchaus vergleichbar mit dem Dilemma des „doppelten Mandats“ in der Sozialen Arbeit) führte zwangsläufig zu einem erheblichen Diskussionsbedarf bezüglich des Umgangs mit den

---

[2] Neben Vertreter*innen der Ausländerbehörde nahmen das Sozialreferat, das Referat für Gesundheit und Umwelt, das Schulreferat sowie die Polizei teil. Allerdings sind die Vertreter*innen des Polizeipräsidiums frühzeitig wieder ausgestiegen, da sie mit der menschenrechtsorientierten Zielsetzung der Studie als Teil des kommunalen Auftrags nicht einverstanden waren.

Erkenntnissen im projektbegleitenden Arbeitskreis. Deswegen etwa verweigerte das Polizeipräsidium der LHS München die Teilnahme.

Als die Studie in fertiger Form vorlag (Anderson, 2003), musste die Verabschiedung durch die relevanten städtischen Ausschüsse, bzw. die Befassung mit den Empfehlungen und den daraus herzuleitenden Konsequenzen für die Stadt erfolgen. Auch an dieser Stelle zeigte sich die Brisanz des Themas.Wie ein städtischer Gesprächspartner es damals zu den Ergebnissen der Untersuchung formulierte: „Es handelt sich um vermintes Gebiet". Die Studie lag mehrere Monate unbeachtet im Amt des Oberbürgermeisters. Erst als auf Initiative eines grünen Stadtrats der Bericht in die Zuständigkeit des Referenten für Soziales „verschoben" wurde (das Münchner Sozialreferat ist das größte der Bundesrepublik), kam schließlich Bewegung in diese Szenerie. Auf der Leitungsebene dieses Referats hatte man in der Zwischenzeit die sozialpolitische Relevanz dieser Thematik für die Kommune München erkannt.

Ab diesem Zeitpunkt entspannte sich eine interessante zivilgesellschaftliche Dynamik. Einige Akteure in der Stadtgesellschaft hatten zur Erkenntnisgewinnung im Laufe des Projekts beigetragen. Sie wussten, dass ein Endbericht bereits vorlag. Sie wollten auf keinen Fall das Gesamtprojekt „im Sande verlaufen lassen".

Die Ergebnisse wurden deswegen nicht nur im Stadtrat, sondern in anderen Gremien und im professionellen Diskurs behandelt und von den Lokalmedien aufgegriffen. Anschauliche Erfahrungs- und Betroffenenberichte sowie Interviews zu den wichtigsten Erkenntnissen erschienen und sorgten dafür, dass seitens der Stadt eine interdisziplinäre Arbeitsgruppe zur Umsetzung der im Handlungsbereich der Kommune relevanten Empfehlungen eingerichtet wurde.[3]

Daraus entstand das Münchner Modell zur Wahrung der Sozialen und Menschenrechte der *Sans Papiers*, das an dieser Stelle aus Platzgründen nicht näher erläutert wird (Vergleich Spohn et al. in: Spohn, 2010). Bundesweit wurde das Thema durch das Katholische Forum *Leben in der Illegalität* und der Bundesarbeitsgruppe *Illegalität* aufgegriffen und dessen Übertragbarkeit für andere Kommunen diskutiert.

Was die Entstehung eines kommunalpolitischen Ansatzes zu diesem kontroversen Thema betrifft, lässt sich rückblickend Folgendes festhalten: Erst durch das Zusammenwirken verschiedener lokaler Akteure konnte zunächst die Studie überhaupt in Auftrag gegeben bzw. durchgeführt werden. Dadurch war eine

[3] Städtische Referate, Vertreter*innen von Wohlfahrtsverbänden, NGO s, Basisinitiativen im Migrations- und sozialen Bereich sowie MSO s.

Umsetzung der Ergebnisse der Studie und die Entstehung eines kommunalen Handlungsmodells überhaupt möglich.

***Die Zivilgesellschaft*** Diverse Gesprächspartner*innen in der Migrations- und Integrationsarbeit (professionell wie ehrenamtlich), von Basisinitiativen oder als engagierte Einzelpersonen aus der Mehrheitsgesellschaft bis zu Gruppen aus den ethnischen *Communities,* setzten sich für das Durchbrechen der Tabuisierung dieses Themas ein – gerade am Lebensmittelpunkt der Großstadt/Kommune.

***Die Rolle der Stadtverwaltung und Politik*** Weil der Stadtrat die Untersuchung in Auftrag gab – und damit die städtischen Referate zu einer Zusammenarbeit im Begleitgremium „verdonnerte" –, musste sich die Leitungsebene der verschiedenen Verwaltungsbereiche mit der Thematik befassen (Sozialreferat, Referat für Gesundheit und Umwelt, Schulreferat sowie – ganz wichtig – die Ausländerbehörde). Dieser Prozess war zeitweise durchaus schmerzhaft für alle Beteiligten, aber dennoch ergiebig. Damit konnten sich diese Referate der anschließenden Diskussion um die Umsetzung der Handlungsempfehlungen nicht entziehen (etwamit der Behauptung, sie könnten solche, für sie nicht nachvollziehbaren, Handlungsansätze seitens der Kommunalpolitik nicht mittragen).

***Die Rolle der Medien*** Nachdem das Sozialreferat die Federführung übernommen hatte, wurden die Ergebnisse und Handlungsempfehlungen öffentlich bekannt. Diese wurden in diversen Gremien – durchaus kontrovers – diskutiert. Das mediale Echo darauf war überraschend positiv. Interviews mit und Betroffenenberichte von illegalisierten Migrant*innen sorgten für eine Sensibilisierung der Öffentlichkeit für deren strukturell bedingte Vulnerabilität. Der bisher anonyme illegalisierte Mensch als ausgebeuteter Arbeiter, als papierlose, ungewollt schwanger gewordene, Frau im Reinigungsgewerbe oder als Kind von *Sans Papiers,* das nicht in die Schule gehen darf, erhielt auf einmal jeweils ein Gesicht. Damit konnte eine Stimmung erzeugt werden, welche die Erarbeitung von einem menschen- und sozialrechtlichen Konzept seitens der Kommune zur Unterstützung dieser schutzlosen, bisher ausgegrenzten, Gruppe ermöglichte.

## 3 Politische und rechtliche Entwicklung in der Zwischenzeit

Nach dem Sommer der Migration 2015 und in Folge weiterer, darauf folgender-Wanderungsbewegungen – nicht zuletzt aus der Ukraine nach dem russischen Angriffskrieg ab März 2022 – wird wieder kontrovers über die sog. illegale Einwanderung diskutiert (BAMF Haberstroh et al., 2022). Deswegen rückte der Umgang mit Menschen ohne gültige Papiere wieder ins Blickfeld der städtischen Sozialpolitik. Die konzeptionelle Grundlage für das Münchner Modell bildet die Akzeptanz aller hier lebenden Zugewanderten und die Wahrung ihrer sozialen und gesundheitlichen Rechte sowie Bildungsrechte – ungeachtet ihres Aufenthaltsstatus. Dies ist nach wie vor die tragende Haltung der Münchner Kommunalpolitik. Deswegen wurde durch einen Stadtratsbeschluss der Impuls zur aktuellen Überprüfung der Münchner Politik in Umgang mit der Zielgruppe der *Sans Papiers* gegeben.

Seit der ersten Münchner Studie hat es auf der gesetzlichen Ebene einige Fort- und auch Rückschritte gegeben. Nach einer Änderung in den allgemeinen Verwaltungsvorschriften zum Aufenthaltsgesetz im September 2009 wurde die Finanzierung von stationären Behandlungen statusloser Migrant*innen im Notfall vom Sozialamt rechtlich konkretisiert: Die ärztliche Schweigepflicht wurde auf Verwaltungsmitarbeiter*innen im Krankenhaus bzw. in der Abrechnung übertragen. Darüber hinaus wurde die Straffreiheit für Helfende – im Kontext der Berufstätigkeit sowie als Ehrenamtliche – ermöglicht. Es besteht dabei *keine* Verpflichtung zur Datenübermittlung an die Ausländerbehörde nach § 87 Abs. 2 AufenthG. im Schul- bzw. Bildungsbereich und in der stationären Versorgung.[4]

Geschieht dies aber wirklich in der Praxis? Wie bekannt sind diese Änderungen? Der gesundheitliche Schutz besteht nur bei akuten Erkrankungen bzw. in vitalen Notfällen. Damit können Papierlose mit chronischen Erkrankungen nicht behandelt werden. Zudem: In vielen Einrichtungen sind diese Änderungen unbekannt oder es besteht für viele Praktiker*innen nach wie vor eine Grauzone: Handele ich widerrechtlich in der Behandlung, Beratung oder Unterstützung von Illegalisierten (Beihilfe zum unerlaubten Aufenthalt)? Müsste ich diese Kenntnisse an die Strafbehörden weiterleiten (Übermittlungspflicht)? Und: In Bezug auf die Straffreiheit sind die besagten verwaltungsrechtlichen Änderungen für

[4] Deutscher Bundestag (wissenschaftliche Dienste): Menschen ohne Papiere. Ihr Recht auf Gesundheit und ihr Zugang zu medizinischer Versorgung. 2011 S. 11–12 https://www.bundestag.de/resource/blob/412486/0d0d265f04c9dd386a7d6e738a66201e/WD-6-153-11-pdf.pdf.

Gerichte nicht bindend, da sie auf Änderungen der Verwaltungsvorschriften und nicGesetzen beruhen.

Mit anderen Worten ist die Übermittlungspflicht nach wie vor ein Hindernis in der Praxis. Deswegen entstand im Jahr 2022 die bundesweite Kampagne *GleichbeHandeln*[5] mit dem Ziel, die Übermittlungspflicht in diesem Bereich komplett abzuschaffen. Dem Vernehmen nach reagierte die Ampelkoalition zwar auf diese Initiative mit der Verpflichtung, im Koalitionsvertrag von November 2021 den Zugang zur medizinischen Versorgung für *Sans Papiers*sicherzustellen. Bis dato ist aber keine Gesetzesinitiative diesbezüglich erfolgt.

Eine weitere Entwicklung gab es den Schulbesuch betreffend. Im Jahre 2011 verabschiedete nach intensiver Lobbyarbeit von zivilgesellschaftlichen Gruppen die schwarz-gelbe Koalition der Bundesregierung ein Gesetz, das den Vorrang des Rechts auf Bildung festhielt: Der Schulbesuch müsse in allen Bundesländern illegalisierten Kindern ermöglicht werden. Bildung ist aber bekanntlich Ländersache. Inwiefern wird dieses Gesetz aber von den Ländern umgesetzt? Es gibt bis dato zwei Bundesländer, die dieser gesetzlichen Verpflichtung nachgekommen sind, Hamburg und Nordrhein-Westfalen. Lediglich diese zwei Bundesländer haben für Rechtssicherheit beim Schulbesuch von papierlosen Kindern durch Klarstellungen des zuständigen Ministeriums gesorgt. *„Diese Gesetzesänderung ist in der Praxis leider noch nicht überall angekommen."* (GEW Vorsitzende Marlis Tepe).[6]

De facto hängt der Zugang zur Bildung für diese Zielgruppe in der Regel von Schulleitungen und den örtlichen Gegebenheiten ab. Die aktuelle Münchner Studie gab Einblick in die Praxis der Schulen. Darauf gehen wir im weiteren Verlauf der Darlegungen ein.

## 4 Aktuelle Vorstudie in München

Aufgrund von durch die Corona Pandemie verursachten Verzögerungen konnte der Auftrag zur Durchführung einer explorativen Vorstudie an Andreas Sagner des sozialwissenschaftlichen Instituts SIM erst Ende 2023 erteilt werden. Beratend wurde SIM vom Verfasser von Anfang des Projekts an unterstützt.

[5] Von „Ärzte der Welt" initiiert; vertiefend siehe https://gleichbehandeln.de/

[6] „Es darf nicht an Papieren scheitern" von Michaela Ludwig in E&W, 12/2015, S. 38–39.

## 4.1 Methodik

Die Vorstudie behandelt folgende Themen: die Erarbeitung einer soliden Schätzung der Zahlen von Menschen ohne Papiere in München. Dann erfolgt die Prüfung der bestehenden kommunalpolitischen Ansätze des Münchner Modells auf ihre aktuelle Praxistauglichkeit sowie fachliche Relevanz:

- Untersuchung der Effektivität der Münchner Ansätze im Hinblick auf Zugang zur Schule und Bildung für Kinder bzw. Jugendliche;
- Untersuchung der Effektivität der Ansätze im Bereich der Gesundheitsversorgung;
- Untersuchung des Handlungsbedarfs im Hinblick auf soziale Teilhabe von Menschen, die in die Illegalität versetzt worden sind.

Methodisch ist das Team nach einer Literaturauswertung zu den unterschiedlichen Facetten der Kommunalpolitik mit Schwerpunkt *Papierlose* in den letzten zwei Jahrzehnten auf der Grundlage von *Grounded Theory* in die Interviewphase eingetreten. Ca. 40 Interviews mit Expert*innen wurden durchgeführt[7]. Es war nicht möglich, direkt Interviewpartner*innen mit Erfahrung als Illegalisierte zu gewinnen. Allerdings fanden zwei Diskussionsrunden mit Vertreter*innen diverser Migranten-Communities mit persönlicher Kenntnis von Menschen in der aufenthaltsrechtlichen Illegalität statt. Durch den Austausch in diesen Runden konnten wertvolle Hintergrundinformationen sowie aktuelles Kontextwissen gewonnen werden.

Als Abschluss der empirischen Phase wurden die Ergebnisse in drei Diskussionsrunden mit Expert*innen zu den Themenschwerpunkten Bildung/Schule, Gesundheitsversorgung sowie soziale Teilhabe von illegalisierten Migrant*innen erörtert. Diese Runden dienten der Prüfung sowie Verfeinerung der gewonnenen Erkenntnisse. Zudem konnten potenzielle Handlungsempfehlungen für den Stadtrat und andere kommunale Akteure hinsichtlich ihrer Umsetzbarkeit und Praxisrelevanz zur Diskussion gestellt werden. Die Darstellung in diesem Text widerspiegelt die Reflexion der Ergebnisse in den Diskussionsrunden der Expert*innen.

[7] Gesprächspartner*innen aus Verwaltung, dem sozialen, gesundheitlichen sowie Bildungsbereich, aus MSO s und NGO s. Kenner*innen der verschiedenen Lebenswelten wurden nach dem „Schneeballprinzip" hinzugewonnen.

## 4.2 Vorläufige Ergebnisse: Wissen wir überhaupt, was wir nicht wissen?

Zuerst einmal wurden Anhaltspunkte zu einer Schätzung der Anzahl der Menschen ohne Papiere in München erarbeitet. Dabei sind die methodischen Schwierigkeiten in diesem Bereich hinlänglich bekannt (Vogel, 2016).

Von der Polizeistatistik ausgehend, kann man grob geschätzt in München aktuell von einer Gesamtzahl von dreizehn bis achtzehn Tausend Personen in der aufenthaltsrechtlichen Illegalität ausgehen – von einer Gesamtbevölkerung in München von 1,5 Mio. Folgt man ferner der Polizeistatistik (Ermittlungen gegen Personen ohne erlaubten Aufenthalt), lässt sich zur Struktur u. a. sagen: Frauen: ca. 22 %; größte Altersgruppe 18–39 Jahre: ca. 48 %; ca. 50 % aus fünf Ländern: Türkei, Afghanistan, Syrien, Nigeria, Albanien.

Kundige Diskutant*innen äußerten Skepsis über die am häufigsten genannten Herkunftsländer. Es wurde aber auf die – migrationswissenschaftlich bekannten – Faktoren hingewiesen, die mit der Heranziehung der Polizeistatistik verbunden sind: Inwiefern widerspiegeln die den Schätzungen zugrunde liegenden Aufgriffszahlen das *Racial Profiling* seitens der Polizei?Sind die Zahlen der „offiziellen" Population der illegalisierten Migrant*innen vor allem eine Spiegelung der regulär aufhältlichen Gruppe? Im Sinne der Erkenntnis: Je größer und „etablierter" eine Migrant*innengruppe durch Wege der legalen Zuwanderung (Arbeitsmigration, Familienzuzug, Bildungsmigration, Flucht, Zuwanderung als ältere Personen etc.), desto vielfältiger die potenziellen Wege in die Illegalität.

An dieser Stelle gilt es, eine wichtige, sich über alle Einzelthemenbereiche überspannende, Erkenntnis aus dieser Untersuchung festzuhalten. Als roter Faden durch die Empirie hindurch zeigte sich, dass es in München einerseits eine klar definierte, an vielen Stellen hinlänglich bekannte, städtische Politik der Unterstützung und Versorgung von illegalisierten Migrant*innen in der Illegalität gibt (Stichworte: Gesundheitsversorgung, Zugang zur Bildung, Hilfe in sozialen Notlagen bzw. Teilhabe ermöglichen sowie Wege in die Legalisierung aufzeigen). Andererseits lässt sich nicht sagen, inwiefern diese erklärte Politik die Zielgruppe tatsächlich erreicht bzw. ob sich die betreffenden Personen trauen, diese Angebote seitens der Kommune faktisch in Anspruch zu nehmen.

Diese Diskrepanz lässt sich anhand des Themas Zugang zu Bildungseinrichtungen sowie zur Gesundheitsversorgung in München gut aufzeigen.

### 4.2.1 Schulbesuch und Zugang zur Bildung

Im Laufe der empirischen Erhebung wurden einige allgemeine Erkenntnisse in Bezug auf Schule und Bildung deutlich. Während die Kolleg*innen in der Schule kaum konkrete Informationen über Kinder ohne Papiere haben, erfahren Mitarbeitende in der Bezirkssozialarbeit vom Wunsch der papierlosen Eltern, ihre Kinder in die Schule im Viertel zu schicken. Dann suchen sie im Einzelfall pragmatische Lösungen im Kontakt mit den lokalen Schulen.

Solche Fälle lassen sich allerdings schwer protokollieren – oder im Rahmen einer Untersuchung ermitteln –, denn folgende Vermutung liegt nahe: Die Kolleg*innen in der Schule haben (aufgrund der „Grauzone" der potenziellen obrigkeitlichen Kontrolle) kein Interesse, die Aufnahme von papierlosen Kindern offiziell festzuhalten. Sie wollen trotzdem soweit als möglich aus pädagogisch-ethischen Gründen diese Kinder beschulen.

Im Laufe der empirischen Erhebung ist es, den *vorschulischen Bereich* betreffend, deutlich geworden, dass papierlose Eltern aufgrund von Ängsten, Kosten, fehlendem Wissen sowie Hürden des Anmeldeverfahrens (Schweigepflichtentbindung seitens der Kindertagesstätte, Nachweis der Masernimpfung) nur schwerlich einen Zugang zum Versorgungssystem erhalten. Dieser gestaltet sich besonders problematisch bei Kindern mit Frühförderbedarf. In München fehlt nämlich eine vergleichbare Anlaufstelle wie die „Clearingstelle Kita" in Hamburg[8], wodurch der Zugang zum Elementarbereich ermöglicht werden kann.

Insgesamt besteht Unklarheit darüber, inwiefern das auch in der Bayerischen Verfassung verbriefte Recht auf Schulbesuch für diese Zielgruppe eingelöst werden kann bzw. eingelöst wird. Besteht ein eindeutiger politischer Wille seitens der Entscheidungsträger*innen dazu?

Praktiker*innen im Bildungsbereich weisen eine große Unsicherheit aufgrund diffuser Barrieren auf:

1) das städtische Schulamt und das Referat für Bildung und Sport vertritt zwar die offizielle Position, dass keine papierlosen Schüler*innen an die Ordnungsbehörden gemeldet würden – diese Haltung ist den Schulen allerdings zum Teil nicht bekannt;
2) Die fehlende Kohärenz der Politik zeigt sich darin, dass Schulleitungen manchmal andere Auskünfte über die Anmeldung von papierlosen Kindern geben als das jeweilige Sekretariat der Schule;
3) Die für den Schulbesuch kennzeichnende „Grauzone" im Umgang mit Kindern in der Illegalität führt dazu, dass – entgegen der explizit dargelegten Politik der LHS München – Schulleitungen (dem Vernehmen nach) sich bei der Ausländerbehörde gelegentlich im konkreten Fall melden, um „auf der sicheren Seite" zu sein.

---

[8] Vertiefend siehe: https://www.fz-hh.de/de/projekte/clearingstelle_kinder.php.

Im Laufe von Diskussionen mit den Expert*innen der Studie wurde die Frage nach alternativen Optionen für die Eltern der papierlosen Kinder thematisiert. Sie können unter Umständen auf kirchliche Schulen zurückgreifen und ansonsten auf Netzwerke der (dürftigen) Bildungsselbstorganisation. Bis jetzt hat die Stadt aber keinen systematischen Austausch mit dem kirchlichen Schulamt oder anderen Zuständigen im kirchlichen Bildungsbereich auf lokaler Ebene angebahnt, um die jeweiligen Erkenntnisse und Schlussfolgerungen abzugleichen. Eine solche Initiative wäre aber hilfreich und sinnvoll.

De facto muss man festhalten: Die wenigsten Kinder scheinen regelmäßig in die Schule zu gehen. Dies geschieht höchstens punktuell durch das Engagement und die gute Vernetzung von einzelnen Pädagog*innen und Stadtteilschulen, welche diskret und unterhalb des offiziellen Radars agieren. Sie sind schließlich, froh wenn diese jungen Menschen überhaupt zeitweise in die Schule kommen.

Ansonsten muss man sich fragen: Wo sind diese Kinder denn – und was soll aus ihnen werden?

Zudem: Die Migrantenselbstorganisationen (MSO) werden zu wenig in die Informationspolitik zu diesen Ansätzen einbezogen. Deswegen sind sie ungenügend über die Ansätze des Münchner Modells im Umgang mit illegalisierten Personen aufgeklärt bzw. es bestehen Berührungsängste. Die Erfahrung lehrt: Wenn die Akteure des „offiziellen Deutschland", in diesem Fall die Kommune, nicht proaktiv mit einer dezidierten sozial- und menschenrechtsorientierten Agenda auf die Vertreter*innen der ethnischen Minderheiten zugehen, werden Letztere sich nicht trauen, von sich aus Partei für die Sans Papiers zu ergreifen: Das Machtungleichgewicht ist dafür zu groß. Ergo ist das Risiko für die MSOs – dies eine klare Erkenntnis aus den Diskussionsrunden – zu hoch.

### 4.2.2 Gesundheitsversorgung

Die ambulante Versorgung für Migranten ohne gültige Papiere hat sich im Laufe der letzten zwanzig Jahre in München gut entwickelt. Die NGOs *Café 104* und *Malteser Migranten Medizin* –in mehreren deutschen Städten für diese Zielgruppe präsent- arbeiten mit dem erprobten Konzept der medizinischen Erstversorgung in Kombination mit Rechtsberatung, damit aufenthaltsrechtliche Fragen der Klient*innen sachkundig behandelt werden können – im Falle von *Café 104* in Zusammenarbeit mit *Ärzte der Welt*.

Die Initiativen verfügen jeweils über ein großes Netzwerk von niedergelassenen Ärzt*innen, die bereit sind, unentgeltlich eine Diagnose zu erstellen und Erstbehandlungen durchzuführen. Sollte teure Gerätemedizin ins Spiel kommen, können die Initiativen auf einen Topf der LHS München für die gesundheitliche

Versorgung von Nichtversicherten zurückgreifen, der jährlich mit 500.000 € ausgestattet ist. Nach Aussage von Expert*innen wird diese bereitstehende Summe in der Regel nicht zur Gänze ausgeschöpft.

Eine der Vorzüge der erprobten Zusammenarbeit mit der Stadt München besteht darin, bei schwangeren Klientinnen eine sechsmonatige Duldung zu erhalten[9], um Untersuchungen vor und nach der Geburt durchzuführen und währenddessen mit der Ausländerbehörde nach einem Weg in die Legalität zu suchen, z. B. über den legalen Aufenthalt des Kindesvaters – falls gegeben (Stichwort „Wege in die Legalität").

Man kann grundsätzlich davon ausgehen, dass die Basisversorgung durch engagierte Ärzt*innen auf Stadtteilebene zumindest teilweise die Zielgruppe erreicht. Dies verdeutlicht die Erfahrung des städtischen Dienstes der Kinderkrankenschwestern. Es handelt sich um einen Sozialdienst der LHS München – damit kostenlos für die Familien mit neugeborenen Kindern, die weder Papiere zeigen noch krankenversichert sein müssen. Die Schwestern gehen in die Privathaushalte des jeweiligen Wohnviertels. Bei ihrem Auftrag geht es ausschließlich um die Gesundheit und das Wohl des Säuglings/Kleinkindes. Um Vertrauen in den Familien aufzubauen ist es wichtig, dass aufenthaltsrechtliche Fragen kein Thema sind.

Die Krankenschwestern weisen ausdrücklich auf die einzelnen niedergelassenen Praxen (Familienärzt*innen, Kinderärzt*innen) in der Nähe hin, wo man als Nichtversicherte behandelt werden kann. Diese Fachkräfte verstehen sich als Teil des im Gesundheitsamtes verankerten Informationsnetzwerkes zur Gesundheitsversorgung *aller* Einwohner*innen. Durch die erworbene Vertrauensbasis mit den Kinderkrankenschwestern trauen sich die Familien eher zu den empfohlenen Ärzt*innen hinzugehen. Eine noch nicht beantwortete Frage lautet: Welche sonstigen Zugehdienste gibt es auf Stadtteilebene, um das Klientel mit der Palette der medizinischen Angebote zu erreichen?

Unter diesem Modell gibt es keine Abrechnungsprobleme. Dies ist ein entscheidender Unterschied im Vergleich zu den Kliniken. Seitens etwa der Münchner Kliniken besteht die offizielle Bereitschaft, diese Zielgruppe zu behandeln – auch Geburten sind möglich. Ist diese Haltung aber allen Mitarbeitenden in der Medizin sowie Verwaltung wirklich bekannt? Es scheint vorzukommen, dass ohne Garantie der Kostenerstattung Patient*innen abgewiesen werden.

Auch hier stellte es sich heraus, dass kaum belastbare Aussagen über die de facto Inanspruchnahme der medizinischen Dienste in den Kliniken in München zu

---

[9] Diese Lösung konnte erst nach langwierigen Verhandlungen mit den hausinternen Jurist*innen im Sozialreferat und Referat für Gesundheit und Umwelt erreicht werden.

erreichen waren. Es kursieren in den Communities immer wieder (abschreckend wirkende) Gerüchte, dass Patient*innen ohne Papiere direkt von der Polizei aus der Klinik abgeholt werden. Nach Aussage der Interviewten kommt diese Praxis in München seit vielen Jahren nicht vor.

Das bedeutet, dass die Prozessaufklärung bei allen Beteiligten verbessert werden muss. Aus der Sicht der Communities: Wo und wie komme ich zur Behandlung? Das medizinische und Verwaltungspersonal, vor allem in der Notaufnahme, muss gezielt über die städtisch verbriefte Vorgehensweise mit nichtversicherten Personen aufgeklärt werden. Einiges deutet darauf hin, dass auch die Entscheidungsträger*innen die einzelnen Schritte zur Umsetzung dieser Politik noch nicht klar vermittelt (gar festgelegt?) haben.

Ferner müssten qualifizierte Sprachmittler*innen vor Ort sein und zudem vor allem Multiplikator*innen aus den Communities gewonnen werden, um die Offenheit der Krankenhäuser für diese Patient*innen überzeugend zu vermitteln. Denn Vertrauensarbeit tut Not. Bis jetzt ist die Botschaft noch nicht glaubhaft übermittelt worden: Kliniken sind für *Sans Papiers* „safe places“.

Eine zentrale Erkenntnis: Die Basisnähe ist entscheidend. Arztpraxen, die *Sans Papiers* behandeln, sind bekannt in den Netzwerken. Als kranke illegalisierte Person fasst man eventuell genug Mut, um dort hinzugehen und sich behandeln zu lassen. Die Kliniken dagegen sind große Institutionen, sie wirken eher anonym und werden oft als „Bastionen des offiziellen Deutschlands“ wahrgenommen und damit potenziell gefährlich. Da will man als illegalisierte Migrant*in auf keinen Fall hingehen.

## 5 Fazit: Angemessene Angebote mit dennoch geringer Reichweite

Die laufende Untersuchung zur Situation von Migrant*innen ohne Papiere hat das Ziel, den Bedarf nach Aktualisierung des Münchner Modells zu prüfen. Vorläufige Ergebnisse deuten darauf hin, dass die Angebote zur Gesundheitsversorgung, Zugang zur Bildung sowie sozialer Teilhabe auch Wege in die Legalisierung aufzeigen. Zwar werden sie als nach wie vor angemessen eingeschätzt, problematisch ist aber die geringe Reichweite der Angebotspalette in die „getrennten Lebenswelten“ der illegalisierten Personen hinein.

Die Angst vor den Institutionen des „offiziellen Deutschlands“ ist auch in München groß. Gesicherte Erkenntnisse zur Effektivität des Münchner Modells sind allerdings schwer zu ermitteln. Mit anderen Worten: Es stellte sich heraus, dass die kommunalen Ansätze – Gesundheitsversorgung, Schulbesuch, Wege in die Legalität, soziale Teilhabe – nur bedingt die Zielgruppe erreichen.

Vor allem Behandlungen im Krankenhaus sind schwer zu realisieren, da illegalisierte Migrant*innen immer die großen Institutionen vermeiden. Dagegen vertraute, im Stadtviertel verankerte Netzwerke wie Ärzt*innen, Kinderkrankenschwestern, Sozialarbeiter*innen, Lehrkräfte erreichen Papierlose eher. Eine offenere, basisnahe Informationspolitik muss aufgebaut, MSOs sowie Basisinitiativen besser einbezogen werden, um vor allem Schlüsselpersonen mit Zugang zu den Communities besser zu erreichen.

## Literatur

Alt, J. (1999). *Illegal in Deutschland. Ergebniszusammenfassung des Forschungsprojektes zur Lebenssituation „illegaler Migranten" in Leipzig.* Von Loeper.

Anderson, P. (2003). *„Dass Sie uns nicht vergessen." Menschen in der Illegalität in München.* Landeshauptstadt München.

Aßner, M., Kühne, A., Mitrovic, E., & Vogel, D. (2009). *Leben ohne Papiere. Eine empirische Studie zur Lebenssituation von Menschen ohne gültige Aufenthaltspapiere in Hamburg.* (Diakonie, Hamburg und ver.di)

BAMF Haberstroh, F., Axel K., & Lechner, C. (2022): *Unerlaubter Aufenthalt in Deutschland: Perspektiven, Maßnahmen und Herausforderungen.* Studie der deutschen nationalen Kontaktstelle für das Europäische Migrationsnetzwerk (EMN) Working Paper 93.

Bommes, M., & Wilmes, M. (2007). *Menschen ohne Papiere in Köln. Eine Studie im Auftrag des Rates der Stadt Köln.* (IMIS).

Dauvergne, C. (2008). *Making People Illegal. What Globalisation Means for Migration and Law.* Cambridge University Press.

Deutscher Bundestag (wissenschaftliche Dienste) (2011). Menschen ohne Papiere. Ihr Recht auf Gesundheit und ihr Zugang zu medizinischer Versorgung. (S. 11–12).

Krieger, W., Ludwig, M., Schupp, P., & Will, A. (2006). *Lebenslage „illegal". Menschen ohne Aufenthaltsstatus in Frankfurt a. M.. Notlagen und Lebensbewältigung – Wege der Unterstützung.* Von Loeper.

Spohn, M. (Hrsg.), (2010). *„Wir haben Sie nicht vergessen..." 10 Jahre Umgang mit Menschen ohne gesicherten Aufenthaltsstatus in der Landeshauptstadt München. Das Münchner Modell.* Landeshauptstadt München

Vogel, D. (2016). Kurzdossier *Umfang und Entwicklung der Zahl der Papierlosen in Deutschland.* October 2016. https://doi.org/10.13140/RG.2.2.12408.55047

# Bedarfserhebung und Analyse der Versorgungssituation von Menschen ohne Krankenversicherungsschutz in der Region Nordhessen

Frances Ahlmann und Mirjam Schülle

**Zusammenfassung**

Verschiedene Personengruppen haben rechtlich einen eingeschränkten oder keinen Zugang zu regulärer medizinischer Versorgung. Dies betrifft insbesondere asylsuchende Personen, Menschen ohne rechtlichen Aufenthaltsstatus und EU-Bürger:innen ohne materielles Aufenthaltsrecht. Der vorliegende Beitrag stellt Ergebnisse einer qualitativen empirischen Erhebung mittels Expert:innen-Interviews dar und versucht sich damit einer Bedarfserhebung für die Region Nordhessen anzunähern sowie mögliche Gestaltungsansätze zur Verbesserung der Versorgungssituation zu entwickeln. Die gesundheitlichen Bedarfe von Menschen ohne Krankenversicherungsschutz in der Region decken sich mit dem bestehenden Forschungsstand aus anderen Städten; reguläre allgemeinmedizinische, insbesondere gynäkologische und psychotherapeutische Bedarfe wurden identifiziert. Menschen ohne Krankenversicherungsschutz haben auch in der Region Nordhessen oftmals keinen Zugang zu gewöhnlicher medizinischer Versorgung, trotz der Bemühungen unentgeltlicher und paralleler Versorgungsangebote. Besonders deutlich konnte gezeigt werden, dass die lokale Rechtsumsetzung den entscheidenden Faktor für den Zugang zur gesundheitlichen Versorgung darstellt. Die Einführung der

F. Ahlmann (✉)
Frankfurt am Main, Deutschland
E-Mail: ahlmann@wiesenhuettenstift.de

M. Schülle
Kassel, Deutschland
E-Mail: schuelle@uni-kassel.de



A. Dieterich et al. (Hrsg.), *Krank, zugewandert, nicht versichert?*,
https://doi.org/10.1007/978-3-658-48772-0_6

elektronischen Gesundheitskarte, die Verstetigung der Clearingstelle mit möglicherweise einem Anonymen Behandlungsscheinmodell (oder Fondslösung) werden als Lösungsansätze diskutiert. Für die Region Nordhessen könnten die derzeitigen kommunalen Bemühungen durch verstärkte Netzwerkarbeit verstetigt werden. Deutlich an diesen Ergebnissen wird, dass der inadäquate Zugang zu gesundheitlichen Diensten eine strukturelle soziale Determinante gesundheitlicher Ungleichheit ist. Strukturelle Veränderungen und eine stärkere staatliche Verantwortungsübernahme in der Praxis, z. B. durch den Öffentlichen Gesundheitsdienst (ÖGD), könnten in der untersuchten Region zu einem bedarfsgerechten Zugang zur Gesundheitsversorgung beitragen.

**Schlüsselwörter**

Menschen ohne Krankenversicherungsschutz • Menschen ohne Papiere • Geflüchtete Menschen • Gesundheitliche Ungleichheit • Strukturelle Diskriminierung • Clearingstelle • Anonymer Krankenschein • Humanitäre Sprechstunde • § 4 AsylbLG • Rechtssetzung

## 1 Hintergrund: Der Zugang zu Gesundheitsversorgung von Menschen ohne Krankenversicherungsschutz als Defizit der Rechtssetzung

Infolge der rechtlichen Ausschlüsse [siehe Schülle/Keßler in diesem Band] aus dem Regelsystem ist der Zugang zu medizinischer Versorgung für Menschen ohne Krankenversicherungsschutz, insbesondere Menschen ohne Papiere[1] und EU-Bürger:innen ohne materielles Aufenthaltsrecht, deutlich eingeschränkt. Gesundheitliche Bedarfe bleiben dadurch ungedeckt und unversorgt, wodurch im späteren Krankheitsverlauf häufig(er) eine Akut- und Notfallversorgung erforderlich wird. Vor allem stationäre und behandlungsintensive Maßnahmen sind schwer umsetzbar (Schülle, 2014). Empirische Erkenntnisse zeigen darüber hinaus, dass neben körperlichen Bedarfen eine hohe psychische Belastung besteht

[1] Synonyme Bezeichnungen u. a. irreguläre Migrant:innen (Breyer, 2011), Menschen ohne legalen Aufenthaltsstatus/Illegale (Alt, 1999; Sayed & Schmidt-Semisch, 2015), Menschen ohne Papiere/ Papierlose (Bommes & Wilmes, 2007; Mylius, 2016; Vogel, 2016) und *Sans Papiers*. Zur Vermeidung der sozial-konstruierten Differenzierung in (Ill-)Legalität und (Ir-)Regularität von Menschen, werden im Folgenden ausschließlich die Formulierungen ‚Menschen ohne *rechtlichen* Aufenthaltsstatus', da dies rechtlich am präzisesten den Status ausdrückt, und ‚Menschen ohne Papiere' synonym verwendet.

und ein schlechter gesundheitlicher Status mit anderen Lebensbereichen korreliert (Wahedi et al., 2020). So sind die Wohnverhältnisse, die Arbeitsbedingungen und der sozioökonomische Status häufig ebenfalls prekarisiert.

Das rechtliche Spannungsfeld um den Zugang zu medizinischer Versorgung wird als diskriminierend und rechtswidrig diskutiert (Hollederer, 2020, Aichele, 2009). Die Verschiebung öffentlicher Verantwortung und Auslagerung der Sicherstellung medizinischer Versorgung auf parallele Versorgungsstrukturen werden dadurch befördert, dass sie sich regional deutlich in ihrer Kapazität und Qualität unterscheiden (Kratzsch et al., 2022). Länderspezifische und kommunale Gestaltungsansätze bestimmen besonders die Versorgungssituation von Menschen ohne Krankenversicherungsschutz. So hat die Einführung der elektronischen Gesundheitskarte (eGK) anstelle des Behandlungsscheins für Personen im Asylverfahren nach Zuweisung in die Kommune, Zugangsbarrieren in den entsprechenden Bundesländern reduziert, wodurch unter anderem die Chronifizierung von Krankheiten und höhere Behandlungskosten vermieden wurden (Claassen & Jäger, 2018). Gleichzeitig hat dieser Ansatz aber auch zur Verschärfung der Unterschiedlichkeit der Versorgungsstrukturen beigetragen, weshalb die Gesundheitsversorgung seitdem auch als Flickenteppich bezeichnet wird (Schülle, 2019). Hessen ist eines von sieben Bundesländern, das weiterhin ausschließlich Behandlungsscheine für asylsuchende Personen ausstellt (Gold et al., 2021). Neben der eGK werden als weitere Lösungsansätze für Menschen ohne Papiere und EU-Bürger:innen *Humanitäre Sprechstunden*, *Clearingstellen* und der sogenannte *Anonyme Krankenschein/Behandlungsschein* (AKS/ABS) punktuell bereits seit Jahren erprobt, umgesetzt und als geeignete Maßnahmen betrachtet, bis eine bundeseinheitliche, bedarfsgerechte Umsetzung erfolgt (z. B. Kirchhoff & Ataç, 2022). [Siehe vertiefend die Beiträge von Maren Mylius und Charlotte Vöhl & Vera Bergmeyer in diesem Band]

Angesichts der sehr heterogenen Versorgungssituation ist eine Auseinandersetzung mit den regionalen Strukturen für eine Bedarfsorientierung bei der Gestaltung von besseren Zugangsmöglichkeiten unerlässlich. Während es für einige Großstädte bereits empirische Untersuchungen gibt, sind solche Daten für die

Region Nordhessen bisher nicht vorhanden.[2] Im Frühjahr 2024 erfolgte die Implementierung einer *Clearingstelle*[3] in Kassel[4], weshalb ebenjene gesundheitlichen Bedarfe und Versorgungssituation skizziert und daraus ableitend Gestaltungsmöglichkeiten vor dem Hintergrund bestehender Lösungsansätze diskutiert werden soll(t)en.[5]

Als Menschen ohne Krankenversicherungsschutz[6] werden, differenziert nach aufenthaltsrechtlichem Status und Zugang zu ärztlicher Versorgung in die drei nachfolgenden Gruppen unterteilt: 1. Migrant:innen im Bezug des AsylbLG (z. B. asylsuchende und geduldete Menschen), 2. Menschen ohne rechtlichen Aufenthaltsstatus, und 3. EU-Bürger:innen ohne Krankenversicherungsschutz.[7]

## 2 Methode: Expert:innen-Interviews ausgewertet mit der qualitativen Inhaltsanalyse

Ausgehend vom Forschungsinteresse sowie den Vorannahmen zur Versorgungssituation aus dem Forschungsstand, wurde die Methode der leitfadengestützten Expert:innen-Interviews für eine erste Annäherung einer Bedarfserhebung gewählt (Gläser & Laudel, 2010). Als Expert:innen galten Personen, die durch ihre berufliche oder ehrenamtliche Tätigkeit Erfahrungen und Wissensbestände zur gesundheitlichen Versorgung von Menschen in der aufenthaltsrechtlichen

[2] Unter anderen in folgenden Städten wurden bereits Daten erhoben: Leipzig (Alt, 1999), München (Anderson, 2003, Bader et al., 2022), Köln (Bommes & Wilmes, 2007), Frankfurt am Main (Homberger et al., 2022; Krieger et al., 2006), Hamburg (Cyrus & Kovacheva, 2021; Vogel et al., 2009), Berlin (Bader et al., 2022; Varnaccia et al., 2023), Bremen und Hannover (Sayed, 2015), Stuttgart (Fietzek, 2018; Varnaccia et al., 2023); Aachen, Bielefeld, Bonn, Düsseldorf, Essen (Stötzler & Kaifie, 2023).

[3] Da die *Clearingstelle* erst kurz nach Durchführung der hier zugrunde liegenden Expert:innen-Gespräche ihre Arbeit tatsächlich aufnahm, konnte sie bei der Analyse nur am Rande berücksichtigt werden.

[4] Die Daten wurden für Stadt und Landkreis Kassel erhoben. Da die Parallelstrukturen für Menschen ohne Krankenversicherungsschutz in Nordhessen jedoch nur in Kassel vorhanden sind, ist davon auszugehen, dass die Daten auch das Einzugsgebiet umliegender Landkreise in Nordhessen abbilden.

[5] Der vorliegende Beitrag basiert auf den Ergebnissen einer im Rahmen des Masterstudiums an der Universität Kassel verfassten Abschlussarbeit.

[6] Menschen mit deutscher Staatsangehörigkeit und ohne Krankenversicherungsschutz werden hier nicht berücksichtigt.

[7] EU-Bürger:innen ohne materielles Aufenthaltsrecht und in der Folge ohne Krankenversicherungsschutz werden im Folgenden verkürzt als *EU-Bürger:innen* bezeichnet.

*Art der Institution*

- Humanitäre Sprechstunde (1)
- MediNetz (1)
- Wohnungslosenhilfe (1)
- Psychosoziale Beratungsstelle (1)
- Asylverfahrensberatung (1)
- Flüchtlingsberatung Stadt (1)
- Flüchtlingsberatung LK (1)
- Sozialbehörde (2)

*Beruflicher Hintergrund*

- Sozialpädagog:in (4)
- Psycholog:in (1)
- Ärzt:in für Frauenheilkunde (1)
- Verwaltungsangestellte (2)
- Politikwissenschaftler:in (1)

*Position*

- Leitungsfunktion (4)
- Ehrenamt (2)
- Mitarbeitende (3)

*Geschlecht*

- Weiblich (7)
- Männlich (2)

*Altersspanne geschätzt*

- 25 - 40 Jahre (5)
- 40 - 60 Jahre (4)

**Abb. 1** Charakteristika der Expert:innen. Quelle: Eigene Darstellung
*Anmerkung. Personenanzahl in Klammern*

Prekarität[8] in Nordhessen haben. Die leitfadengestützten Fachgespräche wurden in neun Themenblöcke (z. B. Bezug zum Forschungsgegenstand, Vernetzung/Zusammenarbeit) vorstrukturiert, die jeweils von einer erzählgenerierenden Frage (z. B. „Welche gesundheitlichen Bedarfe und Erkrankungen haben die Personen?“) eingeleitet wurden. Insgesamt wurden acht Interviews im Zeitraum Oktober 2023 bis Januar 2024 durchgeführt. In *Abb. 1* sind die *Charakteristika der Expert:innen*, u. a. deren beruflichen Hintergrund und institutionellen Verortung, zu entnehmen.

Die transkribierten (softwaregestützt mit *f4transkript*) und pseudonymisierten Interviews wurden anschließend mit der inhaltlich-strukturierenden qualitativen Inhaltsanalyse nach Udo Kuckartz (2016) ausgewertet. Die Auswertungsmethode wurde wegen der objekttheoretischen Ausrichtung der Erhebung, dem konkret formulierten Erkenntnisinteresse am Forschungsgegenstand und der thematischen

---

[8] Eine Person in aufenthaltsrechtlicher Prekarität wird hier wie folgt definiert: wenn sie über keinen verstetigten Aufenthaltsstatus verfügt und dadurch eingeschränkte Ansprüche auf Sozialleistungen hat. Hierzu zählen insbesondere Menschen im Asylverfahren, Menschen ohne rechtlichen Aufenthaltsstatus, Menschen mit einer Duldung sowie EU-Bürger:innen ohne sozialrechtliche Ansprüche.

Strukturierung des Interviewleitfadens gewählt. Nach der Erstellung von Memos und Fallzusammenfassungen erfolgte in einem deduktiv-induktiven Verfahren die Kategorienbildung. Daraufhin wurden mithilfe einer Themenmatrix kategorienbasierte Auswertungen sowie eine Kontrastierung unterschiedlicher Haupt- und Subkategorien vorgenommen. Die Auswertung erfolgte softwaregestützt mit dem Programm *f4analyse*.

## 3 Ergebnisse: Rechtsumsetzungsdefizite infolge von unzureichender und komplexer Rechtssetzung

Die Ergebnisse der Arbeit wurden in neun Hauptkategorien strukturiert. Die zentralen Ergebnisse werden nachfolgend zusammenfassend dargestellt: Wissen zur Personengruppe und den gesundheitlichen Bedarfen (Kategorie 2, 3), Akteur:innen-Struktur: Parallele Versorgung und Vernetzung (Kategorie 4, 5, 7), Rechtsumsetzung (Kategorie 6, 8) sowie Gestaltungsansätze (Kategorie 9).

### 3.1 Wissen zu Personengruppen und gesundheitlichen Bedarfen

Der Aufenthaltsstatus ist interviewübergreifend das relevanteste Differenzierungsmerkmal[9], was konsistent zu der rechtlichen Vorstrukturierung ist. Auffällig ist, dass die Lebensverhältnisse für alle drei Gruppen als sehr prekär dargestellt werden. Genannt werden unter anderem Armut, Mangelernährung, Gewalterfahrungen, äußerster Stress und eine unzulängliche Wohnsituation. Wie bereits in der Literatur beschrieben (Frank et al., 2017; Führer, 2023) sind die Unterbringungsbedingungen, die Unsicherheit und Wartezeit im Asylverfahren für asylsuchende Menschen besonders belastend, wohingegen für Menschen ohne rechtlichen Aufenthaltsstatus primär die Sorge vor Bekanntwerden ihres Aufenthaltsstatus bezeichnend ist. „*[Man] kann Menschen kaputt gehen sehen*", wurde in einem Interview zum Leben von papierlosen Menschen bezüglich ihres Status erklärt (E8, Abs. 38). Bei EU-Bürger:innen werden explizit die Themen Wohnungslosigkeit und das Fehlen sozialrechtliche Ansprüche benannt. Die Einstellung von wohnungslosen Menschen beschrieb ein:e Expert:in wie folgt:

[9] Menschen ohne Krankenversicherungsschutz stellen in Nordhessen – wie bundesweit – eine heterogene Gruppe dar und können nur schwer näher nach soziodemografischen Eigenschaften (z. B. Geschlecht, Alter, Herkunft) definiert werden, was auch nicht Ziel der Arbeit war.

*„… weil Wohnungslose so ein bisschen wie Katzen sehr darauf bedacht sind, Stärke zu zeigen und eben nicht zu zeigen, wenn sie krank sind, weil es einfach auf der Straße überlebensnotwendig ist. Und dadurch, dass man keine medizinische Anbindung hat, oft dann die eigene Einstellung ist: „Was von alleine kommt, geht auch wieder von alleine." Weil man sich es nicht erlauben kann, jetzt schwach zu sein und krank zu sein."* (E2, Abs. 18)

Medizinische Bedarfe umfassen für alle drei Gruppen unter anderem den Bewegungsapparat, Zähne, Verletzungen, Schwangerschaft und Geburt sowie chronische, psychische und Suchterkrankungen. Während Wohnungslosigkeit, von der häufig EU-Bürger:innen betroffen sind, eng mit den Bedarfen Verletzungen, Suchterkrankungen und Beschwerden am Bewegungsapparat in Verbindung gebracht werden, werden eine hohe psychische Belastung vor allem für asylsuchende Menschen und Menschen ohne Papiere aufgeführt. Daneben ergeben sich keine entscheidenden Unterschiede bei den Bedarfen zwischen den drei Gruppen.

Die Ergebnisse deuten darauf hin, dass die Bedarfe und das Erkrankungsspektrum in der untersuchten Region nicht wesentlich von Menschen mit einer regulären Krankenversicherung abweichen. Deutlich ausgeprägter sind jedoch die Akutsituation und Dringlichkeit medizinischer Anliegen von Menschen ohne Krankenversicherungsschutz, was auf die bundesweiten Erkenntnisse der Chronifizierung und sog. „Verschleppung" hinweist (Kuehne et al., 2015). So wird am Beispiel zahnmedizinischer Bedarfe deutlich, dass für alle drei Personengruppen ein schlechterer Zahnzustand beobachtet wird, was sowohl als Folge von besonders verletzlichen Lebenssituationen als auch als Ergebnis unzureichender Vorsorge und Versorgung eingeordnet wird.

Je nach Qualität und Umfang der Versorgung zeichnen sich drei unterschiedliche Versorgungsansätze ab, die über die Bedarfsdeckung und den Gesundheitszustand einer Person entscheiden. Erfolgt keine adäquate Versorgung, beispielsweise keine Versorgung oder ausschließlich Symptombehandlung, folgt eine Verschlechterung oder Chronifizierung der Bedarfe. Diese Zusammenhänge sind beispielhaft für viele andere Untersuchungen (Mylius, 2016). Eng damit verknüpft ist, wie auch anderen empirischen Untersuchungen nachweisen (Hollederer, 2020; Bozorgmehr & Razum, 2015), das Risiko für Folgekosten, wonach eine Nicht-Behandlung langfristig immer mit höheren Kosten verbunden ist:

*„Und im Endeffekt, wenn jemand keine Grundversorgung bekommt und so lange leiden muss, bis dann eine Krankheit eskaliert, dann ist ja die Versorgung in dem Fall deutlich teurer. Also wenn man irgendwas solange nicht behandelt, bis es dann operiert werden muss, ist eine Operation teurer als jetzt vielleicht eine Präventivmaßnahme oder ein frühes Einschreiten."*(E2, Abs. 28)

## 3.2 Akteur:innen-Struktur: Parallele Versorgung und Vernetzung

*Leistungsberechtigte nach dem AsylbLG*

Der Zugang zur Gesundheitsversorgung nach dem AsylbLG ist in Nordhessen über den Behandlungsschein geregelt. In der Stadt Kassel werden Behandlungsscheine auf Anfrage in der Sozialbehörde ausgegeben, im Landkreis werden sie automatisch quartalsweise an die entsprechenden Personen zugesendet. Für weiterführende fachärztliche Diagnostik, Untersuchungen, Behandlungen und Operationen muss zunächst ein Antrag auf Kostenübernahme beim Sozialamt gestellt werden. Hierfür prüft i. d. R. das Gesundheitsamt, ob die beantragte Leistung medizinisch notwendig sei. Die Bearbeitungszeit einer solchen Prüfung wird auf maximal vier Wochen geschätzt. Für asylsuchende Menschen, die in einer Erstaufnahmeeinrichtung (EAE) leben, wird die medizinische Versorgung *„im Allgemeinen hausintern geregelt"* (E3, Abs. 48). Der hausinterne Medizinische Dienst ist die Anlaufstelle bei der Versorgung akuter Schmerzzustände und Krankheiten, der Durchführung von Impfungen und der Ausgabe von Medikamenten. Zudem gibt es zweimal wöchentlich ein Angebot des Psychosozialen Zentrums für Geflüchtete (PZG) in der EAE. Das PZG ist theoretisch eine Anlaufstelle für alle geflüchteten Menschen mit psychischen Belastungen unabhängig ihres Aufenthaltsstatus, es übernimmt jedoch/tatsächlich vorwiegend die Therapien für die Menschen in den EAEs. Im Rahmen einer Kooperation zwischen PZG, Gesundheitsamt und Sozialamt kann letzteres Kosten für bis zu zehn Therapiesitzungen finanzieren, was allerdings vom PZG kaum in Anspruch genommen wird. Aufgrund dessen geht das Sozialamt von einem geringen Bedarf aus, was allerdings nicht den gesundheitlichen Bedürfnissen der geflüchteten Menschen entspricht.

*Menschen ohne Papiere und EU-Bürger:innen ohne materielles Aufenthaltsrecht*

Wie in anderen mittelgroßen und Großstädten gibt es in Kassel ein paralleles Versorgungsangebot in Form einer wöchentlichen sog. *Humanitären Sprechstunde*. Diese Anlaufstelle bietet seit 2017 medizinische Versorgung für Menschen ohne Krankenversicherungsschutz, unabhängig von ihrem Aufenthaltsstatus, und wird von engagierten Personen unentgeltlich geführt. In der *Humanitären Sprechstunde* werden unter anderem gynäkologische, kinderärztliche und psychiatrische Versorgung angeboten und Medikamente ausgegeben. Eine finanzielle Kooperation mit dem Gesundheitsamt ermöglicht es auch Blutuntersuchungen durchzuführen. Für Menschen ohne Papiere und EU-Bürger:innen stellt die *Humanitäre*

*Sprechstunde* die einzige direkte Behandlungsmöglichkeit in der Region dar, darüber hinaus suchen auch asylsuchende Personen das Angebot auf. Auch wenn durch das ehrenamtliche und unentgeltliche Angebot einige notwendigen Bedarfe abgefangen werden, werden die Grenzen des Parallelsystems schnell deutlich, wie nachstehende Schilderung zeigt:

> *„Also ich bin schon froh, dass ich die Möglichkeit habe, mich hier in dem Bereich zu engagieren und dass diese Humanitäre Sprechstunde ins Leben gerufen wurde. ... Ich gehe oft sehr deprimiert auch nach Hause, weil dieser Kontrast ... . Dann habe ich eine kurze Pause und gehe zur Humanitären Sprechstunde. Und dann ist einfach so dieser Kontrast, was ich meinen Patientinnen anbieten kann, welche Möglichkeiten sich ergeben sich für sie und mit welchem Level sie betreut sind. Und dann wechsle ich in ein anderes Fahrwasser, ein anderes Gebiet und meine Kompetenz ist ja die gleiche und meine Empathie ist auch die gleiche. Und dennoch kann ich ihnen nicht so viel anbieten. Und auch wenn ich ihnen mehr anbieten könnte, sind die Lebensumstände so schwierig, dass es alles unglaublich begrenzt ist.“*(E6, Abs. 38)

Neben der *Humanitären Sprechstunde* bieten die *Fahrenden Ärzte*, deren Angebot häufig wohnungslose EU-Bürger:innen wahrnehmen, und einzelne medizinische Fachpersonen Menschen ohne Krankenversicherungsschutz in Nordhessen eine kostenlose Behandlung an. Im Jahr 2022 gründete sich ergänzend ein *Medi-Netz* in Kassel, das in begrenztem Umfang auf unentgeltlicher Basis ebenso Beratung und Vermittlung ins Regelsystem für Menschen ohne Krankenversicherungsschutz, insbesondere für papierlose Menschen anbietet. Darüber hinaus wurde im Frühjahr 2024 eine vom Land Hessen finanzierte *Clearingstelle*[10] für Menschen ohne Krankenversicherung in Nordhessen mit Sitz in Kassel eingerichtet. Die Akteur:innen-Struktur kann für die Stadtgröße von Kassel insgesamt als ‚typisch‘ beschrieben werden.

Wie die Akteur:innen der Regel- und Parallelstruktur miteinander vernetzt sind, wird vereinfacht in *Abb. 2* veranschaulicht. Es fällt auf, dass insbesondere dienstleistende und kostentragende Akteur:innen einen anderen Kenntnisstand zur Versorgungssituation beschreiben und anders vernetzt sind. Infolgedessen nehmen Akteur:innen mit unmittelbaren Einblicken in die Versorgungssituation und einer höheren Sensibilisierung für entsprechende Bedarfe, beispielsweise psychische Bedarfe, deutlich anders wahr als Personen ohne solchen Kontakt und geringerer Vernetzung. Bürokratische Hürden werden als wesentliche Ursache dafür gesehen, dass die Antragssituation auf Behandlung nicht die Bedarfe widerspiegelt.

[10] Die Tätigkeit umfasst eine halbe Stelle für Beratung und Vermittlung angesiedelt bei einem freien Wohlfahrtsträger sowie fünf Stunden pro Woche Koordination im Gesundheitsamt der Stadt Kassel.

Daneben gibt es einen individuellen Ermessens- und Handlungsspielraum bei der Rechtsanwendung, der sowohl begünstigend als auch restriktiv ausgelegt werden kann, wie folgender Interviewausschnitt veranschaulicht:

> *„Und das ist ja ganz oft so, wenn man mit Papierlosen arbeitet, dass es entscheidend ist, auf welche Menschen man trifft. Es ist viel möglich manchmal. Wir bewegen uns daher auch tatsächlich in so einem halbgrauen Bereich (lachend) und welche Personen was dann möglich machen oder nicht möglich machen. Aber das ist nicht die rechtliche Situation.“* (E1, Abs. 46)

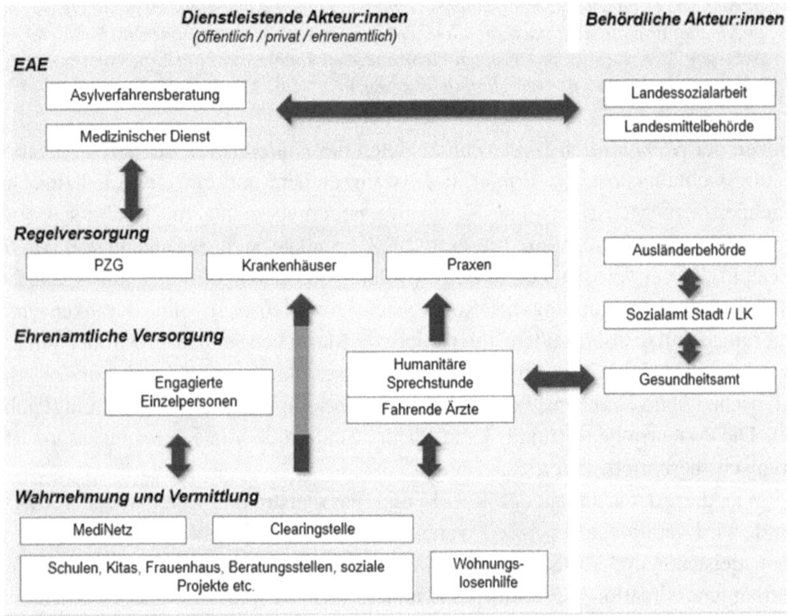


**Abb. 2** Vernetzung in der Region Nordhessen. Quelle: Eigene Darstellung
*Anmerkung. Die Abbildung wurde zur besseren Darstellung stark vereinfacht. Die Pfeile deuten die Richtung der Vernetzung an (ein- oder zweidimensional) und beziehen sich immer auf die gesamte Gruppe der Akteur:innen. Als Vernetzung wurde ausschließlich ein regelmäßig stattfindender Austausch berücksichtigt. Die Abbildung erhebt keinen Anspruch auf Vollständigkeit, da sie nur die Perspektiven der Expert:innen wiedergibt.*

## 3.3 Rechtsumsetzung

*Leistungsberechtigte nach dem AsylbLG*
Als auffällig für die Region Nordhessen stellt sich heraus, dass Personen im Asylverfahren über den Medizinischen Dienst in der EAE hinaus parallele Versorgungsangebote, wie die *Humanitäre Sprechstunde* aufsuchen. Dies zeigt exemplarisch folgender Interviewauszug:

> „*Und dann guckt man dann, wie man das dann ermöglichen kann. Also das ist jetzt eine Gruppe, die es auch auf jeden Fall gibt, aber die zahlenmäßig wahrscheinlich kleinere. Dann sind ja eigentlich alle, die mit dem Geflüchtetenstatus kommen, rutschen ja eigentlich in das System rein, wo sie dann auch eine Gesundheitsversorgung haben über die Sozialämter. ... Das dauert manchmal so ein bisschen, bis die Karte dann da ist und bis alles so läuft. ... Und dann müssen sie dann eine Weile noch in die Sprechstunde gehen.*“(E6, Abs. 22)

Dass die Versorgungsangebote in der EAE nicht umfassend den medizinischen Bedarfen von asylsuchenden Menschen entsprechen, wurde auch aus der Beschreibung der medizinischen Versorgungslandschaft in der EAE deutlich: *„Es gibt keine Gynäkologin. Es gibt keine Hebamme. Es gibt keinen Kinderarzt. ... Es ist wirklich auf das Wesentlichste beschränkt.“* (E5, Abs. 20)

Dass mit der defizitären Versorgung von asylsuchenden in EAEs eine Recht(um)setzungsproblematik einhergeht, beschreibt nachstehender Interviewauszug:

> „*... weil das das System ist, diese Beschränkung auf Grundversorgung, dass das auch zu Komplikationen führen kann, im Sinne von, dass daraus wirklich nachhaltige Gefährdungen entstehen können. Da gibt es viele Beispiele, dass Krankheiten nicht ordentlich versorgt werden, manchmal sogar nicht, so gar nicht, also gar nicht entdeckt werden.*“(E5, Abs. 46)

Als unzureichende Rechtsanwendung wird ebenso der Umgang von Bedarfen für besonders schutzbedürftigen Personen im Asylverfahren nach der EU-Aufnahmerichtlinie 2013/33 bzw. 2024/1346[11] hingewiesen. Am Beispiel psychischer Erkrankungen wird aufgezeigt, dass die Erkennung von Bedarfen in

[11] Ab dem 12.06.2026 gilt die neue Aufnahmerichtlinie 2024/1346 mit einigen wesentlichen Veränderungen und einer deutlichen Stärkung der Gesundheits- und Rehabilitationsleistungen, insbesondere für geflüchtete Menschen mit Behinderungen und Kindern.

Hessen unzureichend ist, da im Gegensatz zu anderen Bundesländern[12] ein systematisches Screeningverfahren in Hessen bisher nicht implementiert ist:

> *„Dass diese Menschen ein Recht haben auf eine angemessene medizinische Versorgung, was auch bedeuten würde eben psychotherapeutisch psychiatrische Versorgung. Soweit die Theorie. In der Praxis ist es zum einen so, dass es im Land Hessen keine systematische Erfassung davon gibt, wer besonders vulnerabel ist. Das bedeutet, es ist immer wieder auch Zufall, dass es auftaucht, dass Menschen sich äußern." (E4, Abs. 18)*

Wie und ob die Versorgung außerhalb des medizinischen Dienstes der EAE ergänzt wird, wurde insofern verallgemeinert beschrieben, dass Versorgungsdefizite bei psychischen, chronischen und Suchterkrankungen ebenso bei stationären Aufenthalten bei allen Menschen ohne Krankenversicherungsschutz besonders ausgeprägt sind. Ähnliche Beobachtungen werden für Bedarfe rund um Schwangerschaft und Geburt ausgeführt. Hinderlich ist unter anderem, wenn Kostenübernahmen[13] sehr zeitintensiv sind, weshalb nicht selten nach alternativen Finanzierungsmöglichkeiten gesucht werden müsse, um einen Kostenübernahmeantrag zu vermeiden. So beschrieb ein:e Expert:in:

> *„Aber einige Monate gehen da schon meistens auch drüber ins Land, dass es ja dann erstbegutachtet werden muss, dann wieder zurückkommt und dann entschieden wird dort. Oder man dann auch zwischenzeitlich manchmal, wenn man schon in dem Bereich ist, dass dann so eine ärztliche Verordnung auch schon wieder an ihrem Ende ist."* (E3, Abs. 20)

Dass auch asylsuchende Frauen bei Schwangerschaft und Geburt von einer unzureichenden Versorgung betroffen sind, steht dem gesetzlichen Anspruch auf Behandlung, der annähernd[14] auf GKV-Niveau ist, entgegen, weshalb sich das Parallelsystem auch dieser Zielgruppe annimmt. Es gäbe immer wieder Anfragen von Schwangeren, auch aus der EAE, die aufgrund ihres aufenthaltsrechtlichen

---

[12] Strukturierte Verfahren gibt es beispielsweise in Berlin, Brandenburg und Niedersachsen (vertiefend siehe vom Felde et al., 2020).

[13] Gemeint ist die Übernahme von Behandlungskosten, in der Regel durch den zuständigen kommunalen Sozialhilfeträger.

[14] Leistungsausschlüsse bei Schwangerschaft und Geburt nach § 4 Abs. 2 AsylbLG sind im Vgl. zum GKV-Niveau lediglich folgende Leistungen: Haushaltshilfe (§ 24c Nr. 5 SGB V), Mutterschaftsgeld (§ 24c Nr. 6 SGB V), Hilfe zur Familienplanung i. S. d. § 49 SGB XII und Empfängnisverhütung. Schwangerschaftsabbrüche können nicht unter § 4 Abs. 2 AsylbLG gefasst werden, aber nach §§ 19 ff. SchKG.

Status (Duldung oder Aufenthaltsgestattung) nicht die vorgesehene Versorgung erhalten (E1, Abs. 58).

Die Interviews ergeben zudem, dass geflüchtete Menschen, die sich im Zuständigkeits-, d. h. Rechtskreiswechsel vom Sozialamt zum Jobcenter befinden, teilweise durch eine entstehende Versorgungslücke als zusätzliche Gruppe von Menschen ohne Krankenversicherungsschutz zu verstehen sind, insbesondere, wenn von dem Versorgungszugang aus gedacht wird. Es kommt mitunter zu einer mehrmonatigen Verzögerung, in der die Betroffenen weder einen Behandlungsschein bekommen noch eine eGK haben.

*Menschen ohne Papiere und EU-Bürger:innen*

Eine ambulante Behandlung in der Regelversorgung kommt für Menschen ohne Papiere und EU-Bürger:innen nur in Ausnahmefällen infrage. Zumeist ist eine Behandlung an eine private Kostenübernahme geknüpft. Da die Betroffenen, diese jedoch häufig nicht realisieren können, kann eine Behandlung verwehrt bleiben. Daher ist die *Humanitäre Sprechstunde* die einzige direkte Versorgungsstelle für diese beiden Gruppen bei medizinischen Anliegen. Die *Clearingstelle* und das *MediNetz* sind darüber hinaus als Vermittlungsstellen möglich. Für die stationäre Behandlung in Notfällen zeichnet sich ab, dass es in Hinblick auf die Umsetzung des verlängerten Geheimnisschutzes bei der Behandlung von Menschen ohne Papieren keine Absprachen zwischen den beteiligten Akteur:innen zu geben scheint. Dass es eine Diskrepanz zwischen der Theorie gibt, unter welchen Bedingungen eine Kostenübernahme einer stationären Behandlung vorgesehen ist (Schülle, 2014), und wie sie ihrer Erfahrung nach tatsächlich erfolgt, formuliert eine interviewte Person wie folgt:

> *„Es gibt eigentlich den Anspruch, wenn es wirklich ein Notfall ist, dass dann auch egal was da für ein Mensch davorsteht, wenn es keine Krankenversicherung gibt, dass das Sozialamt das übernimmt.“*(E1, Abs. 44)

Aus den Interviews geht auch hervor, dass alle drei Gruppen sowohl im System der Regelversorgung als auch der Parallelversorgung einem Maß an ungleicher Behandlung ausgesetzt sind. Dieses richtet sich nach dem unterschiedlichen Handeln der behandelnden Person. So wurde von einer Situation berichtet, als eine wohnungslose alkoholisierte Person von einem Rettungswagen nicht ins Krankenhaus, aber in die Einrichtung für Wohnungslose gebracht worden sei. Es wird angenommen, dass dies geschehen sei, weil diese Person nicht als Notfall und stationär zu behandeln eingeordnet wurde. Darüber hinaus bestünden Vorurteile und es gäbe zu wenig Wissen über den Status der Papierlosigkeit, weshalb Menschen ohne Papiere auch gänzlich die Notfallbehandlung verweigert werden würde. Im Bereich der Parallelversorgung wurde der Spielraum beispielhaft an der unterschiedlichen Einstellung der Ehrenamtlichen gegenüber der Ausgabe abgelaufener Medikamente veranschaulicht. Mehrfach wurde deutlich, dass (aufenthalts-)rechtliche Bestimmungen nicht nur als Ursache dafür gesehen werden, dass Menschen ohne Krankenversicherungsschutz keinen Zugang zu bedarfsgerechter Gesundheitsversorgung haben, sondern auch als vermeidbarer Stressfaktor, der psychische Bedarfe begünstige. So wird die Konstruktion der Illegalität bei Menschen ohne Papiere infrage gestellt, wie an der Aussage einer befragten Person deutlich wird:

> *„Und wo mein Eindruck auch ist, dass diese Form der Illegalisierung … etwas ist, was sehr hergestellt ist. Es ist nicht so, dass die Menschen einfach ihren Aufenthaltsstatus verlieren, weil der abhandenkommt, sondern das ist ja immer etwas, was durch einen Verwaltungsakt oder durch politische Entscheidungen kreiert wird. Und ich glaube, dass es dafür eine bessere Lösung braucht, dass dieses Dublinsystem da viel Leid verursacht, viel psychisches Leid verursacht und … dass das nicht so sehr zufällig ist.“* (E4, Abs. 40)

## 3.4 Wünsche und Veränderungsansätze

Aus dem Interviewmaterial wurden vier Arten von Gestaltungsansätzen herausgearbeitet. Auf Bundes- und Landesebene benötigt es strukturelle Veränderungen, wie die Abschaffung der Übermittlungspflicht und die Öffnung des Zugangs zu Gesundheitsversorgung von Menschen ohne Krankenversicherungsschutz. Hierzu werden analog zu anderen wissenschaftlichen Arbeiten (Gold et al., 2021; Kirchhoff & Ataç, 2022) die Einführung der eGK für Asylsuchende, der *Anonyme Behandlungsschein*, der Ausbau und die Verstetigung der *Clearingstelle* mit einem Fond und eine verstärkte Verantwortungsverschiebung in öffentliche Hand, hier konkret den ÖGD, empfohlen.

Darüber hinaus werden speziell für Nordhessen Veränderungen im Bereich Vernetzung und Interdisziplinarität angeführt. Neben einem bedarfsgerechten medizinischen Behandlungsansatz wird eine gute Vernetzung insbesondere mit der neuen *Clearingstelle* als erstrebenswert angesehen. Veränderungen der lokalen Versorgungs- und Beratungsangebote umfassen zudem interne Modernisierungen und Verbesserungen der personellen, finanziellen und räumlichen Ausstattung bestehender Parallelversorgungsangebote sowie das Bestehenbleiben des Medizinischen Dienstes in den EAEs in Nordhessen. Die Einrichtung der *Clearingstelle* birgt das Potenzial, die Versorgungsqualität zu steigern sowie eine zuverlässige

Versorgung zu gewährleisten, um damit Parallelversorgungsangebote zu entlasten. Sie sollte daher personell, räumlich und finanziell gut ausgestattet sein und die Sprachmittlung sichergestellt werden. Zuletzt wurde insbesondere für die adäquate Versorgung psychischer Bedarfe plädiert; es bedarf eine Beratungsstelle, an die sich alle geflüchteten Menschen mit starker psychischer Belastung oder Erkrankung langfristig und je nach Bedarf wenden könnten.

Zuletzt benötige es eine sichere Finanzierung der Sprachmittlung sowohl im medizinischen Bereich als auch in der *Clearingstelle* und die Etablierung von Mehrsprachigkeit im Gesundheitswesen (z. B. auch Arbeit mit Piktogrammen und digitalen Sprachtools). Der (problematische und ungelöste) Bereich der Sprachmittlung erscheint im deutschlandweiten Vergleich daher nicht besonders auffällig.

## 4 Diskussion: Zugang zum sowie Diskriminierung im Gesundheitswesen als Determinanten gesundheitlicher Ungleichheit

Die Bedarfe von Menschen ohne Krankenversicherungsschutz in Nordhessen weichen nicht wesentlich von anderen Städtestudien ab, wobei frauenspezifische und psychische Bedarfe in der Untersuchung durch die Interviewpersonen im Fokus standen. Die ‚Gretchenfrage' der gesundheitlichen Bedarfe von Menschen ohne Krankenversicherungsschutz ist allerdings, ob diese der Gesamtbevölkerung entsprechen oder sich aufgrund der besonders prekären Lebensbedingungen, in denen sich diese Menschen befinden, etwa höhere Bedarfe ergeben müsste, die – in der üblichen Logik des Gesundheitssystems und -politik – mehr Präventions- und Kurationsangebote erforderlich machen.

Wie am Beispiel der Versorgung besonders schutzbedürftiger asylsuchender Menschen deutlich wurde, entstehen Herausforderungen und Probleme bei der Umsetzung rechtlicher Bestimmungen infolge struktureller Defizite in der Rechtssetzung. Die auslegungsbedürftigen Formulierungen, beispielsweise in §§ 4 und 6 AsylbLG oder die vom Gesetzgeber versäumte Umsetzung der EU-Aufnahmerichtlinie 2013/33 ins innerdeutsche Recht, begünstigen die Entstehung von Versorgungslücken wesentlich. Wie die kommunalen Akteur:innen diese Regelungen ausgestalten, ist folglich entscheidend für die Versorgung von Menschen ohne Krankenversicherungsschutz und kann möglicherweise auch eine Überforderung der verantwortlichen Personen mit sich bringen. Offensichtlich ist, dass die herausfordernde Rechtsumsetzung durch die installierten Sondersysteme wie beispielsweise das gesamte AsylbLG mit dem Krankenscheinsystem, im Ergebnis fehleranfälliger für die Verwaltungspraxis ist.

Die parallele Versorgungsstruktur, insbesondere der *Humanitäre Sprechstunde*, fängt, wie alle unentgeltlichen Angebote in anderen Städten, viele gesundheitliche Bedarfe von Menschen ohne Krankenversicherungsschutz ab und übernimmt somit eine wichtige Rolle in der Gesundheitsversorgung (Stötzler & Kaifie, 2023). Gleichzeitig wird damit zunehmend die Versorgung unentgeltlicher und ehrenamtlicher Strukturen gefestigt und somit die Verantwortung der öffentlichen Daseinsfürsorge abgenommen. Auffallend ist für Nordhessen, dass angesichts der unzureichenden Versorgungssituation von Asylsuchenden in der EAE, diese zusätzliche Versorgungsangebote der Humanitären Sprechstunde aufsuchen und dort auch als Patient:innen behandelt werden. In naher Zukunft wird sich herausstellen, wie die Ausgestaltung der *Clearingstelle* sich auf die Versorgungssituation in der Region Nordhessen auswirkt.

*Determinanten gesundheitlicher Ungleichheit: Zugang zum Versorgungssystem und rassistische Diskriminierung*

Der Zugang zum Gesundheitsversorgungssystem wird durch die Krankenversicherungspflicht und sozialen Sicherungssysteme in Deutschland stets als gegeben angesehen. Daher wird der Aspekt des rechtlichen als auch tatsächlichen Zugangs zur Versorgung in kaum einem Erklärungsmodell für unterschiedliche Morbidität und Mortalität – gesundheitliche Ungleichheit/health inequities – benannt. Aktuelle Ansätze gibt es dazu von Wenner (2021), die bezüglich Leistungsberechtigten nach dem AsylbLG und dem Zugangsmodell der eGK versus des Behandlungsscheinsystems *Flucht* als eine strukturelle soziale Determinante von Gesundheit herausgearbeitet hat, bei der die gesundheitliche Versorgung als vermittelnde intermediäre Determinante wirkt. An der Versorgungssituation von Menschen ohne Papiere und EU-Bürger:innen ohne materielles Aufenthaltsrecht ist zu sehen, dass nicht lediglich die Determinante *Flucht* wirkt. Intersektional gedacht wirken insbesondere die soziostrukturellen Merkmale *class* in Verbindung mit *nationality (Othering).*Insgesamt wird in der Public-Health-Forschung vermehrt auf den Prozess des Otherings (*Veranderung*) aufmerksam gemacht (Akbulut & Razum, 2023). Dass die Gesundheitsversorgung von *Migrant:innen* und *Geflüchteten* über das AsylbLG gesondert geregelt ist, wird mit den diskursiv hergestellten Kategorisierungsprozessen dieser Personen in Zusammenhang gesetzt und als Legitimationsgrundlage für Ungleichbehandlung und Diskriminierung herangezogen.

Die Befragten der qualitativen Interviews diskutierten die Ungleichbehandlung der Gesundheitsversorgung überwiegend vor dem Hintergrund der Ungerechtigkeit und selten als Rassismus oder (struktureller) Diskriminierung. Dies lässt vermuten, dass im Gesundheitswesen eine mangelnde Sensibilisierung hinsichtlich rassistischer Diskriminierung besteht, um ein Ungerechtigkeitsgefühl begründet als strukturelles Problem erkennen und benennen zu können. Rassismus und Diskriminierung im Gesundheitswesen sind jedoch aufgrund des gegenwärtigen Forschungsstandes (DeZIM, 2023; Kajikhina et al., 2023) ebenso für Nordhessen anzunehmen. Da beispielsweise auch rassistische Diskriminierung und Stigmatisierung bei der Vergabe von Terminen stattfinden, könnten auch diese ein erklärender Faktor dafür sein, dass migrantisch gelesene Menschen ohne Krankenversicherungsschutz abgelehnt werden und einen erschwerten Zugang zum Gesundheitssystem haben (ebd.).

Diskriminierung rückt zunehmend in den Fokus als eine Determinante gesundheitlicher Ungleichheit. Einige internationale epidemiologische Studien (stellv. Pattillo et al., 2023) zeigen vielfache Effekte der Diskriminierung auf die Gesundheit der Betroffenen. Dies schließt den allgemeinen, subjektiven, psychischen gesundheitlichen Zustand, den Zugang zu Gesundheitsleistungen als auch das Gesundheitsverhalten ein. Im deutschen Kontext sind repräsentative Analysen bisher rar (erste Erkenntnisse Bartig et al., 2021; DeZIM 2023). Der eingeschränkte oder fehlende rechtliche Zugang zur Gesundheitsversorgung wird zunehmend als direkte und institutionelle Diskriminierung benannt (so Kajikhina & Schumann, 2021), wobei hier durchaus von struktureller Diskriminierung gesprochen werden kann [vertiefend siehe Beitrag von Dana Abdel-Fatah & Tanja Gangarova in diesem Band].

*Stärken, Limitationen und Forschungsausblick*

Die Erhebung mittels Expert:innen-Interviews liefert erste Erkenntnisse für die Situation in Nordhessen und zeigt auf, dass die Ergebnisse überwiegend anschlussfähig sind an die bundesweite Situation, wie verschiedene Studien aufzeigen. Auch wenn mit dem methodischen Vorgehen der Interviewvorbereitung und Durchführung mögliche *Bias* verhindert werden sollten, sind Verzerrungen durch die Interviewsituation (z. B. soziale Erwünschtheit, Response Bias) oder Vorannahmen der Interviewerin nicht gänzlich auszuschließen.

Anschließend an diesen ersten Überblick über die Versorgungssituation von Menschen ohne Krankenversicherungsschutz ergeben sich als weitere Forschungsbedarfe für die Region, die (quantitative und qualitative) Analyse stationärer Versorgung, die Perspektive von Menschen ohne Krankenversicherungsschutz, die Auswirkungen der *Clearingstelle* auf die Versorgungssituation sowie die Veränderungen in der Versorgungssituation infolge politischer Makro-Entscheidungen (z. B. Gesetz zur Verbesserung der Rückführung 2024). Die Versorgungssituation wird wesentlich durch regionale und lokale Bedingungen geprägt. So sind die Stadtgröße, Versorgungs- und Anlaufstellen sowie strukturelle Rahmenbedingungen (AKS, eGK, Behandlungsschein, Clearingstelle) mitentscheidend. Diese Faktoren müssen bei der Kontrastierung der Ergebnisse vor den Daten zu anderen Standorten berücksichtigt werden und schränken die Erklärung von Zusammenhängen und Unterschieden ein.

## 5 Schlussfolgerungen und Ausblick für die Region Nordhessen

Die Bedarfserhebung für Nordhessen zeigt einmal mehr auf, dass der Zugang zu Gesundheitsversorgung in Deutschland keineswegs für alle Menschen eine Selbstverständlichkeit ist. Ausgehend vom dargestellten Rechtssetzungs- und Rechtumsetzungsdefizit bedarf es umfassende, strukturelle Veränderungen, die auf einen verbesserten Zugang zum regulären Gesundheitssystem zielen. Entsprechende Lösungsansätze vor dem rechtlich-limitierten Rahmen der Gesundheitsversorgung gemäß §§ 4, 6 AsylbLG sind auf Bundes- und Länderebene zu finden und durchaus ebenso kommunal denkbar (z. B. Einführung der eGK und des AKS[15], sowie die Verstetigung der öffentlich-finanzierter *Clearingstelle*[16]). Alle diese Ideen vereint die Verantwortungsverschiebung der medizinischen Versorgung vom bisherigen unentgeltlichem Engagement in die öffentliche Hand bzw. den ÖGD. Solange den Kommunen, unter aktuellen bundesrechtlichen Rahmenbedingungen eine besonders verantwortungsvolle Rolle zugeschrieben wird, ist dieser Handlungsspielraum mit einem besonderen Augenmerk zu erfüllen. Für die Region Nordhessen wird vor dem Hintergrund der Expert:innen-Aussagen als erste Handlungsempfehlung der Fokus auf die verstärkte Netzwerkarbeit angeregt. Dieser regelmäßige Austausch zwischen allen beteiligten Akteur:innen und Expert:innen, die Kontakt zu Menschen ohne Krankenversicherungsschutz oder der Thematik haben, kann beispielsweise in Form eines Arbeitskreises oder Runden Tisches umgesetzt werden. Wenn aus dieser Vernetzung eine weitere Implementierung von kommunalen Lösungsansätzen erfolgt, kann sie mehr als gelungen genannt werden.

[15] Im Koalitionsvertrag der schwarz-grünen Landesregierung (Hessen) ist die Implementierung eines *Anonymen Krankenscheinmodells* vorgesehen.

[16] Zu Ausgestaltungsmöglichkeiten siehe Dieterich et al., 2023.

## Literatur

Aichele, V. (2009). Anspruch auf Zugang zu medizinischer Versorgung: Das Recht auf Gesundheit nach dem UN-Sozialpakt. In C. Falge, A. Fischer-Lescano, & K. Sieveking (Hrsg.), *Gesundheit in der Illegalität: Rechte von Menschen ohne Aufenthaltsstatus* (S. 205–222). Nomos.

Akbulut, N., Razum, O. (2023). Othering am Beispiel von Migration: Wie aus sozialen Kategorien die Anderen entstehen. *Bundesgesundheitsblatt – Gesundheitsforschung – Gesundheitsschutz 66*(10), 1109–1116. https://doi.org/10.1007/s00103-023-03763-8

Bartig, S., Kalkum, D., Mi Le, H., Lewicki, A. (2021). *Diskriminierungsrisiken und Diskriminierungsschutz im Gesundheitswesen – Wissensstand und Forschungsbedarf für die Antidiskriminierungsforschung*. Studie im Auftrag der Antidiskriminierungsstelle des Bundes. https://www.antidiskriminierungsstelle.de/SharedDocs/downloads/DE/publikationen/Expertisen/diskrimrisiken_diskrimschutz_gesundheitswesen.html

Bozorgmehr, K., & Razum, O. (2015). Effect of Restricting Access to Health Care on Health Expenditures among Asylum-Seekers and Refugees: A Quasi-Experimental Study in Germany, 1994–2013. *PLoS ONE, 10*(7), Article e0131483. https://doi.org/10.1371/journal.pone.0131483

Claassen, K. & Jäger, P. (2018). Impact of the Introduction of the Electronic Health Insurance Card on the Use of Medical Services by Asylum Seekers in Germany. *International journal of environmental research and public health, 15*(5). https://doi.org/10.3390/ijerph15050856

Deutsches Zentrum für Integrations- und Migrationsforschung (DeZIM). (2023). *Rassismus und seine Symptome: Bericht des Nationalen Diskriminierungs- und Rassismusmonitors*. https://www.dezim-institut.de/publikationen/publikation-detail/rassismus-und-seine-symptome/

Frank, L., Yesil-Jürgens, R., Razum, O., Bozorgmehr, K., Schenk, L., Gilsdorf, A., Rommel, A. & Lampert, T. (2017). Gesundheit und gesundheitliche Versorgung von Asylsuchenden und Flüchtlingen in Deutschland. *Journal of Health Monitoring, 2*(1), 24–47. https://doi.org/10.17886/RKI-GBE-2017-005

Führer, A. (2023). Determinanten der Gesundheit und medizinischen Versorgung von Asylsuchenden in Deutschland. *Bundesgesundheitsblatt – Gesundheitsforschung – Gesundheitsschutz, 66*(10), 1083–1091. https://doi.org/10.1007/s00103-023-03762-9

Gläser, J. & Laudel, G. (2010). *Experteninterviews und qualitative Inhaltsanalyse als Instrumente rekonstruierender Untersuchungen*(4. Aufl.). *Lehrbuch*. VS Verlag für Sozialwissenschaften.

Gold, A. W., Weis, J., Janho, L., Biddle, L. & Bozorgmehr, K. (2021). *Die elektronische Gesundheitskarte für Asylsuchende: Zusammenfassung der wissenschaftlichen Evidenz*(Report Series Nr. 2). Health Equity Studies & Migration. https://doi.org/10.11588/HEIDOK.00030347

Hollederer, A. (2020). Die Gewährleistung von Krankheitshilfen bei asylsuchenden Menschen: Zweiklassenmedizin in Deutschland? *Bundesgesundheitsblatt – Gesundheitsforschung – Gesundheitsschutz, 63*(10), 1203–1218. https://doi.org/10.1007/s00103-020-03215-7

Kajikhinal, K., Koschollek, C.,Bozorgmehr, K., Sarma, N., & Hövener, C. (2023). Rassismus und Diskriminierung im Kontext gesundheitlicher Ungleichheit – ein narratives Review. *Bundesgesundheitsblatt – Gesundheitsforschung – Gesundheitsschutz, 66*(10), 1099–1108. https://doi.org/10.1007/s00103-023-03764-7

Kajikhina, K., & Schumann, M. (2021). Akkulturation und Diskriminierung: Fallstricke und Potentiale zweier Konzepte in der Gesundheitsforschung. In: Spallek, J., Zeeb, H. (Hrsg), *Handbuch Migration und Gesundheit* (S. 133–145). hogrefe.

Kirchhoff, M. & Ataç, I. (2022). *Antworten auf Migrant:Innen mit prekärem Aufenthaltsstatus in Frankfurt a. M.: Rahmen, Strategien und innovative Praktiken.*Local Responses to Precarious Migrants (LoReMi). https://www.hs-fulda.de/fileadmin/user_upload/FB_Sozialwesen/Forschungspro-jekte/Sozialer_Raum_Sozialstrukturanalyse/LoReMi/LoReMi_Frankfurt_re-port_DEU.pdf

Kratzsch, L., Bozorgmehr, K., Szecsenyi, J., & Nöst, S. (2022). Health Status and Access to Healthcare for Uninsured Migrants in Germany: A Qualitative Study on the Involvement of Public Authorities in Nine Cities. *International Journal of Environmental Research and Public Health, 19*, Article e6613. https://doi.org/10.3390/ijerph19116613

Kuckartz, U. (2016). *Qualitative Inhaltsanalyse: Methoden, Praxis, Computerunterstützung* (3. Aufl.). Beltz Juventa.

Kuehne, A., Huschke, S & Bullinger, M. (2015). Subjective health of undocumented migrants in Germany – a mixed methods approach. *BMC Public Health, 15*(1), Artikel 926. https://doi.org/10.1186/s12889-015-2268-2

Mylius, M. (2016). *Die medizinische Versorgung von Menschen ohne Papiere in Deutschland: Studien zur Praxis in Gesundheitsämtern und Krankenhäusern.* transcript. https://doi.org/10.14361/9783839434727

Pattillo, M., Stieglitz, S., Angoumis, K., & Gottlieb, N. (2023). Racism against racialized migrants in healthcare in Europe: A scoping review. *International Journal of Equity in Health, 22*(1), 1–14. https://doi.org/10.1186/s12939-023-02014-1

Schülle, M. (2019). Medizinische Versorgung für Menschen mit Behinderungen, die Leistungen nach dem Asylbewerberleistungsgesetz erhalten. Rechtliche und praktische Barrieren der Barrierefreiheit. In Westphal, M., Wansing, G. (Hrsg.), *Migration, Flucht und Behinderung. Herausforderungen für Politik, Bildung und psychosoziale Dienste*(S. 145–165). Nomos.

Schülle, M. (2014). Auch nach den geplanten Änderungen im Asylbewerberleistungsgesetz: (K)eine gesundheitlich-medizinische Versorgung für Menschen ohne rechtlichen Aufenthaltsstatus? In *Soziale Sicherheit: Zeitschrift für Arbeit und Soziales, 63*(10), 363–367

Stötzler, M. & Kaifie, A. (2023). Healthcare for individuals without health insurance in Germany – a mixed methods approach to assess the situation and current challenges. *International Journal for Equity in Health, 22*(1), Artikel 117. https://doi.org/10.1186/s12939-023-01930-6

Wahedi, K., Biddle, L., Jahn, R., Ziegler, S., Kratochwill, S., Pruskil, S., Noest, S., & Bozorgmehr, K. (2020). Medizinische Versorgung von Asylsuchenden in Erstaufnahmeeinrichtungen: Eine qualitative Bestandsaufnahme aus Versorgungsperspektive. *Bundesgesundheitsblatt, Gesundheitsforschung, Gesundheitsschutz, 63*(12), 1460–1469. https://doi.org/10.1007/s00103-020-03243-3

Wenner, J., (2021). *Flucht als soziale Determinante der Gesundheit. Ungleichheit im Zugang zu gesundheitlicher Versorgung von neu ankommenden Geflüchteten.* Synopse zur kumulativen Dissertation. https://pub.uni-bielefeld.de/record/2958180

**Frances Ahlmann** studierte Soziale Arbeit an der Technischen Hochschule Würzburg-Schweinfurt und absolvierte von 2022 bis 2024 den Masterstudiengang „Diversität – Forschung – Soziale Arbeit“ an der Universität Kassel. In ihrer Abschlussarbeit befasste sie sich mit der Gesundheitsversorgung von Migrant:innen ohne Krankenversicherungsschutz in der Region Kassel. Derzeit ist sie als Leitung des Sozial- und Betreuungsdienstes eines Altenpflegeheimes in Frankfurt tätig.

**Mirjam Schülle, M. Sc.** Public Health, Wissenschaftliche Mitarbeiterin im Institut für Sozialwesen, Fachbereich Humanwissenschaften, Universität Kassel. Forschungsschwerpunkte: Gesundheitliche Ungleichheit, Gesundheitsversorgung für Menschen mit Beeinträchtigungen und/oder Fluchterfahrung, strukturelle Diskriminierung, Intersektionalität, Rechtssoziologie.

# Stationäre (Notfall-)Behandlung von zugewanderten Menschen ohne Krankenversicherung: Ausgangslage, Herausforderungen und Perspektiven für Forschung und Praxis

Ingo Neupert

**Zusammenfassung**

Der Artikel beleuchtet die spezifischen Herausforderungen der stationären Behandlung von geflüchteten Menschen ohne regulärem Krankenversicherungsschutz, die oft nur in Notfällen medizinische Hilfe in Anspruch nehmen können. Hiervon betroffen sind Unionsbürger:innen, Menschen in laufenden Asylverfahren oder Menschen ohne gesicherten Aufenthaltsstatus. Kliniken sind in der Regel unzureichend auf diese Patientengruppe vorbereitet, was zu einem rechtlichen Dilemma zwischen der medizinischen Behandlungspflicht und der Kostensicherung führt. Die Patient:innen kommen häufig aus prekären Lebenslagen, woraus sich eine komplexe psychosoziale Situation ergibt. Es wird dargestellt, dass aus der empirischen Forschung gravierende Versorgungslücken hervorgehen. Der Beitrag fordert spezifische, qualifizierte Strukturen und einen interdisziplinären Ansatz zur Verbesserung der Versorgung. Die Bedeutung einer umfassenden sozialrechtlichen Beratung wird hervorgehoben, um Patient:innen beim Zugang zu den erforderlichen Leistungen zu unterstützen. Hier kann der Krankenhaussozialdienst mit seiner Expertise eine wesentliche Funktion einnehmen. Ziel muss es sein, gesundheitliche Chancengleichheit zu ermöglichen und ein nachhaltiges, wirksames System zur Unterstützung der Betroffenen in den Kliniken zu etablieren. Weitere Forschungsaktivitäten sind dringend erforderlich, um die Versorgungsrealität

I. Neupert (✉)
Wiesbaden, Deutschland
E-Mail: ingo.neupert@hs-rm.de



A. Dieterich et al. (Hrsg.), *Krank, zugewandert, nicht versichert?*,
https://doi.org/10.1007/978-3-658-48772-0_7

besser zu verstehen und Evidenz für zukünftige Maßnahmen zu gewinnen. Um einen nachhaltigen gesellschaftlichen (Veränderungs-)Beitrag zu leisten, ist es unerlässlich, dass die Wissenschaft eine politische Debatte über die Rechten besonders schutzbedürftiger geflüchteter Menschen initiiert, die entweder keinen oder nur eingeschränkten Zugang zur Gesundheitsversorgung haben.

**Schlüsselwörter**

Menschen ohne Krankenversicherung • Gesundheitsversorgung zugewanderter Menschen • Soziale Arbeit im Krankenhaus • Professionalität Sozialer Arbeit

# 1 Spezifische Situation von Menschen ohne Krankenversicherung in der stationären Versorgung

Die stationäre Behandlung von Patient:innen ohne Krankenversicherungsschutz erfolgt in den meisten Fällen im Kontext einer Notfallindikation, da Betroffene, auch in dem Wissen um ihre fehlende Absicherung, nur im Ausnahmefall ein Krankenhaus elektiv aufsuchen. Auf diese Gruppe sind Kliniken nur selten vorbereitet und es ergeben sich multiple Herausforderungen: In der Ambivalenz zwischen Behandlungspflicht und Kostensicherung liegt ein rechtliches Dilemma, der Umgang des Organisationssystems Krankenhaus mit dieser Patient:innengruppe bedarf spezifischer und qualifizierter Strukturen sowie Prozesse, und Patient:innen ohne reguläre Krankenversicherung befinden sich häufig in einer prekären, von Exklusion geprägten Lebenslage.

## 1.1 Rechtliche Dimensionen

Für die leistungs- und sozialrechtliche Bewertung der o. g. Notfallindikation ist die Definition des Sachverhalts eines medizinischen Notfalls zentral. Dieser ist juristisch nicht eindeutig ausdefiniert. Jedoch liegt ein medizinischer Notfall nach Definition nationaler und internationaler Fachgesellschaften dann vor, wenn Patient:innen „körperliche oder psychische Veränderungen im Gesundheitszustand ausweisen, für welche der Patient selber oder eine Drittperson unverzüglich medizinische und pflegerische Betreuung als notwendig erachtet“ (Behringer et al., 2013, S. 625 f.). Daraus ergibt sich eine umfassende Bewertung des Notfalls, die sowohl die subjektive Selbsteinschätzung der Patient:innen als auch die objektive

Perspektive der Ärzt:innen einbezieht. Bei Vorliegen einer akuten Behandlungsbedürftigkeit besteht aus rechtlicher Sicht auch ohne Kostenabsicherung eine eindeutige Behandlungspflicht der Ärzt:innen. Auf der individuellen Ebene ergibt sich die berufsrechtliche Behandlungspflicht nach § 2 Abs. 2, S. 3 MBO-Ä 1997, wonach Ärzt:innen Interessen Dritter, bspw. des Krankenhauses zur Kostenabsicherung, nicht über das Patient:innenwohl stellen dürfen (Bundesärztekammer, 2024). Im Falle einer akuten Behandlungsbedürftigkeit und fehlendem Nachweis der Krankenversicherung sind Vertragsärzt:innen ebenfalls zur Behandlung verpflichtet nach Maßgabe des § 13 Abs. 7 S. 2 BMV-Ä (Kassenärztliche Bundesvereinigung; Spitzenverband der Bundeskrankenkassen, 2024). Aus einem Nichthandeln der Ärzt:innen im Notfall könnten sich nach § 323c StGB[1] (Unterlassene Hilfeleistung) strafrechtliche Konsequenzen ergeben. Für die Einrichtung Krankenhaus kann die Behandlungspflicht aus dem Versorgungsauftrag abgeleitet werden, der in den jeweiligen Landeskrankenhausgesetzen definiert ist. So legt etwa § 5 des HKHG[2] fest, dass die Entscheidung über die medizinische Notwendigkeit einer stationären Behandlung ärztlicherseits getroffen wird, unabhängig von der wirtschaftlichen Leistungsfähigkeit oder sozialen Stellung der Patient:innen.

Das Krankenhaus als Leistungserbringer hat einen Vergütungsanspruch nach § 630a Abs. 1 BGB[3]. Im Regelfall und bei vorhandener Absicherung im Krankheitsfall erfolgt die Kostenerstattung der Dienstleistung des Krankenhauses nach § 2 KHEntgG[4] mit der gesetzlichen oder privaten Krankenversicherung, anderen zuständigen Sozialleistungsträgern wie bspw. der Gesetzlichen Unfallversicherung, den Trägern der Sozialen Entschädigung, dem Jugendamt oder Sondersystemen wie der Justizvollzugsanstalt oder der Freien Heilfürsorge.

Existiert jedoch kein Kostenträger und das Krankenhaus leistet im Sinne der Daseinsversorgung sowie in der Umsetzung seines Versorgungsauftrags im Notfall medizinische Hilfe, so ergibt sich ein theoretischer Kostenanspruch – und damit auch eine Absicherung in der Behandlung von Menschen ohne Krankenversicherungsschutz – als sog. „Nothelfer“ nach Maßgabe des § 25 SGB XII[5] sowie synonym nach § 6a AsylbLG[6]. Dabei greift das SGB XII für Patient:innen

---

[1] Strafgesetzbuch.

[2] Zweites Gesetz zur Weiterentwicklung des Krankenhauswesens in Hessen (Hessisches Krankenhausgesetz).

[3] Bürgerliches Gesetzbuch.

[4] Gesetz über die Entgelte für voll- und teilstationäre Krankenhausleistungen.

[5] Sozialgesetzbuch – Zwölftes Buch (XII) – Sozialhilfe -

[6] Asylbewerberleistungsgesetz.

mit einem grundsätzlichen sozialrechtlichen Leistungsanspruch. Hierbei ist die Nachrangigkeit der Sozialhilfe nach § 2 SGB XII zu berücksichtigen. Für den Krankenversicherungsschutz ergeben sich in den meisten Fallkonstellationen vorrangige Leistungsansprüche gegenüber anderen Sozialleistungsträgern. Dies führt in vielen Fallkonstellationen regelhaft zu einem Ausschluss des Nothelfers für die behandelnden Krankenhäuser. Sofern ein Behandlungsvertrag zwischen Krankenhaus und Patient:in existiert und keine Anspruchsberechtigung gegenüber einer Versicherung oder einem Sozialleistungsträger besteht, ist das Krankenhaus nach § 13 Abs. 2 S. 1 BMV-Ä berechtigt die betroffene Person als Privatpatient:in und damit als Selbstzahler:in zu betrachten (Kassenärztliche Bundesvereinigung; Spitzenverband der Bundeskrankenkassen, 2024).

*Spezifische rechtliche Situation zugewanderter Personengruppen*

Innerhalb der heterogenen Personengruppe der Zugewanderten ergibt sich aus dem Zuwanderungshintergrund eine spezifische Rechtsposition. Daraus kann sich im Einzelfall eine Exklusion von der Gesundheitsversorgung ergeben, was in hohem Maße zu einer prekären Lebenssituation der Betroffenen führt. Einerseits ist zwischen Unionsbürger:innen zu differenzieren, die im Fall einer Erwerbstätigkeit oder in Abhängigkeit ihres Aufenthaltsrechts über den Bezug von existenzsichernden Leistungen zur Sicherung des Lebensunterhalts einen Zugang zur Krankenversicherung haben (Kuhn-Zuber, 2024, S. 185 ff.). Sofern keine Erwerbstätigkeit aufgenommen wird oder werden kann, kommt es in der Rechtspraxis häufig zu Sozialleistungsausschlüssen, sodass eine Eingliederung in das reguläre Krankenversicherungssystem nicht gelingt. Bei Unionsbürger:innen handelt es sich nicht im engeren Sinne um geflüchtete Personen, jedoch ist diese Gruppe der Migrant:innen in der Praxis sehr stark vom Zugang zur Gesundheitsversorgung ausgeschlossen, weist eine hohe Prävalenz auf und ist daher für die Betrachtung bedeutsam. Eine weitere Personengruppe sind geflüchtete Menschen. Im Rahmen eines laufenden Asylverfahrens erfolgt in den ersten 36 Monaten die Gesundheitsversorgung auf Basis von §§ 4 und 6 AsylbLG und beinhaltetet trotz genereller Einschränkungen im Leistungsumfang die Notfallbehandlung (Kuhn-Zuber, 2024, S. 19 ff.) [vertiefend siehe Beitrag in diesem Band Schülle/Keßler]. Im Gegensatz dazu stehen Personen ohne einen Aufenthaltsstatus. Diese Personengruppe hat aufgrund ihres illegalisierten Status in der Regel keine Absicherung im Krankheitsfall. Für die notfallmäßige Behandlung kann der o. g. Nothelfer greifen. Bei der Rechtsnorm des § 6a AsylbLG, identisch zu § 25 SGB XII, hat der Gesetzgeber den Aufwendungserstattungsanspruch der nothelfenden Klinik stark eingeschränkt. Dies liegt im Wesentlichen daran, dass der medizinische Eilfall nicht identisch mit dem sozialhilferechtlichen Eilfall definiert ist. Dieser besagt, dass der Kostenanspruch des Krankenhauses, auch innerhalb des Behandlungsfalles, lediglich bis zum nächstmöglichen Unterrichten des Sozialhilfeträgers greift. Orientiert an der regulären Erreichbarkeit bedeutet dies bei Notaufnahme von Sonntag bis Donnerstag die Absicherung eines Behandlungstags und bei Notaufnahme am Freitag oder Samstag die Kostenübernahme von zwei Behandlungstagen. Für die weiteren Behandlungstage geht der Leistungsanspruch auf die hilfebedürftige Person über und es greifen § 4 AsylbLG. Neben dieser zeitlichen und rechtlichen Zäsur ergeben sich für die Praxis weitere massive Barrieren, sodass die beiden sog. Nothelferparagraphen für die Krankenhäuser keinerlei Absicherung darstellen und im Ergebnis nahezu bedeutungslos sind (Leber, 2016, 2018, 2019). Auf Grundlage von § 17b KHG[7] erfolgt die Vergütung der Krankenhausleistungen als Fallpauschale, sodass eine tagesgenaue Rechnungstellung für den Nothelfer, und damit die Splittung der Fallpauschale, administrativ nur mit sehr hohem bürokratischem Aufwand realisierbar ist. Bei der Gruppe der illegalisierten Geflüchteten kommt erschwerend hinzu, dass trotz des bestehenden verlängerten Geheimnisschutzes gem. § 88 AufenthG[8] i.V.m. 88.2.3, 88.2.4.0 AufenthG-VwV[9] bei Betroffenen die Sorge besteht, dass mit der Beantragung von Sozialleistungen aufenthaltsrechtliche Konsequenzen einhergehen (Mylius, 2016b, S. 290). Darüber hinaus differenzieren sich innerhalb der Drittstaatler:innen weitere Personengruppen aus. Zugänge bzw. Ausschlüsse von der Gesundheitsversorgung ergeben sich hier aus dem Aufenthaltstitel. Exemplarisch wären Menschen mit einem zeitlich begrenzten Visum für Besuche oder Sprachkurse, Au-Pairs sowie Migrant:innen mit einer Duldung zu nennen.

## 1.2 Prozessuale und strukturelle Dimensionen

Aus der Sicht des Krankenhauses ist der Zeitpunkt der Feststellung eines fehlenden Krankenversicherungsschutzes innerhalb des Behandlungsprozesses von zentraler Bedeutung. Wenn eine Krankenversicherung benannt oder durch die Versicherungskarte nachgewiesen wurde, erfolgt eine Datenübermittlung von der behandelnden Klinik zur Krankenversicherung. Hierzu bedarf es einer Eingabe

[7] Gesetz zur wirtschaftlichen Sicherung der Krankenhäuser und zur Regelung der Krankenhauspflegesätze.

[8] Gesetz über den Aufenthalt, die Erwerbstätigkeit und die Integration von Ausländern im Bundesgebiet.

[9] Allgemeine Verwaltungsvorschrift zum Aufenthaltsgesetz.

der erforderlichen Aufnahmedaten bspw. durch das Stationssekretariat, pflegerische Fachkräfte oder das Case Management in das Klinikinformationssystem. Insbesondere bei nichtansprechbaren Patient:innen ist hoher Rechercheaufwand erforderlich, um einen ggf. vorhandenen Kostenträger zu ermitteln. Der Aufnahmesatz muss spätestens am dritten Arbeitstag nach der Aufnahme übermittelt werden. Die Krankenkasse muss der Klinik spätestens drei Arbeitstage nach diesem Zeitpunkt einen Kostenübernahmesatz zukommen lassen. (Spitzenverbände der Krankenkassen & Deutsche Krankenhausgesellschaft, 1994). Zu diesem Zeitpunkt würde die Klinikverwaltung von einem fehlenden oder ungeklärten Krankenversicherungsstatus erfahren.

### 1.2.1 Die Rolle des Sozialdiensts als zentrale Funktion im Prozess

Mit dem Bekanntwerden des fehlenden Krankenversicherungsschutzes stellt sich die Frage, ob es um eine medizinisch erforderliche Notfallversorgung geht und wie umfänglich die Behandlung erfolgen soll. Spätestens zu diesem Zeitpunkt sollte der Krankenhaussozialdienst in das interprofessionelle Handeln und die Entscheidungsprozesse einbezogen werden, da eine fundierte sozialrechtliche Anamnese des Einzelfalls erforderlich ist. Die Beratung von betroffenen Patient:innen und die Sicherung des Krankenversicherungsschutzes gehören u. a. zu Aufgabenspektrum und Interventionen von Fachkräften der Sozialen Arbeit im Krankenhaus (Deutsche Vereinigung für Soziale Arbeit im Gesundheitswesen e. V. 2019, S. 52 f.). Da die Kosten für die Dienstleistung des Sozialdiensts in die allgemeinen Krankenhauskosten der Fallpauschalen unspezifisch integriert sind und es in nur wenigen Bereichen mehr oder weniger verbindliche Vorgaben zur Personalausstattung gibt, wie bspw. für Psychiatrie/Psychosomatik, Zertifizierten Onkologischen Zentren oder Palliativmedizinische Komplexbehandlung, sind die personellen Ressourcen von Krankenhaussozialdiensten stark unterschiedlich. Eine strukturierte Einbindung und Fallführung bei Patient:innen ohne Krankenversicherung durch den Sozialdienst kann nachweislich positive Effekte im Hinblick auf die Rückführung in die sozialen Sicherungssysteme und damit der Kostensicherung des Krankenhauses haben (Neupert & Pieper, 2020). Es bedarf jedoch aufgrund der Fallkomplexität spezifischer Fachkompetenzen, zusätzlicher Personalressourcen und eine strukturierte Einbindung in die Behandlungs- und Verwaltungsprozesse.

## 1.3 Subjektorientierte Dimensionen

Abseits der Fragestellung zur Kostensicherung sieht sich das Behandlungsteam eines Krankenhauses bei zugewanderten Patient:innen ohne Krankenversicherungsschutz zusätzlich im Einzelfall mit einer komplexen psychosozialen Situation konfrontiert, welche nicht selten auch ursächlich für den aktuellen Zustand der Betroffenen ist. So lassen sich auf drei Ebenen Determinanten für fehlenden Zugang zur Absicherung im Krankheitsfall identifizieren: materiell-strukturelle, soziokulturelle und psychische.

Zu den materiell-strukturellen Einflussfaktoren zählen individuelle finanzielle Gründe wie bspw. Barrieren in der Administration bzw. in der Interaktion mit der Verwaltung, ein Mangel an Wissen über das Gesundheitssystem sowie die eigenen Rechte (Chauvin et al., 2015). Wegen ihres geringen oder unregelmäßigen Einkommens befinden sich insbesondere Geflüchtete häufig in einer prekären Armutssituation, in der sie Selbstzahler-Rechnungen oder Vorauszahlungen für medizinische Behandlungen nicht begleichen können Zu den strukturellen Faktoren zählt ebenfalls ein unsicherer oder nicht vorhandener Aufenthaltsstatus, der zu Benachteiligungen in den Zugängen zur Gesundheitsversorgung und Leistungseinschränkungen führt.

Ein Informationsmangel bezüglich der versicherungs- und sozialrechtlichen Leistungsansprüche gehört zu den soziokulturellen Determinanten, insbesondere bei Personen mit niedrigem Bildungs- oder ohne Schulabschluss. Vorhandene Sprachbarrieren sowie ein niedriger Alphabetisierungsgrad haben ebenfalls einen Einfluss auf den Zugang zum Versorgungssystem. (Fuchs, 2018). Wohnungslosigkeit und die daraus resultierenden reduzierten oder fehlenden Eigen- und Unterstützungsressourcen zur Realisierung von Leistungsansprüchen bzw. komplexe Problemlagen eigenständig lösen zu können ist ein weiterer Risikofaktor (Jeleff et al., 2024). Auf der Ebene der Mitarbeitenden im Gesundheitswesen sind weitere soziokulturelle Barrieren fehlende Diversitätskompetenzen oder eine mangelnde kritische Auseinandersetzung mit Differenzkategorien (Akbulut & Razum, 2024).

Krisensituationen, persönliche Lebensprobleme oder eingeschränkte psychische Konfliktverarbeitungsmöglichkeiten können Hindernisse für eine erfolgreiche Selbstorganisation und wirksame Bewältigungsstrategien im Hinblick auf den fehlenden Krankenversicherungsschutz darstellen. Darüber hinaus haben Betroffene oft Erfahrungen mit Stigmatisierung und Rassismus sowie Schamgefühle (Fuchs, 2009; Schödwell et al., 2022). Innerhalb der stationären Krankenhausbehandlung ergibt sich für sie eine zusätzliche Stresssituation. Einerseits besteht aufgrund der gesundheitlichen Situation eine Notwendigkeit der Behandlung und Abhängigkeit. Andererseits sind den Betroffenen in der Regel die ungesicherten Behandlungskosten bewusst. Zudem kann es erschwerend wirken, dass Mitarbeitende des Krankenhauses in der Interaktion mit den Betroffenen aufgrund der unklaren Kostensituation Druck ausüben. Diese Ausgangslage verstärkt die Anforderungen an eine adäquate Beratung unter Berücksichtigung von ethischen und diversitätssensiblen Handlungsmaximen sowie strukturierte klinikinterne Prozesse.

## 2 Empirische Erkenntnisse zur Versorgung von Menschen ohne Krankenversicherung in der stationären Versorgung

In der stationären Versorgung von Menschen ohne Krankenversicherung besteht eine unzureichende Datenlage. Die wenigen vorliegenden empirischen Studien zeigen teils gravierende Versorgungslücken, ökonomische Herausforderungen für die Kliniken sowie methodische Hürden bei der Erhebung und Analyse relevanter Forschungsdaten.

### 2.1 Nationale Erkenntnisse

Für den ambulanten Versorgungsbereich ergibt sich eine überschaubare, aber vorhandene Datenlage zu Menschen ohne Krankenversicherung. Aus dem Blickwinkel der stationären Versorgung ist die Datenbasis als mangelhaft zu beschreiben.

So fokussiert Maren Mylius (2016a, b, S. 255 ff.) in ihrer Studie Migrant:innen ohne Papiere im Krankenhaus. Auf Basis einer Fragebogenerhebung für den Zeitraum 2011–2014, an der sich 62 Kliniken aus Hamburg, Niedersachsen und Berlin beteiligten, bestätigten 82,3 % der Kliniken, entsprechende Personen behandelt zu haben. Es wurde gezielt nach der Geltendmachung des Nothelfers gefragt. In 76,7 % der Fälle kam es zur Antragsstellung beim Sozialhilfeträger, jedoch überwiegend ohne Kostenerstattung. Hervorzuheben ist der Versuch, über den Fragebogen Erlösausfälle zu erheben. Die Ergebnisse waren aufgrund der Ungenauigkeiten in den Antworten kaum belastbar. Obwohl die Studie Limitationen aufweist, bietet sie wertvolle Einsichten und insbesondere methodisch relevante Erkenntnisse, die für die Gestaltung zukünftiger Erhebungen im Bereich der stationären Versorgung nützlich sind.

Ebenfalls deskriptiv liegen Studienergebnisse aus dem Universitätsklinikum Essen vor. Hier wurde einerseits die Prävalenz fokussiert sowie die Rückführung in die sozialen Sicherungssysteme durch den Sozialdienst für den Zeitraum 2014–2016 evaluiert. Von insgesamt 536 Patienten ohne Kostenträger bei stationärer Aufnahme entfielen 34,5 % auf Personen mit sozialrechtlichem Leistungsanspruch, 25 % auf Unionsbürger:innen, 37,3 % auf Drittstaatler:innen und 3,2 % auf Patient:innen ohne Aufenthaltsstatus. Es wurden medizinische Behandlungsdaten hinzugezogen, um den Gesundheitsstatus zu beschreiben. Insbesondere Patient:innen mit einem theoretischen Anspruch auf Absicherung weisen hierbei durch die Anzahl der Nebenindikationen und Folgeaufenthalte einen schlechteren Gesundheitsstatus auf als die anderen Gruppen. Für die ökonomische Betrachtungsebene wurden Rechnungsbeträge und Zahlungseingänge ermittelt. Damit konnten exemplarisch anhand einer Klinik Daten zu den finanziellen Auswirkungen der Behandlung von Menschen ohne Krankenversicherung präsentiert werden. Eine zielgerichtete Beratung und Betreuung durch den Sozialdienst führte im Durchschnitt zu einer Kostenträgersicherung in 71 % der Fälle und zeigt die Wirksamkeit von Interventionen (Neupert, 2019, S. 30 ff.; Neupert & Pieper, 2020). Der Studienansatz ermöglicht tiefergehende Erkenntnisse zu dieser Patient:innengruppe und zeigt den Handlungsbedarf sowie wirksame Lösungsansätze für Kliniken auf. Die Generalisierbarkeit der Studienbefunde ist aufgrund der Konzentration auf eine Klinik begrenzt.

## 2.2 Forschungsmethodische Herausforderungen

Eine wesentliche Herausforderung für Forschungsdesigns im stationären Versorgungsbereich ist die Entstehung und Verfügbarkeit von Daten. Für die Erhebung von Primärdaten, bspw. durch den Einsatz von Fragebögen, bedarf es innerhalb der Klinik einer zentralen Ansprechperson, die belastbare Antworten geben kann. Insbesondere bei Patient:innen ohne Krankenversicherung sind in der klinischen Praxis diverse Abteilungen wie die Patientenaufnahme, die Debitorenbuchhaltung, der Sozial- und der ärztliche Dienst mit der Fragestellung befasst. Daher erfordert dieses methodische Vorgehen neben einer eindeutigen Forschungsfrage und Definition der Zielgruppe sehr gute Kenntnisse über die jeweiligen klinikinternen Strukturen und Zuständigkeiten. Die Skalierung des Samplings und der Transfer des Fragebogens auf eine möglichst hohe Breite an Kliniken sind dadurch bzgl. der Primärdatenerhebung erschwert.

Ein anderer Ansatz ist der Zugang über Routinedaten, d. h. Daten, die während der Behandlung für Dokumentation und Abrechnung anfallen und im Rahmen von Sekundärdatenanalysen wissenschaftlich verwendet werden. Kliniken verfügen über ein zentrales Krankenhausinformationssystem, welches sowohl medizinische als auch abrechnungsrelevante Daten enthält. Für eine Nutzung dieser Routinedaten zu Forschungszwecken stellt die Datenqualität eine maßgebliche Limitation dar, wenn sie nicht vollständig, nicht strukturiert und operationalisiert sind, unplausible Werte enthalten oder es in der Datendokumentation an Standardisierung fehlt. Diese Einflussfaktoren sind beim Forschungsdesign zu berücksichtigen, damit Validität, Plausibilität und Generalisierbarkeit bei der Sekundärdatenanalyse gewährleistet sind (Slagman et al., 2023). Für die Zielgruppe der Patient:innen ohne Krankenversicherungsschutz sind nachfolgende Einflussfaktoren auf die Routinedaten zu berücksichtigen: Generell ist die Unterscheidung zwischen Person und Fall im Krankenhausinformationssystem zu beachten. In der Abrechnungslogik kann eine Person durch Mehrfachinanspruchnahme mehrere Fälle haben, die nicht zwingend zusammengeführt sind. Daher muss eindeutig definiert sein, ob Daten auf Personen- oder Fallebene dokumentiert wurden. Zur Identifizierung und Quantifizierung der Risikopopulation ‚Patient:innen ohne Krankenversicherung' ist die Datenquelle ‚Person' empfehlenswert. Für weitergehende Fragestellungen bspw. zum Gesundheitszustand, den Behandlungskosten oder Interventionen ist der ‚Fall' die relevante Datenquelle. Sofern sich durch Interventionen während des Aufenthalts eine Rückführung in die sozialen Sicherungssysteme erreichen lässt, kommt es zu einer regulären Abrechnung mit dem Leistungsträger, sodass eine Identifikation dieser speziellen Patient:innengruppe im Nachgang kaum möglich ist. Eine Auswertung der Abrechnungen über den Sozialhilfeträger birgt ebenfalls Unschärfen, weil eine Differenzierung nach regulären Leistungsberechtigten bspw. im Kontext des AsylbLG, und Leistungsberechtigten auf Basis des Notfallhelfers nicht erfolgt. Ähnlich verhält es sich bei Daten über Selbstzahlende. Auch hier lassen sich Menschen ohne Krankenversicherung nicht eindeutig identifizieren, da auch reguläre Selbstzahlende dazu zählen, die bspw. aus dem Ausland zur gezielten Behandlung eingereist sind, oder Beihilfeberechtigte. Mit Blick auf die Wirksamkeit von Beratungsinterventionen, aber auch weitergehenden sozialanamnestischen Informationen ist idealerweise beim Sozialdienst zusätzlich zur regulären Dokumentation eine spezifische Dokumentationsstruktur vorhanden. Diese Daten gilt es, mit den Patient:innendaten aus der Abrechnung und Buchhaltung zu verbinden, um einen umfassenden, strukturierten Datensatz mit hoher Datenqualität zu erhalten. Hierzu müssen die relevanten Kennzahlen und deren Datenherkunft im Vorfeld definiert und Dokumentationsstandards etabliert werden. Abseits des wissenschaftlichen Erkenntnisgewinns wäre es für die Kliniken im Hinblick auf Prozess- und Ressourcensteuerung hilfreich, Routinedaten auch bei Patient:innen ohne Krankenversicherung zu nutzen.

Besonders um Informationen zu Gesundheitsverläufen der Patient:innen und Dynamiken im Versicherungsstatus und ein Gesamtbild zur Prävalenz von Menschen ohne Krankenversicherungsschutz innerhalb der Bevölkerung zu erhalten, wären sektorenübergreifende Follow-Up-Ansätze zielführend. Solche Ansätze erfordern forschungsmethodisch für die Datenextraktion u. a. die Definition eines Minimaldatensatzes, Dokumentationsstandards insbesondere für Ein- und Ausschlusskriterien und eine Pseudonymisierung der personenbezogenen Daten. Ebenso sind Ethik- und Datenschutzaspekte zu berücksichtigen, da es sich um ein medizinisches Register handelt (Fischer-Rosinský et al., 2022). Für diese Ansätze ergibt sich aus der Zielgruppe heraus, dass Patient:innen ohne Krankenversicherung bei fehlender Rückführung in die sozialen Sicherungssysteme Kliniken bzw. dieselbe Klinik nicht zwingend wiederaufsuchen. Die Datenextraktion zwischen Kliniken und ambulanten Versorgungsstrukturen für Menschen ohne Krankenversicherung bei NGOs sind aufgrund des Datenschutzes, des Anonymitätsinteresses der Zielgruppe und der Interoperabilität von Daten voraussetzungsvoll, wären aber für den politisch-strukturellen Diskurs wünschenswert und hilfreich. Auf Grundlage empirisch fundierter Erkenntnisse könnte der politische Handlungsauftrag formuliert werden, Strukturen zu schaffen, die den Bedürfnissen einer derzeit wenig bekannten und beachteten Bevölkerungsgruppe sowie deren Grundrecht auf Zugang zur Gesundheitsversorgung gerecht werden. Für Kliniken wären belastbare Daten von Vorteil, da die erbrachten jedoch nicht finanzierten Dienstleistungen derzeit nicht quantifizierbar sind.

## 3 Konzeptionelle Perspektiven für die Praxis

Die sozialrechtliche Beratung zugewanderter Patient:innen kann auf einer Mikro- als auch auf einer Makroebene betrachtet werden. Auf der Mikroebene stehen individuelle Krisensituationen im Vordergrund, die ein hohes Maß an Fachwissen und professionelle Beziehungsgestaltung erfordern. Dagegen konzentriert sich die Makroebene auf den Aufbau geeigneter klinikinternen Strukturen sowie die Standardisierung von Prozessen, um den besonderen Bedürfnissen dieser Patient:innengruppe gerecht zu werden und eine effektive Zusammenarbeit im Netzwerk mit externen Stakeholdern zu fördern.

## 3.1 Mikroebene: Partizipative und professionelle Sozialrechtliche Beratung

Die sozialrechtliche Beratung zugewanderter Patient:innen weist aufgrund der vielfältigen Diversität und der damit verbundenen Barrieren im Zugang zu medizinischer Behandlung eine hohe Komplexität auf. Erschwerend stellt die Notfallsituation eine gesundheitliche und emotionale Stresssituation für die Betroffenen dar, begleitet von gleichzeitigem Handlungsdruck und Aktionismus seitens der Klinik. Obwohl die Fallhäufigkeit eher gering ist, geht sie über die Routinefragestellungen im Sozialdienst hinaus und kann je nach Komplexität des Einzelfalls sehr zeitintensiv sein. Fachkräfte benötigen vertiefte Kenntnisse im Sozialrecht sowie in angrenzenden Rechtsgebieten wie bspw. dem Versicherungsvertrags- oder dem Aufenthaltsgesetz. Zusätzlich zu den Leistungsvoraussetzungen ist Wissen über Rechtsgrundlagen für den Rechtsbehelf, lokale und überregionale Zuständigkeiten bei Sozialleistungsträgern sowie Netzwerkwissen über ambulante Versorgungsangebote für diese Patient:innengruppe erforderlich. Für die Beratungspraxis haben sich vor allem bei weniger erfahrenen Fachkräften Checklisten für unterschiedliche Personengruppen von Nichtversicherten bewährt, die neben einer zielgerichteten sozialrechtlichen Anamnese strukturiert durch den Beratungsprozess leiten sollen. Zu unterscheiden wäre in Unionsbürger:innen und Patient:innen, welche aus Drittstaaten geflüchtet bzw. eingewandert sind, da sich die Integrationsoptionen in die gesicherte Gesundheitsversorgung unterschiedlich ausgestalten.

Eine professionelle Beratung von Zugewanderten ohne oder mit nur eingeschränktem Zugang zur Gesundheitsversorgung benötigt eine Haltung: Die prekäre Lebenssituation, ausgelöst durch Armut und fehlendem Zugang zur Gesundheitsversorgung erfordert von Berater:innen die kritische Reflexion gesellschaftlicher und sozialpolitischer Strukturen. Im Sinne einer sozialanwaltschaftlichen Vertretung durch Soziale Arbeit gleicht sie Machtgefälle aus und muss sich als Interessenvertretung ihrer Adressat:innen verstehen (Ansen, 2022, S. 116 ff.). Case Advocacy bedeutet konkret die Interessen gegenüber möglichen Leistungsträgern zur Realisierung von Rechtsansprüchen durchzusetzen, aber auch die (Behandlungs-)Interessen gegenüber dem multiprofessionellen klinikinternen Behandlungsteam auf Basis eines fundierten Fachwissens zu vertreten. Dieser berufliche Habitus ist ebenfalls erforderlich, um spezifische Strukturen für die Patient:innengruppe in Kliniken aufzubauen und damit nicht nur reaktiv auf der Einzelfallebene mit Interventionen anzusetzen.

Methodisch muss der Beratungsprozess mit dem Aufbau einer Beziehungs-, Bindungs- und Vertrauensebene beginnen (Gahleitner, 2017, S. 234 ff.), da

Patient:innen ohne Krankenversicherung gezwungen sind, im klinischen Setting aufgrund des stark mit Scham behafteten Themas ihre Anonymität aufzugeben. Da Case Advocacy auch die Aufgabe umfasst, im Auftrag der Patient:innen auf die Rückführung oder Integration in die sozialen Sicherungssysteme hinzuarbeiten, kommt der professionellen Beziehungsgestaltung eine grundlegende Rolle zu. Diese ist für die ganzheitliche und multiperspektivische Betrachtung des Falls, für die Identifizierung der sozialrechtlichen Problemlage sowie den Aufbau eines tragfähigen, kooperativen Arbeitsbündnisses entscheidend. Sozialrechtliche Beratung im Krankenhaus umfasst einerseits Krisenintervention und temporäre Handlungsübernahme, um unter dem Druck von Behandlungskosten und Nahversorgung schnell Lösungen zu erarbeiten. Andererseits kann die Fachkraft im Beratungsprozess durch Ressourcenentdeckung, maximale Transparenz sowie partizipative Einbindung der Adressat:innen in die Handlungs- und Entscheidungsprozesse dem Dilemma des Paternalismus begegnen und nachhaltig wirken. Zusätzlich ist zu beachten, dass sozialarbeiterische Beratung und Begleitung in der Klinik immer mit der Anbindung der Betroffenen an die Klinik verknüpft und damit im Wirkungskreis limitiert ist. Professionelle Hilfe sollte sich demnach als Mentorenschaft verstehen (Herriger, 2024, S. 100 ff.), die Orientierung und Mut in komplexen sozialrechtlichen Situationen bietet, Ressourcen zur Selbstermächtigung identifiziert, soziale und professionelle Netzwerke mobilisiert, Dialoge mit den Institutionen des Sozial- und Gesundheitswesens managt und Betroffene zum gemeinsamen Handeln motiviert.

## 3.2 Makroebene: Klinikinterne Strukturen und Prozesse

Die sozialanwaltliche Dimension beschränkt sich nicht auf den Fallbezug, sondern inkludiert die strukturelle Ebene (Ansen, 2022, S. 149 ff.). In Bezug auf Zugewanderte ohne gesicherte Gesundheitsversorgung erfordert dies die Notwendigkeit zum Aufbau von klinikinternen Strukturen, da sich diese Patient:innengruppe wesentlich von den Routinefällen in einer Klinik unterscheidet. Klinikgröße, Versorgungsumfang, medizinischer Spezialisierungsgrad und sozialräumliche Lage sind Determinanten, die das Fallaufkommen von Nichtversicherten beeinflussen. Vor allem Kliniken der Maximalversorgung werden sich mit einem hohen Fallaufkommen konfrontiert sehen. Aufgrund der besonderen Kompetenzanforderungen ist es ratsam, eine Spezialisierung, zentrale Zuständigkeit und Fallführung innerhalb der Klinik aufzubauen. In diesem Zusammenhang kann der Krankenhaussozialdienst aufgrund seiner Expertise die

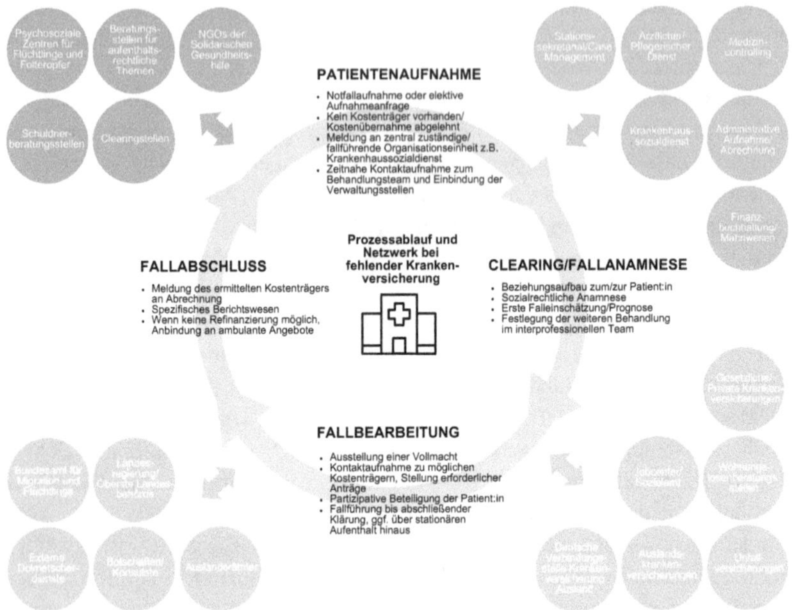


**Abb. 1** Prozessablauf und Netzwerk bei fehlender Krankenversicherung (Eigene Darstellung)

geeignete Organisationseinheit sein, deren Interventionen effektiv auf die Situation von Nichtversicherten eingehen können (Neupert, 2019, S. 60 ff.). Innerhalb des Sozialdiensts ist zu diskutieren, ob aufgrund der Differenz zu den Kernaufgaben die Beratung von Patient:innen ohne Krankenversicherung für die gesamte Klinik auf einzelne Mitarbeitende konzentriert werden sollte. Mit einem höheren Beratungsfallaufkommen und damit einem Zuwachs an Erfahrungswissen bei einzelnen Mitarbeitenden kann sich die Qualität sowie Wirksamkeit der Intervention erhöhen. Zudem bietet sich die Chance für den Aufbau eines strukturierten Berichtswesens. Eine solche Struktur erfordert personelle Ressourcen, die von der Klinikleitung anerkannt und bereitgestellt werden müssen.

Abseits von Strukturen ist zu empfehlen, dass Prozessabläufe standardisiert werden (Vgl. Abb. 1). Durch eine hohe Transparenz in den Zuständigkeiten und Aufgaben der jeweiligen Professionen während des Behandlungsprozesses von nichtversicherten Patienten lassen sich Unsicherheiten und Stressoren reduzieren. Auf diese Weise kann der Spannungsbogen zwischen einer gleichwertigen Behandlungsqualität für diese Patient:innengruppe und der Unsicherheit der Klinikmitarbeitenden bei der Erlössicherung aufgelöst werden.

Aufgrund der ausgeprägten Schnittstellen zu diversen externen Stellen in der Arbeit mit Patient:innen ohne Krankenversicherung und zur Rückführung in die soziale Sicherung sollte eine ganzheitliche Konzeption zusätzlich den Netzwerkaufbau und die Netzwerkpflege zu externen Stakeholdern berücksichtigen (Vgl. Abb. 1). Dies ist erforderlich, um im Einzelfall unbürokratische Lösungswege gehen, strukturelle Barrieren identifizieren und die Kooperation mit Netzwerkpartnern optimieren zu können.

## 4 Fazit

Macht und Herrschaftstechnologien im Kontext einer neoliberalen Vergesellschaftung sorgen insbesondere im Zusammenhang mit Migration für Konflikt-, Ungleichheits- und Ausschließungsverhältnisse, die kritischer Positionen aber auch Lösungsansätze der Sozialen Arbeit bedürfen (Anhorn, 2021, S. 112 ff.). Bei zugewanderten Menschen ohne Zugang zur Gesundheitsversorgung leitet sich dieser Handlungsauftrag explizit ab, da das Menschenrecht auf Gesundheit aufgrund struktureller, systemischer Barrieren eingeschränkt ist. Krankenhäuser als relevanter Teil des Gesundheitsversorgungssystems sollten in erster Linie unter ethischen und nicht nur finanziellen Gründen diese soziale Ungleichheit erkennen und Verantwortung übernehmen. Mit dem Krankenhaussozialdienst gibt es intern eine prädestinierte Profession, die jedoch ausreichende Ressourcen für die Betreuung dieser komplexen Fallkonstellationen benötigt. Zudem müssen die klinikinternen Prozesse zielgerichtet strukturiert werden. Für die Arbeit mit dieser Zielgruppe sind spezifische Fach- und Methodenkompetenzen innerhalb der Sozialen Arbeit erforderlich, die durch (Zusatz-)Qualifizierungen erworben werden können. Zugewanderte Menschen ohne Absicherung im Krankheitsfall sollten uneingeschränkten Zugang zu einer medizinisch hochwertigen Versorgung haben. Dazu braucht es innerhalb des Systems Krankenhaus eine Wahrnehmung dieser Patient:innengruppe und konzeptionelle Lösungsansätze. Angesichts des erheblichen Erkenntnisdefizits in diesem Feld ist es ebenso erforderlich, bisher nicht vorhandene Forschungsförderungen zum Thema zu fordern.

## Literatur

Akbulut, N., & Razum, O. (2024). Diversität in der Gesundheitsversorgung. *Public Health Forum, 32*(1), 21–24. https://doi.org/10.1515/pubhef-2023-0155

Anhorn, R. (2021). Gesellschaftliche Grundlagen sozialer Ausschließung. In R. Anhorn & J. Stehr (Hrsg.), *Handbuch Soziale Ausschließung und Soziale Arbeit* (S. 3–190). Springer VS. https://doi.org/10.1007/978-3-531-19097-6

Ansen, H. (2022). *Das Recht auf Unterstützung*. W. Kohlhammer. https://doi.org/10.17433/978-3-17-036701-2

Behringer, W., Buergi, U., Christ, M., Dodt, C., & Hogan, B. (2013). Fünf Thesen zur Weiterentwicklung der Notfallmedizin in Deutschland, Österreich und der Schweiz. *Notfall + Rettungsmedizin, 16*(8), 625–626. https://doi.org/10.1007/s10049-013-1821-8

Bundesärztekammer. (2024). *(Muster-)Berufsordnung für die in Deutschland tätigen Ärztinnen und Ärzte: – MBO-Ä 1997 –*) in der Fassung des Beschlusses des 128. Deutschen Ärztetages vom 9. Mai 2024 in Mainz*. https://doi.org/10.3238/arztebl.2024.mbo_daet2024

Chauvin, P., Vuillermoz, C., Simonnot, N., Vanbiervliet, F., Vicart, M., Macherey, A.-L., & Brunel, V. (2015). Access to healthcare for people facing multiple health vulnerabilities in health: Obstacles in access to care for children and pregnant women in Europe. *Doctors of the World – Médecins du monde International Network*. https://doi.org/10.4126/FRL01-006399451

Deutsche Vereinigung für Soziale Arbeit im Gesundheitswesen e. V. (2019). *Produkt- und Leistungsbeschreibung der sozialen Arbeit im Gesundheitswesen* (4. überarb. Aufl.). Deutsche Vereinigung für Soziale Arbeit im Gesundheitswesen e. V.

Fischer-Rosinský, A., Slagman, A., King, R., Zimmermann, G., Drepper, J., Brammen, D., Lüpkes, C., Reinhold, T., Roll, S., Keil, T., Möckel, M., & Greiner, F. (2022). Der Weg zu Routinedaten aus 16 Notaufnahmen für die sektorenübergreifende Versorgungsforschung: Erfahrungen, Herausforderungen und Lösungsansätze aus der Extraktion pseudonymer Daten für das Projekt INDEED [The way to routine data from 16 emergency departments for cross-sectoral health services research : Experiences, challenges and solution approaches from the extraction of pseudonymous data for the INDEED project]. *Medizinische Klinik, Intensivmedizin und Notfallmedizin, 117*(8), 644–653. https://doi.org/10.1007/s00063-021-00879-0

Fuchs, M. (2009). Nicht krankenversicherte Personen in Österreich – empirische Erkenntnisse und Lösungsansätze. *Soziale Sicherheit, 6*, 327–334.

Fuchs, M. (2018). Nicht krankenversicherte Personen in Österreich – empirische Erkenntnisse. *Soziale Sicherheit, 9*, 364–370.

Gahleitner, S. B. (2017). *Soziale Arbeit als Beziehungsprofession: Bindung, Beziehung und Einbettung professionell ermöglichen*. Beltz Juventa.

Herriger, N. (2024). *Empowerment in der Sozialen Arbeit. Eine Einführung*. W. Kohlhammer. https://doi.org/10.17433/978-3-17-044157-7

Jeleff, M., Haider, S., Schiffler, T., Gil-Salmerón, A., Yang, L., Barreto Schuch, F., & Grabovac, I. (2024). Cancer risk factors and access to cancer prevention services for people experiencing homelessness. *The Lancet. Public Health, 9*(2), e128–e146. https://doi.org/10.1016/S2468-2667(23)00298-0

Kassenärztliche Bundesvereinigung; Spitzenverband der Bundeskrankenkassen. (2024). *Bundesmantelvertrag – Ärzte. BMV-Ä.* https://www.kbv.de/media/sp/BMV-Aerzte.pdf

Kuhn-Zuber, G. (2024). Sozialleistungsansprüche für Flüchtlinge und Unionsbürger: Beratungsleitfaden (2. Aufl.). Kompendien der Sozialen Arbeit: Band 3. Nomos.

Leber, W. (2016). Nothilfe in Not: Der flehentliche Ruf nach dem Gesetzgeber – nicht nur in Fällen der Nothilfe gemäß § 25 SGB XII. *Das Krankenhaus, 10*, 894–896.

Leber, W. (2018). Alles richtig gemacht und doch keine Vergütung – § 25 SGB XII. *Das Krankenhaus, 11*, 1051–1054.

Leber, W. (2019). Hilfe in der Not – § 6a AsylbLG/§ 25 SGB XII und die Vergütung? *Das Krankenhaus, 4*, 318–321.

Mylius, M. (2016a). Krankenhausaufenthalte von Migrantinnen und Migranten ohne Krankenversicherung – Eine explorative Studie zur stationären Versorgung in Niedersachsen, Berlin und Hamburg. *Gesundheitswesen, 78*(4), 203–208. https://doi.org/10.1055/s-0042-102342

Mylius, M. (2016b). *Die medizinische Versorgung von Menschen ohne Papiere in Deutschland: Studien zur Praxis in Gesundheitsämtern und Krankenhäusern.* Transcript.

Neupert, I. (2019). *Menschen ohne Krankenversicherung im Gesundheitswesen.: Explorative Studie zur Prävalenz und zur Rückführung in die sozialen Sicherungssysteme durch den Sozialdienst am Beispiel des Universitätsklinikums Essen.* https://doi.org/10.17185/duepublico/47893

Neupert, I., & Pieper, C. (2020). Menschen ohne Krankenversicherung – Prävalenz und Rückführung in die sozialen Sicherungssysteme durch den Sozialdienst am Beispiel des Universitätsklinikums Essen. *Gesundheitswesen, 82*(12), 955–960. https://doi.org/10.1055/a-1205-1069

Schödwell, S., Savin, M., Lauke, A., Abels, I., Abdel-Fatah, D., Penka, S., & Kluge, U. (2022). Strukturelle Diskriminierung und Rassismus in der Krankenhausversorgung: Die Rolle ökonomischer Rahmenbedingungen in der interkulturellen Öffnung [Structural discrimination and racism in hospital care: The role of the economic conditions in intercultural openness]. *Bundesgesundheitsblatt, Gesundheitsforschung, Gesundheitsschutz, 65*(12), 1307–1315. https://doi.org/10.1007/s00103-022-03615-x

Slagman, A., Hoffmann, F., Horenkamp-Sonntag, D., Swart, E., Vogt, V., & Herrmann, W. J. (2023). Analyse von Routinedaten in der Gesundheitsforschung: Validität, Generalisierbarkeit und Herausforderungen. *Zeitschrift für Allgemeinmedizin, 99*(2), 86–92. https://doi.org/10.1007/s44266-022-00004-0

Spitzenverbände der Krankenkassen; Deutsche Krankenhausgesellschaft. (1994). *Vereinbarung gemäß § 301 Abs. 3 SGB V über das Verfahren zur Abrechnung und Übermittlung der Daten nach § 301 Abs. 1 SGB V (Datenübermittlungs-Vereinbarung).* https://www.gkv-datenaustausch.de/media/dokumente/leistungserbringer_1/krankenhaeuser/sonstiges/Datenuebermittlungsvereinbarung_301.pdf

**Ingo Neupert, Prof. Dr.** Hochschule RheinMain, Fachbereich Sozialwesen, Professur für Theorien und Methoden Gesundheitsbezogener Sozialer Arbeit, Institutsleitung des Wiesbadener Instituts für Methoden der Sozialer Arbeit (wims), zuvor 17 Jahre Berufspraxis im Sozialdienst der Universitätsklinik Essen, Arbeitsschwerpunkt u. a. Menschen ohne Krankenversicherung im Gesundheitswesen.

# Ohne Papiere, kein Zugang zur reproduktiven Gesundheit und zur Geburtsurkunde?!

## Eine menschenrechtliche Betrachtung

Sophie Funke, Lê Phan-Warnke, Maike Grube und Juliane Steffes

**Zusammenfassung**

Der Beitrag untersucht das Recht auf Gesundheit von Frauen ohne Papiere in Deutschland während der Schwangerschaft und Geburt sowie das Recht auf eine Geburtsurkunde für in Deutschland geborene Kinder dieser Frauen. Die zentrale Frage lautet, wie der Zugang zu Gesundheitsversorgung für

Die Autorinnen danken den Herausgeber:innen sowie Dr. Claudia Engelmann, Claudia Kittel und Dr. Annika Fischer-Uebler, die mit ihren kritischen Nachfragen, ihren unterschiedlichen Perspektiven und konstruktiven Vorschlägen zum Gelingen des Beitrages beigetragen haben.

S. Funke (✉) · L. Phan-Warnke
Deutsches Institut für Menschenrechte, Berlin, Deutschland
E-Mail: funke@institut-fuer-menschenrechte.de

L. Phan-Warnke
E-Mail: phan-warnke@institut-fuer-menschenrechte.de

M. Grube
Diakonie Deutschland, Evangelisches Werk für Diakonie und Entwicklung e. V, Berlin, Deutschland
E-Mail: maike.grube@diakonie.de

J. Steffes
Köln, Deutschland
E-Mail: jul.steffes@web.de



A. Dieterich et al. (Hrsg.), *Krank, zugewandert, nicht versichert?*,
https://doi.org/10.1007/978-3-658-48772-0_8

Frauen ohne Papiere und ihre Kinder im Kontext der bestehenden rechtlichen Rahmenbedingungen verbessert werden kann. Der Beitrag analysiert zunächst die menschenrechtlichen Verpflichtungen Deutschlands, insbesondere in Bezug auf reproduktive Gesundheit und Geburtenregistrierung. Es werden die Herausforderungen beschrieben, die Frauen ohne Papiere bei der Inanspruchnahme von Gesundheitsdiensten während der Schwangerschaft und Geburt begegnen, insbesondere aufgrund der bestehenden Übermittlungspflicht öffentlicher Stellen. Diese führen dazu, dass Frauen ohne Papiere de facto keinen Zugang zu Gesundheitsdiensten erhalten. Eine Einschränkung der Übermittlungspflicht ist dringend erforderlich, um das Recht auf reproduktive Gesundheit zu gewährleisten. Zudem beleuchtet der Beitrag die Barrieren für Kinder ohne Geburtsurkunde, die durch eine oftmals restriktive Praxis der Standesämter entstehen. Die Arbeit schließt mit der Empfehlung, den Zugang zu Geburtsurkunden für alle Kinder zu sichern, unabhängig von der Identität der Mutter.

**Schlüsselwörter**

Vulnerable Personen • Frauen • Kinder • Recht auf Gesundheit • Gesundheitsversorgung • Schwangerschaft • Geburt • irregulärer Aufenthalt • Diskriminierungsschutz • Übermittlungspflichten • ungeklärte Identität • Geburtenregistrierung • UN-Sozialpakt • UN-KRK

Der Beitrag widmet sich dem Recht auf Gesundheit von Frauen ohne Papiere[1] in zwei besonders vulnerablen Phasen: der Schwangerschaft und der Geburt. Er thematisiert darüber hinaus das Recht auf eine Geburtsurkunde von in Deutschland geborenen Kindern,[2] auch wenn deren Mütter keine Papiere besitzen beziehungsweise ihre Identität ungeklärt ist. Zunächst werden im Beitrag die menschenrechtlichen Verpflichtungen Deutschlands im Gesundheitsbereich dargestellt (I.). Daraufhin beleuchtet er die Hürden beim Zugang zur Gesundheitsversorgung, vor denen Frauen ohne Papiere sowohl während der Schwangerschaft als auch bei und nach der Geburt des Kindes stehen (II.). Anschließend geht der Beitrag auf die Schlüsselrolle der Geburtsurkunde ein (III). Der Beitrag schließt mit einem Fazit und menschenrechtsbasierten Empfehlungen ab (IV.).

---

[1] Frauen ohne Papiere sind hier solche, die keinen Aufenthaltstitel haben, aber dennoch gem. § 1 Abs. 1 Nr. 5 AsylbLG leistungsberechtigt sind, weil sie vollziehbar Ausreisepflichtige sind (weil sie irregulär eingereist sind oder nach einem abgelehnten Asylantrag ohne Kenntnis der Behörden weiter in Deutschland leben).

[2] Nach Artikel 1 UN-Kinderrechtskonvention (UN-KRK) sind damit alle Menschen gemeint, die noch nicht das 18. Lebensjahr erreicht haben.

# 1 Das Menschenrecht auf Gesundheit: Völkerrechtliche Verpflichtungen

Das Recht auf Gesundheit ist explizit in den internationalen Menschenrechtsverträgen verankert. Für den deutschen Kontext relevant sind Artikel 12 des UN-Sozialpakts (UN 1966), Artikel 12 der UN-Frauenrechtskonvention (UN General Assembly [UNGA], 1979), Artikel 24 der UN-Kinderrechtskonvention (UNGA, 1989; https://www.institut-fuermenschenrechte.de/fileadmin/Redaktion/PDF/DB_Menschenrechtsschutz/CRC/CRC_Konvention_und_Fakultativprotokolle_2022.pdf), Artikel 5 (e) (iv) der UN-Antirassismuskonvention (UNGA, 1965; https://www.institut-fuermenschenrechte.de/fileadmin/Redaktion/PDF/DB_Menschenrechtsschutz/ICERD/ICERD_Konvention.pdf), Artikel 25 (a) der UN-Behindertenrechtskonvention (UNGA, 2008) und Artikel 11 der Revidierten Europäischen Sozialcharta (Europarat, 1999). Durch Ratifizierung und Umsetzung der Menschenrechtsverträge in innerstaatliches Recht sind die genannten Verträge für die Bundesrepublik Deutschland rechtsverbindlich in Kraft getreten (ICERD: BGBl. II, 1969/961; ICESCR: BGBl. II, 1973/428, 1569; CEDAW: BGBl. II, 1985/647; CRC: BGBl. II, 1992/121; RESC: BGBl. II, 2021/1060). In der deutschen Rechtsordnung gelten sie im Rang eines einfachen Bundesgesetzes (Artikel 59 Abs. 2 GG) und binden die vollziehende Gewalt und die Rechtsprechung auf Bundes-, Landes- und kommunaler Ebene, Artikel 20 Abs. 3 GG (Vgl. Deutsches Institut für Menschenrechte – Monitoring-Stelle UN-Behindertenrechtskonvention, 2024; Vgl. Donath, 2019; BVerfG, 2018, Rn. 26; BVerfG, 2010, Rn. 74; BVerfG, 2006, Rn. 52; BVerfG, 2004, Rn. 33 f.). Das Recht auf Gesundheit muss bei der Auslegung von innerstaatlichem Recht also in relevanten Abwägungsprozessen einbezogen werden (BVerfG, 2018, Rn. 26). Außerdem ist Deutschland bei der Umsetzung von EU-Recht unmittelbar an das Recht auf Zugang zur Gesundheitsvorsorge und auf ärztliche Versorgung gemäß Artikel 35 der EU-Grundrechtecharta gebunden (EUGH, Costa v E.N.E.L., 1964; EUGH, van Gend & Loos, 1963).

Das Recht auf Gesundheit soll allen Menschen gleichberechtigten Zugang zu bezahlbarer, kulturell angemessener und qualitativ hochwertiger Gesundheitsversorgung ermöglichen (UN Committee on Economic, Social and Cultural Rights, 2000; UN Committee on the Elimination of Discrimination against Women, 1999; UN Committee on the Elimination of Racial Discrimination, 2025; UN Committee on the Rights of the Child, 2013). Das Recht auf reproduktive Gesundheit (Artikel 12 (2) (a) des UN-Sozialpaktes, Artikel 12 (2) der UN-Frauenrechtskonvention) ist Teil des Menschenrechts auf Gesundheit und erfordert unter anderem den Zugang zu Schwangerschaftsvor- und -nachsorge sowie zu geburtshilflichen Notdiensten (UN Committee on Economic, Social and Cultural Rights, 2000, Rn. 14; UN Committee on the Elimination of Discrimination against Women, 1999, Rn. 27). Über diese medizinische Grundversorgung hinaus verpflichtet der UN-Sozialpakt dazu, durchdachte, konkrete und zielgerichtete Maßnahmen zu ergreifen, um Gesundheitsdienstleistungen im Rahmen ihrer verfügbaren Ressourcen so rasch und so wirksam wie möglich schrittweise auszubauen (UN Committee on Economic, Social and Cultural Rights, 2007).

Das Recht auf das erreichbare Höchstmaß an Gesundheit des Kindes beinhaltet einen diskriminierungsfreien Zugang zu essenzieller Gesundheitsfürsorge: Medizinische Einrichtungen und Betreuungsdienste müssen allen Kindern und Jugendlichen diskriminierungsfrei bekannt, vertraulich und leicht zugänglich sein – sowohl wirtschaftlich, physisch als auch sozial (UN Committee on the Rights of the Child, 2003, Rn. 41).

Aus den Menschenrechtsverträgen ergibt sich insbesondere die Verpflichtung der Staaten, den Gesundheitsschutz und den Zugang zur Gesundheitsversorgung ohne Diskriminierung zu gewährleisten, unabhängig von Staatsangehörigkeit oder Aufenthaltstitel und -status (Artikel 2 (2), 3 UN-Sozialpakt, Artikel 2 (1) UN-Antirassismuskonvention, Artikel 2 UN-Frauenrechtskonvention, Artikel 2 (1) UN-KRK). Auch Frauen ohne Papiere oder mit ungeklärter Identität sowie ihre Kinder genießen demnach in Deutschland das Recht auf Gesundheit. Wirken staatliche Maßnahmen diskriminierend, sind die Anforderungen an die Rechtfertigung einer Ungleichbehandlung sehr hoch (siehe Verhältnisprüfung des UN-Ausschusses für wirtschaftliche, soziale und kulturelle Menschenrechte: Liebenberg, 2020).

Den normativen Inhalt des Rechts auf Gesundheit sowie die entsprechenden Staatenpflichten präzisieren der UN-Sozialpaktausschuss, UN-Frauenrechtsausschuss, UN-Ausschuss für die Rechte des Kindes und UN-Antirassismusausschuss. Diese internationalen Ausschüsse sind unabhängige Fachgremien, welche die Umsetzung der jeweiligen Menschenrechtsverträge in den Vertragsstaaten überprüfen (UN Economic & Social Council, 1985; UNGA, 1969, Artikel 8; CEDAW, 1981, Artikel 17; CRC, 1990, Artikel 43). In periodischen Intervallen von vier bis sechs Jahren sind die Vertragsstaaten verpflichtet, einen umfassenden Bericht zur Umsetzung der Menschenrechte in ihrem jeweiligen Land vorzulegen (Vgl. für die UN-KRK: Feige, 2017, S. 1). Auf Grundlage dieser Berichte formulieren die Ausschüsse Empfehlungen an den jeweiligen Staat, die sogenannten Abschließenden Bemerkungen (*Concluding Observations).*Darüber hinaus fassen die UN-Vertragsorgane ihre Auslegung von Vertragsartikeln systematisch in Allgemeinen Bemerkungen (*General Comments*) zusammen und treffen Entscheidungen (*views*) zu Individualbeschwerden.

Obwohl diese Auffassungen nicht rechtsverbindlich sind und die Anerkennung der Rechtsprechung nur zögerlich in Bezug auf die Ableitung direkter Leistungsansprüche aus den Konventionen erfolgt (vertiefend zur zögerlichen Rezeption in der Rechtsprechung siehe Nebe, 2024; Wapler, 2017; Benassi, 2016), haben die Einzelfallentscheidungen, Abschließenden Bemerkungen und Allgemeinen Bemerkungen aufgrund der Zusammensetzung, Arbeitsweise und Mandatierung der Vertragsorgane eine Autorität jedoch und „ein erhebliches Gewicht" (BVerfG, 2016, Rn. 90; Klein, 2016, S. 189; Krappmann, 2021; Sivakumaran, 2017). Aus diesem Grund weisen das Bundesverfassungsgericht und das Bundessozialgericht regelmäßig darauf hin, dass deutsche Gerichte sich im Rahmen der völkerrechtsfreundlichen Auslegung nationalen Rechts mit den Rechtsauffassungen der UN-Ausschüsse auseinandersetzen sollten (BSG, 2012, Rn. 24 ff.; BVerfG, 2016, Rn. 88 ff.; BVerfG, 2023, Rn. 115 ff.). Im Beitrag wird daher auf die Interpretationshilfen der genannten UN-Vertragsorgane Bezug genommen.

Die Staatenpflichten zur Umsetzung des Rechts auf Gesundheit werden in eine Achtungs-, Schutz- und Gewährleistungsdimension (sogenannte Pflichtentrias) unterteilt. Erstens hat sich Deutschland dazu verpflichtet, das Recht auf Gesundheit zu achten und nicht in bestehende Rechtsgarantien einzugreifen, beispielsweise durch diskriminierende Rechtsvorschriften, Strategien und Praktiken. Zweitens ist der Staat dazu verpflichtet, das Recht auf Gesundheit zu schützen, was bedeutet, dass er Maßnahmen ergreifen muss, um seine Einwohner:innen auch vor Verletzungen ihrer Rechte durch Dritte zu bewahren. Das erfordert beispielsweise die Regulierung privater Gesundheitsdienstleister wie Krankenhäuser und medizinisches Personal. Drittens erfordert die Gewährleistungspflicht, dass Staaten auch positive Maßnahmen ergreifen müssen, um das Recht auf Gesundheit zu verwirklichen, unter anderem indem eine Infrastruktur für die ärztliche Versorgung sichergestellt wird (Würth & Simon, 2012).

## 2 Gesundheitsversorgung von Frauen ohne Papiere während der Schwangerschaft und nach der Geburt

In Deutschland haben Frauen ohne Papier einen Anspruch auf gesundheitliche Versorgung in der Schwangerschaft und nach der Geburt nach § 4 Asylbewerberleistungsgesetz (AsylbLG), der dem Anspruch gesetzlich krankenversicherter Frauen weitestgehend entspricht. Vor der Inanspruchnahme von Leistungen müssen Frauen ohne Papiere jedoch einen Antrag beim zuständigen Sozialamt stellen.

Sozialämter sind durch die in § 87 Abs. 2 Aufenthaltsgesetz (AufenthG) festgeschriebenen Übermittlungspflichten dazu verpflichtet, die Daten von Menschen ohne geregelten Aufenthaltsstatus an die Ausländerbehörde weiterzugeben. In der Folge meiden Frauen ohne Papiere eine Schwangerschaftsvorsorge in der ärztlichen Regelversorgung aus Angst vor Aufdeckung und Abschiebung (Bundesarbeitsgruppe Gesundheit/Illegalität, 2023, S. 7). Dieser Abschnitt ordnet die Übermittlungspflichten und weitere Hindernisse, die Frauen ohne Papiere während Schwangerschaft und Geburt begegnen, menschenrechtlich ein und präsentiert bestehende Lösungen aus der Praxis.

## 2.1 Gesundheitliche Versorgung während der Schwangerschaft

In der Praxis führen die Übermittlungspflichten dazu, dass Frauen ohne Papiere ihr Recht auf reproduktive Gesundheit nicht in gleichem Umfang wahrnehmen können wie schwangere Frauen mit einer Krankenversicherung in Deutschland. Aus menschenrechtlicher Sicht handelt es sich um eine Ungleichbehandlung im Zugang zur Schwangerschaftsvorsorge auf Grundlage des Aufenthaltsstatus dieser Frauen (UN Committee on the Elimination of Discrimination against Women, 2011, Rn. 7.7; UN Committee on the Elimination of Racial Discrimination, 2025, Rn. 9). Solch ein Eingriff wiegt schwer, da er potenziell die körperliche Unversehrtheit der Schwangeren und ihres ungeborenen Kindes gefährdet und daher nicht durch die migrationspolitischen Ziele der Übermittlungspflicht zu rechtfertigen ist (BVerfG, 2012, Rn. 63, 73, 95). Aufgrund ihrer unverhältnismäßigen Auswirkungen verstoßen die Übermittlungspflichten gegen die menschenrechtlichen Diskriminierungsverbote (Artikel 2 (2), 3 UN-Sozialpaktes, Artikel 2 UN-Frauenrechtskonvention, Artikel 2 (1) UN-Antirassismuskonvention,) in Verbindung mit dem Recht auf reproduktive Gesundheit (Artikel 12 (2) (a) UN-Sozialpaktes, Artikel 12 (2) UN-Frauenrechtskonvention und Artikel 5 (e) (iv) UN-Antirassismuskonvention). Aus diesem Grund rügten die UN-Vertragsorgane (UN Committee on Economic, Social and Cultural Rights, 2018, Rn. 26, 59; UN Committee on the Elimination of Discrimination against Women, 2017, Rn. 37 (c), 38 (c); UN Committee on the Elimination of Discrimination against Women, 2023, Rn. 45 (c), 46 (a); UN Committee on the Elimination of Racial Discrimination, 2023, Rn. 38 (b)) sowie andere Vertragsstaaten im Rahmen der

Universal Periodic Review[3] (UN Human Rights Council, 2009, Rn. 38 [Pakistan]; UN Human Rights Council, 2013, Rn. 124.31 [Spanien]; UN Menschenrechtsrat, 2018, Rn. 155.34 [Südkorea], Rn. 155.233 [Südkorea]) Deutschland und forderten die Bundesregierung zur Abschaffung der Übermittlungspflicht in § 87 Abs. 2 AufenthG auf.

Diese Defizite im Zugang zu reproduktiven Gesundheitsleistungen versuchen regional sehr unterschiedlich ausgestaltete zivilgesellschaftliche und kommunale Projekte sowie Initiativen zu kompensieren (Bundesarbeitsgruppe Gesundheit/Illegalität & Bundesarbeitsgemeinschaft Anonyme Behandlungsschein- und Clearingstellen, 2023). In Thüringen, Bremen, Leipzig und Hamburg ist die Schwangerschaftsvorsorge für Frauen, die keinen Krankenversicherungsschutz haben, über *Anonyme Behandlungsscheine* möglich (Bundesarbeitsgruppe Gesundheit/Illegalität & Bundesarbeitsgemeinschaft Anonyme Behandlungsschein- und Clearingstellen, 2023). In Berlin, Frankfurt am Main und Köln bieten Anlaufstellen des Öffentlichen Gesundheitsdienstes eine kostenlose medizinische Schwangerschaftsvorsorge. In vielen Regionen, insbesondere in ländlichen Gebieten, sind jedoch keine Strukturen bekannt, die eine Schwangerschaftsvorsorge für Frauen ohne Papiere ermöglichen. Hier sind privat finanzierte Untersuchungen oder Ärzt:innen und Hebammen, die im Einzelfall auf eine Vergütung ihrer Leistungen verzichten, oft die einzige Option.

## 2.2 Entbindungen im Krankenhaus

Der Zugang zur Geburtshilfe ist für Frauen ohne Papiere ebenfalls eingeschränkt. Krankenhäuser sind dazu verpflichtet, Menschen im Notfall unabhängig vom Vorliegen eines Krankenversicherungsschutzes zu behandeln. Dies gilt auch für Frauen ohne Papiere, die zur Entbindung ein Krankenhaus aufsuchen. Leistet das Krankenhaus Nothilfe, ist das zuständige Sozialamt nach dem „Nothelferparagraphen" (§ 6a AsylbLG) verpflichtet, die Aufwendungen des hilfeleistenden

[3] Die allgemeine regelmäßige Überprüfung (Universal Periodic Review, UPR) ist ein Mechanismus des Menschenrechtsrates, der vorsieht, dass sich jeder UN-Mitgliedstaat alle viereinhalb Jahre einer Peer Review seiner Menschenrechtsbilanz unterzieht. Die UPR bietet jedem Staat die Möglichkeit, über die Maßnahmen zu berichten, die er ergriffen hat, um die Menschenrechtssituation in seinem Land zu verbessern und Herausforderungen bei der Wahrnehmung der Menschenrechte zu überwinden sowie Empfehlungen von UN-Mitgliedsstaaten zur kontinuierlichen Verbesserung zu erhalten, die auf der Grundlage von Beiträgen verschiedener Interessengruppen und Berichten im Vorfeld der Sitzung erarbeitet wurden.

Krankenhauses „in gebotenem Umfang" rückwirkend zu ersetzen. Die Übermittlungspflichten greifen in diesem Falle nicht. Wenn eine schwangere Frau ohne vorherige Anmeldung direkt zur Entbindung ein Krankenhaus aufsucht, verlängert sich die ärztliche Schweigepflicht von dem behandelnden Personal auch auf das Verwaltungspersonal des Krankenhauses und das Sozialamt, wie in der Allgemeinen Verwaltungsvorschrift zum Aufenthaltsgesetz (Rn. 88.2.3, 88.2.4.0, AufenthG-VwV) klargestellt. Der Anspruch des „Nothelfers" besteht jedoch nur für die Zeit, in der das Sozialamt keine Kenntnis von dem Hilfefall haben kann, das heißt außerhalb seiner Öffnungszeiten. Zudem prüft das Sozialamt vor einer Kostenübernahme, ob tatsächlich eine materielle Hilfsbedürftigkeit vorliegt und verlangt hierfür die Vorlage von Nachweisen, die Frauen ohne Papiere oftmals nicht erbringen können. In der Praxis werden die Anträge von Krankenhäusern von Sozialämtern daher regelmäßig abgelehnt oder es wird nur ein geringer Teil der entstandenen Kosten erstattet. Wenn kein Kostenträger bekannt ist, verlangen daher viele Krankenhäuser, vor der Aufnahme eine Vorauszahlung oder die Unterzeichnung einer „Selbstzahler-Erklärung" (Geeraert, 2022; Mylius, 2016). Immer wieder berichten Beratungsstellen, dass Rettungsstellen unversicherte Frauen abweisen, die weder eine Vorauszahlung leisten können oder wollen noch eine „Selbstzahler-Erklärung" unterzeichnen (Bundesarbeitsgruppe Gesundheit/Illegalität, 2019, 2023).

Aus menschenrechtlicher Perspektive muss nicht nur der diskriminierungsfreie Zugang zur Geburtshilfe sondern auch die Bezahlbarkeit von Gesundheitsleistungen in der Praxis sichergestellt werden. Es reicht nicht, Kostenübernahmen nur formal *(de jure)* für eine Entbindung nach § 4 Abs. 2 AsylbLG und nach § 6a AsylbLG (Notfall) vorzusehen, sondern sie muss auch in der Praxis *(de facto)* sichergestellt werden. Für die betroffenen Frauen bleibt es derzeit trotz der Kostenübernahmeregelung unzumutbar, diese Gesundheitsleistungen in Anspruch zu nehmen. Einerseits haben die Übermittlungspflichten der Sozialämter abschreckende Wirkung, die die schwangeren Frauen ohne Papiere davon abhält, überhaupt einen Antrag auf Ausstellung eines Krankenscheins beim Sozialamt zu stellen, um eine Geburt im Krankenhaus vorab anzumelden. Andererseits wirken sich die bestehenden unzureichenden Regelungen zur Kostenerstattung von Nothilfeleistungen nach § 6a AsylbLG negativ auf schwangere und gebärende Frauen ohne Papiere aus, wenn diese vom Krankenhaus dazu aufgefordert werden, die Kosten selbst zu tragen. Diese unfreiwillige Privatzahlung seitens der Betroffenen kann eine erhebliche finanzielle Belastung darstellen und sogar dazu führen, dass schwangere Frauen ohne Papiere nicht im Krankenhaus entbinden, sondern ohne jegliche medizinische Versorgung zu Hause. Die Risiken von Komplikationen und damit Gefahren für Leib und Leben der Frau und des Kindes sind in solchen Situationen um ein Vielfaches erhöht. Dies stellt eine Verletzung des Rechts auf Leben, auf körperliche Unversehrtheit und auf Gesundheit der schwangeren Frau und ihres Kindes dar (Artikel 12 (1) UN-Sozialpakt, Artikel 11 (1) (f) UN-Frauenrechtskonvention Artikel 5 (d) (iv) UN-Antirassismuskonvention Artikel 6 (1) UN-Zivilpakt Artikel 24 (1) UN-KRK), die nicht zu rechtfertigen ist. Neben der eingangs empfohlenen Abschaffung der Übermittlungspflicht durch die UN-Vertragsorgane zur Vermeidung von faktischer Diskriminierung, erfordert die menschenrechtliche Gewährleistungspflicht von Staaten eine reale Kostenübernahme (ganz oder teilweise), wenn Menschen ansonsten nicht selbst in der Lage wären, ihr Recht auf reproduktive Gesundheit wahrzunehmen (UN Committee on Economic, Social and Cultural Rights, 2000, Rn. 37). Bei Notfällen nach § 6a AsylbLG, also unangemeldeten Geburten außerhalb der Öffnungszeiten des kommunalen Sozialhilfeträgers, bedarf die Erstattungspraxis der Sozialämter einer klaren Regelung, damit der Anspruch eines Krankhauses auf rückwirkende Erstattung der Aufwendungen durch das Sozialamt durchgesetzt werden kann und es in der Folge nicht zu Menschenrechtsverletzungen an den Frauen und Neugeborenen kommt.

Die hier beschriebenen faktischen Zugangshürden zur Geburtshilfe sind in den vergangenen Jahren durch Landes- und Kommunalpolitik mit „kleinen Lösungen" entgegengewirkt worden. So gibt es beispielsweise in Berlin einen Notfallfonds für Entbindungen, der feste Pauschalen für die kooperierenden Geburtskliniken vorsieht. Kostenübernahmen werden von den Anlaufstellen des Öffentlichen Gesundheitsdienstes ausgestellt, die auch kostenlose Schwangerschaftsvorsorge für Frauen ohne Krankenversicherungsschutz anbieten (Senatsverwaltung für Gesundheit, Pflege und Gleichstellung, Berlin, 2019, 2020, 2021a und b). In anderen Städten wurden Kooperationsvereinbarungen mit einzelnen Krankenhäusern abgeschlossen, die vergünstige Pauschalen für Entbindungen von Frauen ohne Krankenversicherungsschutz vorsehen (Bundesarbeitsgruppe Gesundheit/ Illegalität, 2023).

## 2.3 Duldungen, Umverteilungen und Abschiebungen im Mutterschutz

Für den Zeitraum der Mutterschutzfristen, sechs Wochen vor bis acht beziehungsweise, bei Mehrlingsgeburten, 12 Wochen nach der Entbindung, können Frauen ohne Papiere eine Duldung nach § 60a Abs. 2 AufenthG erhalten, das heißt eine vorübergehende Aussetzung der Abschiebung. Als Leistungsberechtigte im Sinne des § 1 Abs. 1 Nr. 4 AsylbLG können sie die gesundheitliche

Versorgung nach § 4 Abs. 2 AsylbLG in Anspruch nehmen und sich regulär zur Entbindung im Krankenhaus anmelden. In der Praxis wirkt sich diese grundsätzlich sehr zu begrüßende Regelung jedoch immer wieder auch zum Nachteil der betroffenen Frauen aus. So berichten Beratungsstellen, dass manche Ausländerbehörden darauf bestehen, dass schwangere geduldete Frauen in eine Gemeinschaftsunterkunft umziehen müssen oder dass eine Umverteilung in ein anderes Bundesland vorgenommen werde, auch wenn damit eine örtliche Trennung vom (in der Regel) Kindesvater einhergehe (Bundesarbeitsgruppe Gesundheit/Illegalität, 2023). Zudem stellt die extreme psychische und physische Belastung der Schwangeren durch eine Umverteilung, die einem Umzug gleichkommt, eine zusätzliche Herausforderung dar. Eine solche Umverteilung dürfte nicht unter Berücksichtigung der erhöhten Vulnerabilität während des Mutterschutzes und des Rechts auf Familie in Artikel 10 des UN-Sozialpaktes erfolgen, da dies die Gesundheit der Schwangeren und die des ungeborenen Kindes sowie die Familieneinheit erheblich gefährden könnte.

Bis heute ist nicht explizit gesetzlich verankert, dass Abschiebungen innerhalb der Mutterschutzfristen auszusetzen sind. Obgleich das Bundesministerium des Innern die Auffassung vertritt, dass sich im Zeitraum des Mutterschutzes ein zwingendes Abschiebungsverbot ergebe und im Jahr 2017 in seinen Anwendungshinweisen zur Duldungsregelung des § 60a Abs. 2 AufenthG darauf hingewiesen hat (Bundesministerium des Inneren, 2017, S. 6 f.), berichten Beratungsstellen regelmäßig, dass schwangere Frauen bis zu drei Wochen vor dem errechneten Geburtstermin abgeschoben werden, wenn der Ausländerbehörde kein ärztliches Attest vorgelegt wurde und die polizeiärztliche Prüfung eine Flugreisetauglichkeit ergeben habe (Bundesarbeitsgruppe Gesundheit/Illegalität, 2023).

## 3 Die Schlüsselrolle der Geburtsurkunde

Nach der Geburt übertragen sich die Hindernisse für den Zugang zur Gesundheitsversorgung und zu weiteren Menschenrechten von der Mutter auf das Neugeborene. Eine Schlüsselrolle spielt dabei die Geburtsurkunde (Petrozziello, 2024). Dieser Abschnitt beleuchtet zunächst, warum Kinder von Müttern ohne Papiere beziehungsweise ohne vollständig geklärte Identität gar nicht oder erst verspätet eine Geburtsurkunde erhalten. Zuständig für die Ausstellung der Geburtsurkunde sind die Standesämter gemäß §§ 2 Abs. 1, 21 Abs. 1 Personenstandsgesetz (PStG). Die Standesbeamt:innen sind nicht an Weisungen gebunden, auch nicht an Entscheidungen anderer Behörden. Es kann dazu kommen, dass die Identität eines Elternteils im Asylverfahren als geklärt gilt, nicht aber im

Beurkundungsverfahren. Daher ist der Erhalt einer Geburtsurkunde nicht nur für Kinder von Müttern ohne Papiere mit Schwierigkeiten verbunden. Selbst für ein Kind, dessen Mutter eine geklärte Identität nach dem AufenthG hat, nicht aber nach dem PStG, ist der Erhalt einer Geburtsurkunde in der deutschen Praxis derzeit nahezu unmöglich (Engelhardt et al., 2022, S. 322).

Darüber hinaus erläutert dieser Abschnitt, warum aus kinder- und menschenrechtlicher Sicht die unverzügliche Ausstellung einer Geburtsurkunde geboten ist. Schließlich geht er auf die intergenerationale Bürde ein, die von den Müttern ohne vollständig geklärte Identität aufgrund der Rechtslage und -praxis in Deutschland auf die Nachfolgegenerationen übertragen wird. Trotz ihrer Geburt in Deutschland können diese Kinder ihre Menschenrechte nicht vollumfänglich wahrnehmen, bis die Identität der Mütter geklärt ist, und müssen dadurch teilweise über unbestimmte Zeit in einem rechtlichen (unsicheren) Schwebezustand leben.

## 3.1 Hürden beim Zugang zur Geburtsurkunde

Die Geburtsurkunde ist das zentrale Dokument, um die rechtliche Existenz eines Menschen zu belegen und dient als Schlüssel zur Wahrnehmung weiterer grundlegender Menschenrechte (Gerbig et al., 2021, S. 5; EGMR, 2023, Rn.80.17.). Kinder von Müttern ohne Papiere beziehungsweise geklärte Identität erhalten jedoch häufig keine oder nur verspätet eine Geburtsurkunde, weil aus Angst vor Aufdeckung die Geburt nicht vollständig registriert wird oder weil, aufgrund der ungeklärten Identität der Mutter, das Standesamt keine Geburtsurkunde ausstellt.

### 3.1.1 Angst vor Aufdeckung des irregulären Aufenthaltes

Anwält:innen und Berater:innen berichten aus ihrer Praxis, dass Mütter ohne Papiere nach der Geburt ihres Kindes den Weg zum Standesamt meiden aus Angst, dass ihr unrechtmäßiger Aufenthalt in Deutschland bekannt wird. Doch nur auf dem Standesamt können sie ihr in Deutschland geborenes Kind durch Vorlage der erforderlichen Unterlagen nach § 33 Personenstandsverordnung (PstV) vollständig registrieren lassen. Obwohl das Erlangen der deutschen Staatsbürgerschaft und die Geburtenregistrierung zwei voneinander getrennte Prozesse sind und sich nicht gegenseitig bedingen, gehört es auch zu den Aufgaben der Standesbeamt:innen im Ausstellungsprozess der Geburtsurkunde zu prüfen, ob das zu beurkundende Kind die deutsche Staatsangehörigkeit erlangen kann (§ 34 Abs. 1 PStV, § 4 Abs. 3 Staatsangehörigkeitsgesetz (StAG)). In diesem Zusammenhang kann ihnen die illegalisierte Situation der Mutter bekannt werden. Ist dies der Fall, greift auch hier die Übermittlungspflicht aus § 87 AufenthG, selbst wenn die Voraussetzung für die Erteilung der deutschen Staatsbürgerschaft nicht vorliegt und der Registrierungsprozess ohne weiteres durchgeführt werden kann. Wie mehrfach vom UN-Kinderrechtsausschuss vorgeschlagen, sollten die Standesämter daher von der Übermittlungspflicht befreit werden, sodass sich die aufenthaltsrechtliche Lage der Mutter nicht auf den Beurkundungsprozess auswirkt (CRC/C/DEU/3–4, Rn. 29; CRC/C/DEU/CO/5–6, Rn. 18.).

### 3.1.2 Ungeklärte Identität der Mutter

Oftmals scheitert die Registrierung des Kindes daran, dass die Mutter selbst keine Geburtsurkunde besitzt oder andere öffentliche Urkunden im Sinne des § 33 Nr. 2 PStV, § 9 Abs. 1 PstG für den Identitätsnachweis nicht vorlegen kann.[4] Die Geburtsurkunde erbringt im Sinne des § 54 Abs. 1 PStG den vollen Beweis über die Abstammung eines Kindes (Gerbig et al., 2021, S. 45). Alle beurkundeten Tatsachen müssen daher wahr sein. Sie wird nur dann ausgestellt, wenn alle Tatsachen, die beurkundet werden sollen, auch nachgewiesen sind und die Identität der Eltern verlässlich geklärt ist (§ 9 PStG, § 33 PStV, Schubert, 2023, S. 181).

Ist die Beschaffung öffentlicher Urkunden nicht oder nur mit erheblichen Schwierigkeiten oder unverhältnismäßig hohen Kosten möglich, können gem. § 9 Abs. 2 S. 1 PStG auch andere Urkunden als Beurkundungsgrundlage dienen. Sind auch diese nicht einfacher zu beschaffen, kann das Standesamt zum Nachweis der Identität Versicherungen an Eides statt (im Sinne des § 27 VwVfG) der Betroffenen oder anderer Personen verlangen und abnehmen (§ 9 Abs. 2 S. 2 PStG). Die Entscheidung, ob der Nachweis nach § 9 Abs. 2 S. 2 PStG überhaupt geführt werden darf, liegt im Ermessen des Standesamtes. Das Gesetz eröffnet dem:der Standesbeamt:in also die Möglichkeit, nach sorgsamer Prüfung einem in Deutschland geborenen Kind von einer Mutter ohne vollständig geklärte Identität eine Geburtsurkunde auszustellen. Allerdings ist aus der Beratungspraxis bekannt, dass von § 9 Abs. 2 PStG kaum Gebrauch gemacht wird (Schubert, 2023). Die strafrechtlichen Folgen einer unrichtigen oder unvollständigen eidesstattlichen Versicherung (§ 27 Abs. 4 VwVfG, § 156 StGB) haben hierbei zusätzlich abschreckende Wirkung, sodass davon auszugehen ist, dass in der Praxis nicht selten von der Abgabe einer eidesstattlichen Versicherung abgesehen wird. Stattdessen stellt das Standesamt bei fehlenden Unterlagen in der Regel die Beurkundung der Geburt gemäß § 7 PStV zurück oder stellt nach § 35 PStV einen beglaubigten Registerausdruck aus (Gerbig et al., 2021, S. 16 f.). Bei

[4] Fragen und Antworten rund um die Geburtenregistrierung können unter https://www.recht-auf-geburtsurkunde.de/faq abgerufen werden.

letzterem wird im Geburtseintrag ein erläuternder Zusatz hinsichtlich der nicht vollständig geklärten Identität der Eltern aufgenommen. Nach § 54 Abs. 1 Satz 2 PStG teilt dieser Hinweis nicht die Beweiskraft der ansonsten nachgewiesenen Angaben zum Personenstand des Kindes, wie dessen Vorname, Geburtsdatum und Geschlecht. Daraus folgt, dass aufgrund der ungeklärten Identität der Mutter auch die Identität des Kindes als nicht vollständig nachgewiesen gilt. Dies hat zur Folge, dass erst mit vollständiger Klärung der Identität der Mutter auch die vollständige Identität des Kindes nach dem PStG als geklärt gilt.

## 3.2 Das Recht auf Geburtsurkunde in Artikel 7 UN-KRK

Das Recht auf die unverzügliche Eintragung in das Geburtenregister ist unter anderem in Artikel 6 Allgemeine Erklärung der Menschenrechte, Artikel 24 UN-Zivilpakt, Artikel 8 Europäische Menschenrechtskonvention, Artikel 7 UN-KRK normiert Artikel 7 UN-KRK verlangt:

„*Das Kind ist unverzüglich nach seiner Geburt in ein Register einzutragen und hat das Recht auf einen Namen von Geburt an, das Recht, eine Staatsangehörigkeit zu erwerben, und soweit möglich das Recht, seine Eltern zu kennen und von ihnen betreut zu werden*“.

Spätestens seit der Rücknahme des sogenannten „Ausländervorbehaltes“[5] im Jahr 2010 gilt die UN-KRK für alle in Deutschland lebenden Kinder, ungeachtet ihrer Herkunft, ihres Status oder des Status ihrer Eltern (Cremer, 2010). Damit haben nicht nur alle Kinder ein Recht auf die Registrierung ihrer Geburt nach Artikel 7 UN-KRK, sondern Deutschland ist auch dazu verpflichtet, dieses Recht konsequent und umfassend umzusetzen (Gerbig et al., 2021, S. 21). Auch die in der Agenda 2030 für nachhaltige Entwicklung formulierten Ziele der UN (UNGA, 2015) empfehlen, „durch die Registrierung der Geburten dafür [zu] sorgen, dass alle Menschen eine rechtliche Identität haben“ (UNGA, 2015, Ziel 16.9).

Wie der Wortlaut des Artikel 7 UN-KRK klar formuliert, ist die Staatenpflicht erst dann erfüllt, wenn eine Geburtsurkunde unverzüglich ausgestellt wird. Eine völkerrechts- und menschenrechtskonforme Auslegung des Begriffs „unverzüglich“ impliziert, dass die Ausstellung der Geburtsurkunde vier Monate

[5] Mit diesem Vorbehalt wollte sich die damalige Bundesregierung, unter anderem, von jeglichen Verpflichtungen aus der Konvention gegenüber Kindern ohne deutsche Staatsbürgerschaft befreien. Deutschland sah sich jahrelang heftiger Kritik seitens der Zivilgesellschaft und des Ausschusses ausgesetzt, da es mit diesem Vorbehalt eines der zentralen Prinzipien der Konvention, UN-Kinderrechtsausschusses, faktisch außer Kraft setzte.

nicht überschreiten darf (Gerbig et al., S. 21–30). Eine über diesen Zeitraum andauernde Zurückstellung des Beurkundungsverfahrens ist, wie oben dargestellt, jedoch in der Praxis gängig und verstößt damit gegen das Gebot der Unverzüglichkeit aus Artikel 7 der UN- KRK (Gerbig et al., 2021, S. 49). Standesbeamt:innen müssen daher nach Anzeige der Geburt eine Geburtsurkunde für ein in Deutschland geborenes Kind ausstellen.[6] Diese Verpflichtung gilt auch dann, wenn Kinder in Deutschland geboren werden und deren Eltern ihre Identität nicht hinreichend nachweisen können (Gerbig et al., 2021, S. 31 ff.).

Darüberhinaus, reicht die bloße Geburtsregistrierung nicht aus (Wilder, 2021, S. 543). Der Zweck von Artikel 7 UN-KRK ist erst dann vollständig erfüllt, wenn nicht nur das Interesse des Staates an der Erlangung personenbezogener Daten zur Identifizierung eines Menschen erreicht ist, sondern das Kind mit der Registrierung weitere Menschenrechte in Anspruch nehmen kann (Gerber et al., 2011, S. 435). Die sogenannte Gateway-Funktion der Geburtsregistrierung ist daher erst mit Ausstellung der Geburtsurkunde erfüllt.

Diese Funktion kann auch die Ausstellung eines beglaubigten Registerausdrucks nach § 35 Abs. 1 PStG nicht erfüllen, die allenfalls als Übergangslösung in Betracht kommt. Denn der beglaubigte Registerausdruck, insbesondere wenn er mit einem erläuternden Vermerk über die ungeklärte Identität versehen ist, kann schon wegen seiner unterschiedlichen Funktion und inhaltlichen Angaben die Geburtsurkunde nicht ersetzen. Die nach § 54 Abs. 2 PstG gesetzlich verankerte rechtliche Gleichwertigkeit des beglaubigten Registerausdruck gegenüber der Geburtsurkunde ändert nichts daran, dass die Staatenpflicht aus Artikel 7 UN-KRK erst mit Ausstellung der Geburtsurkunde erfüllt ist. Der rechtlichen Gleichwertigkeit sind vor allem dann Grenzen gesetzt, wenn die Betroffenen unter Vorlage eines beglaubigten Registerausdruck eingebürgert werden oder heiraten wollen (Gerbig et al., 2021, S. 13; Schubert, 2023, S. 183). Denn an diese beiden Prozesse und der damit verbundenen Identitätsklärung setzen sowohl der Gesetzgeber als auch die Rechtsprechung des Bundesverwaltungsgerichts strenge Voraussetzungen (Vgl. BVerwG, 2020, Rn. 18 f.).[7]

Im Ergebnis ist das öffentliche Interesse, zu verhindern, dass einer Person eine vollkommen neue Identität oder eine zusätzliche Alias-Identität verschafft wird, angesichts der gravierenden und irreversiblen Verletzung des Rechts aus Artikel 7 UN-KRK, nicht gerechtfertigt (Fischer-Uebler, 2025, S. 25). Schließlich steht die

[6] Wie alle Beamt:innen sind die Standesbeamt:innen gemäß Artikel 1 Abs. 3 und Artikel 20 Abs. 3 GG an Recht und Gesetz gebunden und damit auch an die UN-KRK.

[7] Auf erster Stufe ist der Identitätsnachweis durch Vorlage eines amtlichen Identitätsdokuments mit Lichtbild zu führen. Auf zweiter Stufe kann die Identität mittels anderer amtlicher Urkunden, wie z. B. Führerschein oder Geburtsurkunde, geführt werden.

Identität eines in Deutschland geborenen Kindes einer Mutter ohne Papiere insoweit fest, als dass sein Vorname sowie Geburtsdatum und -ort durch Eintragung in das Geburtenregister als bewiesen gilt. Das Risiko einer Verschaffung einer vollkommen neuen Identität oder Alias-Identität besteht in diesem Fall also nicht, da lediglich der Nachname des Kindes als nicht nachgewiesen gilt (Fischer-Uebler, 2025, S. 63). Die Ausstellung eines beglaubigten Registerausdrucks entbindet die Bundesrepublik daher nicht von der menschenrechtlichen Verpflichtung aus Artikel 7 UN-KRK, eine Geburtsurkunde unverzüglich auszustellen (Gerbig et al., 2021).

## 3.3 Identitätsnachweis als generationenübergreifende Bürde

Wenn die Geburtsurkunde gar nicht oder erst sehr spät ausgestellt wird, kann dies vielfältige und weitreichende Folgen für die Kinder haben (Stamm & Striek, 2017, S. 5.). Insbesondere wird generationenübergreifend die strukturelle Marginalisierung und Diskriminierung von rassifizierten Menschen aufrechterhalten: Ohne Papiere erhalten schwangere Frauen nur erschwert Zugang zu Schwangerschaftsvor- und -nachsorge sowie Geburtshilfe. Ihre Kinder erhalten nur verspätet oder keinen Zugang zu einer Geburtsurkunde, wenn die Geburt aus Angst vor Aufdeckung nicht vollständig registriert wird oder die Identität der Mutter als nicht hinreichend geklärt angesehen wird. Ohne Geburtsurkunde, haben diese Kinder wiederum einen erschwerten Start ins Leben. Eine Geburtsurkunde ist in fast jeder Lebensphase regelmäßig vorzulegen (EGMR, 2023, Rn.118), und ist eine Voraussetzung dafür, dass ein Kind zum Beispiel Zugang hat zu Sozialversicherung (Artikel 9 UN-Sozialpakt), Einbürgerung (Artikel 7 (1) UN-KRK) und Eheschließung (Artikel 10 (1) UN-Sozialpakt).

Schon im Kleinkindalter kann eine fehlende Geburtsurkunde Konsequenzen auf die Gesundheitsvorsorge haben. Wenn keine Geburtsurkunde vorgelegt werden kann, kann dies unter anderem den Zugang zu den Kinder-Vorsorgeuntersuchungen ab der U3 erschweren, da die Kinder nicht in die Krankenversicherung aufgenommen werden (Gerbig, 2018). Wenn dadurch Auffälligkeiten unerkannt bleiben, kann dies langfristig ihre physische und psychische Gesundheit (Artikel 24 UN-KRK) beeinträchtigen und damit auch Bildungserfolg (Artikel 13 UN-Sozialpakt und Artikel 28 UN-KRK), Einkommensaussichten (Artikel 6, 7, UN-Sozialpakt), soziale Mobilität und kulturelle Teilhabe (Artikel 15 UN-Sozialpakt und Artikel 31 UN-KRK) verringern. Dies wird verstärkt durch weitere Auswirkungen der fehlenden Geburtsurkunde auf soziale Rechte. Aus der Praxis wird häufig berichtet, dass es Probleme bei der Auszahlung von Sozialleistungen und Kindergeld (Gerbig, 2018), oder bei der Anmeldung zur Kita und Schule gibt (Funke & Carega, 2024), wenn nur ein beglaubigter Registerauszug vorgelegt wird, da die rechtliche Gleichwertigkeit der öffentlichen Urkunden den Behörden nicht immer bekannt ist. Auch für die Mütter hat die mangelnde oder verspätete Registrierung des Kindes Konsequenzen: Sie müssen die Geburtsurkunde bei den Krankenkassen vorlegen, um Untersuchungskosten ersetzt zu bekommen und Mutterschaftsgeld zu erhalten (Tobin, 2019, S. 239).

Die Rechtslage und -wirklichkeit in Deutschland benachteiligt schwangere Frauen ohne Papiere sowie Kinder von Müttern mit ungeklärter Identität unverhältnismäßig und stellt eine nicht gerechtfertigte faktische Ungleichbehandlung auf Grundlage von Aufenthaltsstatus, Staatsangehörigkeit und Rassifizierung dar (Artikel 2 (2) UN-Sozialpakt, Artikel 2 (1) CERD, Artikel 2 CEDAW, Artikel 2 (1) KRK).

## 4 Fazit

Schwangere Frauen ohne Papiere werden erheblich in ihrem Recht auf reproduktive Gesundheit aus Artikel 12 (2) (a) UN-Sozialpakt und Artikel 12 (2) UN-Frauenrechtskonvention eingeschränkt, insbesondere weil sie aufgrund der Übermittlungspflicht in § 87 Abs. 1 AufenthG keine Gesundheitsversorgung in Anspruch nehmen können, ohne Gefahr zu laufen, an die Ausländerbehörde gemeldet und in der Folge abgeschoben zu werden. Auch wenn sich in der Praxis vereinzelt „kleine Lösungen" im Bereich Schwangerschaft und Geburt für Frauen ohne Papiere etabliert haben, braucht es eine bundesweit einheitliche Neuregelung, um das Recht auf reproduktive Gesundheit umzusetzen. Dazu gehört nicht nur die Abschaffung der Übermittlungspflicht, die Frauen ohne Papiere abschreckt und damit faktisch eine Regelversorgung bei Gynäkolog:innen und in Krankenhäusern verwehrt. Es müssen auch Hürden beim Zugang zur Notfallversorgung durch Krankenhäuser abgebaut werden. Beispielsweise sollten keine Nachweis für die Prüfung der materiellen Bedürftigkeit verlangt werden, die Frauen ohne Papiere regelmäßig nicht erbringen können. Beides führt im Ergebnis bisher dazu, dass Frauen ohne Papiere faktisch keinen Zugang zur regulären Schwangerschaftsvor- und -nachsorge sowie geburtshilflichen Diensten haben. Dabei hat sich Deutschland menschenrechtlich verpflichtet, diese reproduktiven Gesundheitsleistungen prioritär für alle zu ermöglichen und zu finanzieren. (UN Committee on Economic, Social and Cultural Rights, 2000, Rn. 44 (a)).

Nach der Geburt übertragen sich die Hindernisse beim Zugang zur Gesundheitsversorgung und zu weiteren Menschenrechten auf die besonders vulnerable Gruppe der Kinder. Die UN-Vertragsorgane empfehlen daher, dass Staaten Maßnahmen zur Gewährleistung einer allgemeinen Geburtenregistrierung verstärken, einschließlich der Beseitigung rechtlicher und praktischer Hindernisse (UN Committee on the Rights of the Child, 2022, Rn. 18; UN Committee on the Rights of the Child, 2013, Rn. 77). Aus menschenrechtlicher Perspektive muss jedes Kind in Deutschland unverzüglich nach der Geburt eine Geburtsurkunde erhalten. Unverzüglichkeit meint dabei innerhalb von vier Monaten. Ein beglaubigter Registerausdruck mit erläuterndem Zusatz ist unzureichend, und genügt nicht den Anforderungen des Artikels 7 UN-KRK. Im Rahmen der Geburtenregistrierung sollten die Standesämter die bereits bestehenden gesetzlichen Möglichkeiten aus § 9 Abs. 2 PstG, den Gebrauch von der Versicherung an Eides Statt bei der Identitätsklärung, ausschöpfen. Nachrangig sollte der Gesetzgeber zumindest erwägen, Standesämter in die Ausnahmeregelung von der Übermittlungspflicht in § 87 Abs. 1 AufenthaltsG einzuschließen. Nur so kann der diskriminierungsfreie Zugang zur vollständigen Geburtenregistrierung gewährleistet werden und Deutschland seinen menschenrechtlichen Verpflichtungen und Zielsetzungen aus der Agenda 2030 für nachhaltige Entwicklung näherkommen. Verschärfte Migrations- und Sicherheitspolitik dürfen nicht zu solch einer Einschränkung menschenrechtlicher Garantien führen (Petrozziello, 2024). Der Erhalt einer Geburtsurkunde bildet die Grundlage dafür, dass jedes Kind unabhängig von seiner Herkunft und der seiner Eltern vollumfänglich in den Genuss seiner Menschenrechte kommen kann.

## Literatur

Benassi, G. (2016). Deutsche Rechtsprechung vs. UN- Kinderrechtskonvention? – Zur Bedeutung des Art. 3 Abs. 1 KRK für die Verwirklichung der Kinderrechte. *DVBl*, 131(10), 617–621.

BSG. (2012, 06. März). *B 1 KR 10/11 R.* https://www.sozialgerichtsbarkeit.de/legacy/152232?modul=esgb&id=152232

Bundesarbeitsgruppe Gesundheit/Illegalität. (2019). *Notfallhilfe im Krankenhaus für Menschen ohne Papiere. Aktuelle Herausforderungen und Lösungsansätze. Arbeitspapier.* https://www.frnrw.de/fileadmin/frnrw/media/downloads/Broschueren/Gesundheit/BAG_Gesundheit_Illegalitaet_Arbeitspapier_Notfallhilfe_im_Krankenhaus_August_2019_Web.pdf

Bundesarbeitsgruppe Gesundheit/Illegalität. (2023). *Gesundheitliche Versorgung von Frauen ohne Papiere im Rahmen von Schwangerschaft und Geburt. Aktuelle Situation und Lösungsansätze. Arbeitspapier.* https://www.diakonie.de/diakonie_de/user_upload/diakonie.de/PDFs/Publikationen/BAG_Arbeitspapier_Schwangerschaft_Geburt_FINAL.pdf

Bundesarbeitsgruppe Gesundheit/Illegalität & Bundesarbeitsgemeinschaft Anonyme Behandlungsschein- und Clearingstellen. (2023). *Empfehlungen zur Ausgestaltung von Clearingstellen für Menschen ohne Krankenversicherungsschutz. Arbeitspapier.* https://anonymer-behandlungsschein.de/wp-content/uploads/2023/02/2023_02_Empfehlungen.pdf

Bundesministerium des Inneren. (2017, 30. Mai). *Allgemeine Anwendungshinweise des Bundesministeriums des Innern zur Duldungserteilung nach § 60a Aufenthaltsgesetz.* https://www.bmi.bund.de/SharedDocs/downloads/DE/veroeffentlichungen/themen/migration/anwendungshinweise-duldungsregelung.pdf?__blob=publicationFile&v=2.

BVerfG. (2004, 14. Oktober). 2 BvR 1481/04. *BVerfGE*111,307–332. https://www.bundesverfassungsgericht.de/SharedDocs/Entscheidungen/DE/2004/10/rs20041014_2bvr148104.html.

BVerfG. (2006, 19. September). *2 BvR 2115/01.* https://www.bundesverfassungsgericht.de/SharedDocs/Entscheidungen/DE/2006/09/rk20060919_2bvr211501.html.

BVerfG. (2010, 21. Juli). 1 BvR 420/09. *BVerfGE*127, 132–165. https://www.bundesverfassungsgericht.de/SharedDocs/Entscheidungen/DE/2010/07/rs20100721_1bvr042009.html.

BVerfG. (2012, 18. Juli). 1 BvL 10/10. *BVerfGE*132, 134–179. https://www.bundesverfassungsgericht.de/SharedDocs/Entscheidungen/DE/2012/07/ls20120718_1bvl001010.html.

BVerfG. (2016, 26. Juli). 1 BvL 8/15. *BVerfGE*142, 313–353. https://www.bundesverfassungsgericht.de/SharedDocs/Entscheidungen/DE/2016/07/ls20160726_1bvl000815.html.

BVerfG. (2018, 26. ,Februar). *2 BvR 107/18.* https://www.bundesverfassungsgericht.de/SharedDocs/Downloads/DE/2018/02/rk20180226_2bvr010718.pdf?__blob=publicationFile&v=1.

BVerfG. (2023, 01. ,Februar). 1 BvL 7/18. *BVerfGE*166, 1–92. https://www.bundesverfassungsgericht.de/SharedDocs/Entscheidungen/DE/2023/02/ls20230201_1bvl000718.html.

BVerwG. (2020, 23. September). *1 C 36.19.* https://www.bverwg.de/230920U1C36.19.0.

Cremer, H. (2010). Der deutsche „Ausländervorbehalt“ zur Kinderrechtskonvention. *Grundrechte-Report, 2010*, 105–108.

Deutscher Bundestag. (1969). *ICERD: BGBl. II.* Nr. 87 vom 09.12.1969. https://www.bgbl.de/xaver/bgbl/start.xav?start=%2F%2F*%5B%40attr_id%3D%27bgbl269s2211.pdf%27%5D#/switch/tocPane?_ts=1757402990648.

Deutscher Bundestag. (1973). *ICESCR: BGBl. II.* Nr. 60, vom 20.11.1973. https://www.bgbl.de/xaver/bgbl/start.xav?start=%2F%2F*%5B@attr_id%3D%27bgbl273s1533.pdf%27%5D#/switch/tocPane?_ts=1757403327478.

Deutscher Bundestag. (1985). *CEDAW: BGBl. II.* https://www.bgbl.de/xaver/bgbl/start.xav?start=%2F%2F*%5B%40attr_id%3D%27bgbl285s0647.pdf%27%5D.

Deutscher Bundestag. (1992). *CRC: BGBl. II.* Nr. 6 vom 21.2.1992. https://www.bgbl.de/xaver/bgbl/start.xav?start=%2F%2F*%5B%40attr_id%3D%27bgbl292s0121.pdf%27%5D#/switch/tocPane?_ts=1757404042733.

Deutscher Bundestag. (2024). *RESC: BGBl.* II Nr. 275 vom 18.07.2024. https://www.bgbl.de/xaver/bgbl/start.xav#__bgbl__%2F%2F*%5B%40attr_id%3D%27bgbl221s1060.pdf%27%5D__1738158846957.

Deutsches Institut für Menschenrechte – Monitoring-Stelle UN-Behindertenrechtskonvention. (2024). *Rechtsgutachten: „UN-BRK kommunal“. Zur*

*Wirkung der UN-Behindertenrechtskonvention in den Kommunen.* https://www.institut-fuer-menschenrechte.de/publikationen/detail/un-brk-kommunal.

Donath, P. (2019). *Gutachen: Kinderrechte im kommunalen Verwaltungshandeln.* Deutsches Kinderhilfswerk. https://www.dkhw.de/filestorage/1_Informieren/1.2_Unsere_Angebote/1.2.4_Fachkraefte_aus_Justiz_und_Verwaltung/Kinderrechte_in_der_Kommune_foerdern/Dateien/Kinderrechte_im_komm_Verwaltungshandeln.pdf.

Engelhardt, M., Gaudion, M., Kamhiye, J., Al Munjid, R., & Borde, T. (2022). Legalisiertes Othering bei der (Nicht-)Ausstellung von Geburtsurkunden geflüchteter Kinder. *Migration und Soziale Arbeit, 44*(4), 315–325.

EGMR. (2023, 16. November). G.T.B. v. Spanien, *Rs. 3041/19.* https://hudoc.echr.coe.int/eng?i=001-228837.

EuGH. (1963, 15. Februar). *Rs 26/62.* https://eur-lex.europa.eu/legal-content/DE/TXT/PDF/?uri=CELEX:61962CJ0026.

EuGH. (1964, 15. Juni). *Rs 6/64.* https://eur-lex.europa.eu/legal-content/DE/TXT/PDF/?uri=CELEX:61964CJ0006.

Europarat. (1999). *Revidierte Europäische Sozialcharta.* https://rm.coe.int/168007cf92.

Feige, J. (2017). *Kinderrechte in Deutschland unter der Lupe. Das Berichtsverfahren zur Umsetzung der UN-Kinderrechtskonvention.* Deutsches Institut für Menschenrechte. https://www.institut-fuer-menschenrechte.de/fileadmin/Redaktion/Publikationen/Information_13_Kinderrechte_in_Deutschland_unter_der_Lupe.pdf.

Fischer-Uebler, A. (2025). *„Sag mir, wer du bist" – Identität als Schlüssel zum Recht.* Hürden für die Identitätsklärung aus menschenrechtlicher Perspektive. Deutsches Institut für Menschenrechte.

Funke, S. & Carega, P. (2024). Papiere von Anfang an. Warum jedes Kind das Recht auf eine Geburtsurkunde hat. In Deutscher Paritätischer Wohlfahrtsverband – Gesamtverband e. V. (Hrsg.), *Vielfalt ist Pflicht! Perspektiven der Kinder-, Jugend- und Familienpolitik*(28–29). Der Paritätische Gesamtverband.

Geeraert, J. (2022). On the role of structural competency in the healthcare of migrant with precarious residency status. *Societies, 12*(2), 54. https://www.mdpi.com/2075-4698/12/2/54.

Gerber, P., Gargett, A., & Castan, M. (2011). Does the right to birth registration include a right to a birth certificate? *Netherlands quarterly of human rights, 29*(4), 434–459.

Gerbig, S. (2018). *Keine Papiere – keine Geburtsurkunde? Empfehlungen für die Registrierung von in Deutschland geborenen Kindern Geflüchteter.* Deutsches Institut für Menschenrechte. https://www.institut-fuer-menschenrechte.de/fileadmin/user_upload/Publikationen/POSITION/Position_18_Keine_Papiere_keine_Geburtsurkunde.pdf.

Gerbig, S., Krause, S. & Schubert, K. (2021). *Papiere von Anfang an. Das Recht auf eine unverzügliche Geburtenregistrierung nach der UN-Kinderrechtskonvention und seine Durchsetzung.* Deutsches Institut für Menschenrechte. https://www.institut-fuer-menschenrechte.de/fileadmin/Redaktion/Publikationen/Analyse_Studie/Analyse_Papiere_von_Anfang_an.pdf.

Klein, E. (2016). The UN Human Rights Committee: The general comments. The evolution of an autonomous monitoring instrument. *German Yearbook of International Law (GYIL), 58*, 189–229.

Krappmann, L. (2021). *Die Kommentare des UN-Ausschusses für die Rechte des Kindes.* BAG Kinderinteressen e. V. https://kinderrechtekommentare.de/die-allgemeinen-bemerkungen/.

Liebenberg, S. (2020). Between sovereignty and accountability: The emerging jurisprudence of the United Nations Committee on Economic, Social and Cultural Rights under the Optional Protocol. *Human Rights Quarterly, 42*(1), 48–84. https://muse.jhu.edu/article/747391.

Mylius, M. (2016). Krankenhausaufenthalte von Migrantinnen und Migranten ohne Krankenversicherung – Eine explorative Studie zur stationären Versorgung in Niedersachsen, Berlin und Hamburg. *Gesundheitswesen,*(78(04), 203–208.

Nebe, W. (2024). *Reformiertes Teilhaberecht – Barrieren oder Motor für ein lebendiges Recht – Plädoyer für rechtssoziologische Forschung zum Zugang zu Recht.* https://www.reha-recht.de/fileadmin/user_upload/RehaRecht/Diskussionsforen/Forum_D/2024/D5-2024_Reformiertes_Teilhaberecht.pdf

Petrozziello, A. (2024). *Birth Registration as Bordering Practice in Fortress Europe.*https://www.statelessness.eu/updates/blog/birth-registration-bordering-practice-fortress-europe

Schubert, K. (2023). Geburtsurkunde und beglaubigter Registerausdruck. Warum Gleichwertigkeit trotz rechtlicher Gleichstellung nicht besteht. *Asylmagazin, 2023*(6), 181–187

Senatsverwaltung für Gesundheit, Pflege und Gleichstellung, Berlin, 2019. *Protokoll des Runden Tisches zur gesundheitlichen Versorgung von Migrantinnen und Migranten in besonderen Notlagen vom 07.11.19*

Senatsverwaltung für Gesundheit, Pflege und Gleichstellung, Berlin, 2020. *Protokoll des Runden Tisches zur gesundheitlichen Versorgung von Migrantinnen und Migranten in besonderen Notlagen vom 11.05.20*

Senatsverwaltung für Gesundheit, Pflege und Gleichstellung, Berlin, 2021a. *Protokoll des Runden Tisches zur gesundheitlichen Versorgung von Migrantinnen und Migranten in besonderen Notlagen vom 01.02.21*

Senatsverwaltung für Gesundheit, Pflege und Gleichstellung, Berlin, 2021b. *Protokoll des Runden Tisches zur gesundheitlichen Versorgung von Migrantinnen und Migranten in besonderen Notlagen vom 8.11.21*

Sivakumaran, S. (2017). Beyond states and non-state actors: The role of state-empowered entities in the making and shaping of international law. *Columbia Journal of Transnational Law, 55*(2), 343–394. https://papers.ssrn.com/sol3/papers.cfm?abstract_id=2994068.

Stamm, L. & Striek, J. (2017). *Kinder haben ein Recht auf Gesundheit. Ausführungen des UN-Kinderrechtsausschusses (Allgemeine Bemerkung Nr. 15).* Deutsches Institut für Menschenrechte. https://www.institut-fuer-menschenrechte.de/fileadmin/Redaktion/Publikationen/Information_Nr_3_Kinder_haben_ein_Recht_auf_Gesundheit.pdf.

Tobin, J. (2019). *The UN Convention on the Rights of the Child. A commentary.* Oxford University Press.

UN Committee on Economic, Social and Cultural Rights. (2000). *General Comment No. 14. The right to the highest attainable standard of health (Art. 12)* (E/C.12/2000/4). https://documents.un.org/doc/undoc/gen/g00/439/34/pdf/g0043934.pdf

UN Committee on Economic, Social and Cultural Rights. (2007). *An evaluation of the obligation to take steps to the „maximum of available resources" under an Optional Protocol to the Covenant on Economic, Social and Cultural Rights* (E/C.12/2007/1). https://digitallibrary.un.org/record/607726?v=pdf

UN Committee on Economic, Social and Cultural Rights. (2018). *Concluding observations on the sixth periodic report of Germany* (E/C.12/DEU/CO/6). https://documents.un.org/doc/undoc/gen/g18/349/21/pdf/g1834921.pdf

UN Committee on the Elimination of Discrimination against Women. (1999). *General recommendation No. 24: Article 12 of the Convention (women and health).* https://tbinternet.ohchr.org/_layouts/15/treatybodyexternal/Download.aspx?symbolno=INT%2FCEDAW%2FGEC%2F4738&Lang=en

UN Committee on the Elimination of Discrimination against Women. (2011). *Views. Communication No. 17/2008. Alyne da Silva Pimentel Teixeira v Brasil.CEDAW/C/49/D/17/2008.* https://adsdatabase.ohchr.org/IssueLibrary/CEDAW_Communication_17_2008_Alyne%20v.%20Brazil.pdf.

UN Committee on the Elimination of Discrimination against Women. (2017). *Concluding observations on the combined seventh and eighth periodic reports of Germany* (CEDAW/C/DEU/CO/7-8). https://documents.un.org/doc/undoc/gen/n17/062/56/pdf/n1706256.pdf.

UN Committee on the Elimination of Discrimination against Women. (2023). *Concluding observations on the ninth periodic report of Germany. CEDAW/C/DEU/CO/9.* https://documents.un.org/doc/undoc/gen/n23/153/17/pdf/n2315317.pdf.

UN Committee on the Elimination of Racial Discrimination. (2023). *Concluding observations on the combined twenty-third to twenty-sixth reports of Germany. CERD/C/DEU/CO/23-26.* https://documents.un.org/doc/undoc/gen/g23/261/64/pdf/g2326164.pdf.

UN Committee on the Elimination of Racial Discrimination. (2025). *General recommendation No. 37 (2024) on equality and freedom from racial discrimination in the enjoyment of the right to health. CERD/C/GC/37.* https://docstore.ohchr.org/SelfServices/FilesHandler.ashx?enc=wriwmrMOy3WFuiOqJLfBN14H2SjO8y27cr%2F95nLGuXHYDFbc1TddN4oAb5ehOs3vKdgkN0HdyDhgB3OdAIJJkg%3D%3D.

UN Committee on the Rights of the Child. (2003). *General comment No. 4 Adolescent health and development in the context of the Convention on the Rights of the Child. CRC/GC/2003/4.* https://kinderrechtekommentare.de/4-gesundheit-entwicklung-in-der-jugend/.

UN Committee on the Rights of the Child. (2003). *General Comment No. 5. General measures of implementation of the Convention on the Rights of the Child (arts. 4, 42 and 44, para. 6). CRC/GC/2003/5.* https://www.refworld.org/legal/general/crc/2003/en/36435.

UN Committee on the Rights of the Child. (2013). *General comment No. 15 (2013) on the right of the child to the enjoyment of the highest attainable standard of health (art. 24). CRC/C/GC/15.* https://documents.un.org/doc/undoc/gen/g13/428/14/pdf/g1342814.pdf.

UN Committee on the Rights of the Child. (2022). *Concluding observations on the combined fifth and sixth periodic reports of Germany.CRC/C/DEU/CO/5-6.* https://documents.un.org/doc/undoc/gen/g22/525/13/pdf/g2252513.pdf.

UN Economic and Social Council. (1985, 28. Mai). *Resolution. Review of the composition, organization and administrative arrangements of the Sessional Working Group of Governmental Experts on the Implementation of the International Covenant on Economic, Social and Cultural Rights. E/RES/1985/17.* https://digitallibrary.un.org/record/100079?v=pdf.

UN General Assembly. (1965). *International Convention on the Elimination of All Forms of Racial Discrimination (ICERD), adopted on 21 December 1965. A/RES/2106 (XX).* http://www.ohchr.org/Documents/ProfessionalInterest/cerd.pdf.

UN General Assembly. (1969). *International Convention on the Elimination of All Forms of Racial Discrimination, resolution 2106 (XX) of 21 December 1965. ICERD.* https://www.ohchr.org/en/instruments-mechanisms/instruments/international-convention-elimination-all-forms-racial.

UN General Assembly. (1979). *Konvention zur Beseitigung jeder Form von Diskriminierung der Frau (Frauenkonvention) vom 18. Dezember 1979. A/RES/34/180.* http://www.institut-fuer-menschenrechte.de/fileadmin/user_upload/PDF-Dateien/Pakte_Konventionen/CEDAW/cedaw_de.pdf.

UN General Assembly. (1981). *Convention on the Elimination of All Forms of Discrimination against Women, resolution 34/180 of 18 December 1979. CEDAW.* https://www.ohchr.org/sites/default/files/cedaw.pdf.

UN General Assembly. (1989). *Konvention über die Rechte des Kindes (Kinderrechtskonvention – KRK) vom 20. November 1989. A/RES/44/25.* https://www.unicef.de/blob/9364/a1bbed70474053cc61d1c64d4f82d604/d0006-kinderkonvention-pdf-data.pdf.

UN General Assembly. (1990). Convention on the Rights of the Child, resolution 44/25 of 20 November 1989. CRC. https://www.ohchr.org/en/instruments-mechanisms/instruments/convention-rights-child.

UN General Assembly. (2008). *Übereinkommen der Vereinten Nationen über die Rechte von Menschen mit Behinderungen.* https://www.institut-fuer-menschenrechte.de/fileadmin/Redaktion/PDF/DB_Menschenrechtsschutz/CRPD/CRPD_Konvention_und_Fakultativprotokoll.pdf

UN General Assembly. (2015, 25. September). *Transformation unserer Welt: Die Agenda 2030 für nachhaltige Entwicklung. A/RES/70/1.* https://www.un.org/Depts/german/gv-70/band1/ar70001.pdf

UN Human Rights Council. (2009). *Report of the Working Group on the Universal Periodic Review. Germany. A/HRC/11/15.* https://documents.un.org/doc/undoc/gen/g09/117/39/pdf/g0911739.pdf

UN Human Rights Council. (2013). *Report of the Working Group on the Universal Periodic Review. Germany. A/HRC/24/9.* https://documents.un.org/doc/undoc/gen/g13/155/41/pdf/g1315541.pdf

UN Menschenrechtsrat. (2018). *Bericht der Arbeitsgruppe für die Allgemeine regelmäßige Überprüfung. Deutschland. A/HCR/39/9.* https://www.un.org/depts/german/menschenrechte/a-hrc-39-9.pdf

Wapler, F. (2017). *Umsetzung und Anwendung der Kinderrechtskonvention in Deutschland. Rechtsgutachten im Auftrag des Bundesministeriums für Familie, Senioren, Frauen und Jugend.* https://www.bmfsfj.de/resource/blob/120474/a14378149aa3a881242c5b1a6a2aa941/2017-gutachten-umsetzung-kinderrechtskonvention-data.pdf

Wilder, B. L. (2021). Evolution of the birth certificate. A tale of gender, ART, and society. *Journal of the American Academy of Matrimonial Lawyers, 33*(2), 543–570.

Würth, A. & Simon, U. (2012). Die UN-Kinderrechtskonvention. Der normative Rahmen. *Aus Politik und Zeitgeschichte, 62*(43), 28–34.

**Sophie Funke** ist wissenschaftliche Mitarbeiterin in der Monitoring-Stelle UN-Kinderrechtskonvention des Deutschen Instituts für Menschenrechte, zuvor war sie in der Rechtsabteilung bei UNHCR in Berlin tätig. Sie studierte Rechtswissenschaften mit dem Schwerpunkt Europa- und Völkerrecht in Saarbrücken, Paris (Licence en Droit) und Freiburg-im-Breisgau und absolvierte ihr Rechtsreferendariat in Berlin.

**Lê Phan-Warnke, Dr.** ist wissenschaftliche Mitarbeiterin am Deutschen Institut für Menschenrechte und zuständig für den Bereich Soziale Menschenrechte in der Abteilung Inland/Europa. Sie promovierte am Fachbereich Rechtswissenschaft der Freien Universität Berlin und arbeitete zuvor für die Vereinten Nationen und verschiedene Nichtregierungsorganisationen mit dem Schwerpunkt Menschenrechte auf Wasser und Sanitärversorgung.

**Maike Grube, Dr.** ist Rehabilitationspsychologin und Gesundheitswissenschaftlerin und arbeitet als Referentin für Grundsatzfragen gesundheitlicher Versorgung bei der Diakonie Deutschland. Ihre Schwerpunkte sind Zugang zu gesundheitlicher Versorgung, Weiterentwicklung der Primärversorgung und Krankenhausversorgung

**Juliane Steffes** absolvierte 2025 ihre Wahlstation im Referendariat in der Abteilung Inland/Europa des Deutschen Instituts für Menschenrechte. Sie studierte Rechtswissenschaften mit dem Schwerpunkt Völker- und Europarecht in Köln und Paris. Praxiserfahrungen sammelte sie u. a. bei den Vereinten Nationen in Genf sowie beim UNHCR in Luxemburg.

# Wohnungslosigkeit und Gesundheit. Einblicke in ein niedrigschwelliges Berliner Gesundheitszentrum und methodische Reflexionen

Daniel Schindel und Renate Karpenko

**Zusammenfassung**

Menschen in Wohnungslosigkeit leben in sozialer und gesundheitlicher Benachteiligung. Viele von ihnen verfügen über keine Krankenversicherung. Der Zugang in die medizinische Regelversorgung bleibt häufig verwehrt. Ersatzweise erfolgt die Versorgung in niedrigschwelligen, spenden- oder wohlfahrtsstaatlich finanzierten Gesundheitseinrichtungen. Notaufnahmen von Krankenhäusern werden ebenfalls in Anspruch genommen. Im Fokus des Beitrags stehen zwei spezifische Berliner Versorgungssettings. Anhand retrospektiv erhobener medizinischer und soziodemografischer Daten aus Patient:innenakten der Jahre 2006–2020 wird die sich wandelnde Patient:innenpopulation sichtbar gemacht und ihre Versorgungsbedarfe exploriert (n = 3338). So zeigt sich im zeitlichen Verlauf eine Zunahme des Anteils nicht-deutscher Patient:innen, gleichzeitig nimmt die Inanspruchnahme älterer Menschen zu und es verfügen deutlich weniger Menschen über eine Krankenversicherung. Versorgt wurden häufig Verletzungen, Erkrankungen der Haut sowie infektiöse und parasitäre Erkrankungen. Im Besonderen Erkrankungen der Haut haben in der untersuchten Gesundheitseinrichtung in den letzten zehn Jahren an Bedeutung gewonnen. Vier von fünf der im

D. Schindel (✉) · R. Karpenko
Berlin, Deutschland
E-Mail: Daniel.Schindel@KHSB-Berlin.de

R. Karpenko
E-Mail: renate.karpenko@charite.de



A. Dieterich et al. (Hrsg.), *Krank, zugewandert, nicht versichert?*,
https://doi.org/10.1007/978-3-658-48772-0_9

Krankenhaus versorgten Patient:innen wurden mit Empfehlung für eine ambulante oder stationäre Weiterbehandlung entlassen. Derartige anschließende Versorgungsangebote existieren bisher kaum. Das Auftreten psychiatrischer Erkrankungen wird aufgrund unzureichender Screenings in den beschriebenen Settings und fehlender spezialisierter Hilfsangebote in den Daten bisher unterschätzt. Dies stellt ein bedeutendes Handlungsfeld für die Zukunft dar. Der Abschnitt schließt mit konkreten Überlegungen zur Gestaltung von Versorgungspraxis und Präventionsangeboten. Im letzten Teil werden methodische und forschungsethische Reflexionen zur Nutzbarkeit primärer und sekundärer Forschungsdaten im Feld formuliert. Diese können als Orientierung für weiterführende Forschungsvorhaben dienen.

**Schlüsselwörter**

Wohnungslosigkeit • Obdachlosigkeit • Gesundheitsversorgung • Forschungsmethoden • Sekundärdaten

## 1 Hintergrund

Menschen in Wohnungslosigkeit leben marginalisiert in sozialer und gesundheitlicher Benachteiligung. Eine hohe Morbiditätslast und ein erhöhtes Mortalitätsrisiko wurden international vielfach beschrieben (Aldridge et al., 2018; Barry et al., 2024). Als Ursachen werden akut bestehende, aber auch biografisch zurückliegende gesundheitlichen Belastungen sowie ein unzureichender Zugang zu medizinischer Versorgung angeführt. Überdurchschnittlich oft nehmen sie medizinische Hilfen außerhalb der im fünften Sozialgesetzbuch (SGB V) vorgesehenen Versorgungsstrukturen in Anspruch. Diese Angebote außerhalb der sozialrechtlichen Regelversorgung dienen der Krisenintervention. Darunter finden sich Angebote in Trägerschaften der freien Wohlfahrt oder spendenfinanzierte Angebote. Behandlungsmöglichkeiten und fachliche Kompetenzen dieser Hilfen sind vielfältig. Sie ermöglichen in der Regel eine primärärztliche Versorgung für Menschen, die aufgrund einer fehlenden Krankenversicherung, unklarem Aufenthaltstitel, Schulden, Diskriminierungserfahrungen oder Scham medizinische Versorgungsbedarfe nicht innerhalb des Regelsystems behandeln lassen (Gunner et al., 2019; Kaduszkiewicz et al., 2017). Angebote der medizinischen Regelversorgung werden meist in Form von Akutversorgungen in Notaufnahmen in Anspruch genommen (McCormick & White, 2016; Moore & Rosenheck, 2016; Paudyal et al., 2021).

Der vorliegende Beitrag will einen vertiefenden Einblick in die gesundheitliche Versorgung in einem niedrigschwelligen Berliner Gesundheitszentrum für Menschen in Wohnungslosigkeit geben. Rund 70 % der hier versorgten Patient:innen verfügten über keine Krankenversicherung. Zwei zentrale Orte der medizinischen Versorgung werden dabei exemplarisch in den Blick genommen. Zum einen die primärärztlich versorgende und ausschließlich spendenfinanzierte Gesundheitseinrichtung selbst. Zum anderen wird die von den Patient:innen ebenfalls in Anspruch genommene Versorgung in notfallmedizinischen und stationären Einrichtungen beschrieben. Mittels der vorliegenden Patient:innenakten wird versucht die heterogene Patient:innengruppe möglichst differenziert darzustellen und auch den Wandel in den Versorgungsbedarfen seit der Gründung der Gesundheitseinrichtung im Jahr 2006 nachzuzeichnen. Das Kapitel schließt mit methodischen und forschungsethischen Reflexionen zur Nutzbarkeit primärer und sekundärer Forschungsdaten im Feld.

## 2 Methodik

Der Beitrag basiert auf einer retrospektiven Sekundärdatenanalyse medizinischer Patient:innenakten eines niedrigschwelligen Gesundheitszentrums für obdachlose und bedürftige Menschen in Berlin Mitte (Schindel et al., 2024). Eingeschlossen wurden die Akten volljähriger Patient:innen, die mindestens eine Konsultation zwischen den Jahren 2006 und 2020 aufwiesen. Die während des Erstbesuchs in der Einrichtung durch das pflegerische und ärztliche Personal erhobenen soziodemographischen und fortlaufend dokumentierten medizinischen Merkmale wurden in einer zweijährigen Erhebungsphase (2020–2022) aus den analogen Patient:innenakten extrahiert und anonymisiert ausgewertet. Von dem Gesamtvolumen an den im Gesundheitszentrum innerhalb der Jahre vorliegenden Patient:innenakten konnte ein Anteil von 91,5 % eingeschlossen werden. Datenerhebung und Auswertung erfolgten durch das Institut für Medizinische Soziologie und Rehabilitationswissenschaft der Charité – Universitätsmedizin Berlin. Die Durchführung des Projektes wurde durch den Deutschen Paritätischen Wohlfahrtsverband Landesverband Berlin e. V. gefördert.

## 3 Menschen in Wohnungslosigkeit: Wer ist das?

Sprechen wir von Menschen in Wohnungslosigkeit, dann ist dies keine homogene Gruppe. Abhängig vom Erhebungsort variieren soziodemografische Merkmale und Versorgungsbedarfe der Menschen stark. Die Schaffung passgenauer Hilfsangebote erfordert ein Verständnis für die Diversität der Gruppe und Detektion von Veränderungen in deren Zusammensetzung. Eine präzise Deskription der Gruppe und ihrer Versorgungsbedarfe ist darüber hinaus häufig notwendige Bedingung für die Initiierung gesundheitspolitischer Maßnahmen.

### 3.1 Charakterisierung der Patient:innen

In den Jahren 2008 und 2009 gaben knapp 59 % der Patient:innen, die das Gesundheitszentrum erstmalig aufsuchten, an, über keine Krankenversicherung zu verfügen. Zehn Jahre später gaben bereits über 70 % der erstmalig das Zentrum aufsuchenden Menschen an, ohne Krankenversicherung zu sein (Tab. 1) (Schindel et al., 2024). Die Gesamtstichprobe war mit einem Anteil von 78 % männlich dominiert. Im Vergleich der Jahre 2008/2009 zu den Jahren 2018/2019 stieg der Anteil von 75 % auf über 80 % an. Diese Dominanz findet sich unisono in vorhergehenden Studien (Lotties, 2021; Schindel et al., 2020). Das Durchschnittsalter innerhalb der Gruppe lag bei 41 Jahren. Nur weniger als jede:r fünfte Patient:in war jünger als 30 Jahre. Im zeitlichen Verlauf nahmen vor allem die Inanspruchnahmen der Altersgruppe 30–44 Jahre zu. Verglichen mit den Zahlen der Bundesarbeitsgemeinschaft Wohnungslosenhilfe (BAG W e. V.) oder Zahlen des trägerübergreifenden Runden Tisches zur medizinischen Versorgung obdachloser Menschen in Berlin ist die beschriebene Gruppe damit etwas älter (Berlin, 2022; Lotties, 2021). Während in den Jahren 2008/2009 gut 80 % der versorgten Menschen eine deutsche Staatsbürgerschaft angaben, waren es zehn Jahre später noch etwa 50 %. Der Anteil von EU Bürger:innen stieg auf 30 %, immerhin fast 20 % kamen aus Drittstatten außerhalb der EU. Die meisten Personen aus dem EU-Ausland kamen aus Polen, Rumänien, Bulgarien und Lettland. Die Mehrheit der Personen aus Nicht-EU-Ländern stammte aus der Türkei, Serbien, den USA, Russland und der Ukraine. Abhängig von den eingeschlossenen Erhebungsorten variiert die Verteilungen in anderen Studien stark und wird von einer nichtdeutschen Mehrheit beschrieben (Berlin, 2022; Lotties, 2021). Die Anteile blieben zuletzt unverändert. Mit steigender Anzahl an Patient:innen aus der EU und Drittstaaten konnte in unserer Stichprobe eine Abnahme der Häufigkeit eines bestehenden Krankenversicherungsverhältnisses beobachtet werden. In der Gruppe der deutschen Patient:innen verfügte fast jede:r Zweite über eine Krankenversicherung, unter Patient:innen aus der EU verfügten hingegen nur knapp jede:r Zehnte über eine aktuelle Krankenversicherung, bei Personen aus dem Nicht-EU-Ausland waren es etwa jede:r fünfte Patient:in. Zur Erklärung des beobachteten Zuwachses Nichtversicherter trägt auch eine national und auf europäischer Ebene kritisch diskutierte Gesetzesnovelle des § 7 des SGB II im Jahr 2016 bei (Bundesministerium für Arbeit & Soziales, 2016). Seither sind EU-Bürger:innen als „Ausländerinnen und Ausländer, deren Aufenthaltsrecht sich allein aus dem Zweck der Arbeitsuche ergibt, und ihre Familienangehörigen" vom Zugang zu Leistungen des Zweiten Sozialgesetzbuches ausgeschlossen und haben damit häufig nicht die Möglichkeit, in die gesetzliche Krankenversicherung aufgenommen zu werden.

Für die medizinische Versorgung in der vorliegenden Einrichtung ist der Versichertenstatus unerheblich, da sie vollständig spendenfinanziert arbeitet. Mit

**Tab. 1** Patient:innen der Stichprobe. (Quelle: Schindel et al., 2024)

| | 2006–2020 | | 2008/2009 | | 2018/2019 | | p-Wert |
|---|---|---|---|---|---|---|---|
| | n | % | n | % | n | % | |
| Krankenversicherung | | | | | | | |
| Ja | 1059 | 34,4 | 186 | 40,8 | 120 | 28,5 | <0,001 |
| Nein | 2020 | 65,6 | 270 | 59,2 | 301 | 71,5 | |
| Alter | | | | | | | |
| ≤ 29 Jahre | 731 | 22,2 | 114 | 23,7 | 79 | 17,7 | 0,007 |
| 30–44 Jahre | 1200 | 36,5 | 162 | 33,6 | 192 | 43,0 | |
| ≥ 45 Jahre | 1361 | 41,3 | 206 | 42,7 | 175 | 39,2 | |
| Geschlecht | | | | | | | |
| Männlich | 2603 | 78,4 | 363 | 75,0 | 360 | 80,5 | 0,043 |
| Weiblich | 716 | 21,6 | 121 | 25,0 | 87 | 19,5 | |
| Divers | 2 | 0,1 | – | – | – | – | |
| Staatsangehörigkeit | | | | | | | |
| Deutsch | 1899 | 69,4 | 366 | 80,4 | 167 | 50,8 | <0,001 |
| EU | 570 | 20,8 | 62 | 13,6 | 100 | 30,4 | |
| Drittstaat | 266 | 9,7 | 27 | 5,9 | 62 | 18,8 | |

Abkürzungen: n = Fallzahl, % = Gültige Spaltenprozente, p-Werte = statistischer Gruppenvergleich 2008/2009 mit 2018/2019.

fehlender Krankenversicherung werden die Hürden für eine Versorgung innerhalb des medizinischen Regelsystems jedoch unüberwindbar. Die untersuchte Stichprobe zeigte in Bezug auf die Kontinuität der Behandlungsbeziehung, dass die Mehrheit der Patient:innen lediglich einmalig versorgt wurde. Sechs von zehn Personen waren nur einmal in ärztlicher Behandlung. Im Vergleich der Jahre 2008/2009 und 2018/2019 ist ein deutlicher Anstieg der Personen mit singulärem Kontakt zu beobachten (Schindel et al., 2024).

## 3.2 Unterkunftssituation

Der Zusammenschluss nationaltätiger Verbände der Wohnungslosenhilfe in Europa (kurz FEANTSA), entwickelte im Jahr 2005 eine Typologie zur Beschreibung der Unterkunftssituation von Menschen in Wohnungslosigkeit (European Typology of Homelessness and Housing Exclusion (ETHOS)). Diese differenziert vier Hauptgruppen von Wohnungsnotfällen (obdachlos, wohnungslos, ungesichertes und ungenügendes Wohnen). Häufig finden auch Wechsel zwischen einzelnen Unterkunftssituationen statt, weshalb in der hier zugrunde liegenden Studie Mehrfachnennungen möglich waren.

Über 60 % der eingeschlossenen Personen in unserer Stichprobe gaben an, aktuell ohne Obdach auf der Straße oder in Notübernachtungen zu leben (Obdachlosigkeit) (Schindel et al., 2024). Etwa jede zwölfte Person der Stichprobe lebte ausschließlich oder zumindest zeitweise in einem Übergangswohnheim oder einer Übergangswohnung und war damit wohnungslos. In ungesicherten Wohnverhältnissen, wie z. B. temporär bei Verwandten oder Bekannten kam jede:r Fünfte unter. Nahezu 40 % der eingeschlossenen Patient:innen lebten zumindest zeitweise auch in sonstigen Schlafstätten wie zum Beispiel in Wohnwagen, besetzten Häusern oder Verschlägen und lebten damit gemäß ETHOS Definition in einem ungenügenden Wohnraum. Immerhin etwa jede siebte Person gab an, zeitweise in einer eigenen Wohnung oder Wohngemeinschaft zu leben. Die prekären Unterkunftssituationen sind maßgeblich die Erklärung für den schlechten Gesundheitszustand dieser Personen. Der Mangel an Wohnraum und adäquaten Möglichkeiten, sich niederzulegen, erhöht das Risiko für Menschen, an Hauterkrankungen besonders lageassoziiert zu erkranken. In (engen) Notunterkünften ist das Risiko für Atemwegserkrankungen sowie infektiöse Erkrankungen zudem erhöht (Liu et al., 2020). Ein valides Bild der Unterkunftssituationen im Allgemeinen zu zeichnen, erscheint gegenwärtig schwer möglich. Während eine Veröffentlichung den Anteil der in Straßenobdachlosigkeit lebenden Menschen auf 56 % beziffert (Berlin, 2022), weisen andere Anteile von 61 % in Notunterkünften untergekommenen Personen aus (Bundesministerium für Arbeit & Soziales, 2022).

## 3.3 Gründe für Wohnungslosigkeit

Die Gründe, weswegen eine Person ihre Unterkunft verliert, sind komplex. Häufig kann nicht ein einzelner ursächlicher Faktor benannt werden. Wichtig erscheint, wie einzelne Lebensereignisse reflektiert werden und welche Bewältigungsressourcen verfügbar sind. Ein Zusammenspiel aus individuell prädisponierenden Faktoren, wie einer unsicheren Kindheit, Migrationserfahrungen, somatischen oder psychiatrischen Erkrankungen mit begünstigenden Faktoren, wie beispielsweise strukturellen Hürden der Gesellschaft in Bezug auf Bildung oder Zugang zum Arbeitsmarkt, können einen Wohnungsnotfall begünstigen (Busch-Geertsema et al., 2019; Liu et al., 2021). In unserer Stichprobe nannten 877 Personen im Rahmen der Sozialanamnese Gründe für ihre aktuelle Wohnungslosigkeit. Als ursächlich für den Verlust der Wohnung wurden am häufigsten Verschuldung, Haftantritt und Trennung bzw. Scheidung genannt (Tab. 2). Knapp jede:r Zehnte nannte die Miethöhe seines letzten Mietvertrages als Grund. Neben den auf dem Anamnesebogen genannten standardisierten Antwortkategorien gaben 262 Personen „sonstige Gründe“ für ihre Wohnungsnotlage an. Innerhalb dieser Gruppe wurden interpersonelle Konflikte mit Familienangehörigen, Vermieter:innen und Nachbar:innen am häufigsten angeführt (n = 81). In 25 Fällen wurde von institutioneller Nichthilfe berichtet. Dies beschreibt Situationen, in denen Hilfen durch zuständige Stellen (Sozialamt, Jobcenter etc.) trotz Nachfrage der betreffenden Person nicht zugesagt oder gestrichen wurden und dies maßgeblich zum Wohnungsverlust beitrug. Gewalt innerhalb der Familie oder Partnerschaft gaben 16 Personen als Grund für ihre Wohnungslosigkeit an. Erklärungsansätze zum initialen Verlust der Wohnung oder wiederholter Wohnungslosigkeit berücksichtigen eine Vielzahl individueller, biografischer wie gesellschaftlicher Faktoren (Maguire, 2017). Die oben beschriebenen Ergebnisse bestätigen vorherige nationale und internationale Studienergebnisse. So fanden Schreiter et al. Hinweise, dass Schulden und Überschuldung in der Gruppe junger psychiatrischer Patient:innen mit Substanzkonsumstörung deutlich häufiger auftreten als in der Gesamtbevölkerung (Schreiter et al., 2021). Dies ist eine vor dem Hintergrund der hohen Prävalenz psychiatrischer Verhaltensstörungen in dieser Gruppe wichtige Beobachtung (Gutwinski et al., 2021). Auch Richardson et al. beschrieben die große Bedeutung psychiatrischer Erkrankungen wie Depressionen oder

Substanzkonsumstörungen bei der Entstehung von Schulden bei Menschen in Wohnungslosigkeit (Richardson et al., 2013). Krisenhafte Lebensereignisse – wie der Verlust signifikanter Bezugspersonen oder ein missbräuchliches Umfeld in der Kindheit oder Gegenwart – werden ebenso als begünstigende Faktoren für den Verlust des eigenen Wohnraums angeführt wie der immer größer werdende Mangel bezahlbaren Wohnraums (Busch-Geertsema et al., 2019; Kushel et al., 2023; Liu et al., 2021; Mabhala et al., 2017).

**Tab. 2** Genannte Gründe für die Wohnungslosigkeit. (Quelle: Schindel et al., 2024)

| | n | % | % der Fälle |
|---|---|---|---|
| Verschuldung | 146 | 13,2 | 16,6 |
| Haftantritt | 134 | 12,2 | 15,3 |
| Trennung/Scheidung | 124 | 11,2 | 14,1 |
| Miethöhe | 102 | 9,2 | 11,6 |
| Psychiatrische Erkrankung | 85 | 7,7 | 9,7 |
| Ortswechsel | 70 | 6,3 | 8,0 |
| Arbeitsplatzverlust | 63 | 5,7 | 7,2 |
| Mietvertrag ausgelaufen | 50 | 4,5 | 5,7 |
| Flucht vor Elternhaus | 42 | 3,8 | 4,8 |
| Tod Familienangehöriger | 27 | 2,4 | 3,1 |
| Sonstige Gründe: interpersonelle Konflikte, Institutionelle Nichthilfe*, u. a | 262 | 23,8 | 30,0 |
| | 1106 | 100,0 | 126,1 |

Hinweis: Mehrfachantworten möglich. n = Fallzahl (Anzahl der Antworten). % der Fälle = Prozentualer Anteil bezogen auf die Anzahl antwortender Personen (n = 877). *Institutionelle Nichthilfe (n = 25). Beschreibt Situationen, in denen Hilfen durch zuständige Stellen (Sozialamt, Jobcenter etc.) nach Aussage der betroffenen Person trotz Nachfrage nicht zugesagt oder gestrichen wurden und dies maßgeblich zum Wohnungsverlust beitrug.

# 4 Menschen in Wohnungslosigkeit: Welche Versorgungsbedarfe bestehen?

## 4.1 Ambulante medizinische Versorgung

Häufigster Anlass für eine ambulante ärztliche Behandlung waren Hauterkrankungen. Mehr als jeder fünfte Mann (22,6 %) und etwa jede sechste Frau (16,2 %) waren betroffen (Schindel et al., 2024). Unter den Hauterkrankungen wurde Impetigo contagiosa (Borkenflechte) mit Abstand am häufigsten versorgt. Daneben waren Hauterkrankungen wie Ulcera cruris (Geschwüre der Beine), Psoriasis (Schuppenflechte), Ekzeme, bakterielle Infektionen der Haut und Unterhaut (z. B. Phlegmone) sowie Hautabszesse (vor allem nach intravenösem Substanzkonsum) häufig Anlass für die ärztliche Versorgung. Zu bemerken ist, dass 2018/2019 in der Gruppe der männlichen Patienten doppelt so viele Hauterkrankungen behandelt wurden wie in den Jahren 2008/2009 (16,4 % versus 30,1 %). Im Besonderen waren Männer über 30 Jahren betroffen. Mit einem Anteil von 20 % waren Verletzungen in der Gruppe der Männer der zweithäufigste Behandlungsanlass. In der Gruppe der Frauen wurden Erkrankungen des Atmungssystems am zweithäufigsten behandelt, gefolgt von Verletzungen. Bei den Verletzungen überwogen oberflächliche Wunden im Bereich der Hände, Füße und Knöchelregion sowie des Kopfes, aber auch (posttraumatische) Wundinfektionen. Gehäuft traten Verletzungen in der Altersgruppe zwischen 30–44 Jahren auf. Die häufigsten Atemwegserkrankungen waren Infektionen der oberen Atemwege. Dritthäufigster Behandlungsanlass in der Gruppe der Männer waren infektiöse oder parasitäre Erkrankungen. Versorgt wurden häufig parasitäre Erkrankungen wie Skabies (Krätze) oder Pedikulose (Kopf-, Filz- oder Kleiderläuse). Häufige infektiöse Erkrankungen waren Durchfallerkrankungen und Erysipel (Wundrose). Ein Zuwachs des Behandlungsbedarfs aufgrund infektiöser und parasitärer Erkrankungen wurde vor allem unter weiblichen Personen verzeichnet. Etwas seltener wurden infektiöse und parasitäre Erkrankungen bei EU-Bürger:innen (11 %) oder Drittstaatler:innen (9 %) versorgt (vs. Deutsche 17 %). Im Falle von Erkrankungen der Haut und Verletzungen zeigte sich jedoch bei EU-Bürger:innen und Drittstaatler:innen eine höhere Inanspruchnahme als bei Patient:innen mit deutscher Staatsbürgerschaft.

## 4.2 Mit welchen Arzneimitteln wurde behandelt?

In der ambulanten Versorgung dominierten Medikamente aus der Gruppe der Antiseptika und Desinfektionsmittel. Sie machten fast ein Fünftel aller verabreichten Präparate aus. Am häufigsten verwendet wurden: Povidon-Iod verabreichet zum Beispiel in Form von Betaisodona®-Salbe, Oxychinolin verabreicht als desinfizierende Umschläge sowie Octenidin, der Wirkstoff von Octenisept®-Wunddesinfektionsspray. Die am zweithäufigsten verwendeten Medikamente stammten aus der Gruppe der Emolentia und Hautschutzmittel, aber auch Antipruriginosa wurden bei 6 % der Patient:innen angewendet. Bei den Hautschutzmitteln kamen am häufigsten Kombinationen von Salben mit dem Wirkstoff Zinkoxid zum Einsatz, welche bei der Therapie chronischer Wunden verwendet werden. Das am häufigsten genutzte Antipruriginosum war Crotamiton. Dieses Medikament dient der Behandlung von Juckreiz beispielsweise in Folge von parasitären Erkrankungen wie Skabies. Weiter wurden Medikamente aus den Gruppen der topischen Antimykotika, Antibiotika, Husten- und Erkältungsmittel sowie Schmerzmittel regelmäßig verwendet. Topische Antimykotika kamen bei Hautpilzerkrankungen beispielsweise der Füße zur Anwendung (u. a. Clotrimazol). Unter den topischen Antibiotika war das am häufigsten eingesetzte Medikament mit knapp 42 % Gentamicin, danach folgte mit rund 36 % der Wirkstoff Sulfadiazin-Silber, unter anderem enthalten in der Creme Flammazine®. Gentamicin kommt häufig zur Therapie von Ulcera crura, also Geschwüren an den Beinen, zum Einsatz. Flammazine® wird hingegen zur Therapie von verschiedenen oberflächlichen, frischen und infektionsgefährdeten Wunden benötigt (Schindel et al., 2024).

## 4.3 Psychiatrische Komorbiditäten

Patient:innen der hier eingeschlossenen Einrichtung wurden nicht regelhaft hinsichtlich psychiatrischer Erkrankungen gescreent. Die vorhandenen personellen Ressourcen reichten hierfür nicht aus. Dennoch wurde bei mehr als jeder zweiten Person (56 %) mindestens eine psychiatrische Erkrankung dokumentiert. Diese traten bei männlichen Patienten etwas häufiger auf (58 %) als bei weiblichen Patientinnen (50 %) (Schindel et al., 2024). Die prekären Lebensverhältnisse, unter denen Menschen ohne eigenen Wohnraum leben, erhöhen nicht nur das Risiko für somatische Erkrankungen, auch psychiatrische Erkrankungen sind hoch prävalent. Substanzkonsumstörungen (Alkohol, Opioide, Cannabinoide, u. a.), aber auch affektive Störungen (z. B. depressive Episoden) und Erkrankungen aus dem

Schizophrenie-Spektrum treten gehäuft auf (Barry et al., 2024; Derin et al., 2023; Gutwinski et al., 2021). Knörle et al. berichten ergänzend ein häufiges Vorliegen der Erkrankungen bereits vor dem Eintreten des Wohnungsverlustes (Knörle et al., 2022).

## 4.4 Medizinische Versorgung im Krankenhaus

Aufgrund begrenzter diagnostischer und therapeutischer Möglichkeiten oder limitierter Öffnungszeiten des niedrigschwelligen Angebotes suchten Patient:innen wiederholt Krankenhäuser und Notaufnahmen für ihre medizinische Versorgung auf (Gunner et al., 2019; Paudyal et al., 2021). Im Falle sich verschlechternder chronischer Erkrankungen oder akuter Notfälle sind diese häufig die ersten Anlaufstellen. Dokumentierte Krankenhausbesuche fanden sich in 522 der von uns eingeschlossenen Patient:innenakten. In Summe lagen 808 Entlassungsbriefe vor. Knapp jeder vierte Entlassungsbrief stammte aus der Charité, aber auch das Bundeswehrkrankenhaus sowie die Vivantes Kliniken Friedrichshain und das Urban-Krankenhaus (Kreuzberg) wurden gehäuft in Anspruch genommen. Die überwiegende Mehrheit von 85 % der Patient:innen wurde als Notfall eingewiesen, konnte aber auch taggleich wieder entlassen werden. Vor allem jüngere (<30 Jahre) und weibliche Patient:innen konnten das Krankenhaus häufiger binnen 24 h wieder verlassen. Längere Verweildauern wurden in der Gruppe der 30 bis 44-Jährigen, bei männlichen Patienten sowie Patient:innen aus der EU beobachtet (Schindel et al., 2024).

Im Durchschnitt wurden im Rahmen der Behandlung drei Diagnosen gestellt. Aus diesen konnten folgende fünf Morbiditätscluster (Diagnosemuster) identifiziert werden. Häufigster Behandlungsanlass im Krankenhaus waren Verletzungen. Jede vierte Behandlung (26 %) erfolgte aufgrund offener Wunden und Frakturen des Kopfes sowie Verletzungen der Hände und Füße. Das zweithäufigste Behandlungscluster (23 %) umfasste Erkrankungen der Verdauungsorgane (z. B. Gastritis, Duodenitis, Pankreatitis, Lebererkrankungen), Stoffwechselerkrankungen oder Erkrankungen der Atmungsorgane. Drittgrößtes Cluster (22 %) waren Patient:innen, die überwiegend wegen Kreislauferkrankungen (z. B. Hypertonie, Herzinsuffizienz, ischämische Herzkrankheit) und Muskel-Skelett-Erkrankungen in die Klinik kamen. Immerhin 19 % der Patient:innen wurden überwiegend wegen psychischer Erkrankungen (u. a. akute Intoxikation, Entzugssyndrom und Entzugsdelirium im Zusammenhang mit Alkohol, Opioiden sowie multiplem Substanzkonsum) versorgt und knapp 10 % aufgrund von Kombinationen aus

Hauterkrankungen, Infektionen und Parasiten. Acht von zehn Patient:innen wurden mit der Empfehlung für eine ambulante oder stationäre Weiterbehandlung entlassen. Bei Patient:innen unter 30 Jahren, Frauen und Nicht-EU-Bürger:innen lag der Weiterbehandlungsbedarf im Durchschnitt sogar noch etwas höher. Mit 86 % lag der Anteil in der Gruppe der Patient:innen ohne Krankenversicherung am höchsten.

## 5 Aus der Forschung in die Praxis

Im zeitlichen Verlauf zeigten sich Veränderungen in der Zusammensetzung der Patient:innengruppe, mit denen sich auch die gesundheitlichen und sozialen Bedarfe wandeln. Im Durchschnitt waren Patient:innen bei ihrem Erstkontakt mit dem Gesundheitszentrum etwas älter, verfügten seltener über eine Krankenversicherung und waren häufiger nicht deutscher Herkunft. Mit der Zunahme von Menschen aus dem EU-Ausland oder Drittstaaten steigt der Bedarf an Sprach- und Diversitykompetenzen in den Einrichtungen. Die Organisation und Finanzierung von Sprachmittlung durch Dolmetscher:innen bereitete in der Vergangenheit große Aufwände. In den letzten Jahren setzten sich daher vermehrt computergestützte Übersetzungshilfen (Apps) in der Erhebung medizinischer und sozialer Anamnesen sowie bei (psycho)sozialen Beratungen durch. Veränderungen in der versorgten Morbidität erfordern darüber hinaus gegebenenfalls Anpassungen in den vorgehaltenen Materialien und Arzneimitteln. Mit der Zunahme des Anteils unversicherter Menschen, von EU-Bürger:innen und Menschen aus Drittstaaten entstehen zusätzliche Bedarfe an Sozial- und Rechtsberatung. Gesetzesänderungen die strukturell den Zugang zur Regelversorgung ermöglichen wären erforderlich und böten über Krisenintervention und Kompensation hinaus ein hohes präventives Potential. Ohne bestehenden ausreichenden Versicherungsschutz ist eine Reintegration in die medizinische Regelversorgung unmöglich.

Die Veränderungen in der versorgten Morbidität weisen möglicherweise auch auf präventive Potentiale in Unterbringungsorten hin. Das größte Potential liegt im Zugang zu einer eigenen Wohnung. Aber auch in anderen Unterbringungsformen bestehen Präventionsmöglichkeiten. So wurde die Impetigo contagiosa (Borkenflechte) unter den Erkrankungen der Haut mit Abstand am häufigsten behandelt. Dabei handelt es sich um eine hoch ansteckende, bakterielle Erkrankung, welche sich durch Tröpfchen- oder Schmierinfektion ausbreitet. Durch engen direkten Körperkontakt oder den Kontakt mit unzureichend gereinigten Gegenständen können Bakterien über kleinste Hautverletzungen in den Körper gelangen. Um die Ausbreitung einzudämmen, ist es wichtig, allgemeine

Hygieneregeln konsequent einzuhalten, besonders an stark frequentierten Orten und in Gemeinschaftsunterkünften (z. B. Notschlafstuben). Da es sich um eine bakterielle Erkrankung handelt, ist eine medizinische Versorgung mit einem topischen Antibiotikum unumgänglich. Einheitliche und regelmäßig überprüfte Qualitätsstandards für Unterkünfte und Hilfsangebote könnten dazu beitragen, das Auftreten und insbesondere die Ausbreitung der Krankheit deutlich zu reduzieren. Für eine konsequente Umsetzung in den Einrichtungen erscheint ein personeller Aufwuchs notwendig – auch vor dem Hintergrund, dass bisher ein Großteil der Arbeit vor Ort ehrenamtlich geleistet wird.

Hervorzuheben sind auch die im Anschluss an ambulante oder stationäre Krankenhausbehandlungen beobachteten sehr hohen Weiterbehandlungsbedarfe. Das Sterilhalten und regelmäßige Wechseln von Wundverbänden ist indiziert. Hierfür wäre es erforderlich, entsprechendes Material in Unterkünften vorzuhalten oder die bisher nur für wenige Personen verfügbaren pflegerischen Angebote (z. B. Krankenwohnungen) weiter auszubauen. Weiterführende Präventionsmaßnahmen in Unterkünften könnten auf eine gesunde Ernährung, die Verringerung gesundheitsschädlicher Verhaltensweisen (u. a. Nikotinabusus) oder Impfungen abzielen. Die Ausweitung von Duschangeboten für Menschen in Wohnungslosigkeit erscheint ebenfalls bedeutsam. Dem hohen Vorkommen von parasitären und infektiösen Erkrankungen könnte so begegnet werden. Parasitäre Erkrankungen, wie die Krätze, erfordern neben der regelmäßigen Körperpflege auch häufiges Wechseln von Kleidung und Bettwäsche. Daher ist ein umfangreiches Angebot an frischer Kleidung und Wäsche ebenfalls unerlässlich. Ein großes sekundär- oder tertiärpräventives Potential und gleichzeitig aktuelles Versorgungsdefizit besteht im Fehlen ausreichender psychiatrischer Versorgungsangebote und dem Umgang mit Substanzkonsumstörungen (z. B. Alkohol). Entsprechende ambulante und aufsuchende Versorgungsangebote finden sich bisher kaum. In diesem Zusammenhang sind auch gelebte Zugangsbeschränkungen in die Versorgung beispielsweise in Form rigider Abstinenzparadigmen zu reflektieren. Zur Verringerung schwerster gesundheitlicher Schäden erscheinen auch dem Schadensminimierungsansatz folgende zieloffene Hilfen opportun (Walter, 2023) und entstigmatisierende Ansätze erforderlich (Guise et al., 2023). Primärpräventiv könnten Angebote wie das in Großbritannien und Kanada bereits erfolgreich erprobte „social prescribing“ dazu beitragen, die gesundheitlichen Risiken eines Wohnungsnotfalls frühzeitiger, beispielsweise durch Hausärzt:innen, zu adressieren (Napierala et al., 2022; Roland et al., 2020). „Social Prescribing" (auf Deutsch: „Soziales Rezept“) ist ein Ansatz im Gesundheitswesen, bei dem Hausärzt:innen Menschen mit psychosozialen Problemlagen an Link-Worker überweisen oder gemeinsam mit ihnen betreuen. Link-Worker sind Sozialarbeiter:innen oder Psychotherapeut:innen. Sie beraten, vermitteln und begleiten in nicht-medizinische Angebote, die Gesundheit und Wohlbefinden fördern sollen. Die Angebote bestehen zumeist aus niedrigschwelligen, wohnortnahen Aktivitäten. Während Social Prescribing in Deutschland noch erprobt wird, sind die ersten Integrierten Gesundheitszentren (IGZ) in Berlin bereits Realität (Staaken, 2024). In diesen erhalten Menschen medizinische und soziale Versorgungsangebote unter einem gemeinsamen Dach. Sie fokussieren dabei auch auf Familien und damit u. a. auf eine biografische Präventionsdimension im Zusammenhang mit der Entstehung künftiger Wohnungsnotfälle.

## 6 Methodische und forschungsethische Reflexionen

Zur sozialen und gesundheitlichen Lage von Menschen in Wohnungslosigkeit in Deutschland gibt es bisher wenige systematische Daten. Erste Hinweise allein zur Größe der betroffenen Gruppe liefert das seit 2021 umgesetzte Wohnungslosenberichterstattungsgesetz (WoBerichtsG). Dabei werden jedoch Personen, die im Freundeskreis, bei Familien oder Bekannten unterkommen (verdeckte Wohnungslosigkeit), sowie Obdachlose, die ohne jede Unterkunft auf der Straße leben, nicht in die Erhebung einbezogen. Die jährlichen Erhebungen der Bundesarbeitsgemeinschaft Wohnungslosenhilfe e. V. (Lotties, 2021) versuchen, eben diese Gruppen mithilfe speziell entwickelter Schätzmethoden zu quantifizieren.

Forschungsprojekte zur gesundheitlichen Situation der sehr heterogenen Gruppen tragen häufig den Makel der Selektivität und sind nur bedingt generalisierbar (Schindel et al., 2020). In stationären (psychiatrischen) Versorgungskontexten gelingt eine Beschreibung in Teilen (Haussleiter et al., 2022; Schreiter et al., 2019), ebenda wo Möglichkeiten der Erhebung der Wohnsituation bestanden. Die in Form von Routinedaten in Krankenhäusern vorliegenden großen Sekundärdatensammlungen können bis dato nicht regelhaft für die Erforschung der Gruppe genutzt werden. Es fehlt an geeigneten Identifikatoren. Routinedaten (March et al., 2024) – häufig Daten zur Abrechnung der Krankenversorgung gegenüber Kostenträgern (z. B. Krankenkassen) – gelten in der Gesundheitsforschung als etablierte Datenquelle. Sie liegen in hoher Quantität und ausreichender Qualität vor und sind verglichen mit Primärdatenerhebung mit nahezu keinen zusätzlichen Belastungen für die Patient:innen und geringem Erhebungsaufwand für die Forschenden nutzbar. Weiter bergen sie geringe Selektionsrisiken. Die aus Primärdatenerhebungen bekannten Phänomene, wie mangelnde Rücklaufquoten (non-response) z. B. aufgrund fehlender Sprachkenntnisse oder „lost to follow up“ sind qua Methode ausgeschlossen. Mit dem Inkrafttreten des Gesundheitsdatennutzungsgesetz (GDNG) zum 26.03.2024 wurde die Nutzung von Gesundheitsdaten für die Forschung weiter ausgebaut. Allerdings bleibt die Nutzbarkeit im Falle wohnungsloser und häufig unversicherter Menschen aufgrund der vorausgesetzten Krankenkassenzugehörigkeit abzuwarten. Eben jene Patient:innengruppen werden häufig vollständig oder anteilig außerhalb des medizinischen Regelsystems nach SGB V versorgt. Durch Spenden oder freie Wohlfahrtsträger finanzierte Versorgungsangebote dokumentieren ihre Versorgung in der Regel zweckbezogen und nutzen diese im Kontext der Qualitätssicherung, aber nicht für Forschungszwecke. Daraus resultiert eine große Vielfalt hinsichtlich Dokumentationstiefe und -formen. Der Aufwand für die Erhebung und Aufbereitung solcher Daten zur Nutzung für Forschungszwecke ist dadurch erheblich größer.

Die Erhebung von Primärdaten in der Gruppe ist ebenfalls ausspruchvoll. So wurde sie von einigen Autor:innen und Institutionen aufgrund fehlender Zugänge, mangelndem Vertrauen, nicht selten in der Forschung anzutreffendem Pragmatismus und fehlender Partizipation auch als „hard to reach“ beschrieben (Flanagan & Hancock, 2010; Raifman et al., 2022; Robert Koch Institut, 2022). Patient:innen-immanente Faktoren, wie ihre Erreichbarkeit (technisch, räumlich), erlebte Erfahrungen von Rassismus, Ausgrenzung und Marginalisierung, Sprachbarrieren, unklare Aufenthaltsstatus und Misstrauen gegenüber (Forschungs-)institutionen sowie mangelndes Interesse begründen die geringe Teilnahmebereitschaft an Forschungsprojekten in der Gruppe (Kaduszkiewicz et al., 2017; Olivet et al., 2019; Richard, 2023; Schindel et al., 2020). Zur Steigerung der Teilnahme wird häufig auf Incentivierungen zurückgegriffen (Bertram et al., 2022; Steffen et al., 2022). Abhängig von deren Umfang und Studienziel sind derartige Maßnahmen und gegebenenfalls auftretende nicht intendierte Selektions- oder Antworteffekte zu reflektieren. Zur Verringerung von Ausschluss oder Unterrepräsentanz einzelner sozialer Gruppen und im Interesse einer inklusiveren Wissensproduktion wäre beispielsweise eine geeignete Auswahl von Sprachangeboten zu treffen. Weiter sind durch die Befragung entstehende Belastungen zu minimieren (Gordon et al., 2022), partnerschaftliches Zusammenarbeiten mit geeigneten Organisationen sowie die Partizipation von Menschen in Wohnungslosigkeit an Forschungsvorhaben erforderlich (Afeworki Abay & von Unger, 2024; Rodriguez et al., 2024).

Die Erhebung von Primärdaten in der Gruppe erfordert eine intensive Auseinandersetzung mit der Umsetzbarkeit forschungsethischer Standards (Aufklärung, Datenschutz) in Settings der Krisenintervention oder auf der Straße. Im Besonderen erscheint hier eine (selbst-)kritische Reflexion der Forschungs- und

Methodenangemessenheit geboten, da Befragungen und Beobachtungen anders als bei Befragungen in professioneller Klinikumgebung in höchster Vulnerabilität erfolgen. Weiter ist zu beachten, dass die Versorgung der Patient:innen oberstes Ziel in den niedrigschwelligen Versorgungseinrichtungen ist. Zusätzliche Assessments oder ein erhöhter Dokumentationsaufwand dürfen nicht zulasten der Versorgungsqualität gehen.

Jüngst veröffentlichte Beiträge wiesen wiederholt auf Möglichkeiten der digitalen Kommunikation mittels mobiler Geräte mit der Gruppe hin (Derin et al., 2023; Sowa et al., 2024). Für die Erreichbarkeit und Berücksichtigung bisher nicht institutionell angebundener Menschen erscheinen diese Erfahrungen vielversprechend.

Bedingung für das Gelingen guter Forschung, die einen Mehrwert für die Patient:innen und die an der Versorgung beteiligten Gesundheitsakteur:innen darstellt, sind partizipative inter- und transdisziplinäre Ansätze, die Intersektionalität berücksichtigen und gleichzeitig bestehende Machtverhältnisse im Sozial- und Gesundheitssystem reflektieren. Der Ausbau arbeitsfähiger Kooperationen zwischen Selbstvertretung, Versorgungspraxis und Forschung erscheint essenziell und vielversprechend, um politischen Entscheidungsträger:innen fundierte und wissenschaftlich begründete Entscheidungshilfen zu liefern.

## Literatur

Afeworki Abay, R., & von Unger, H. (2024). Cultural Humility in Participatory Research: Debunking the Myth of 'Hard-to-reach' Groups. In R. Afeworki Abay & K. Soldatić (Hrsg.), *Intersectional Colonialities: Embodied Colonial Violence and Practices of Resistance at the Axis of Disability, Race, Indigeneity, Class, and Gender* (S. 269–284). Routledge. https://doi.org/10.4324/9781003280422.

Aldridge, R. W., Story, A., Hwang, S. W., Nordentoft, M., Luchenski, S. A., Hartwell, G., Tweed, E. J., Lewer, D., Vittal Katikireddi, S., & Hayward, A. C. (2018). Morbidity and mortality in homeless individuals, prisoners, sex workers, and individuals with substance use disorders in high-income countries: A systematic review and meta-analysis. *Lancet, 391*(10117), 241–250. https://doi.org/10.1016/s0140-6736(17)31869-x.

Barry, R., Anderson, J., Tran, L., Bahji, A., Dimitropoulos, G., Ghosh, S. M., Kirkham, J., Messier, G., Patten, S. B., Rittenbach, K., & Seitz, D. (2024). Prevalence of mental health disorders among individuals experiencing homelessness: A systematic review and meta-analysis. *JAMA Psychiatry, 81*(7), 691–699. https://doi.org/10.1001/jamapsychiatry.2024.0426.

Berlin, R. T. (2022). *Behandlungszahlen Allgemeinmedizin im Jahr 2021.* https://www.obdachlosigkeit-macht-krank.de/media/behandlungszahlen/obdachlosigkeit-macht-krank_behandlungszahlen_2021.pdf.

Bertram, F., Hajek, A., Dost, K., Graf, W., Brennecke, A., Kowalski, V., van Rüth, V., König, H.-H., Wulff, B., Ondruschka, B., Püschel, K., & Heinrich, F. (2022). Psychische und somatische Gesundheit von wohnungslosen Menschen. *Dtsch Arztebl International, 119*(50), 861–868. https://www.aerzteblatt.de/int/article.asp?id=228829.

Bundesministerium für Arbeit und Soziales. (2016). Gesetz zur Regelung von Ansprüchen ausländischer Personen in der Grundsicherung für Arbeitsuchende nach dem Zweiten Buch Sozialgesetzbuch und in der Sozialhilfe nach dem Zwölften Buch Sozialgesetzbuch. Gesetz (22.12.2016). https://www.bmas.de/DE/Service/Gesetze-und-Gesetzesvorhaben/gesetz-zur-regelung-von-anspruechen-auslaendischer-personen.html.

Bundesministerium für Arbeit und Soziales. (2022). *Ausmaß und Struktur von Wohnungslosigkeit. Der Wohnungslosenbericht 2022.* https://www.bmas.de/SharedDocs/Downloads/DE/Soziale-Sicherung/wohnungslosenbericht-2022.pdf?__blob=publicationFile&v=4.

Busch-Geertsema, V., Henke, J., Steffen, A., Reichenbach, M.-T., Ruhstrat, E.-U., Schöpke, S., Krugel, N. (2019). Entstehung, Verlauf und Struktur von Wohnungslosigkeit und Strategien zu ihrer Vermeidung und Behebung: Endbericht. (Forschungsbericht / Bundesministerium für Arbeit und Soziales, FB534). https://nbn-resolving.org/urn:nbn:de:0168-ssoar-64339-4.

Derin, M., Stefan, G., Sonia, L., Daniel, F., Linda, K., Helena, K., Daniel, S., & Stefanie, S. (2023). Use of digital technologies by users of psychiatric inpatient services in Berlin, Germany: A cross-sectional patient survey. *British Medical Journal Open, 13*(3), e067311. https://doi.org/10.1136/bmjopen-2022-067311.

Flanagan, S. M., & Hancock, B. (2010). 'Reaching the hard to reach' – lessons learned from the VCS (voluntary and community Sector). A qualitative study. *BMC Health Services Research, 10*(1), 92. https://doi.org/10.1186/1472-6963-10-92.

Gordon, S. J., Baker, N., & Steffens, M. (2022). Appropriate and acceptable health assessments for people experiencing homelessness. *BMC Public Health, 22*(1), 1289. https://doi.org/10.1186/s12889-022-13723-7.

Guise, A., Harris, M., McCusker, M., McNeil, R., & Werb, D. (2023). Stigma is stopping an evidence based response to drug overdose deaths in thc UK. *BMJ, 382*, e074934. https://doi.org/10.1136/bmj-2023-074934.

Gunner, E., Chandan, S. K., Marwick, S., Saunders, K., Burwood, S., Yahyouche, A., & Paudyal, V. (2019). Provision and accessibility of primary healthcare services for people who are homeless: A qualitative study of patient perspectives in the UK. *British Journal of General Practice, 69*(685), e526–e536. https://doi.org/10.3399/bjgp19X704633.

Gutwinski, S., Schreiter, S., Deutscher, K., & Fazel, S. (2021). The prevalence of mental disorders among homeless people in high-income countries: An updated systematic review and meta-regression analysis. *PLOS Medicine, 18*(8), e1003750. https://doi.org/10.1371/journal.pmed.1003750.

Haussleiter, I. S., Lehmann, I., Ueberberg, B., Heinz, J., Zielasek, J., Gouzoulis-Mayfrank, E., & Juckel, G. (2022). Homelessness among psychiatric inpatients in North Rhine-Westphalia: A retrospective routine data analysis. *BMC Psychiatry, 22*(1), 132. https://doi.org/10.1186/s12888-022-03786-6.

Kaduszkiewicz, H., Bochon, B., van den Bussche, H., Hansmann-Wiest, J., & van der Leeden, C. (2017). [The Medical Treatment of Homeless People]. *Dtsch Arztebl International, 114*(40), 673–679. https://www.aerzteblatt.de/int/article.asp?id=193639.

Knörle, U., Gutwinski, S., Willich, S. N., & Berghöfer, A. (2022). [Associations of mental illness and homelessness: results of a secondary data analysis at a Berlin health center for the homeless]. *Bundesgesundheitsblatt Gesundheitsforschung Gesundheitsschutz, 65*(6), 677-687. https://doi.org/10.1007/s00103-022-03536-9. (Zusammenhänge zwischen psychischen Erkrankungen und Wohnungslosigkeit: Ergebnisse einer Sekundärdatenanalyse in einem Berliner Gesundheitszentrum für Obdachlose).

Kushel, M., Moore, T., Birkmeyer, J., Dhatt, M., Knight, K., & Ponder, K. (2023). *Toward a New Understanding: The California Statewide Study of People Experiencing Homelessness. UCSF Benioff Homelessness and Housing Initiative.* https://homelessness.ucsf.edu/sites/default/files/2023-06/CASPEH_Report_62023.pdf.

Liu, C. Y., Chai, S. J., & Watt, J. P. (2020). Communicable disease among people experiencing homelessness in California. *Epidemiology and Infection, 148*, e85. https://doi.org/10.1017/s0950268820000722.

Liu, M., Luong, L., Lachaud, J., Edalati, H., Reeves, A., & Hwang, S. W. (2021). Adverse childhood experiences and related outcomes among adults experiencing homelessness: A systematic review and meta-analysis. *The Lancet Public Health, 6*(11), e836–e847. https://doi.org/10.1016/S2468-2667(21)00189-4.

Lotties, S. (2021). *Bundesarbeitsgemeinschaft Wohnungslosenhilfe e.V.. Statistikbericht. Zu Lebenslagen wohnungsloser und von Wohnungslosigkeit bedrohter Menschen in Deutschland – Lebenslagenbericht. Schwerpunktthema: Medizinische Versorgung.* Bundesarbeitsgemeinschaft Wohnungslosenhilfe e.V. https://www.bagw.de/fileadmin/bagw/media/Doc/STA/STA_Statistikbericht_2020.pdf.

Mabhala, M. A., Yohannes, A., & Griffith, M. (2017). Social conditions of becoming homelessness: Qualitative analysis of life stories of homeless peoples. *International Journal for Equity in Health, 16*(1), 150. https://doi.org/10.1186/s12939-017-0646-3.

Maguire, N. (2017). Towards an integrative theory of homelessness and rough sleeping. In A. Bonner (Hrsg.), *Social Determinants of Health: An Interdisciplinary Approach to Social Inequality and Wellbeing* (S. 227–240). Bristol University Press. https://doi.org/10.46692/9781447336860.022.

March, S., Swart, E., & Hoffmann, F. (2024). Es geht voran! Aber Geschichte wird noch nicht gemacht [Things are Moving Forward! But History is not Yet Made]. *Gesundheitswesen, 86*(S 03), S183–S185. https://doi.org/10.1055/a-2322-1291.

McCormick, B., & White, J. (2016). Hospital care and costs for homeless people. *Clinical medicine (London, England), 16*(6), 506–510. https://doi.org/10.7861/clinmedicine.16-6-506.

Moore, D. T., & Rosenheck, R. A. (2016). Factors affecting emergency department use by a chronically homeless population. *Psychiatric Services, 67*(12), 1340–1347. https://doi.org/10.1176/appi.ps.201500526.

Napierala, H., Krüger, K., Kuschick, D., Heintze, C., Herrmann, W. J., & Holzinger, F. (2022). Social prescribing: Systematic review of the effectiveness of psychosocial community referral interventions in primary care. *International journal of integrated care, 22*(3), 11. https://doi.org/10.5334/ijic.6472.

Olivet, J., Dones, M., & Richard, M. (2019). The Intersection of Homelessness, Racism, and Mental Illness. In M. M. Medlock, D. Shtasel, N.-H. T. Trinh, & D. R. Williams (Hrsg.), *Racism and Psychiatry: Contemporary Issues and Interventions* (S. 55–69). Springer International Publishing. https://doi.org/10.1007/978-3-319-90197-8_4.

Paudyal, V., Ghani, A., Shafi, T., Punj, E., Saunders, K., Vohra, N., Hughes, H. E., Elliot, A. J., Lowrie, R., & Pucci, M. (2021). Clinical characteristics, attendance outcomes and deaths of homeless persons in the emergency department: Implications for primary health care and community prevention programmes. *Public Health, 196*, 117–123. https://doi.org/10.1016/j.puhe.2021.05.007.

Raifman, S., DeVost, M. A., Digitale, J. C., Chen, Y.-H., & Morris, M. D. (2022). Respondent-driven sampling: A sampling method for hard-to-reach populations and beyond. *Current Epidemiology Reports, 9*(1), 38–47. https://doi.org/10.1007/s40471-022-00287-8.

Richard, M. K. (2023). Race matters in addressing homelessness: A scoping review and call for critical research. *American Journal of Community Psychology, 72*(3–4), 464–485. https://doi.org/10.1002/ajcp.12700.

Richardson, T., Elliott, P., & Roberts, R. (2013). The relationship between personal unsecured debt and mental and physical health: A systematic review and meta-analysis. *Clinical Psychology Review, 33*(8), 1148–1162. https://doi.org/10.1016/j.cpr.2013.08.009.

Robert Koch Institut. (2022). *Übersicht über relevante Begriffe und Konzepte zum diskriminierungssensiblen Sprachgebrauch rund um das Thema Migration und Gesundheit.* https://www.rki.de/DE/Content/GesundAZ/M/Migration_Gesundheit/Uebersicht.pdf?__blob=publicationFile.

Rodriguez, A., Shambhunath, S., Wijesiri, T. I. D., Biazus-Dalcin, C., & Mc Goldrick, N. (2024). Co-design of health educational materials with people experiencing homelessness and support workers: A scoping review. *Front Oral Health, 5*, 1355349. https://doi.org/10.3389/froh.2024.1355349.

Roland, M., Everington, S., & Marshall, M. (2020). Social prescribing – transforming the relationship between physicians and their patients. *New England Journal of Medicine, 383*(2), 97–99. https://doi.org/10.1056/NEJMp1917060.

Schindel, D., Karpenko, R., Lech, S., Matheis, E., Kleyer, c., & Schenk, L. (2024). Zur gesundheitlichen und sozialen Lage von Menschen in Wohnungslosigkeit in Berlin-Mitte. Ergebnisse einer retrospektiven Sekundärdatenanalyse der Jahre 2006 bis 2020 (Studienbericht). Charité – Universitätsmedizin Berlin.

Schindel, D., Kleyer, C., & Schenk, L. (2020). [Somatic diseases of homeless people in Germany. A narrative literature review for the years 2009–2019]. *Bundesgesundheitsblatt Gesundheitsforschung Gesundheitsschutz, 63*(10), 1189–1202. https://doi.org/10.1007/s00103-020-03213-9. (Somatische Erkrankungen Wohnungsloser in Deutschland. Ein narratives Literaturreview der Jahre 2009–2019).

Schreiter, S., Heidrich, S., Heinz, A., Rössler, W., Krausz, R. M., Schouler-Ocak, M., Bermpohl, F., & Gutwinski, S. (2021). [Debts, loans and unpaid bills among day patients and inpatients in psychiatric care in Berlin, Germany]. *Nervenarzt, 92*(11), 1172–1178. https://doi.org/10.1007/s00115-020-01013-9. (Schulden, Kredite und unbezahlte Rechnungen unter Nutzer*Innen teilstationärer und stationärer psychiatrischer Behandlung in Berlin).

Schreiter, S., Heidrich, S., Zulauf, J., Saathoff, U., Brückner, A., Majic, T., Rössler, W., Schouler-Ocak, M., Krausz, M. R., Bermpohl, F., Bäuml, J., & Gutwinski, S. (2019). Housing situation and healthcare for patients in a psychiatric centre in Berlin, Germany: A cross-sectional patient survey. *British Medical Journal Open, 9*(12), e032576. https://doi.org/10.1136/bmjopen-2019-032576.

Sowa, F., Heinrich, M., Harms, P., Proschek, K., & Holzmeyer, T. (2024). Designen von digitalen Lösungen für wohnungslose Menschen: Eine Methodenreflexion. In I. Ebert, S. Rahn, & C. Rodatz (Hrsg.), *Wie gestalten wir Gesellschaft?*. transcript Verlag. https://doi.org/10.14361/9783839472415-013.

Staaken, N. (2024). *Gesundheit ist mehr als nur Medizin.* Retrieved 17.11.2024 from https://www.nestwerk-staaken.de/.

Steffen, G., Weber, C., Cawley, C., Sarma, N., Jansen, K., Leicht, A., Zimmermann, R., Kröger, S., Kajikhina, K., Hövener, C., & Bremer, V. (2022). Prävalenz von sexuell und durch Blut übertragbaren Infektionen und Tuberkulose bei Menschen in Wohnungslosigkeit in Berlin – Erste Ergebnisse der Pilotstudie POINT. *Epidemiologisches Bulletin, 13*, 25–32. https://doi.org/10.25646/9856.

Walter, N. (2023). Sucht und Suchthilfe. In M. Buntrock & K. Peinemann (Eds.), *Grundwissen Soziale Arbeit: Grundlagen, Methoden und Arbeitsfelder* (S. 203–228). Springer Fachmedien Wiesbaden. https://doi.org/10.1007/978-3-658-39707-4_9.

**Daniel Schindel,** Professor für gesundheitsbezogene Soziale Arbeit, Institut für Soziale Gesundheit, Katholische Hochschule für Sozialwesen Berlin. Als wissenschaftlicher Mitarbeiter am Institut für Medizinische Soziologie der Charité – Universitätsmedizin Berlin leitete er mehrere Forschungsprojekte zur gesundheitlichen Versorgung von Menschen in Wohnungslosigkeit. Er ist Gründungsmitglied des 2019 an der Charité gegründeten partizipativen sowie inter- und transdisziplinären Forschungsnetzwerks „Wohnungslosigkeit und Gesundheit".

**Renate Karpenko** ist Ärztin in Weiterbildung zur Allgemeinmedizin. Von 2022 bis 2024 war sie wissenschaftliche Mitarbeiterin am Institut für Medizinische Soziologie der Charité – Universitätsmedizin Berlin. Schwerpunkt ihrer wissenschaftlichen Arbeit sind Geschlechterunterschiede in der Versorgung von Menschen in Wohnungslosigkeit. Mitglied des Forschungsnetzwerks „Wohnungslosigkeit und Gesundheit" der Charité sowie des Kompetenznetzwerks für die Gesundheitsversorgung wohnungslose Menschen der Landesgesundheitskonferenz Berlin.

# Der Öffentliche Gesundheitsdienst im Spannungsfeld von Public Health, Politik und Migrationskontrolle

Sarah Lang

**Zusammenfassung**

Der Öffentliche Gesundheitsdienst (ÖGD) in Deutschland befindet sich im Spannungsfeld zwischen Gesundheitsfürsorge und Migrationskontrolle. Während der Zugang zur Gesundheitsversorgung als grundlegendes Menschenrecht gilt, bestehen für viele zugewanderte Menschen, insbesondere bei ungesichertem Aufenthaltsstatus, rechtliche, soziale und finanzielle Hürden. Der Beitrag beleuchtet die historische Entwicklung des ÖGD, insbesondere seine Rolle in der NS-Zeit, und zeigt auf, wie mangelnde Aufarbeitung bis in die heutige Zeit nachwirket. Ein besonderer Fokus liegt auf der ambivalenten Rolle des ÖGD als gesundheitliche Fürsorgeinstanz einerseits und als Instrument zur Überwachung und Regulierung von Migration andererseits. Dies zeigt sich unter anderem bei Infektionsschutzmaßnahmen, verpflichtenden Gesundheitsuntersuchungen für Asylsuchende sowie der Erstellung sozialmedizinischer Gutachten zur Aufenthaltsstatusbewertung. Der Beitrag diskutiert Reformansätze, um eine diskriminierungsfreie Gesundheitsversorgung sicherzustellen. Dazu gehören die strikte Trennung von Gesundheits- und Migrationspolitik, der Ausbau niedrigschwelliger medizinischer Angebote, die Stärkung von Diversitätskompetenz im ÖGD und eine interdisziplinäre Zusammenarbeit zwischen Medizin, Public Health, Sozialwissenschaften, Sozialer Arbeit und Rechtswissenschaften. Zudem wird die Notwendigkeit einer wissenschaftsbasierten Gesundheitsstrategie betont, die den ÖGD als zentralen

S. Lang (✉)
Frankfurt, Deutschland
E-Mail: sarah.lang@stadt-frankfurt.de



A. Dieterich et al. (Hrsg.), *Krank, zugewandert, nicht versichert?*,
https://doi.org/10.1007/978-3-658-48772-0_10

Akteur der öffentlichen Gesundheitsversorgung stärkt und gesundheitliche Chancengleichheit fördert.

**Schlüsselwörter**

Öffentlicher Gesundheitsdienst • Zuwanderung • Versorgungslücken • Zugangsbarrieren • Antidiskriminierung

## 1 Zwischen Fürsorge und Kontrolle: Gesundheitsversorgung als Menschenrecht und Herausforderung für den ÖGD

Der uneingeschränkte Zugang aller Menschen zu Gesundheitsversorgung, wann immer diese benötigt wird und ohne dass eine finanzielle Notlage entsteht, ist in von mehreren von Deutschland ratifizierten internationalen gesetzlichen Grundlagen verankert (Vereinte Nationen, 1989; Bundesministerium für Familie, Senioren, Frauen und Jugend, 2023) und wird im Ziel „Universal Health Coverage" der Nachhaltigkeitsziele der Vereinten Nationen (UN) adressiert (United Nations, 2015). Dazu passt die Einführung der allgemeinen Krankenversicherungspflicht in Deutschland 2009, die mit dem Anspruch verbunden war, allen Menschen in Deutschland Zugang zu medizinischer Versorgung zu ermöglichen (Busse et al., 2017). Primär wird dieser durch gesetzliche Krankenversicherung (GKV) und private Krankenversicherungen (PKV) geregelt. Der Öffentliche Gesundheitsdienst (ÖGD), und damit auch die Gesundheitsämter in den Kommunen, hat ebenfalls im Rahmen der Daseinsfürsorge den Auftrag, eine Basisversorgung der Bevölkerung sicherzustellen (Rieger-Ndakorerwa et al., 2018), auch wenn hier der Fokus auf Bevölkerungsschutz und Prävention liegt und nicht primär auf individueller medizinischer Versorgung. Die rechtliche Grundlage für die Aufgaben der Gesundheitsämter bieten zum einen in den Ländern unterschiedlich ausgestaltete Gesundheitsdienstgesetze als auch das bundesweit gültige Infektionsschutzgesetz (IfSG). Daneben gibt es noch weitere gesetzliche Grundlagen, wie z. B. die Sozialgesetzbücher V, VIII und XII (SGBs).

Zugewanderte Menschen, vor allem vor dem Hintergrund Flucht und Migration, sind im Hinblick auf den Zugang zu Krankenversicherung und damit zur Gesundheitsversorgung aufgrund von rechtlichen, sozialen und finanziellen Barrieren besonders benachteiligt [siehe Beitrag Schülle/Keßler in diesem Band]. Insbesondere Menschen ohne oder mit unsicherem Aufenthaltsstatus sind in vielen Fällen von der regulären Gesundheitsversorgung ausgeschlossen und daher besonders auf subsidiäre Angebote angewiesen. Gleichzeitig stehen geflüchtete

Menschen im Rahmen des Asylbewerberleistungsgesetzes (AsylbLG) im Fokus von infektionsepidemiologischen Überwachungsmaßnahmen. Der daraus resultierende Konflikt zwischen Fürsorge und Überwachung ist – besonders vor dem Hintergrund der Rolle des ÖGD in der Zeit des Nationalsozialismus (NS), die ihren Schatten bis in die heutige Zeit wirft – nicht nur eine der zentralen Herausforderungen für den ÖGD, sondern auch ein grundlegender Rollenkonflikt für den modernen Sozialstaat im Kontext von Migration und Zugang zur Gesundheitsversorgung.

## 2 Entwicklung des ÖGD in Deutschland

Der ÖGD in Deutschland hat eine lange und wechselvolle Geschichte, die bis heute das Selbstverständnis und die Aufgaben des ÖGD prägt. Viele der heutigen Herausforderungen sind durch den Blick in die Vergangenheit besser zu verstehen.

Die Ursprünge des ÖGD lassen sich bis ins 19. Jahrhundert zurückverfolgen. Mit der Gründung des Reichsgesundheitsamtes im Jahr 1876 wurde eine zentrale Institution geschaffen, die die Gesundheitsverwaltung im Deutschen Reich koordinierte. Die Einführung der gesetzlichen Krankenversicherung 1883 und der Erlass der Reichsversicherungsordnung 1911 legten weitere Grundsteine für eine einheitliche Gesundheitsverwaltung. Der ÖGD übernahm sowohl ordnungspolitische Aufgaben („Gesundheitspolizei“) als auch Aufgaben im Sinne der Daseinsfürsorge. Ordnungspolitische Aufgaben umfassten historisch z. B. die Medizinal- und Sanitätsaufsicht, wie die Überwachung von Berufen und Einrichtungen des Gesundheitswesens sowie Lebensmittelüberwachung, Seuchenverhütung und -bekämpfung. Ein Fürsorgegedanke zeigte sich in sozialhygienischen und -medizinischen Aufgaben im Rahmen der kommunalen Gesundheitsfürsorge z. B. Einführung von Standards zur Wohnhygiene, Säuglings- und Kinderfürsorge sowie Gesundheitsvorsorge, -hilfe, Beratung und Betreuung (Labisch &Tennstedt, 1991).

Während der NS-Zeit wurde der ÖGD primär als Instrument zur Umsetzung einer rassistisch und ableistisch motivierten Bevölkerungs- und Gesundheitspolitik genutzt. Es ist belegt, dass Ärzt:innen unter allen Berufsgruppen die stärkste Affinität zur Nationalsozialistischen Deutschen Arbeiterpartei (NSDAP) hatten und waren überdurchschnittlich häufig Parteimitglieder waren (Czech et al., 2023). Dies spiegelt sich auch in der aktiven Rolle von Amtsärzt:innen und anderer Akteure im Gesundheitswesen in Bezug auf Maßnahmen im Sinne der

Eugenik und „Rassenhygiene" wieder und führte zu Diskriminierung, medizinischen Verbrechen wie Zwangssterilisationen und letztlich zur systematischer Ermordung von als „rassisch minderwertig" – dies betraf u. a. Jüd:innen, Rom:nja und Sinti:zze – bzw. als „lebensunwertes Leben" – schwerstkranke, behinderte oder unheilbar kranke Menschen – eingestufter Personen. Gleichzeitig unterstützten die Akteur:innen die offizielle Rolle des Staates bei der Legitimation dieser Gräueltaten (BVÖGD 2017).

Auch nach 1945 wirkte sich dieses Gedankengut tiefgreifend und langanhaltend auf gesellschaftliche Institutionen und auf die Gesundheitsämter, aus. Dazu beigetragen haben mehrere Aspekte:

- **Personelle Kontinuitäten:** Viele ehemalige NS-Funktionäre und Rassenhygieniker wurden nach 1945 weiterhin in Gesundheitsämtern beschäftigt oder konnten ihre Karriere in der Medizin fortsetzen. Ein Beispiel dafür waren Robert Ritter und Eva Justin die während der Zeit des Nationalsozialismus eine zentrale Rolle in der rassenhygienischen Forschung und Verfolgung von Rom:nja und Sinti:zze spielten. Auch nach 1945 setzten sie ihre Karrieren in Frankfurt am Main fort (Institut für Stadtgeschichte, 2006).
- **Fortbestehende Gesetze und Praktiken:** Das Reichsgesetz über die Vereinheitlichung des Gesundheitswesens von 1934 (GVG) mit seinen drei Durchführungsverordnungen wirkte auch ohne die 1945 entfernte „Erb- und Rassenpflege" nicht nur als Organisationsrahmen, sondern auch inhaltlich prägend auf Strukturen und Aufgabenfelder des ÖGDs der Bundesrepublik Deutschland bis ins 21. Jahrhundert. Erst 2006 setzte der Bundestag das Gesetz außer Kraft. In der Zwischenzeit wurden weiterhin Menschen zwangssterilisiert oder medizinisch benachteiligt. Eugenische Vorstellungen beeinflussten weiterhin familien- und gesundheitspolitische Maßnahmen, z. B. in der Debatte um Abtreibung oder die Behandlung von Menschen mit Behinderungen.
- **Rassistische Strukturen in der medizinischen Forschung.** In der Bundesrepublik wurde die NS-Rassenhygiene nicht grundsätzlich hinterfragt. Zahlreiche medizinische Gutachten basierten weiterhin auf fragwürdigen Theorien.
- **Diskriminierung von Minderheiten im Gesundheitssystem.** Rom:nja und Sinti:zze sowie Menschen aus anderen marginalisierten Gruppen wurden weiterhin medizinisch benachteiligt, sei es durch schlechtere Gesundheitsversorgung oder durch medizinische Studien, die auf rassistischen Vorannahmen basierten. In den 1980er Jahren wurden Fälle bekannt, in denen Angehörige der Gesundheitsämter noch immer nach NS-Kategorien klassifizierten (Zimmermann, 1996).

- **Späte Anerkennung von NS-Unrecht.** Opfer von NS-Zwangssterilisationen mussten bis weit in die 1990er Jahre kämpfen, um Entschädigungen zu erhalten. Erst ab den 2000er Jahren gab es größere Forschungsprojekte zur Aufarbeitung der Rolle von Gesundheitsämtern im Nationalsozialismus und deren Nachwirkungen.

Eine ernsthafte Aufarbeitung dieser Verstrickungen begann in den Gesundheitsämtern, wie in den meisten Institutionen, erst spät und verlief unzureichend. Dies führte dazu, dass die Verbindungen zwischen rassistischer Ideologie und öffentlicher Gesundheitsfürsorge oft ignoriert oder heruntergespielt wurden. So konnte sich über Jahre hinweg ein institutionalisiertes Desinteresse an der Wahrung von Gerechtigkeit und Gleichbehandlung in vielen Bereichen des Gesundheitswesens manifestieren (Kajikhina et al., 2023). Heute noch existieren tief verwurzelte Strukturen, die Diskriminierung und Rassismus begünstigen können; häufig sind diese systemischer Natur, weshalb sie nicht immer unmittelbar erkennbar sind (Namer et al., 2022).

Aufgrund der massiven menschenverachtenden Umdeutung von bevölkerungsbezogenen Aufgaben durch den ÖGD fand nach der NS-Zeit im Gesundheitswesen eine Abkehr von staatlich kontrollierten Strukturen statt. Viele bevölkerungsbezogene Aufgaben wurden ersatzlos gestrichen. Gleichzeitig gewann die individuelle medizinische Versorgung an Bedeutung. Die Kassenärztlichen Vereinigungen (KVen) übernahmen die Aufgabe, die Interessen der Vertragsärzt:innen gegenüber den Krankenkassen zu stärken. Der ÖGD verlor Einfluss und Ressourcen. Im Zuge der zunehmenden Ökonomisierung des Gesundheitswesens wurde öffentlichen Einrichtungen wie Gesundheitsämtern weniger finanzielle Mittel zur Verfügung gestellt. Gleichzeitig schritt die Privatisierung von Gesundheitseinrichtungen voran und Krankenhäuser und niedergelassene Praxen orientierten sich zunehmend an betriebswirtschaftlichen Prinzipien, auch wenn fraglich ist, ob dies tatsächlich den Patient:innen zu Gute kommt (Rakowitz, 2024). Zunehmende Privatisierung führte außerdem dazu, dass auch Gesundheitsämter in einigen Bundesländern Aufgaben an private Akteure ausgelagert haben, z. B. wurden private Unternehmen mit der Hygieneüberwachung von Einrichtungen wie Schwimmbädern, Trinkwasseranlagen oder Gaststätten beauftragt.

Besonders in Krisenzeiten wurde offensichtlich, dass personelle und digitale Defizite schwerwiegende Folgen für den Bevölkerungsschutz haben. Statt nachhaltiger Investitionen in Prävention und Gesundheitsförderung stand oft nur eine reaktive Krisenbewältigung im Fokus. Die COVID-19-Pandemie hat die strukturellen Mängel des ÖGD besonders sichtbar gemacht, darunter z. B. fehlende Finanzierung und Fachkräftemangel (Bundesärztekammer, 2020). Mit dem 2020 gestarteten „Pakt für den ÖGD“ sollte der ÖGD in die Lage versetzt werden, sein breites Spektrum an bevölkerungsmedizinischen Aufgaben künftig besser wahrzunehmen (Bundesministerium für Gesundheit, 2020). Auch hier fehlte jedoch eine nachhaltige Strategie für Finanzierung, strukturelle Reformen und die Berücksichtigung sozialer Gesundheitsaspekte. Diese Aspekte sind häufig von kurzfristigen politischen Entscheidungen geprägt, was die langfristige Planung und Entwicklung der Gesundheitsämter erschwert (Deutscher Bundestag, Wissenschaftliche Dienste, 2020).

## 3 Sozialkompensatorische Angebote und Aufgaben im Kontext Migration

Der ÖGD hat grundsätzlich den Auftrag, die Gesundheit der Bevölkerung zu schützen, zu bewahren und zu verbessern sowie die gesundheitliche Chancengleichheit zu erhöhen (Akademie für Öffentliches Gesundheitswesen, o. J.). Dieser Fürsorgegedanke zeigt sich in vielfältigen sozialmedizinischen Aufgaben, die Gesundheitsämter übernehmen, Beispiele dafür sind:

- **Kinder- und Jugendgesundheitsdienst:** Durchführung von Schuleingangsuntersuchungen, Beratung zu Impfungen und Entwicklungsthemen
- **Sozialpsychiatrischer Dienst**: Unterstützung und Beratung von Menschen mit psychischen Erkrankungen und deren Angehörigen
- **Behandlung sexuell übertragbarer Erkrankungen (STIs) und Tuberkulose:**Durch niedrigschwellige und teils anonyme Angebote sollen Personen erreicht werden, die möglicherweise Hemmungen haben, reguläre medizinische Leistungen in Anspruch zu nehmen. Dies dient sowohl dem individuellen Gesundheitsschutz als auch dem Schutz der Allgemeinheit vor der Weiterverbreitung von Infektionskrankheiten, eine bundesweite gesetzliche Grundlage dafür bietet § 19 des IfSG, in dem die Aufgaben des Gesundheitsamtes in besonderen Fällen geregelt werden.

In vielen Gesundheitsdienstgesetzen der Länder, so z. B. im Hessischen Gesundheitsdienstgesetz (HGöGD) wird der Auftrag benannt, dass Gesundheitsämter insbesondere für sozial benachteiligte oder besonders schutzbedürftige oder gefährdete Personen auf einen geeigneten Zugang zu Versorgungsstrukturen hinwirken sollen und für diesen Personenkreis im Einzelfall auch ambulante

Behandlungen und Vorsorgeleistungen vornehmen können (Hessisches Ministerium für Soziales und Integration, 2021). In diesem Sinne werden hier insbesondere auch Menschen ohne Zugang zum gesundheitlichen Regelsystem adressiert, die, insbesondere im Kontext von Asyl und Flucht, eine der schutzbedürftigsten Bevölkerungsgruppen darstellen, da sie einerseits häufig gesundheitlichen Risiken ausgesetzt und andererseits vom gesundheitlichen Regelsystem ausgeschlossen sind und einer Vielzahl von rechtlichen, sozialen und politischen Hürden gegenüberstehen.

Wichtige strukturell bedingte Ausschlüsse für diese Gruppe aus der Gesundheitsversorgung sind exemplarisch im Infokasten benannt.

*Infokasten 1:*

**Strukturell bedingte Ausschlüsse aus Krankenversicherung und gesundheitlicher Regelversorgung (Auswahl)**

1. **Zunehmende Ökonomisierung im Gesundheitswesen**
   - Verwaltungspersonal kommt, z. B. in Kliniken, aber auch bei Krankenkassen, im Zuge des Controllings eine „Gatekeeper“-Funktion zu, die den direkten Ärzt:innen-Patient:innenkontakt unterbricht und Gewinnorientierung über medizinische Notwendigkeit stellt.
   - Krankenversicherte Menschen mit Beitragsschulden bei Krankenkassen sind im Krankheitsfall nicht ausreichend abgesichert.
2. **Institutionalisierung der Diskriminierung von Migrant:innen in gesetzlichen Regelungen:**
   - Das **Asylbewerberleistungsgesetz (§§ 4, 6 AsylbLG)** beschränkt Gesundheitsversorgung für Asylsuchende während der ersten 36 Monate ihres Aufenthalts in Deutschland auf akute behandlungsbedürftige Erkrankungen und Schmerzzustände [siehe Beitrag Schülle/Keßler in diesem Band].
   - Die **Übermittlungspflicht (§ 87 AufenthG)** verpflichtet Sozialbehörden dazu, Informationen zu Ausländer:innen an die Ausländerbehörde weiterzuleiten. Dies führt dazu, dass diese trotz Anspruch auf Gesundheitsversorgung nach dem AsylbLG medizinische Versorgung aus Angst vor Abschiebung meiden.
   - Laut den **Sozialgesetzbüchern (SGBII und SGBXII)** sind EU-Bürger:innen grundsätzlich vom Sozialleistungen ausgeschlossen,

wenn sie sich ausschließlich zur Arbeitssuche in Deutschland aufhalten oder kein „verfestigtes Aufenthaltsrecht" haben.

3. **Fehlende Übersetzungsdienste und Dolmetscher:innen im Gesundheitswesen**
   - Bei der Kommunikation zwischen Patient:in und Gesundheitspersonal führt das Fehlen von professionellen Dolmetschdiensten zu Überforderung und Missverständnissen bis hin zu Fehlbehandlungen.

Die Sicherstellung einer grundlegenden Gesundheitsversorgung dieser Gruppe, insbesondere in Bereichen, in denen akute Gesundheitsrisiken bestehen, ist eine wichtige Aufgabe des ÖGD (Bozorgmehr & Razum, 2015; Wild et al., 2022). Die Herausforderung für diesen besteht darin, diese trotz oft sehr begrenzten Ressourcen, was sowohl das vorhandene Personal, das Vorhandensein von notwendigem Fachwissen als auch Sachmittel betrifft, effektiv zu erfüllen.

Untersuchungen zeigen immer wieder, dass Menschen mit Migrationsgeschichte in vielen Bereichen des Gesundheitswesens, einschließlich der Gesundheitsämter, benachteiligt sind (DeZIM, 2023; Roth et al., 2020). Dies kann sowohl in der medizinischen Versorgung als auch in der Verwaltung von Gesundheitsdiensten sichtbar werden, wenn etwa bei der Erhebung von Gesundheitsdaten und dem Zugang zu bestimmten Gesundheitsdiensten bestimmte ethnische Gruppen systematisch benachteiligt oder nicht ausreichend berücksichtigt werden.

Die ambivalente Rolle des ÖGD bei der Erfüllung seiner Aufgaben, wird im Folgenden an häufig in Gesundheitsämtern angebotenen Diensten illustriert:

- Der **sozialpsychiatrische Dienst**richtet sich an Menschen mit psychischen Erkrankungen und soll nicht nur medizinische, sondern auch soziale Unterstützung bieten. Für Migrant:innen, die aufgrund von Fluchterfahrungen oder prekären Lebensbedingungen oft unter starken psychischen Belastungen leiden und, besonders in den ersten Monaten des Aufenthalts, kaum einen Zugang zu niedergelassenen Psychotherapeut:innen bzw. Psychiater:innen haben, stellt der sozialpsychiatrische Dienst einen wichtigen Bestandteil der Gesundheitsversorgung dar Dieser kann jedoch auch als Instrument der Überwachung und Sozialkontrolle genutzt werden insbesondere, wenn psychische Erkrankungen für administrative oder politische Entscheidungen genutzt werden, etwa im Kontext Aufenthaltsstatus oder Erteilung von Sozialleistungen (Fassin, 2011). Studienergebnisse zeigten, dass geflüchtete Personen mit hoher psychischer Belastung seltener Hilfsangebote, integrationsfördernde Maßnahmen und ihre

Rechte im Asylverfahren wahrnahmen während sich gleichzeitig nur wenige in psychiatrischer Behandlung befanden (Winkler et al., 2019).

- **Sprechstunden zur Prävention und Behandlung von Infektionskrankheiten, insbesondere Tuberkulose (TB) und sexuell übertragbaren Infektionen (STI) nach § 19 IfSG**richten sich an Menschen mit fehlenden Krankenversicherungsschutz, darunter sind häufig wohnungslose, drogengebrauchende Menschen und/oder Migrant:innen aus Hochprävalenzländern. Der ÖGD übernimmt hier nicht nur eine fürsorgliche Funktion, sondern auch eine präventive Rolle im Hinblick auf die Überwachung von infektiösen Erkrankungen und der Vermeidung von Epidemien (Robert Koch-Institut, 2020). Da besonders TB häufig benachteiligte Bevölkerungsgruppen betrifft, kann diese Assoziation kann dazu führen, dass TB-Fälle unter Migrant:innen genutzt werden, um politische Maßnahmen im Bereich der Migrations- und Asylpolitik zu rechtfertigen.
- **Screening von Asylsuchenden nach Ankunft nach § 62 AsylbLG:** Diese direkt nach der Ankunft im Land durchzuführenden Untersuchungen sollen nicht nur die Gesundheit der Betroffenen schützen, sondern auch das Risiko von Infektionskrankheiten für die Allgemeinbevölkerung minimieren (RKI, 2021). Das Screening umfasst neben den gesundheitlichen Untersuchungen teilweise auch Identifizierungs- und Sicherheitskontrollen. Die Prüfung von besonderer Schutzbedürftigkeit[1] wird – obwohl rechtlich verankert – in den Screenings häufig nicht umgesetzt (Deutsches Institut für Menschenrechte, 2020). Dies wirft die Frage auf, inwiefern solche Screenings in erster Linie der Gesundheitsfürsorge oder der Kontrolle von Migration und Asylverfahren dient (Wild, 2022).
- **Sozialmedizinische Gutachten nach AsylbLG:** Die Bewertung der gesundheitlichen Situation zur Feststellung von Leistungsansprüchen dient als Grundlage für den Zugang von Asylsuchenden und illegalisierten Migrant:innen zu medizinischen Leistungen (Schammann, 2017). Sozialmedizinische Gutachten werden in vielen Fällen von den Behörden auch dazu genutzt, um die rechtliche Stellung von Asylsuchenden zu klären oder den Anspruch auf Sozialleistungen zu überprüfen (Bilecen & Amelung, 2021). Diese Praxis unterstreicht den überwachenden Aspekt des ÖGD, da er als Bindeglied zwischen der Gesundheitsversorgung und der Migrationspolitik fungiert (Schammann & Gluns, 2020).

---

[1] Die gesetzlichen Grundlagen für das Screening von Asylsuchenden nach ihrer Ankunft in Deutschland beruhen auf einem Zusammenspiel aus nationalem Recht und europäischen Vorgaben. Ziel ist es, besonders schutzbedürftige Personen frühzeitig zu erkennen und ihre Rechte und Bedürfnisse im Asylverfahren und bei der Unterbringung zu wahren.

Neben diesen bundesweit häufig vorkommenden Angeboten, gibt es noch weitere Beispiele für Gesundheitsdienste, die spezifisch Menschen mit Zugangshürden zur Gesundheitsversorgung mit und ohne Migrationshintergrund adressieren und bei denen der Fürsorgegedanken im Vordergrund steht:

- **Niederschwellige und kostenlose medizinische Sprechstunden,** wie sie z. B. im Rahmen der Humanitären Sprechstunden in Räumen des Gesundheitsamts in Frankfurt am Main (Stadt Frankfurt, o. J.) oder der Mobilen Medizinischen Dienste des Gesundheitsamts in verschiedenen Einrichtungen der Wohnungslosenhilfe in Köln (Stadt Köln, o. J.) durchgeführt werden, sind ein Beispiel für ein gesundheitsorientiertes Angebot für Menschen ohne Zugang zum Regelsystem. Die Grundlage für solche Sprechstunden ist die strikte Einhaltung der ärztlichen Schweigepflicht durch alle Mitarbeitenden des Gesundheitsamtes. Dies bedeutet, dass Informationen, z. B. zu einem fehlenden Aufenthaltsstatus, die im Rahmen der Behandlung bekannt werden, nicht an Dritte weitergegeben werden dürfen und hier keine Übermittlungspflicht nach § 87 des AufenthG gilt. Damit wird sichergestellt, dass auch illegalisierte Menschen medizinische Hilfe in Anspruch nehmen können, ohne Angst vor negativen Konsequenzen haben zu müssen. Um Vertrauen bei behandlungsbedürftigen Patient:innen in prekären Lebenslagen aufzubauen, sodass diese das Angebot in Anspruch nehmen, ist eine Kooperation mit zielgruppennahen Akteuren, z. B. Migrantenselbstorganisationen (wie Maisha e. V. in Frankfurt) oder der Wohnungslosenhilfe (in Köln) sehr wichtig.
- **Clearingstellen für Krankenversicherung**sind Anlaufstellen, an die sich Betroffenen zur Klärung von sozial- und krankenversicherungsrechtlichen Fragen wenden können. Während diese meist bei zivilgesellschaftlichen Trägerverbänden angebunden sind, können Clearingstellen auch, wie in Frankfurt am Main, sinnvolle Ergänzungen des Angebots im ÖGD darstellen (Lang et al., 2023)., indem sie als Lotsen ins gesundheitliche Regelsystem und als Garanten für die Erstversorgung eine wichtige koordinierende Rolle zwischen sozialen und medizinischen Hilfsangeboten einnehmen können (Bundesarbeitsgemeinschaft Gesundheit/Illegalität & BACK, 2022). Neben Clearingberatung und Sicherstellung der medizinischen Basisversorgung ist eine Finanzierungsmöglichkeit für fachärztliche und stationäre Behandlungen dringend notwendig. Um die gesundheitliche Versorgung für alle Behandlungsbedürftigen bis zur Realisierung der Ansprüche auf Krankenversicherung sicherzustellen, hat sich das Konzept des Anonymen Behandlungsscheins (ABS), auch als Anonymer Krankenschein bekannt (AKS), bundesweit vielerorts bewährt (Zanders et al., 2022).

Bei allen hier darstellten Angeboten im ÖGD ist es entscheidend, dass die erhobenen Daten sensibel verwendet werden und dass vermieden wird, dass diese politisch instrumentalisiert werden und Menschen ohne Krankenversicherungsschutz mit und ohne Migrationshintergrund als „Kostenfaktor" als Argument für die Umsetzung einer restriktiveren Sozialpolitik genutzt werden.

## 4 Der ÖGD - zwischen Politik und Public Health

Der ÖGD hat den gesetzlich fixierten Auftrag, die Gesundheit der gesamten Bevölkerung durch zielgruppengerechte präventive und versorgende Maßnahmen zu fördern. Dennoch ist seine Tätigkeit nicht ausschließlich durch gesundheitsbezogene Faktoren bestimmt, sondern ebenso durch politische und soziale Rahmenbedingungen (Bozorgmehr et al., 2021). Dies gilt insbesondere für seine Arbeit mit schutzbedürftigen Gruppen wie Menschen mit Zugangsbarrieren zum Gesundheitssystem mit und ohne Migrationshintergrund.

Die enge Verknüpfung zwischen ÖGD und politischen Entscheidungsprozessen kann – zusammen mit der in Absatz 1.1 beschriebenen fehlenden Aufarbeitung der NS-Zeit und dem Fortbestehen von z. B. rassistischen Gedankengut – leicht zu einer Instrumentalisierung seiner Aufgaben führen. Wie oben dargestellt, werden gesundheitsbezogene Daten von Migrant:innen werden häufig für politische Zwecke genutzt, beispielsweise zur Bestimmung des Aufenthaltsstatus oder zur Legitimation migrationspolitischer Maßnahmen (Bilecen & Amelung, 2021). Diese Vermischung von Public Health und administrativer Kontrolle führt zum Konflikt zwischen medizinischer Notwendigkeit und politischer Steuerung des Zugangs zu Gesundheitsdiensten (De Vito et al., 2017). Die politische Einbettung des ÖGD kann zu einem „vorauseilenden Gehorsam" führen, da sich Gesundheitsämter und andere Institutionen orientieren sich nicht immer ausschließlich an medizinischen Notwendigkeiten oder Bedarfen, sondern auch an politischen und administrativen Vorgaben (Fassin, 2011). Dies kann dazu führen, dass Migrant:innen von notwendigen Gesundheitsdiensten ausgeschlossen werden, obwohl sie einen rechtlichen Anspruch auf Versorgung haben (Pfeiffer & Kricheldorff, 2020). Es gibt Hinweise dafür, dass sozialmedizinische Gutachten nach dem AsylbLG anhand der Aktenlage aufgrund fehlender Standards leicht von individuellen Interpretationen und auch von der politischen Gesinnung des/der ausführenden Amtsärzt:in abhängig sein kann.

Die meist unzureichende interdisziplinäre Zusammenarbeit stellt ein weiteres Problem für eine angemessene Betreuung im Kontext Armut und Gesundheit bzw. Menschen ohne Krankenversicherungsschutz dar. Entscheidungsprozesse werden häufig medizinischem Fragestellungen dominiert, während soziale, psychologische und rechtliche Aspekte nicht in ausreichendem Maße berücksichtigt werden (Médecins du Monde, 2020). Diese einseitige Perspektive führt häufig dazu, dass die Bedarfe von Menschen mit und ohne Migrationshintergrund in prekären Lebenslage nicht vollständig erfasst werden. Dabei zeigen zahlreiche Studien, dass soziale Determinanten der Gesundheit wie Armut, prekäre Beschäftigung, Wohnungslosigkeit und/oder (rassistische) Diskriminierung einen maßgeblichen Einfluss auf den Gesundheitszustand dieser Gruppen haben (Böhme et al., 2021). Eine interdisziplinäre Zusammenarbeit, die neben Ärzt:innen, Wissenschaftler:innen (z. B. Sozialwissenschaften, Public Health auch Sozialarbeiter:innen, Psycholog:innen und Jurist:innen einbezieht, ist daher essenziell, um eine adäquate Gesundheitsversorgung sicherzustellen (Bozorgmehr et al., 2021).

## 5 Bedingungen schaffen für eine positive Rolle des ÖGD in der Gesundheitsversorgung Aller

Zusammenfassend lässt sich feststellen, dass der ÖGD grundsätzlich eine positive Rolle in der Gesundheitsversorgung sozial benachteiligter Gruppen übernehmen kann, sofern strukturelle, rechtliche und finanzielle Rahmenbedingungen entsprechend angepasst werden.

Damit der ÖGD die Aufgaben im Kontext sozial benachteiligter Gruppen mit und ohne Migrationshintergrund effektiver wahrnehmen kann, bedarf es umfassender Reformen in verschiedenen Bereichen.

### 5.1 Maßnahmen zur Sicherstellung der Trennung von Gesundheitsversorgung und Migrationskontrolle

a) Klare Kommunikation zum Verbot der Datenübermittlung
   - Es muss sichergestellt und klar an alle Mitarbeitenden kommuniziert werden, dass es die ärztliche Schweigepflicht verbietet, Daten zu illegalisierten Menschen an Ausländerbehörden zu übermitteln. Das Bewusstsein für den Schutz der Daten von Menschen in der aufenthaltsrechtlichen Illegalität sollte beim Personal von Gesundheitsämtern gestärkt werden.

b) Einrichtung sicherer Gesundheitszugänge für vulnerable Gruppen
   - Ausbau von niedrigschwelligen Versorgungsstrukturen für Menschen ohne Krankenversicherung. Dabei sollte eine Zusammenarbeit mit NGOs und

Migrantenorganisationen zur Sicherstellung diskriminierungsfreier Gesundheitsversorgung erfolgen.
- Die (Wieder-)Herstellung eines Krankenversicherungsschutzes sollte durch fachliche, sozialrechtliche Beratung, z. B. in Clearingstellen für Krankenversicherung unterstützt werden. Wenn ein Krankenversicherungsschutz nicht zu erreichen ist, muss eine bedarfsgerechte Gesundheitsversorgung über einen Behandlungsfonds sichergestellt werden.

c) Personalentwicklung: Bewusstsein für historische Verantwortung und Diversitätskompetenz stärken
- Um der fehlenden Aufarbeitung der NS-Zeit innerhalb des ÖGD und entsprechendem fortbestehenden Gedankengut in Gesundheitsämtern entgegenzuwirken, muss das Bewusstsein aller Mitarbeitenden in Bezug auf die Geschichte des ÖGD in Deutschland und deren bleibende Auswirkungen auf die heutige Zeit kontinuierlich gestärkt werden.
- Mangelnder Diversitätskompetenz vieler Mitarbeitender in Gesundheitsämtern, die zur Ungleichbehandlung führen kann, muss mit verpflichtenden Fortbildungen zu Diversität und Antidiskriminierung begegnet werden. Dabei sollen Vorurteile abgebaut und einen diversitätssensibler und machtkritischer Umgang mit Patient:innen bzw. Bürger:innen sichergestellt werden. Diese Notwendigkeit wird bereits in mehreren Projekten, z. B. Gesundheitsämter gegen Rassismus (Namer et al., 2022), Empowerment für Diversität (Charité – Universitätsmedizin Berlin, 2022) adressiert.

## 5.2 Wissenschaftsbasierte Gesundheitsstrategie für den ÖGD

- Einführung eines nationalen Monitorings zu Zugangsbarrieren mit transparent veröffentlichten Daten. Durch Gesundheitsberichterstattung zu Menschen ohne Krankenversicherungsschutz und Bedarfsanalysen können Versorgungslücken identifiziert und adressiert werden.
- Etablierung von Public-Health-Ethik-Kommissionen: Kommissionen aus Medizin, Soziologie, Rechtswissenschaft und Public Health sollten sicherstellen, dass politische Maßnahmen nicht gegen medizinische Notwendigkeiten verstoßen.
- Interdisziplinäre Zusammenarbeit auf Augenhöhe zwischen den Disziplinen Medizin, Public Health, Sozialer Arbeit und der Rechtswissenschaften

u. a. m… Studien zeigen, dass eine breitere Herangehensweise, die medizinische, sozialarbeiterische und sozialwissenschaftliche Kompetenzen verbindet, die Versorgungsqualität erheblich verbessern kann (Schreier et al., 2021). Gesundheitsämter, die bereits mit Sozialarbeitenden zusammenarbeiten, berichten von verbesserten Zugangsmöglichkeiten und einer höheren Inanspruchnahme der Angebote durch Betroffene (Rau & Kühne, 2020).

## 5.3 Stärkung der partizipativen Gesundheitsförderung

Ein weiterer wesentlicher Aspekt für eine effektive Erreichung von Zielgruppen und für den Aufbau von Vertrauen in der Zielgruppe ist die enge Kooperation von Gesundheitsämtern mit zielgruppennahen Akteur:innen. Dazu gehören z. B. Organisationen der Wohnungslosenhilfe, Geflüchtetenberatung, Suchthilfe und auch Migrantenselbstorganisationen sowie zivilgesellschaftliche Initiativen, die einen direkten Zugang zu betroffenen Personengruppen haben. Untersuchungen belegen, dass niedrigschwellige Gesundheitsangebote, die in Kooperation mit solchen Organisationen entwickelt werden, eine signifikant höhere Akzeptanz in der Zielgruppe genießen (Walter@Röding, 2018).

## 5.4 Stärkung der Unabhängigkeit des ÖGD

Derzeit variieren die Gesundheitsdienstgesetze erheblich zwischen den Bundesländern, was zur heterogenen Versorgungslage beiträgt (Böhm et al., 2021). Eine gesetzliche Festlegung der Sicherstellung der medizinischen Versorgung schutzbedürftiger Gruppen als verpflichtende „Muss"-Aufgabe des ÖGD würde nicht nur zu mehr Rechtssicherheit führen, sondern auch den Handlungsspielraum der Gesundheitsämter erweitern. Ein besonderes Augenmerk sollte dabei auf koordinierende Aufgaben gelegt werden.

Schließlich sind ausreichende finanzielle Mittel für den Aufbau und die Umsetzung der benötigten Strukturen sowie für die Einrichtung von Behandlungsfonds zur Sicherung einer angemessenen Gesundheitsversorgung der gesamten Bevölkerung erforderlich. Eine zweckgebundene Finanzierung für die medizinische Versorgung nicht versicherter Personen könnte eine Entlastung der Gesundheitsämter und der kommunalen Haushalte bewirken. Erfolgreiche Modelle, wie der anonyme Behandlungsfonds in Niedersachsen, zeigen, dass solche Finanzierungsmechanismen eine nachhaltige Lösung darstellen können (Lindert & Oechsle, 2023).

## 6 Fazit und Empfehlungen für erste Schritte zur Verbesserung der Situation von Menschen ohne Krankenversicherungsschutz mit und ohne Migrationshintergrund – erste Schritte

Viele der genannten Aspekte, die für eine Reform und Weiterentwicklung des ÖGD im Kontext Migration notwendig sind, finden sich im „Leitbild für einen modernen ÖGD" (Akademie für Öffentliches Gesundheitswesen, o. J.) wieder. Hier wird der ÖGD als integralen Bestandteil des modernen Sozialstaats mit der öffentlichen Verantwortung für die Gesundheit der Bevölkerung definiert und betont, dass die Arbeit des ÖGD stets wissenschaftsbasiert, vernetzt und ethisch reflektierte, stets im Respekt vor der Würde des einzelnen Menschen, erfolgen muss.

Um den Zugang zur Gesundheitsversorgung für alle Menschen zu verbessern, sollten sich Gesundheitsämter bereits mit ersten Schritten auf den Weg machen. So empfiehlt es sich zunächst eine zentrale Ansprechperson innerhalb eines Gesundheitsamtes für das Thema etablieren, eine Bestandsaufnahme zur lokalen Infrastruktur für niederschwelligen Versorgungsangebote vorzunehmen und eine koordinierende Rolle in der Vernetzung von Akteuren in der Kommune zu übernehmen und z. B. Austauschformate wie Runde Tisch oder Arbeitskreise zustoßen.

Durch diese ersten Schritte können Gesundheitsämter aktive Verantwortung für die Verbesserung des Zugangs zur Gesundheitsversorgung für Menschen ohne Krankenversicherung übernehmen. Eine enge Zusammenarbeit mit lokalen Akteuren, die kontinuierliche Anpassung an regionale Bedarfe und die Sensibilisierung des Fachpersonals an Gesundheitsämtern und weitere Gesundheitsfachkräfte für strukturelle Hürden sind entscheidend, um nachhaltige Lösungen zu entwickeln. Letztlich trägt eine systematische und koordinierte Herangehensweise dazu bei, gesundheitliche Chancengleichheit zu fördern und den ÖGD als zentralen Akteur in einer inklusiven Gesundheitsversorgung zu stärken.

## Literatur

Akademie für Öffentliches Gesundheitswesen. (o. J.). Öffentlicher Gesundheitsdienst. https://akademie-oeffentliches-gesundheitswesen.github.io/OeGD/chapter_2.html.

An der Heiden, I. (2024). Diagnose Diskriminierung. Beratungs- und Beschwerdemöglichkeiten bei Diskriminierungserfahrungen im Gesundheitswesen. Antidiskriminierungsstelle des Bundes.

Bilecen, B., & Amelung, T. (2021). Migrant health and social networks: Examining access to healthcare in Germany. *Social Science & Medicine, 276*, 113830. https://doi.org/10.1016/j.socscimed.2021.113830.

Böhme, C., Richter, M., & Wild, V. (2021). Migration und Gesundheit: Herausforderungen und Perspektiven für Public Health in Deutschland. *Bundesgesundheitsblatt – Gesundheitsforschung – Gesundheitsschutz, 64*(9), 1045–1054. https://doi.org/10.1007/s00103-021-03375-8.

Bozorgmehr, K., & Razum, O. (2015). Migrants' access to health care in Germany: A mixed-methods study on the health system's responsiveness. *BMC Health Services Research, 16*(1), 1–12. https://doi.org/10.1186/s12913-015-1164-7.

Bozorgmehr, K., Biddle, L., Rohleder, S., et al. (2021). Migration-related disparities in healthcare access and utilization in Germany: Current challenges and policy solutions. *Journal of Migration and Health, 4*, 100051. https://doi.org/10.1016/j.jmh.2021.100051.

Bundesarbeitsgemeinschaft Gesundheit und Illegalität & Bundesarbeitsgemeinschaft Anonymer Krankenschein und Clearingstellen (BACK). (2022). Empfehlungen zur Ausgestaltung von Clearingstellen für Menschen ohne Krankenversicherungsschutz. https://tinyurl.com/4tak9w7y.

Bundesärztekammer. (2020). Positionspapier zur Stärkung des Öffentlichen Gesundheitsdienstes (ÖGD). https://www.bundesaerztekammer.de/fileadmin/user_upload/_old-files/downloads/pdf-Ordner/Positionen/2020-07-20_Positionspapier_OEGD.pdf.

Bundesministerium für Familie, Senioren, Frauen und Jugend. (2023). Mit RECHT zur Gleichstellung! Handbuch zur Frauenrechtskonvention der Vereinten Nationen (CEDAW). https://bit.ly/4eyCfZa.

Bundesministerium für Gesundheit. (2020). Pakt für den Öffentlichen Gesundheitsdienst. https://www.bundesgesundheitsministerium.de/themen/gesundheitswesen/pakt-fuer-den-oegd.html.

Bundesverband der Ärztinnen und Ärzte des Öffentlichen Gesundheitsdienstes e. V. (BVÖGD). (2017). Der Öffentliche Gesundheitsdienst in den Jahren 1933 bis 1945. https://www.bvoegd.de/oegd-1933-45.

Busse, R., Blümel, M., Knieps, F., & et al. (2017). Statutory health insurance in Germany: A health system shaped by 135 years of solidarity, self-governance, and competition. *The Lancet, 390,* 882–897. https://doi.org/10.1016/S0140-6736(17)31280-1.

Charité – Universitätsmedizin Berlin. (2022). *Empowerment für Diversität – Allianz für Chancengerechtigkeit in der Gesundheitsversorgung*. Abgerufen am 10. März 2025. https://diversity.charite.de/diversity_projekte/empowerment_fuer_diversitaet/.

Czech, H., Gross, M., & Weindling, P. (2023). The lancet commission on medicine, nazism, and the holocaust: Historical evidence, implications for today, teaching for tomorrow. *The Lancet, 402*(10411), 1398–1412. https://doi.org/10.1016/S0140-6736(23)01845-7.

Deutscher Bundestag, Wissenschaftliche Dienste. (2020). Möglichkeit einer stärkeren Einflussnahme des Bundes auf den Öffentlichen Gesundheitsdienst (WD 9 - 044 - 20). Deutscher Bundestag. https://www.bundestag.de/resource/blob/703100/bb8f1697a49f3dbbacd1c9a27c25ecb1/WD-9-044-20-pdf-data.pdf.

Deutsches Institut für Menschenrechte. (2020). *Zugang zum Recht für besonders schutzbedürftige Geflüchtete sicherstellen: Bestandsaufnahme und Empfehlungen*. Berlin: DIMR.
https://www.institut-fuer-menschenrechte.de/publikationen/detail/zugang-zum-recht-fuer-besonders-schutzbeduerftige-gefluechtete-sicherstellen.

De Vito, E., Parente, P., de Waure, C., Poscia, A., & Ricciardi, W. (2017). A review of evidence on health equity interventions for migrants and refugees in the EU. *The European Journal of Public Health, 27*(3), 433–449. https://doi.org/10.1093/eurpub/ckx041.

Deutsches Zentrum für Integrations- und Migrationsforschung (DeZIM). (2023). Rassismus und seine Symptome. Bericht des Nationalen Diskriminierungs- und Rassismusmonitors. https://www.rassismusmonitor.de/fileadmin/user_upload/NaDiRa/Rassismus_Symptome/Rassismus_und_seine_Symptome.pdf.

Dieterich, A., Braun, B., Gerlinger, T., & Simon, M. (Hrsg.). (2019). *Geld im Krankenhaus: Eine kritische Bestandsaufnahme des DRG-Systems*. Springer VS.

Fassin, D. (2011). *Humanitarian reason: A moral history of the present*. University of California Press.

Hessisches Ministerium für Soziales und Integration. (2021). Hessisches Gesetz über den öffentlichen Gesundheitsdienst (HGöGD). https://www.rv.hessenrecht.hessen.de/bshe/document/jlr-GesDGHEV4IVZ.

Infektionsschutzgesetz (IfSG). (2000). Gesetz zur Verhütung und Bekämpfung von Infektionskrankheiten beim Menschen. https://www.gesetze-im-internet.de/ifsg/.

Institut für Stadtgeschichte (2006). Nachkriegskarrieren von Robert Ritter und Eva Justin in Frankfurt 1947–1966. https://www.frankfurt1933-1945.de/beitraege/personelle-kontinuitaeten/beitrag/nachkriegskarrieren-von-robert-ritter-und-eva-justin-in-frankfurt-1947-1966.

Kajikhina, K., Koschollek, C., Bozorgmehr, K., et al. (2023. Rassismus und Diskriminierung im Kontext gesundheitlicher Ungleichheit – ein narratives Review. *Bundesgesundheitsbl, 66,* 1099–1108 (2023). https://doi.org/10.1007/s00103-023-03764-7.

Labisch, A., & Tennstedt, F. (1991). Gesundheitsamt oder Amt für Volksgesundheit? Zur Entwicklung des öffentlichen Gesundheitsdienstes seit 1933. In N. Frei (Hrsg.), *Medizin und Gesundheitspolitik in der NS-Zeit* (S. 35–66). Oldenbourg.

Lang, S. A., Tinnemann, P., & Zöllner, R. (2023). Wege in den Krankenversicherungsschutz. *Gesundheitswesen, 86*(6), e3–e3. https://doi.org/10.1055/a-2301-7973.

Lindert, J., & Oechsle, M. (2023). Anonyme Behandlungsfonds als Instrument der Gesundheitsversorgung vulnerabler Gruppen. *Gesundheitswesen, 85*(4), 255–267. https://doi.org/10.1055/a-1504-4257.

Lochner, K., et al. (2014). *Public Health Forum, 22*(4), 361–364. https://doi.org/10.1016/j.phf.2014.09.010.

Médecins du Monde. (2020). Zugang zur Gesundheitsversorgung für Migrant:Innen ohne Papiere in Deutschland: Ein Bericht über strukturelle Hürden und Lösungsansätze.

Mauersberger, H., & Schröder, L. (2021). Aufsuchende Gesundheitsversorgung: Ein Konzept zur Erreichung vulnerabler Gruppen. *Bundesgesundheitsblatt, 64*(9), 1012–1024. https://doi.org/10.1007/s00103-021-03365-y.

Namer, Y., Wandschneider, L., Stieglitz, S., Starke, D., & Razum, O. (2022). Racism in public health services: A research agenda. *Frontiers in Public Health, 10*, 1039963. https://doi.org/10.3389/fpubh.2022.1039963.

Pfeiffer, C., & Kricheldorff, C. (2020). Gesundheit und soziale Teilhabe von Geflüchteten in Deutschland. *Zeitschrift für Soziale Arbeit, 71*(2), 89–101.

Rakowitz, N. (2024). Profite statt Gesundheit – Arztpraxis als Kapitalanlage. Gesundheit braucht Politik. https://www.vdaeae.de/schlagwort/oekonomisierung/.

Rau, H., & Kühne, P. (2020). Sozialmedizinische Versorgung im Öffentlichen Gesundheitsdienst: Herausforderungen und Chancen. *Journal of Public Health Research, 28*(1), 11–22. https://doi.org/10.1177/2399654420930973.

Rieger-Ndakorerwa, G., Nießen, J., & Wildner, M. (2018). Die sozialkompensatorische Funktion des Öffentlichen Gesundheitsdienstes. *Public Health Forum, 26*(4), 361–364. https://doi.org/10.1515/pubhef-2018-0095.

Robert Koch-Institut (RKI). (2021). Epidemiologisches Bulletin: Infektionsschutz für Geflüchtete und Migrant:Innen.

Robert Koch-Institut. (2020). *Aufgaben des Öffentlichen Gesundheitsdienstes im Infektionsschutz.* RKI. https://www.rki.de/DE/Content/Infekt/IfSG/ifsg_node.html

Roth, C., Becker, M., & Wirth, J. (2020). Institutiônelle Diskriminierung in der Gesundheitsversorgung von Migrant:Innen. *Zeitschrift für Gesundheitswissenschaften, 32*(5), 489–507. https://doi.org/10.1007/s10389-020-01272-y

Schammann, H. (2017). *Asylpolitik in Deutschland: Entwicklungen und Herausforderungen.* Springer VS.

Schammann, H., & Gluns, D. (2020). *Migrations- und Flüchtlingspolitik in Deutschland: Akteure, Institutionen und Prozesse.* Nomos.

Schreier, M., Vogt, J., & Huber, F. (2021). *Interdisziplinäre Zusammenarbeit in der Gesundheitsversorgung.* Urban & Fischer.

Stadt Frankfurt a. M.. (o. J.). Humanitäre Sprechstunden. Gesundheitsamt Frankfurt a. M.. https://frankfurt.de/service-und-rathaus/verwaltung/aemter-und-institutionen/gesundheitsamt/humanitaere-sprechstunden.

Stadt Köln. (o. J.). Mobiler Medizinischer Dienst. Abgerufen am 10. März 2025. https://www.stadt-koeln.de/service/produkte/00176/index.html.

United Nations. (2015). Transforming our world: The 2030 Agenda for Sustainable Development (A/RES/70/1). United Nations General Assembly. https://www.un.org/en/development/desa/population/migration/generalassembly/docs/globalcompact/A_RES_70_1_E.pdf.

Vereinte Nationen. (1989). *Übereinkommen über die Rechte des Kindes.* https://www.unicef.de/blob/73240/.

Verband demokratischer Ärztinnen (vdää). (2014). Fabrik statt Krankenhaus? Krankenhausfinanzierung und die Folgen von DRGs und Privatisierung. https://www.vdaeae.de.

Walter, U., & Röding, D. (2018). *Evidenzbasierte Prävention für die psychische Gesundheit von Kindern und Jugendlichen: Der Ansatz „Communities That Care" (CTC) für Deutschland.* [Unveröffentlichter Ergebnisbericht].

Wild, V. (2022). Public Health und Menschenrechte: Wie migrationspolitische Maßnahmen die Gesundheitsversorgung beeinflussen. *Journal of Public Health Research, 10*(1), 45–60. https://doi.org/10.1177/23996544211029718.

Winkler, J. G., Brandl, E. J., Bretz, H. J., Heinz, A., & Schouler-Ocak, M. (2019). Psychische Symptombelastung bei Asylsuchenden in Abhängigkeit vom Aufenthaltsstatus. *Psychiatrische Praxis, 46*(4), 191–199. https://doi.org/10.1055/a-0806-3568thi.

WHO Regional Office for Europe. (2019). *Public Health Services in Europe: Comparative Study of Models and Best Practices.*

Zanders, T., & Bein, L. E. (2022). *Der anonyme Behandlungsschein – von der Idee zur Umsetzung: Ein Handlungsleitfaden.* Bauhaus-Universität Weimar. db-thueringen.de.

Zimmermann, M. (1996). *Rassenhygiene und Gesundheitsamt: Kontinuitäten der Erbgesundheitspolitik in Deutschland 1933–1989.* Campus.

**Sarah Lang** ist Gesundheits- und Krankenpflegerin, Sozialwissenschaftlerin und Epidemiologin. Sie arbeitet seit 2012 in verschiedenen Bereichen des Öffentlichen Gesundheitsdienstes, auf kommunaler, Landes- und Bundesebene. Zurzeit leitet sie das neu gegründete Sachgebiet Humanitäre Sprechstunden und Zugang zur Gesundheitsversorgung am Gesundheitsamt Frankfurt. Ihre Forschungsinteressen umfassen gesundheitliche Chancengleichheit und strukturelle Zugangshindernisse zur Gesundheitsversorgung sowie Sozialepidemiologie.

# III. Zivilgesellschaftliche Ansätze: Medizinische Parallelstrukturen

# Das Konzept Anonymer Krankenschein – neue Form der Humanitären Hilfe oder Chance für eine gesicherte Gesundheitsversorgung?

Maren Mylius

**Zusammenfassung**

Mit dem Konzept „Anonymer Krankenschein“ (AKS) wird beabsichtigt, die Hürden zur medizinischen Versorgung für Menschen ohne Krankenversicherung zu senken und in einem definierten Rahmen sicherzustellen. Ähnlich einer Gesundheitskarte regelt ein AKS die Kostenübernahme und Abrechnungswege. Die Nutzer:innen erhalten eine (zahn-)ärztliche Versorgung und müssen nicht befürchten, dass sie abgewiesen oder gemeldet werden. Am Beispiel des Modellprojekts AKS in Niedersachsen für Menschen ohne definierten Aufenthaltsstatus, das von 2015 bis 2018 durchgeführt wurde, werden in diesem Beitrag Implikationen und Auswirkungen der Einführung eines AKS auf die Versorgungssituation dargestellt und diskutiert. So zeigte sich nach Einführung des AKS eine zunehmende Inanspruchnahme der Versorgungsstruktur. (Zahn-)Ärzt:innen wurden durch den AKS von einer Unterscheidung der Leistungszumessung befreit. Deutlich wurde aber auch, dass sich die Bewertungen des AKS – in der Kontroverse zwischen Sicherstellung des Menschenrechts auf Gesundheit, notwendiger medizinischer Versorgung, monetären Aspekten bis hin zur Migrationsabwehr – deutlich unterscheiden. Mit einer fehlenden gesetzlichen Verankerung unterliegt die Gesundheitsversorgung auch im Rahmen des AKS, ähnlich der Tätigkeit von Hilfsorganisationen, kurzfristigen und

M. Mylius (✉)
Friedrich-Alexander-Universität Erlangen-Nürnberg, Institut für Geschichte und Ethik der Medizin, Professur für Ethik in der Medizin, Erlangen, Deutschland
E-Mail: maren.my@gmx.de



A. Dieterich et al. (Hrsg.), *Krank, zugewandert, nicht versichert?*,
https://doi.org/10.1007/978-3-658-48772-0_11

willkürlichen (politischen oder Verwaltungs-)Entscheidungen. AKS-Initiativen können allerdings in ihrem definierten Rahmen eine bessere Versorgungssicherheit bieten und die Akzeptanz strukturell verankerter Angebote für Nichtkrankenversicherte steigern.

## 1 Einleitung: warum gibt es Konzepte wie den „Anonymen Krankenschein"?

Für das Jahr 2020 wird die Zahl der Migrant:innen in Europa, die nicht auf dem Kontinent geboren wurden, auf etwa 40 Mio. Menschen geschätzt, mit einer ansteigenden Entwicklung in den letzten Jahrzehnten (Internationale Organisation für Migration [IOM], 2024). Ein Teil der Menschen hält sich ohne gültigen Aufenthaltsstatus in Deutschland auf, über welchen Zeitraum ist unbekannt. Aufgrund der unterschiedlichen und komplexen Bestimmungen des Aufenthaltsrechts (Bundesamt für Migration und Flüchtlinge [BAMF], 2025) wird diese Zeitspanne vermutlich sehr heterogen sein, doch für einen Teil der Menschen stellt sich früher oder später die Frage der Versorgung im Krankheitsfall (Diakonie Deutschland, 2018; Mylius, 2016; Vogel & Aßner, 2011). In Deutschland ist die überwiegende Mehrheit der Bevölkerung gesetzlich krankenversichert, ein kleiner Teil hat eine private Krankenversicherung abgeschlossen oder einen anderen Kostenträger. Beim Kontakt mit dem Gesundheitswesen muss im Regelfall zunächst die Kostenübernahme geklärt sein. Undokumentierte Migrant:innen sind dabei mit zahlreichen Barrieren konfrontiert. Faktoren wie in der Regel kein geregeltes Einkommen, kein Bankkonto, keine feste Wohnadresse sowie strukturelle Bedingungen aufgrund der gesetzlichen Regelungen u. a. zur Übermittlungspflicht öffentlicher Stellen, beeinträchtigen die Inanspruchnahme einer medizinischen Versorgung erheblich (Ärzte der Welt, 2022; Winters et al., 2018). Doch Menschen werden krank und sind umso kränker je niedriger der soziale Gradient ist (Spallek et al., 2023). Neben der ärztlichen und zahnärztlichen Versorgung akuter und chronischer Erkrankungen sind auch Früherkennung und Vorsorge relevant. In den letzten Jahrzehnten haben sich in vielen Städten Hilfesysteme entwickelt, die eine gesundheitliche Versorgung vermitteln oder direkt anbieten (Ärzte der Welt, 2017; Diakonie Deutschland, 2017; Medizin für Menschen ohne Krankenversicherung, 2024; Medibüro Berlin, 2016; Schade et al., 2015). Darin wird eine eingeschränkte ärztliche/zahnärztliche Versorgung in unterschiedlichem Umfang ermöglicht (Kratzsch et al., 2022). Um die Versorgung niedrigschwelliger, stärker am tatsächlichen Bedarf und der Regelversorgung gesetzlich Krankenversicherter zu orientieren, entstanden Konzepte wie der „Anonyme Krankenschein“ (Diakonie Deutschland, 2017). Durch die Ausgabe von Behandlungsscheinen wird die Kostenübernahme ähnlich einer Krankenversichertenkarte zugesichert und eine kostenlose Inanspruchnahme einer (zahn-) ärztlichen Versorgung ermöglicht. Die Finanzierung erfolgt über Gelder des Landes bzw. der Kommune, ohne dabei personenbezogene Daten an behördliche Stellen weiterzuleiten. Auf der Seite der Leistungserbringer, also Ärzt:innen und Zahnärzt:innen z. B, sollen wiederum Hürden einer Behandlung durch die gesicherte Kostenübernahme und klaren Abrechnungsprozesse abgebaut werden. Projekte und Anlaufstellen für einen AKS unterscheiden sich jenseits dieser Gemeinsamkeit im Einzelnen oftmals nach dem Adressatenkreis, dem Leistungsumfang, den organisatorischen Abläufen sowie der Sicherheit ihrer Finanzierung. Im Fokus dieses Beitrags steht die Diskussion über Auswirkungen eines solchen Versorgungssystems nicht für die Gesundheitsversorgung der und des Einzelnen, sondern für die zugrunde liegende Zielsetzung des Ansatzes, nämlich die Gesundheitsförderung und des menschenrechtlichen Grundverständnisses, das die Gewährleistung und Sicherstellung des Rechts auf Gesundheit unabhängig von Herkunft, Religion, Geschlechtszugehörigkeit und auch aufenthaltsrechtlicher Situation als staatliche Aufgabe versteht. Können diese Systeme der „anonymen Krankenscheine“ hierzu einen Beitrag leisten, indem ein gewisser Versorgungsgrad ermöglicht wird, oder konterkarieren sie gar den Ansatz, da die Versorgung beschränkt und zumeist unmittelbar vom politischen Willen der handelnden Akteure zum jeweiligen Zeitpunkt abhängt? Welche Bedeutung hat die Forschung zur Gesundheitsversorgung durch humanitäre Ersatzsysteme? Kann sie nur Teil der Rahmenbedingungen sein und damit vorab bestimmt? Ich widme mich diesen Fragen in diesem Beitrag aus der Perspektive der Erfahrungen aus der organisatorischen Begleitung des Modellprojekts „Gesundheitsversorgung für Menschen ohne Papiere“ in Niedersachsen von 2015 bis 2018 (Mylius et al., 2019).

## 2 Was ist ein Anonymer Krankenschein?

Viele Initiativen sind in den letzten Jahrzehnten entstanden, um Angebotsstrukturen für eine medizinische Behandlung und Vorsorgeuntersuchungen zu professionalisieren und zu verstetigen, und weniger von Entscheidungen einzelner Behörden, Institutionen und Individuen abhängig zu gestalten (Büro für medizinische Flüchtlingshilfe, 2006; Diakonie Deutschland, 2017; Gerhardus et al., 2024; Gesundheit für Geflüchtete, 2016; Medibüro Berlin, 2016; Medizin für Menschen ohne Krankenversicherung, 2024). Die ärztliche oder zahnärztliche Behandlung soll also angemessenen und im nötigen Umfang nach medizinischen Kriterien erfolgen können und nicht davon bestimmt sein, dass hinreichend Spendenmittel vorhanden sind. Die Schaffung von Vergabestellen für Behandlungsscheine („anonyme Krankenscheine" – AKS) nehmen zwischen humanitärer Hilfe und der Krankenscheinausgabe für Asylsuchende gewissermaßen eine Zwischenstellung ein. Es werden Mittel vom Land oder der Kommune bereitgestellt, die für die medizinische Versorgung von Menschen ohne Krankenversicherung (undokumentierte Migrant:innen, EU-Bürger:innen, deutsche Staatsangehörige), manchmal auch nur für einen bestimmten Kreis von Menschen ohne Krankenversicherung, genutzt werden können. Dies ist mit bestimmten Auflagen verbunden, beispielsweise was den Leistungsumfang betrifft (z. B. Ausschluss der Kostenübernahme von Behandlungen chronischer Erkrankungen über diese Mittel) oder die maximalen Kosten, die für eine Person oder Behandlung aufgewendet werden dürfen. Manchmal werden Krankenscheine ausgegeben, mit denen die Betroffenen eigenständig eine ärztliche Praxis aufsuchen können, so beispielsweise im Rahmen des Modellprojekts in Niedersachsen von 2015 bis 2018. In manchen AKS-Systemen führen Ärzt:innen im ersten Kontakt bereits die hausärztliche Versorgung durch und geben Krankenscheine nur bei Bedarf für fachärztliche Konsultationen aus, wie beispielsweise in Thüringen (Anonymer Krankenschein Thüringen, o. D.) oder im Rahmen des Modellprojekts „Sicherung der medizinischen und gesundheitlichen Versorgung von nicht krankenversicherten und papierlosen Menschen in Bremen (MVP)" (Gerhardus et al., 2024) (s. Beitrag Vöhl/Bergmeyer in diesem Band). Am Beispiel des Modellprojekts in Niedersachsen wird eine Form des Konzepts im Folgenden beispielhaft genauer beschrieben.

## 3 Beispiel Modellprojekt Niedersachsen

In Niedersachsen waren auf Grundlage der Entschließung des niedersächsischen Landtags in Göttingen und Hannover Vergabestellen von Dezember 2015 bis November 2018 eingerichtet worden, um die medizinische Versorgung für „Menschen ohne definierten Aufenthaltsstatus" sicherzustellen (Niedersächsischer Landtag, 2014). Ein Trägerverein führte die Organisation des Modellprojekts ehrenamtlich durch, das Projekt wurde vom Land Niedersachsen vollfinanziert. Das Land legte die Rahmenbedingungen fest und wies pro Jahr 500.000 € dem Verein für Personalstellen, die Kosten der Gesundheitsleistungen sowie administrative Kosten zu. Die Landtagsentschließung sah eine Ergebnisevaluation des Projekts im Anschluss vor, die als Grundlage für eine Auswertung und ggf. Ausweitung des Projekts dienen sollte.

Als Zielgruppe wurden vom Land bedürftige Menschen ohne gültigen Aufenthaltstitel festgelegt (§ 1 Absatz 1 Nr. 5 Asylbewerberleistungsgesetz – AsylbLG), die in Niedersachsen wohnen und auf der Grundlage des § 4 AsylbLG eine medizinisch notwendige Gesundheitsversorgung benötigen. Migrant:innen mit Aufenthaltsstatus in Deutschland waren beispielsweise von der Versorgung über dieses Projekt ausgeschlossen, so auch die Kostenübernahme von Behandlungen chronischer Erkrankungen ohne akute Zustände, um – wie es hieß – eine Besserstellung von Menschen ohne gültigen Aufenthaltstitel zu anderen Migrant:innen auszuschließen.[1]

In der Vergabestelle erhielten die betroffenen Menschen bei Bedarf einen Behandlungsschein (AKS), mit dem eine ärztliche oder zahnärztliche Praxis aufgesucht werden konnte. Der Behandlungsschein sicherte den Leistungserbringern ähnlich einer Gesundheitskarte der gesetzlichen Krankenversicherungen (GKVen) die Kostenübernahme im Rahmen des Projekts zu. Den Betroffenen gab dies die Sicherheit, eine Behandlung angst- und kostenfrei erhalten zu können. Das Personal in den Vergabestellen erhob die Anamnese, klärte die soziale Situation inklusive der finanziellen Verhältnisse, besprach vorab die aufenthaltsrechtlichen Gegebenheiten und beriet die Betroffenen. Die behandelnden (Zahn-)Ärzt:innen der ambulanten Versorgung rechneten über die Behandlungsscheine die erbrachten Leistungen entsprechend dem Abrechnungsverfahren bei gesetzlich Krankenversicherten über die Kassen(zahn-)ärztliche Vereinigung ab. Die Kostenübernahme umfasste Behandlungen auf Grundlage § 4 AsylbLG bei akuten „Erkrankungen und Schmerzzustände einschließlich der Versorgung mit Arznei- und Verbandmitteln sowie sonstiger zur Genesung, zur Besserung oder zur Linderung von Krankheiten oder Krankheitsfolgen". Schutzimpfungen, Vorsorgeuntersuchungen, die ärztliche und pflegerische Hilfe sowie Betreuung von Schwangeren und Wöchnerinnen gehörten ebenfalls dazu. Nicht eingeschlossen waren damit zum Beispiel Psychotherapien und fortdauernde Behandlungen chronischer Erkrankungen, dies stellte damit auch medikamentöse Dauertherapien wie zum Beispiel einer HIV-Infektion vor Hürden. Wenn also eine Person eine Vergabestelle aufsuchte, wurden zunächst nähere Angaben zum Anlass der ärztlichen oder zahnärztlichen Versorgung bzw. zu bestehenden Beschwerden

[1] Der 8. Senat des Bundessozialgerichts hat in einem Urteil vom 29. Februar 2024 eine Abgrenzung der § 4 und § 6 AsylbLG im Sinne einer Unterscheidung zwischen akuten und chronischen Erkrankungen nicht bestätigt. Vielmehr werden demnach Leistungen gemäß § 4 AsylbLG für chronische Erkrankungen eingeschlossen, wenn sie eine „akute Behandlungsbedürftigkeit" haben. Es ist also die akute Behandlungsbedürftigkeit für alle Krankheiten entscheidend, unabhängig davon, ob es sich um ein akutes oder chronisches Grundleiden handelt.

erfragt, und anschließend Fragen zum Aufenthaltsstatus, zur finanziellen Bedürftigkeit sowie zur persönlichen Situation geklärt. Auf den Behandlungsschein wurden der angegebene Name, das Geburtsdatum, ein Abrechnungscode und der Behandlungsanlass (z. B. „offene Wunde“, „akut aufgetretene Bauchschmerzen“) eingetragen. Eine Identitätsprüfung war nicht Aufgabe der Vergabestelle, damit Menschen ohne definierten Aufenthaltsstatus auch tatsächlich die Gesundheitsversorgung nutzen können. Die Ratsuchenden wurden an Allgemein- bzw. ggf. an fachärztliche Praxen und im Bedarfsfall an Krankenhäuser vermittelt; wenn nötig unter Hinzuziehung von Sprachmittler:innen, deren Vergütung ebenfalls über die Projektmittel finanziert wurde. Die Wahl der ärztlichen Praxis war grundsätzlich innerhalb von Niedersachsen frei, bei Bedarf wurde ein Termin in Praxen vermittelt, in denen beispielsweise bestimmte Sprachkenntnisse vorliegen. Bei Bedarf fand zudem eine Begleitung zu Terminen in ärztliche Praxen oder Krankenhäuser bzw. Notaufnahmen statt. Die Beratung und Betreuung erfolgten in engem Kontakt zu den Stellen des Gesundheitswesens. Bei potenziell aufwendigeren bzw. kostenintensiven Behandlungen war der Beirat des Projekts hinzuziehen. Dieser Beirat setzte sich nach Vorgaben des Landes aus Vertreter:innen der Ärztekammer Niedersachsen und der Kassenzahnärztlichen Vereinigung Niedersachsen, aus dem Öffentlichen Gesundheitsdienst (ÖGD), der klinischen Versorgung und der Medizinethik zusammen. Kriterium der Beiratsentscheidung war u. a. Allokationsfragen auf der Grundlage der noch vorhandenen Projektmittel.

Zu Evaluationszwecken wurden im Rahmen des Projekts verschiedene Daten erhoben, die durch den Zuwendungsgeber, das Land Niedersachsen, festgelegt wurden: soziodemografische Daten wie Alter, Geschlecht, Familienstand, Herkunftsland, Aufenthaltsstatus, Vermittlungstand an eine Legalisierungsberatung, Kenntnisquelle zum Projekt, Einkommen und Art der Unterkunft. Darüber hinaus wurden projektbezogene Angaben erfasst: Beratungsanlass, ärztliche Vermittlung, Diagnosen gemäß 10. Version der Internationalen statistischen Klassifikation der Krankheiten und verwandter Gesundheitsprobleme (ICD-10), die zu Abrechnungszwecken von den behandelnden (Zahn-) Ärzt:innen kodiert wurden, Kosten nach ambulanter und stationärer Versorgung sowie für Arznei-, Heil- und Hilfsmittel.

Es zeigte sich ein Anstieg der ausgegebenen Behandlungsscheine von zunächst 185 Scheinen im ersten Jahr auf ca. 690 Scheine im dritten Jahr, wobei ein Behandlungsschein ein Quartal lang für den ursprünglichen Behandlungsanlass genutzt werden konnte, für so viele Arztbesuche wie nötig. Zunächst kamen so viele Frauen wie Männer, im späteren Verlauf waren es mit ca. 57 – 58 % anteilig etwas mehr Frauen. Wie auch in vielen anderen Anlaufstellen war die

Gruppe der 18 bis 39-Jährigen mit ca. 60 % am stärksten vertreten (Ärzte der Welt, 2022; Gerhardus et al., 2024; Stötzler et al., 2023). In jedem Jahr waren ca. 16 % der Menschen, die einen Behandlungsschein erhielten, minderjährig und etwa 2 – 3 % waren über 65 Jahre und älter (detailliertere Ergebnisse für die ersten beiden Projektjahre siehe Mylius et al., 2019). Die meisten Behandlungsscheine wurden aufgrund akuter Beschwerden ausgegeben, zweithäufigster Anlass waren Vorsorgeuntersuchungen aufgrund von Schwangerschaft (anamnestische Angabe in der Vergabestelle). Gründe für eine stationäre Versorgung waren nach Abrechnungsdiagnosen u. a. Entbindung, Komplikationen in der Schwangerschaft, Neugeborenenversorgung, Behandlung von Tumoren, Hirninfarkten, Blutungen in verschiedenen Organsystemen, psychiatrische Notfallbehandlungen und Tuberkulose. Der Großteil der Menschen, die eine ärztliche Versorgung benötigten, kamen auch über die drei Projektjahre zum ersten Mal in die Vergabestelle, vor allem bei akuten Anliegen. Behandlungsscheine für die haus-, frauen-, kinder- und zahnärztliche Versorgung machten nahezu Zweidrittel der Scheinausstellungen aus. Darüber hinaus konnten durch das Projekt beispielsweise auch Impfungen durchgeführt werden, die standardmäßig empfohlen werden. Die Hälfte der Menschen, die eine Vergabestelle aufsuchten, hatte bereits eine Beratung zur aufenthaltsrechtlichen Situation erhalten. Und so hatte die Mehrheit der Personen, die in die Vergabestellen kamen, durch andere Organisationen vom Modellprojekt erfahren.

## 4 Diskussion: Ist der Anonyme Krankenschein ein Erfolg?

Akute Erkrankungen, Schmerzen und Schwangerschaften schaffen unmittelbar Notlagen und zwingen zu unmittelbarer ärztlicher Versorgung. Die Behandlungen wie beispielsweise im Rahmen des Modellprojekts in Niedersachsen von Krebserkrankungen, Hirninfarkten sowie akutpsychiatrischen Zuständen oder Tuberkulose sind zumeist kaum durch Eigenmittel oder durch Ehrenamt zu realisieren (Linke et al., 2019). Aber auch die dauerhafte medikamentöse Behandlung und Überwachung weitverbreiteter Grunderkrankungen (Bluthochdruck, Diabetes) kann sich als schwierig gestalten. Können Hilfsorganisationen eine gesundheitliche Versorgung ermöglichen, ist diese dann oft abhängig vom Engagement und der Kontinuität der Bereitschaft einzelner Personen. Willkürliche und intransparente Entscheidungen über die Zubilligung bestehender Ressourcen können mitunter Bestandteil des Hilfssystems sein. Dies gilt auch dann, wenn Menschen ohne Krankenversicherung Notaufnahmen der Krankenhäuser und Arztpraxen direkt aufsuchen (Diakonie Deutschland, 2019; Mylius, 2016).

Mit der gesicherten Finanzierung über öffentliche Mittel wie im Rahmen des Modellprojekts in Niedersachsen ergeben sich vor diesem Hintergrund Auswirkungen auf mehreren Ebenen:

## 4.1 Gesundheitsversorgung

Die Gesundheitsversorgung wurde mit regelhaften Abläufen für die Betroffenen vereinfacht, in der (zahn-)ärztlichen Praxis war das Verfahren der Kostenübernahme geregelt und die adäquate Versorgung auch durch den fachärztlichen Bereich sichergestellt. Dies betraf zudem die Möglichkeit weitere Untersuchungen (beispielsweise Laboruntersuchungen oder Bildgebung), nach medizinischem Standard, zu beauftragen.

Der Erfolg des AKS-Konzepts könnte also danach gemessen werden, wie viele Menschen versorgt und welche Auswirkungen die Sicherstellung ihrer medizinischen Versorgung auf ihre Gesundheit hat:

a) in quantitativer Hinsicht: es sollen möglichst viele Personen die geschaffene Struktur nutzen.

   Mit der Erfassung der Menschen, die im Rahmen eines Projekts bzw. einer Anlaufstelle Hilfe erhalten, kann nur beurteilt werden, wie sich die Anzahl an Personen im Zeitverlauf ändert. Während des Modellprojekts in Niedersachsen hat keine Prozessevaluation stattgefunden. Es ist also nicht bekannt, welcher Personenkreis gut oder schlecht oder gar nicht erreicht wurde oder ob systematische Hürden auch dann bestanden, wenn die Vorgaben (Adressaten und Leistungsumfang) erfüllt waren, z. B. Unkenntnis des Angebots, bestehende Schwellenängste oder strukturelle Hürden. Menschen ohne Papiere sind keine feste Gruppe, die in ihrer Größe und Zusammensetzung über die Zeit unveränderlich bliebe. Ihre Zahl ist fluide und unterliegt vielen Faktoren wie z. B. der Asyl- und Migrationspolitik, Umweltveränderungen, Veränderungen von politischen und wirtschaftlichen Bedingungen (IOM, 2022; Herbert, 2003; Karakayali, 2008). Menschen kommen aus unterschiedlichen Herkunftsländern mit mehr oder weniger Kontakten, Netzwerken, Communities nach Deutschland (Huschke, 2013). Sie unterliegen einer Mobilität, die den Aufenthaltszustand ebenfalls umfasst. D. h. wer heute keinen definierten Aufenthaltsstatus hat, kann sich morgen im Asylverfahren befinden. Durch die

Rahmenbedingungen des Modellprojekts in Niedersachsen wurden enge Grenzen gesetzt, welcher Personenkreis einen Behandlungsschein erhalten durfte. Sollen Strukturen hinsichtlich ihres Erfolges an Fallzahlen gemessen werden, sind diese Faktoren zu beachten.

b) in der Gesundheit im Sinne eines verbesserten Gesundheitszustands:

Diese Dimension kann in vielen Projekten zumeist nicht abgebildet werden. Beim Projekt in Niedersachsen ergaben weder Anlass der Behandlungsschein-Ausgabe, noch die Abrechnungsdaten Aufschluss über den Gesundheitszustand. Zudem fehlen Vergleichsdaten von Menschen, die ihre Versorgung nicht über den AKS erhalten haben. Es bleibt nur die plausible Annahme, dass sich durch den verbesserten Versorgungsgrad eine Besserung für die Personen hinsichtlich ihres Gesundheitszustands eingestellt hat, die in dem Zeitraum einen AKS erhalten haben. Menschen zu einem möglichst frühen behandlungsbedürftigen Zeitpunkt in eine fachliche Versorgung zu bringen, vermeidet potenziell schwere Krankheitsverläufe und eine Verschiebung in Notaufnahmen der Krankenhäuser. Außerdem konnten durch den Kontakt im Rahmen des Modellprojekts viele Menschen auch zu Möglichkeiten der Legalisierung und Wegen in die Legalität beraten werden. Dies ist auch deshalb relevant, da weitere Faktoren wie Wohnbedingungen, Ernährung, Bildung etc. für die Gesundheit wichtige Einflussgrößen darstellen (Lampert et al., 2016; Legido-Quigley et al., 2019; Nowak & Hornberg, 2023).

Mögliche weitere Hürden in der Versorgung – beispielsweise durch Sprachbarrieren, einem erhöhten Zeitaufwand für Leistungserbringer, der zu einer ablehnenden Haltung führt, ein unterschiedliches Verständnis von Gesundheit und Krankheit, Ablehnung in Praxen aufgrund des Kostenträgers – können allerdings ebenfalls relevante Aspekte sein, die die Gesundheit beeinflussen können.

## 4.2 Akzeptanz

a) *Ärzt:innen und Zahnärzt:innen (Leistungserbringer)*

Für die Leistungserbringer bringt der AKS eine Klärung des Kostenverfahrens mit sich. Das umfasst nicht nur die eigene Vergütung, sondern beseitigt darüber hinaus Unsicherheiten, was die Möglichkeiten der medizinischen Versorgung entsprechend des medizinischen Standards betrifft. Denn das kann weitere diagnostische Maßnahmen einschließen, die kostenintensiv sein können (z. B.

Laboruntersuchungen, Bildgebung, operative Eingriffe, Arzneimittel und sonstige Therapien). Der AKS schafft Sicherheit und erhöht damit die Akzeptanz (siehe hierzu auch die Ergebnisse der Evaluation des Projekts in Bremen; Gerhardus et al., 2024). Der administrative Aufwand kann zudem vereinfacht werden. In Niedersachsen wurde beispielsweise ein bekanntes Abrechnungsverfahren genutzt, analog zu dem der GKV-Versicherten, und so musste auch kein erheblicher zusätzlicher Dokumentationsaufwand aufgebracht werden.

b) *Öffentlichkeit*

Mit der Kommunikation zum „Anonymen Krankenschein" und der Verwendung öffentlicher Gelder findet eine verstärkte öffentliche Sichtbarkeit dafür statt, dass für bestimmte Gruppen tatsächlich Hemmnisse im Zugang zur Gesundheitsversorgung bestehen. Dies birgt das Potenzial einer Akzeptanzsteigerung und in der Folge einer Institutionalisierung von AKS-Konzepten. In der parlamentarischen Debatte in Niedersachsen und in der Berichterstattung verschiedener Medien wurde jedoch immer wieder deutlich, dass die Gesundheitsversorgung lediglich als ein Feld der Migrationspolitik und nicht etwa als ein Menschenrecht verstanden wird, das es zu achten, zu schützen und zu gewährleisten gilt. So urteilte der stellvertretende Vorsitzende der CDU-Landtagsfraktion Reinhold Hilbers zum Projekt, der AKS gefährde die „innere Sicherheit in Niedersachsen und verhindert das Aufdecken von Sozialleistungsmissbrauch" (CDU Fraktion Niedersachsen, 2017; Niedersächsischer Landtag, Drucksache 17/3481, 2015). Die Verbesserung der Gesundheitsversorgung stellt somit keinen Schritt zur Umsetzung der Verpflichtung Deutschlands zur Gewährleistung des Menschenrechts auf Gesundheit dar (Aichele, 2009; Krennerich, 2016), sondern schaffe eine Anreizstruktur zum unerlaubten Aufenthalt sowie eine Besserstellung gegenüber anderen Gruppen. Auf der anderen Seite haben sich seit dem Ende des Modellprojektes in Niedersachsen 2018 an vielen anderen Orten Fonds etabliert, die Überschneidungen mit dem AKS-Konzept aufweisen (*Verzeichnis anonymer Behandlungsscheine, Clearingstellen und Behandlungsfonds*, 2024). So hat die Region Hannover im Jahr 2022 beschlossen, einen Gesundheitsfond einzurichten, der ebenfalls die Finanzierung von Behandlungen über Krankenscheine vorsieht. Auch hier ist das Ziel, Menschen in gesundheitlichen Notlagen einen unkomplizierten Zugang zu medizinischer Versorgung zu ermöglichen. Die Abläufe weisen Gemeinsamkeiten mit dem zuvor bestandenem AKS-Projekt auf Landesebene auf (Region Hannover, 2022; Medinetz Hannover, o. D.). Auf Bundesebene wurde nach der Bundestagswahl 2021 im Koalitionsvertrag die Problematik der bestehenden Meldepflichten, die die Inanspruchnahme der Gesundheitsversorgung nach § 4 AsylbLG für Menschen ohne Papiere faktisch verhindern, aufgegriffen und deren Überprüfung angekündigt (Koalitionsvertrag 2021–2025, 2021).

## 4.3 Forschungsdaten als Grundlage der Bewertung

Bei der Bewertung eines Konzepts stellt sich grundsätzlich die Frage nach dem Ziel, den Indikatoren und inwiefern die vorhandenen Daten, die Indikatoren angemessen bestimmen können. Im Rahmen des Modellprojekts in Niedersachsen waren sowohl absolute Fallzahlen als auch partiell Variablen zu erheben, deren Ausprägung darüber bestimmten, ob die Leistung überhaupt gewährt wurde. Die quantitativen Angaben (Fallzahlen) sind – wie bei anderen Projekten auch – nicht ins Verhältnis zu den Bedarfen gesetzt (wer hätte einen Behandlungsschein benötigt und für was eigentlich alles). Die Häufigkeit bestimmter Angaben, wie Aufenthaltsstatus, Einkommen und Herkunft, sind durch die Projektvorgaben in gewisser Weise bereits festgelegt. Wäre also eine Person beispielsweise aus einem Land der Europäischen Region gekommen, hätte sie per definitionem nicht in der Projektstatistik erscheinen dürfen. Dies gilt ebenso für den Anlass, der zur Behandlungsscheinausgabe führt. Jenseits akuter Symptomatik und Vorsorge-Anlässen wurden keine Behandlungsscheine ausgegeben. Zwar wurden auch Personen bei Kontakt zur Vergabestelle in die Datenbank aufgenommen, die keinen Behandlungsschein erhielten – aber nur sofern sie denn bereit waren, dennoch Angaben zu machen. Das stellt in der Praxis eine relevante Einschränkung dar. Die Hauptinformationsquelle zu den Anlaufstellen des AKS-Modellprojekts in Niedersachsen waren bestehende Organisationen vor Ort. Es ist davon auszugehen, dass diesen die Rahmenbedingungen zur Behandlungsschein-Vergabe hinreichend bekannt waren. So suchten im Rahmen dieses Projekts nur wenige Personen, und über den gesamten Zeitraum eine abnehmende Anzahl, die Vergabestellen auf, die aufgrund der Voraussetzungen keinen AKS erhalten konnten.

Insbesondere für die Forschung ist es wichtig und selbstverständlicher Bestandteil, die Fehleranfälligkeit und Limitationen erhobener Daten hinreichend zu berücksichtigen.

Das AKS-Modell in Niedersachsen ist aus versorgungs- und menschenrechtlicher Perspektive ein Paradebeispiel für die Grenzen des AKS als Projekt – willkürliche Implementationsdauer bei Migrationspolitik auf dem Feld des Menschenrechts auf Gesundheit – und zeigt doch zugleich, welche Möglichkeiten

Akteure auf kommunaler oder Landesebene haben, um einen Schritt im Hemmnisabbau bei der Gesundheitsversorgung zu gehen, auch wenn offen bleibt, wie umfassend dieser Abbau gewesen ist.

## 4.4 Fazit

Der Nutzen für die Gesundheitsversorgung scheint durch die Schaffung von AKS-Angeboten offensichtlich. Bei der Bewertung, inwieweit tatsächlich von einem Erfolg im Zusammenhang mit diesem oder anderen AKS-Projekten gesprochen werden kann, sollten und müssen verschiedene Aspekte einbezogen werden und sind in der Forschung unabdingbar zu beachten. Das Konzept AKS akzeptiert zunächst ein System, das faktisch fondbasiert und damit bei der Versorgung in engeren Grenzen budgetiert, als dies im GKV-System vorgesehen ist und zudem immer noch systemparallel verläuft. Das heißt, es werden eigene, vom GKV-System abweichende Regeln zur Kostenübernahme festgelegt, und die Finanzierung erfolgt in engeren Grenzen ähnlich Projektmitteln, die unabhängig vom tatsächlichen Bedarf zugebilligt wurden.

Ohne eine gesetzliche Regelung eines allgemeinen Krankenversicherungsschutzes für Menschen, die sich in Deutschland aufhalten, werden die verschiedenen AKS-Modelle unter gesundheitlichen Aspekten immer unzureichend, politisch hoch umkämpft, und in ihrem Bestand unsicher bleiben. Dennoch bleibt der Einsatz auf kommunaler Ebene oder auf Landesebene für die Einrichtung von Anlaufstellen und die Vergabe von „anonymen Behandlungsscheinen" im Hilfesystem wichtig. Es kann individuell nachhaltig Unterstützung bieten, um den Versicherungsstatus zu verändern und damit in Folge viele andere Faktoren gesundheitlicher Ungleichheit zu beeinflussen. Im Einzelfall kann es dazu beitragen, Härten zu vermindern und eine Behandlung sicherzustellen und damit mitunter schwerwiegende Folgen für die Gesundheit zu verhindern. Eine gewisse institutionelle Verankerung kann zudem helfen, das Selbstverständnis der Akteure und der Gesellschaft für die Umsetzung menschenrechtlicher Aufgaben zu stärken und die medizinische Versorgung tatsächlich zu verbessern. Und damit zugleich den Weg ebnen, weitere Schritte für eine angemessene Gesundheitsversorgung zu beschreiten.

## Literatur


Aichele, V. (2009). Anspruch auf Zugang zu medizinischer Versorgung: Das Recht auf Gesundheit nach dem UN-Sozialpakt. In C. Falge, A. Fischer-Lescano, & K. Sieveking (Hrsg.), *Gesundheit in der Illegalität* (S. 205–222). Nomos.

*Anonymer Krankenschein Thüringen* (o. D.). https://www.aks-thueringen.de.

Ärzte der Welt e. V. (Hrsg.) (2017). *Hilfe für Patient*innen.* Aerztederwelt.org. https://www.aerztederwelt.org/wem-wir-beistehen/hilfe-fuer-patientinnen.

Ärzte der Welt e. V. (Hrsg.) (2022). *Gesundheitsreport 2022. Ver(un)sichert? Wie Ausgrenzung psychisch belastet. Krank und ohne medizinische Versorgung in Deutschland.*

Ärze der Welt e. V. (Hrsg.) (2023). *Gesundheitsreport 2023.* Aerztederwelt.org. https://www.aerztederwelt.org/presse-und-publikationen/publikationen/2023/12/08/gesundheitsreport-2023.

Bundesamt für Migration und Flüchtlinge (Hrsg.) (2025). *Das Bundesamt in Zahlen. Asyl.* https://www.bamf.de/SharedDocs/Anlagen/DE/Statistik/BundesamtinZahlen/bundesamt-in-zahlen-2024-asyl.pdf?__blob=publicationFile&v=12.

Büro für medizinische Flüchtlingshilfe (Hrsg.) (2006). *10 Jahre Büro für medizinische Flüchtlingshilfe. Eine Erfolgsgeschichte?* https://medibuero.de/medibuero-broschueren/.

CDU Fraktion Niedersachsen (2017). https://cdultnds.de/2017/02/06/hilbers-anonymer-krankenschein-gefaehrdet-innere-sicherheit-in-niedersachsen-und-verhindert-das-aufdecken-von-sozialleistungsmissbrauch/.

Diakonie Deutschland (Hrsg.). (2017). *Arbeitspapier der Bundesarbeitsgruppe Gesundheit/Illegalität: Gesundheitsversorgung für Menschen ohne Papiere. Aktuelle Herausforderungen und Lösungsansätze.* info.diakonie.de/gesundheitsversorgung-fuer- Menschen-ohne-Papiere.

Diakonie Deutschland (Hrsg.). (2018). *Fallsammlung der Bundesarbeitsgruppe Gesundheit/Illegalität. Krank und ohne Papiere.* info.diakonie.de/gesundheitsversorgung-fuer-Menschen-ohne-Papiere.

Diakonie Deutschland (Hrsg.) (2019). *Arbeitspapier der Bundesarbeitsgruppe Gesundheit/Illegalität: Notfallhilfe im Krankenhaus für Menschen ohne Papiere.* info.diakonie.de/gesundheitsversorgung-fuer- Menschen-ohne-Papiere.

Diakonie Deutschland (Hrsg.) (2023). *Arbeitsgruppe der Bundesarbeitsgruppe Gesundheit/Illegalität (BAG) und der Bundesarbeitsgemeinschaft Anonyme Behandlungsschein- und Clearingstellen für Menschen ohne Krankenversicherungsschutz (BACK). Empfehlungen zur Ausgestaltung von Clearingstellen für Menschen ohne Krankenversicherungsschutz.* info.diakonie.de/gesundheitsversorgung-fuer- Menschen-ohne-Papiere

Frewer, A., & Bielefeldt, H. (Hrsg.). (2016). *Das Menschenrecht auf Gesundheit: Normative Grundlagen und aktuelle Diskurse.* transcript.

*Gesundheit für Geflüchtete* (2016). http://gesundheit-gefluechtete.info/.

Gerhardus, A., Gerstl, S., Göbberd, L., Schaaf, M., & Oeltjen, L. (2024). *Evaluation des Projekts: „Förderung der medizinischen und gesundheitlichen Versorgung von nichtversicherten und papierlosen Menschen in Bremen – ein Modellprojekt".* Abschlussbericht: Universität Bremen.

Hagose, M., Burton-Jeangros, C., Fakhoury, J., Consoli, L., Refle, J.-E., & Jackson, Y. (2023). Working conditions and self-reported health among undocumented and newly regularized migrants in Geneva: A cross-sectional study. *International Journal of Public Health, 68*. https://doi.org/10.3389/ijph.2023.1606394.

Herbert, U. (2003). *Geschichte der Ausländerpolitik in Deutschland Saisonarbeiter, Zwangsarbeiter, Gastarbeiter, Flüchtlinge*. C.H. Beck.

Hraiech, S., Pauly, V., Orleans, V., Auquier, P., Boyer, L., Papazian, L., & Azoulay, E. (2022). Undocumented migrants in French intensive care units in 2011–2018: Retrospective nationwide study. *Intensive Care Medicine, 48*(3), 290–299. https://doi.org/10.1007/s00134-021-06606-9.

Huschke, S. (2013). *Kranksein in der Illegalitat: Undokumentierte Lateinamerikaner/-innen in Berlin. Eine medizinethnologische Studie*. transcript.

Internationale Organisation für Migration. (2024). Migration und Migranten: Regionale Dimensionen und Entwicklungen. In: M. McAuliffe & L.A. Oucho (Hrsg.), World Migration Report 2024. International Organization for Migration (IOM). https://publications.iom.int/books/world-migration-report-2024

Karakayali, S. (2008). *Gespenster der Migration Zur Genealogie illegaler Einwanderung in der Bundesrepublik Deutschland*. transcript.

Koalitionsvertrag 2021–2025 zwischen der SPD, BÜNDNIS 90/DIE GRÜNEN und FDP. (2021). *Mehr Fortschritt wagen. Bündnis für Freiheit, Gerechtigkeit und Nachhaltigkeit*.

Kratzsch, L., Bozorgmehr, K., Szecsenyi, J., & Nöst, S. (2022). Health status and access to healthcare for uninsured migrants in Germany: A qualitative study on the involvement of public authorities in nine cities. *International Journal of Environmental Research and Public Health, 19*(11), 6613. https://doi.org/10.3390/ijerph19116613.

Krennerich, M. (2016). Das Menschenrecht auf Gesundheit Grundzüge eines komplexen Rechts: Grundzüge eines komplexen Rechts. In: A. Frewer & H. Bielefeldt (Hrsg.), *Menschenrechte in der Medizin / Human Rights in Healthcare* (S. 57–92). transcript.

Lampert, T., Richter, M., Schneider, S., Spallek, J., & Dragano, N. (2016). Soziale Ungleichheit und Gesundheit: Stand und Perspektiven der sozialepidemiologischen Forschung in Deutschland. *Bundesgesundheitsblatt, Gesundheitsforschung, Gesundheitsschutz, 59*(2), 153–165. https://doi.org/10.1007/s00103-015-2275-6.

Lang, S. A., Tinnemann, P., & Zöllner, R. (2024). Wege in den Krankenversicherungsschutz – Das Pilotprojekt Clearingstelle 1.0 am Gesundheitsamt Frankfurt a. M.. *Gesundheitswesen (Bundesverband der Arzte des Öffentlichen Gesundheitsdienstes (Germany))*. https://doi.org/10.1055/a-2250-3670.

Legido-Quigley, H., Pocock, N., Tan, S. T., Pajin, L., Suphanchaimat, R., Wickramage, K., McKee, M., & Pottie, K. (2019). Healthcare is not universal if undocumented migrants are excluded. *BMJ (Clinical Research Ed.), 366*, Article l4160. https://doi.org/10.1136/bmj.l4160.

Linke, C., Heintze, C., & Holzinger, F. (2019). 'Managing scarcity'– a qualitative study on volunteer-based healthcare for chronically ill, uninsured migrants in Berlin Germany. *British Medical Journal Open, 9*(3), Article e025018. https://doi.org/10.1136/bmjopen-2018-025018.

Lotty, E., Hämmerling, C., & Mielck, A. (2015). Gesundheitszustand von Menschen ohne Krankenversicherung und von Menschen ohne legalen Aufenthaltsstatus: Analyse von Daten der Malteser Migranten Medizin (MMM) in München. *Gesundheitswesen (Bundesverband der Ärzte des Öffentlichen Gesundheitsdienstes (Germany)), 77*(06), e143–e152. https://doi.org/10.1055/s-0034-1395646.

Medibüro Berlin – Netzwerk für das Recht auf Gesundheitsversorgung aller Migrant*Innen (Hrsg.). (2016). 20 Jahre Medibüro Berlin. https://medibuero.de/medibuero-broschueren/.

Medinetz Hannover. (o. D.). *Krank und ohne Versicherung*. https://www.medinetz-hannover.de/krank-und-ohne-krankenversicherung.html.

*Medizin für Menschen ohne Krankenversicherung*. (2024). Malteser. https://www.malteser.de/menschen-ohne-krankenversicherung.html.

Mylius, M. (2016). *Die medizinische Versorgung von Menschen ohne Papiere in Deutschland: Studien zur Praxis in Gesundheitsämtern und Krankenhäusern*. transcript.

Mylius, M. (2018). Migrantinnen und Migranten ohne Papiere im Gesundheitssystem: Zwischen Menschenrecht, humanitärer Hilfe und Migrationskontrolle. In: L. Bergemann & A. Frewer (Hrsg.), *Autonomie und Vulnerabilität in der Medizin* (S. 169–192). transcript.

Mylius, M., Dreesman, J., Zühlke, C., & Mertens, E. (2019). Hemmnisse abbauen, Gesundheit fördern – Die Gesundheitsversorgung von Migrierten ohne Papiere im Rahmen eines Modellprojektes in Niedersachsen, 2016–2018. *Bundesgesundheitsblatt, Gesundheitsforschung, Gesundheitsschutz, 62*(8), 927–934. https://doi.org/10.1007/s00103-019-02972-4.

Neue Presse. (2018, 28. November). *Anonymer Krankenschein ist gescheitert*. Neue Presse. https://www.neuepresse.de/der-norden/anonymer-krankenschein-ist-gescheitert-AA3XO3KOMU4K53WGUAWF5GMWYM.html.

Niedersächsischer Landtag. (2014). *Drucksache 17/2621. Unterrichtung Medizinische Versorgung für Flüchtlinge in Niedersachsen sicherstellen*.

Niedersächsischer Landtag. (2015). *Drucksache 17/3481*. https://www.landtag-niedersachsen.de/.

Niedersächsischer Landtag. (2017). *Antwort der Landesregierung auf die Mündliche Anfrage: „Wer kann das Modellprojekt der rot-grünen Landesregierung zur Vergabe eines anonymen Krankenscheins nutzen?“* Niedersachsen.de. https://www.ms.niedersachsen.de/startseite/service_kontakt/presseinformationen/antwort-der-landesregierung-auf-die-muendliche-anfrage-wer-kann-das-modellprojekt-der-rot-gruenen-landesregierung-zur-vergabe-eines-anonymen-krankenscheins-nutzen-150816.html.

Nowak, A. C., & Hornberg, C. (2023). Erfahrungen von Menschen mit Fluchtgeschichte bei der Inanspruchnahme der Gesundheitsversorgung in Deutschland – Erkenntnisse einer qualitativen Studie. *Bundesgesundheitsblatt, Gesundheitsforschung, Gesundheitsschutz, 66*(10), 1117–1125. https://doi.org/10.1007/s00103-022-03614-y.

Region Hannover. (2022). *Beschlussauszug aus der Sitzung der Regionsversammlung vom 30.03.2022: Einrichtung eines Gesundheitsfonds für Menschen ohne gesicherten Zugang zu medizinischer Versorgung*. https://ris.hannit.de/public/to020?TOLFDNR=2003997&SILFDNR=2000386.

Schade, M., Heudorf, U., & Tiarks-Jungk, P. (2015). Die Humanitäre Sprechstunde in Frankfurt a. M.: Inanspruchnahme nach Geschlecht, Alter und Herkunftsland. *Das Gesundheitswesen (Bundesverband der Ärzte des Öffentlichen Gesundheitsdienstes (Germany)), 77*(07), 466–474. https://doi.org/10.1055/s-0035-1550026.

Spallek, J., Zeeb, H., & Razum, O. (2023). Life course epidemiology in migrant health research. *Bundesgesundheitsblatt, Gesundheitsforschung, Gesundheitsschutz, 66*(10), 1092–1098. https://doi.org/10.1007/s00103-023-03761-w.

Stötzler, M., & Kaifie, A. (2023). Healthcare for individuals without health insurance in Germany – a mixed methods approach to assess the situation and current challenges. *International Journal for Equity in Health*, *22*(1). https://doi.org/10.1186/s12939-023-01930-6.

*Verzeichnis anonyme Behandlungsscheine, Clearingstellen und Behandlungsfonds*. (2024). https://anonymer-behandlungsschein.de/.

Vogel, D., & Aßner, M. (2011). *Umfang, Entwicklung und Struktur der irregulären Bevölkerung in Deutschland. Expertise im Auftrag der deutschen nationalen Kontaktstelle für das Europäische Migrationsnetzwerk (EMN) beim Bundesamt für Migration und Flüchtlinge*. https://www.bamf.de/SharedDocs/Anlagen/DE/EMN/Studien/ZuStudien/emn-wp41-expertise.pdf?__blob=publicationFile&v=17.

Winters, M., Rechel, B., de Jong, L., & Pavlova, M. (2018). A systematic review on the use of healthcare services by undocumented migrants in Europe. *BMC Health Services Research*, *18*(1). https://doi.org/10.1186/s12913-018-2838-y.

**Maren Mylius, Dr. PH, Ärztin und Epidemiologin,** ist Gastwissenschaftlerin am Institut für Geschichte und Ethik der Medizin an der Universität Erlangen-Nürnberg. Von 2015 bis 2018 hat sie das Modellprojekt „Anlauf- und Vergabestellen in Hannover und Göttingen zur medizinischen Versorgung von Menschen ohne Papiere" ehrenamtlich betreut. Zudem war sie viele Jahre im Verein Medinetz Hannover ehrenamtlich tätig und hat zur Gesundheitsversorgung von Menschen ohne Papiere wissenschaftlich publiziert.

# Solidarität in der Praxis: Zivilgesellschaftliche Gesundheitsinitiativen für Menschen ohne Krankenversicherungsschutz

Ilker Ataç

**Zusammenfassung**

In Deutschland entsteht eine neue Versorgungslandschaft für Menschen ohne Krankenversicherungsschutz, die maßgeblich von zivilgesellschaftlichen Akteur:innen geprägt wird. Diese Organisationen, die von humanitären und autonomen bis hin zu intermediären Formen reichen, schließen Lücken im Gesundheitssystem, indem sie einen kostenlosen und niedrigschwelligen Zugang zur medizinischen Basisversorgung anbieten. Der Beitrag untersucht die verschiedenen Modelle und Typologien zivilgesellschaftlicher Organisationen, die sich diesen Herausforderungen stellen. Er beschreibt, wie diese Organisationen nicht nur grundlegende Gesundheitsdienste bereitstellen, sondern auch eine Rolle in der politischen Landschaft spielen. Neue Initiativen wie Clearingstellen und anonyme Krankenscheine werden als Beispiele für hybride Organisationen vorgestellt, die sich für eine langfristige soziale Transformation einsetzen. Sie bieten nicht nur konkrete Hilfe an, sondern streben auch strukturelle Veränderungen im Gesundheitssystem an. Dieses Engagement wird durch quantitative und qualitative methodische Ansätze unterstützt, um die Dynamik und Potentiale der zivilgesellschaftlichen Gesundheitslandschaft in Deutschland zu erfassen und darzustellen. Angesichts der prekären Finanzierung und der zeitlichen Befristung vieler dieser Initiativen wird die Notwendigkeit einer stärkeren Anerkennung und Unterstützung durch die öffentliche Hand betont, um die Kontinuität und Nachhaltigkeit zu gewährleisten.

I. Ataç (✉)
Hochschule Fulda, Deutschland
E-Mail: ilker.atac@sw.hs-fulda.de



A. Dieterich et al. (Hrsg.), *Krank, zugewandert, nicht versichert?*,
https://doi.org/10.1007/978-3-658-48772-0_12

**Schlüsselwörter**

Menschen ohne Krankenversicherungsschutz • Zivilgesellschaftliche Organisationen • Gesundheitsversorgung • Solidaritätspraktiken • Clearingstellen/ Anonyme Krankenscheine • Deutschland

## 1 Einleitung

In Deutschland vollzieht sich derzeit eine Wende in der Gesundheitsversorgung von Menschen ohne Krankenversicherungschutz auf der kommunalen Ebene, getragen von den zivilgesellschaftlichen Akteur:innen. Als Reaktion auf rechtliche und institutionelle Barrieren haben zivilgesellschaftliche Initiativen zahlreiche Ansätze entwickelt, um dieser schutzbedürftigen Gruppe den Zugang zur Gesundheitsversorgung zu ermöglichen. Bundesweit bieten mittlerweile über 150 Einrichtungen einen kostenlosen und niedrigschwelligen Zugang zur ambulanten medizinischen Basisversorgung für Menschen ohne Krankenversicherungsschutz an. Diese Entwicklung, die in den 1990er Jahren ihren Anfang genommen hat, hat ihre Zielgruppe aufgrund der Verschärfung der gesetzlichen Bestimmungen deutlich erweitert: von undokumentierten Migrant:innen auf eine vielfältige Gruppe, darunter deutsche Staatsbürger:innen, z. B. Reiserückkehrer:innen oder jene die aufgrund von Beitragsschulden bei Krankenkassen nur stark eingeschränkte Leistungen in der Gesundheitsversorgung in Anspruch nehmen können, EU-Bürger:innen, die von sozialen Leistungen ausgeschlossen sind, Asylsuchende in den ersten 36 Monaten ihres Aufenthalts in Deutschland sowie kürzlich aus der Haft Entlassene.

In meinem Beitrag präsentiere ich einen konzeptionellen Rahmen, der die vielfältige Landschaft der zivilgesellschaftlichen Organisationen in der Gesundheitsversorgung für nicht versicherte Menschen kartographiert. Diese Organisationen unterscheiden sich hinsichtlich ihrer Angebote, der Art der Bereitstellung von Leistungen, ihrer Struktur, ihren Finanzierungsmodellen und ihres politischen Selbstverständnisses. Sie werden überwiegend von Trägerorganisationen der freien Wohlfahrtspflege sowie diversen zivilgesellschaftlichen Initiativen betrieben. In Anlehnung an die Typologie von Schilliger und Ataç (2023) beabsichtige ich, die unterschiedlichen zivilgesellschaftlichen Organisationen zu unterscheiden. Mein Ziel ist es, einen Beitrag zur theoretischen Erfassung der Vielfalt dieser zivilgesellschaftlichen Akteur:innen zu leisten, die sich in der Praxis aktiv an urbanen Politiken beteiligen. Besonders hervorheben möchte ich dabei das vielfältige Engagement dieser Akteur:innen für die Verbesserung der Lebensumstände von Menschen ohne Krankenversicherungsschutz.

In meinem Beitrag stütze ich mich auf eine Vielzahl methodischer Ansätze, um ein umfassendes Bild der zivilgesellschaftlichen Gesundheitsversorgung für Menschen ohne Krankenversicherungsschutz in Deutschland zu zeichnen. Ein zentraler Bestandteil dieser Methodik war eine von mir koordinierte Erhebung an der Hochschule Fulda, bei der bundesweit über 150 Einrichtungen, die Gesundheitsleistungen für die Zielgruppe anbieten, mittels eines Fragebogens kontaktiert wurden. Dieser Fragebogen erfasste Informationen zu den Angeboten, der finanziellen Grundlage, der Personalstruktur sowie der Anzahl der versorgten Patient:innen in den jeweiligen Einrichtungen. Erste Ergebnisse der Befragung werden in diesem Beitrag vorgestellt. Ergänzend zur Umfrage habe ich Fachtagungen und Diskussionsforen mit Akteur:innen im Feld co-organisiert. Diese Veranstaltungen ermöglichten einen wertvollen Austausch über Herausforderungen und Lösungsansätze in der Gesundheitsversorgung der betroffenen Zielgruppe. Darüber hinaus habe ich Interviews geführt, die einen vertieften Einblick in die Strukturen und Motivationen der beteiligten Organisationen bieten. Mit dieser Kombination aus quantitativen und qualitativen Methoden möchte ich die Dynamik der zivilgesellschaftlichen Gesundheitslandschaft in Deutschland darstellen und zugleich aufzeigen, welche Potenziale und Grenzen in der aktuellen Versorgungssituation bestehen.

Im Verlauf des Beitrags werden verschiedene Modelle des Zugangs zur Gesundheitsversorgung vorgestellt, wobei die zentrale Rolle von zivilgesellschaftlichen Organisationen hervorgehoben wird. Im nächsten Kapitel werden die Aktivitäten der zivilgesellschaftlichen Organisationen mithilfe der genannten Typologie analysiert. Anschließend liegt der Fokus auf innovativen Organisationsformen wie Clearingstellen und Anonymen Krankenscheinen, die darauf abzielen, Brücken zum regulären Gesundheitssystem für nicht versicherte Menschen zu bauen. Im abschließenden Kapitel werden die Ergebnisse umfassend diskutiert. In diesem Zusammenhang plädiere ich für die Verwendung des Konzepts hybrider Organisationen, die auf soziale Transformation ausgerichtet sind und gleichzeitig Interessenvertretung und Dienstleistungserbringung als ihre Kernidentität betrachten.

## 2 Typologie der Solidaritätspraktiken

Die von Agustín und Jørgensen (2019) eingeführte Typologie der Solidarität bietet einen Rahmen, um unterschiedliche Solidaritätspraktiken mit Geflüchteten zu verstehen und darzustellen. Diese Typologie umfasst Praktiken und Rationalitäten vieler Akteur:innen, die im Kontext von urban citizenship agieren. Die

Autoren unterscheiden zwischen „humanitärer Solidarität“, die sich in der Praxis der Initiativen der Zivilgesellschaft zur Inklusion von Migrant:innen zeigt; „autonomer Solidarität“, die sich in selbstorganisierten (meist urbanen) Räumen manifestiert; und „institutioneller Solidarität“, die auf die Verbindung der zivilgesellschaftlichen mit der politischen Arena abzielt (Agustín & Jørgensen, 2019, S. 39 ff.). Aufbauend auf dieser Grundstruktur wenden Schilliger und Ataç (2023) die Typologie auf Basis ihrer empirischen Forschung in Bern und Wien spezifisch für Solidaritätspraktiken von zivilgesellschaftlichen Organisationen an, die sich für undokumentierte Migrant:innen einsetzen. Sie entwickeln das Modell von Agustín und Jørgensen weiter, indem sie die Organisationstypen in humanitäre, intermediäre und autonome Gruppen unterteilen. Dies bildet die Grundlage für die in diesem Beitrag verwendete akteur:innenzentrierte Typologie.

## 2.1 Humanitäre Organisationen

Das Konzept der humanitären Solidarität umfasst laut Agustín und Jørgensen (2019, S. 41) Praktiken, die darauf abzielen, vulnerable Lebenslagen zu mildern und allen Menschen eine gleichberechtigte Teilhabe unabhängig von ihren Rechten und Ressourcen zu ermöglichen. Ataç und Schilliger (2022) beschreiben humanitäre zivilgesellschaftliche Organisationen als Akteur:innen, die mit ihrem Engagement eine parallele Infrastruktur im Gesundheitswesen außerhalb der wohlfahrtsstaatlichen Institutionen schaffen und somit die Lücken der staatlichen Versorgungssysteme füllen. Beispielhaft werden Einrichtungen von zwei Organisationen näher beschrieben: „Malteser Medizin für Menschen ohne Krankenversicherung“ und „Praxis ohne Grenzen“, die im Jahr 2024 zusammengerechnet 28 Einrichtungen betreiben. Erstgenannte ist in acht Bundesländern vertreten, während „Praxis ohne Grenzen“ vorwiegend in Schleswig-Holstein tätig ist.

Diese Organisationen bieten primär ambulante Untersuchungen im Rahmen ihrer Sprechstunden an, wobei durchschnittlich zwei offene Sprechstunden pro Woche stattfinden. Die Standorte dieser Angebote sind häufig in kirchlichen oder humanitären Kontexten angesiedelt, wobei es auch vorkommt, dass kirchlich getragene Krankenhäuser die Räumlichkeiten zur Verfügung stellen. Die Finanzierung dieser Organisationen erfolgt überwiegend über Spenden. In wenigen Fällen erhalten sie eine Teilfinanzierung seitens der öffentlichen Hand. Hauptsächlich sind es kommunale Zuwendungen gefolgt von Förderung durch die jeweilige Landesregierung, wobei der öffentliche Finanzierungsanteil meist unter 50 % liegt.

Die Gesundheitsleistungen werden vorwiegend durch ehrenamtliche Mitarbeit erbracht. Das medizinische Personal arbeitet meist auf ehrenamtlicher Basis. Dazu gehören nicht nur Allgemeinmediziner:innen und andere Fachärzt:innen, sondern auch Pflegekräfte und Hebammen. Die wenigen hauptamtlich Beschäftigten in den humanitären Organisationen sind überwiegend im nicht-medizinischen Bereich tätig, wie beispielsweise in der Verwaltung oder als Sozialarbeiter:innen.

Ataç und Schilliger (2022) heben hervor, dass humanitäre zivilgesellschaftliche Organisationen durch einen interdisziplinären und kollaborativen Ansatz in der Lage sind, auf die komplexen Bedürfnisse ihrer Patient:innen einzugehen. Alle Einrichtungen betrachten es als ihre Aufgabe, Patient:innen mit fortgeschrittenem Behandlungsbedarf nach Möglichkeit weiterzuvermitteln. Von entscheidender Bedeutung ist dabei die Zusammenarbeit mit einem breiten Netzwerk von Fachärzt:innen, Krankenhäusern und Laboren, die Patient:innen entweder kostenlos, auf Rechnung nach einfachem Satz der Gebührenordnung für Ärzt:innen (GOÄ) oder auf Spendenbasis behandeln. Nahezu alle Einrichtungen übernehmen im Rahmen der Spendengelder weitere Behandlungskosten. Etwa die Hälfte der Einrichtungen kann die Kosten für Medikamente und Laboruntersuchungen vollständig decken, die andere Hälfte zumindest teilweise.

Die Malteser schließen bewusst Versorgungslücken und betrachten ihre Arbeit als Teil des notwendigen ehrenamtlichen Engagements. Dabei wird nicht die strukturelle Problematik der Lücken infrage gestellt, sondern die notwendige Hilfeleistung durch ehrenamtliches Engagement in den Vordergrund gestellt. Demgemäß verstehen sich die Malteser in erster Linie als Hilfeleister (Malteser, o. J.).

Die Dachorganisation *Malteser Medizin für Menschen ohne Krankenversicherung* lehnt in ihrem Selbstverständnis als humanitäre Organisation eine politische Positionierung ab und erhebt den Anspruch, „neutral" zu bleiben. Ein ausschließlich auf Hilfe ausgerichtetes Verständnis kann dazu führen, dass humanitäre Organisationen den Status quo reproduzieren und als Lückenbüßer fungieren. Einige Malteser-Praxen sind auf lokaler Ebene auf einer informellen Basis gut mit der lokalen Verwaltung und Politik vernetzt. Dies ist besonders dann hilfreich, wenn es darum geht, Lösungen für schwierige oder kostenintensive Probleme zu finden. In einem Gespräch erzählte mir der/die Vertreter:in einer Einrichtung der Malteser, dass sie sich auf lokaler Ebene seitens der lokalen Politik nicht ausreichend wertgeschätzt fühlten und verwiesen auf ihr begrenztes Budget und die politische Verantwortung der Stadtverwaltung bei diesem Thema. Sie forderten mehr Anerkennung und finanzielle Unterstützung, um zusätzliche Ressourcen zu mobilisieren und bessere Bedingungen für medizinische Basisversorgung zu gewährleisten.

Ataç und Schilliger (2022) argumentieren, dass humanitäre Organisationen auch eine subversive Rolle spielen können. Wenn sie sich ihrer Rolle als Füllung struktureller Lücken bewusst sind, können sie Raum für kritische Interventionen schaffen. Auch in stark spendenabhängigen Organisationen gibt es dieses Bewusstsein. Insgesamt bleibt das von humanitären Organisationen betriebene parallele Gesundheitssystem in seinen Möglichkeiten weit hinter dem regulären System zurück. Es besteht die Gefahr, dass der Zugang zu Leistungen außerhalb des Regelsystems partiell und prekär bleibt, wie es Ataç und Schilliger für die Leistungen der humanitären Organisationen beschreiben. Humanitäre Organisationen agieren somit sowohl als Akteurinnen der Inklusion als auch der Exklusion, da sie eine Parallelstruktur aufrechterhalten und damit das reguläre Gesundheitssystem entlasten.

## 2.2 Autonome Organisationen

Im Konzept der autonomen Solidarität, wie es von Agustín und Jørgensen (2021) beschrieben wird, wird der Fokus auf Beziehungen und Praktiken gelegt, die in selbstorganisierten, meist urbanen Räumen entstehen. Diese Form der Solidarität basiert auf einem horizontalen und partizipativen Ansatz, der Elemente der direkten Demokratie umfasst. Ein zentrales Ziel ist es, dichotome Kategorisierungen wie „Menschen mit und ohne Rechte" zu überwinden, was mit der Idee der aktivistischen Bürger:innen nach Isin (2008) einhergeht. Mit der Schwerpunktsetzung auf Selbstorganisation wird angestrebt, neue Formen von Institutionen zu entwickeln, die als Infrastrukturen dienen, um autonome Solidarität zu ermöglichen. Laut Ataç und Schilliger (2022) grenzen sich autonome zivilgesellschaftliche Organisationen durch ihr politisch motiviertes Handeln von einer karitativen Logik ab.

*MediNetze* oder *MediBüros sind Beispiele für autonome Organisationen. Bundesweit haben wir* 34 aktive MediNetze/MediBüros identifiziert. Diese Organisationen gibt es in fast allen Bundesländern, am häufigsten in Nordrhein-Westfalen und Baden-Württemberg. Ihr Ziel ist es, Lösungsansätze für eine bedarfsgerechte Versorgung von Menschen ohne Krankenversicherungsschutz zu etablieren. Viele MediNetze/MediBüros vermitteln Hilfesuchende anonym und kostenlos an Netzwerke von Ärzt:innen, Hebammen oder Kliniken, die ein gewisses Kontingent von Patient:innen ohne Krankenversicherung kostenlos oder zu einem einfachen Satz nach der Gebührenordnung für Ärzt:innen behandeln (Mylius, 2016). Ihre

Arbeit erfordert gut organisierte Netzwerke und Absprachen mit den Gesundheitsdienstleister:innen, um den Zugang zur regulären medizinischen Versorgung zu ermöglichen.

Die MediNetze/MediBüros übernehmen auch Kosten für Laborleistungen und Medikamente, die in der Regel durch Spenden gedeckt werden. Eine vollständige Kostenübernahme ist nicht immer möglich. Einige Einrichtungen können nur einen Teil der Kosten übernehmen. Absprachen mit den einzelnen Krankenhäusern ermöglichen eine teilweise stationäre Behandlung, z. B. bei Geburten (Mylius, 2016). Die Motivation der beteiligten Ärzt:innen und Krankenhäuser reicht von humanitärer Einstellung über solidarisches Handeln bis hin zu politischer Überzeugung.

Die Arbeit der Vermittlung übernehmen engagierte Personen, die selbstorganisiert arbeiten und durch den Aufbau horizontaler Beziehungen politische Veränderungen anstreben. Sie sind oftmals politische Aktivist:innen mit systemkritischer Positionierung und Akteur:innen sozialer Bewegungen, die sich der Ausgrenzung von prekären Migrant:innen aus der regulären Gesundheitsversorgung entgegensetzen (Groß, 2005, S. 20). Ihr Ziel ist es, mittelfristig kommunale Politiken und langfristig nationale Gesetze zu verändern (Wilcke & Manoim, 2019). Beispielsweise wurde das *MediBüro Berlin* „mit dem Ziel gegründet, der rassistischen Ausgrenzung von Flüchtlingen aus der Sozialgesetzgebung und der regulären Gesundheitsversorgung ein praktisches Projekt und eine politische Initiative entgegenzusetzen“ (Groß, 2005, S. 20). Die Aktivist:innen arbeiten langfristig daran, die Notwendigkeit ihres eigenen Engagements zu beseitigen, weil sie nicht als Lückenbüßer:innen im deutschen Sozialsystem fungieren wollen. Sie sind gemeinsam mit anderen Organisationen in der BAG Gesundheit/Illegalität vernetzt mit dem Ziel für undokumentierte Menschen das Recht auf Gesundheitsversorgung zu realisieren. Sie wollen nicht „den Anschein erwecken, politische Lösungen seien angesichts seiner unentgeltlichen Unterstützung nicht mehr von Nöten“ (Bartholome et al., 2016, S. 2). Der Spagat zwischen politischen Forderungen und konkreter Unterstützung von Hilfesuchenden ist den Mitgliedern der *MediNetze/MediBüros* bewusst. Sie sind auf engagiertes und teils humanitär motiviertes Gesundheitspersonal und entsprechende medizinische Einrichtungen angewiesen, denn auf spendenfinanzierter Basis ist keine vollständige Gesundheitsversorgung leistbar (Bartholome et al., 2016).

In Übereinstimmung mit Ataç' und Schilligers Typologie bestehen diese Organisationen auf ihrer Unabhängigkeit von politischer Einflussnahme, auch seitens der Stadtverwaltungen. Nur wenige MediBüros erhalten finanzielle Unterstützung von Kommunen. Viele arbeiten jedoch strategisch mit lokalen Behörden zusammen, um eine inklusivere Gesundheitsversorgung zu fördern. Das Berliner MediBüro ist ein Beispiel dafür, dass es von der Stadtverwaltung als legitime Anlaufstelle mit Fachwissen zu diesem Thema anerkannt wurde. Vor diesem Hintergrund bot die Senatsverwaltung an, die Unterstützungsarbeit des MediBüros finanziell zu unterstützen. Das MediBüro lehnte dies jedoch ab, da es nicht zur Stabilisierung paralleler Strukturen der Gesundheitsversorgung beitragen wollte, die dem politischen Grundsatz des gleichen Zugangs zur medizinischen Versorgung widersprechen. Stattdessen setzte sich das MediBüro für das Recht auf Gesundheit für alle ein und machte sich für die Einführung des Anonymen Krankenscheins stark. Ohne diese Bemühungen hätte das Modellprojekt in Berlin nicht umgesetzt werden können (Wilcke & Manoim, 2019).

## 2.3 Intermediäre Organisationen

Institutionelle Solidarität beschreibt laut Agustín und Jørgensen (2019) eine Praxis, die Solidarität formalisiert und dabei die zivilgesellschaftliche Arena mit der Arena der Politikgestaltung verbindet. Ataç und Schilliger verwenden den Begriff „intermediär“ für Organisationen, die diese Art von Solidarität umsetzen. Intermediäre Organisationen haben eine doppelte Vermittlungsrolle: Einerseits unterstützen sie vulnerable Gruppen, indem sie die komplexen Interaktionen zwischen ihnen und kommunalen Ämtern koordinieren, um den Zugang zu Ressourcen und kommunalen Dienstleistungen zu ermöglichen (Ataç & Schilliger, 2022). Andererseits arbeiten diese Organisationen eng mit der kommunalen Verwaltung und der Politik zusammen und nutzen ihre Position, um eine inklusive Politik für Menschen in prekären Lebenslagen voranzutreiben. Beispielsweise nutzen sie ihr Fachwissen, um durch Öffentlichkeitsarbeit auf die prekäre Lebenslage dieser Menschen aufmerksam zu machen. Durch die Arbeit in Netzwerken und Bündnissen tragen sie dazu bei, institutionelle und strukturelle Veränderungen zu erzielen.

Ein Beispiel für intermediäre Organisationen sind Gesundheitseinrichtungen, die sich auf die medizinische Versorgung wohnungsloser Menschen konzentrieren. In Deutschland haben wir 40 solche Organisationen identifiziert, die über zwölf Bundesländer verteilt sind. Diese Organisationen bieten ambulante Versorgung in Form von Sprechstunden an. Sie unterscheiden sich von anderen Einrichtungen durch eine höhere Anzahl an wöchentlichen Sprechstunden. Sie vermitteln auch an Fachärzt:innen, Kliniken und Krankenhäuser. Mehr als die

Hälfte der Einrichtungen kann die Kosten für Medikamente und Laboruntersuchungen vollständig übernehmen, weniger als die Hälfte nur teilweise. Nur wenige können diese Kosten gar nicht übernehmen.

Im Vergleich zu anderen Organisationen greifen intermediäre Einrichtungen häufiger auf kommunale Finanzierungsquellen zurück. Ein Beispiel hierfür ist die Elisabeth-Straßenambulanz (ESA) des Caritasverbands Frankfurt am Main, die seit 1993 „kranken Menschen in Wohnungsnot eine medizinisch-pflegerische Erst- und Grundversorgung, medizinische Beratung, vorbeugende Maßnahmen, Facharztsprechstunden, Physiotherapie sowie eine zahnmedizinische Erst- und Grundversorgung in eigenen Ambulanzräumen“ anbietet (Goetzens & Speck, 2023, S. 232). 67 % der Patient:innen sind nicht krankenversichert. 48 % haben eine EU-Staatsangehörigkeit, wobei die Versorgung unabhängig vom Aufenthaltsstatus erfolgt. Die ESA beschäftigt 11 hauptamtliche und 35 ehrenamtliche Mitarbeiter:innen (Elisabeth Straßenambulanz, 2023). Die Finanzierung erfolgt zu 50 % durch die Stadt Frankfurt, während die übrigen Mittel durch Spenden aufgebracht werden müssen (Kirchhoff & Ataç, 2023). Darüber hinaus kann die ESA auch über die Kassenärztliche Vereinigung für krankenversicherte Wohnungslose abrechnen.

Die Elisabeth-Straßenambulanz kombiniert in ihrer Arbeit den humanitären Anspruch mit dem Ziel einer generellen Verbesserung der Gesundheitssituation ihrer Adressat:innen. Ihr Ansatz ist es, die Eingliederung der Patient:innen in die reguläre Gesundheitsversorgung zu ermöglichen. Dies entspricht der Rolle als intermediäre Organisation, die die Leiterin wie folgt beschreibt: „Wir bilden eine Art Brücke zwischen Straße und medizinischer Versorgung“ (Frankfurter Rundschau 2023). Dazu ist eine enge Kooperation mit anderen Einrichtungen und Organisationen in Frankfurt erforderlich. Darüber hinaus versteht sich die Elisabeth-Straßenambulanz als politische Akteurin, die versucht, durch die Erhebung und Veröffentlichung von Daten Einfluss auf die Kommunalpolitik zu nehmen und auf die strukturellen Probleme von wohnungslosen Personen ohne Krankenversicherung aufmerksam zu machen. Die ESA setzt sich beispielsweise für die Einrichtung eines Gesundheitsfonds ein, aus dem eine regelmäßige medizinische Versorgung dieser Menschen finanziert werden soll (Frankfurter Rundschau 2023). Gleichzeitig ist die ESA Mitglied der Bundesarbeitsgemeinschaft Wohnungslosenhilfe e. V. (BAG W), die sich auf Bundesebene für wohnungslose Menschen einsetzt und dabei auch den Fokus auf Menschen ohne Krankenversicherung legt. Durch deren Lobby- und Öffentlichkeitsarbeit werden bundesweite Veränderungen angestrebt.

## 3 Neu entstehende Organisationen?

In diesem letzten Abschnitt möchte ich die neuen Formen der Gesundheitsversorgung beleuchten, die in der letzten Dekade für Menschen ohne Krankenversicherung entstanden sind. Dabei handelt es sich um die Clearingstellen und den anonymen Kranken- oder Behandlungsschein (AKS/ABS), die beide Menschen ohne Krankenversicherung dabei helfen, Zugang zum regulären Gesundheitssystem zu finden. Bundesweit gibt es 20 Einrichtungen, die in 10 von 16 Bundesländern vertreten sind (https://anonymer-behandlungsschein.de/).

Einerseits gibt es Clearingstellen, die Personen ohne Krankenversicherung beraten, um die Krankenversicherung zu ermöglichen und damit den Zugang zum regulären Gesundheitssystem unterstützen. Andererseits bieten anonyme Kranken- oder Behandlungsscheine (AKS/ABS) unversicherten Personen die Möglichkeit, medizinische Leistungen in Anspruch zu nehmen, ohne dass ihre Daten an Behörden übermittelt werden. Dadurch können Kosten für fachärztliche und teilweise stationäre Behandlungen öffentlich finanziert werden. Diese beiden Instrumente ergänzen sich.

In Clearingstellen erfolgt eine Überprüfung des sozial-, versicherungs- und des aufenthaltsrechtlichen Status der Betroffenen, um ihre Aufnahme in das reguläre Gesundheitssystem zu ermöglichen. Zu den Aufgaben dieser Stellen zählen Beratung sowie Klärung von Kostenübernahmen hinsichtlich Krankenversicherung und Sozialleistungen. Sie bieten spezialisierte Sozialberatung zur (Wieder-) Aufnahme in eine Krankenversicherung und zu eventuell zuständigen sozialen Kostenträgern. Somit dienen sie als Wegweiser ins medizinische Regelsystem. Langfristig soll damit die Finanzierung von Behandlungen gesichert werden, womit sie zur sozialen und finanziellen Nachhaltigkeit beitragen und den Zugang zur Regelversorgung gewährleisten (Lang et al., 2024).

Vor allem Menschen in prekären Lebenslagen suchen oft erst dann die Unterstützung von Clearingstellen auf, wenn sie bereits erkrankt sind. Daher ist eine Hauptaufgabe dieser Einrichtungen das Bahnen eines Zugangs zur gesundheitlichen Versorgung, welche durch die Vermittlung an ehrenamtliche medizinische Praxen erfolgt oder durch Gesundheitsfonds finanziert wird.

Die Idee des Anonymen Behandlungsschein (ABS) ist, dass Behandlungen in der Regelversorgung erfolgen und abgerechnet werden und nicht lediglich auf freiwilliger Basis stattfinden. Die Behandlungen finden kostenfrei und ohne Übermittlung von Daten an Ausländerbehörden statt. Dies ist besonders vorteilhaft für undokumentierte Personen, da sie keine negativen Konsequenzen fürchten müssen. Die Behandlungskosten werden weitgehend öffentlich getragen. Die Abrechnung übernimmt ein Trägerverein, der die Finanzierung sicherstellt. Ob das Angebot ganzjährig verfügbar ist, hängt vom Projektbudget ab. Die Ausgabe von Behandlungsscheinen erfolgt entweder über eine zentrale Einrichtung oder ein Netzwerk von Vertrauensärzt:innen, wie in Thüringen.

Diese Organisationen zeichnen sich durch ein professionelles, meist sozialarbeiterisches Beratungsangebot aus, das überwiegend durch öffentliche Gelder auf kommunaler oder Landesebene finanziert wird. Zivilgesellschaftliche Organisationen oder freie Trägerorganisationen sind oft die ausführenden Kräfte. Die Zusammenarbeit mit Gesundheitsämtern zeigt das Bestreben, sowohl kurzfristige als auch mittelfristige Lösungen zu entwickeln. Die Finanzierung dieser Angebote gilt jedoch als prekär, da es sich meist um freiwillige Leistungen der Kommunen handelt und dauerhafte Modelle selten sind. Die finanzielle Unterstützung ist oft auf ein bis zwei Jahre befristet und muss immer neu beantragt werden, was Bedenken hinsichtlich der Nachhaltigkeit und Kontinuität dieser Initiativen aufwirft.

Viele Clearingstellen und Einrichtungen, die über einen Behandlungsfonds verfügen, sind durch die Lobbyarbeit zivilgesellschaftlicher Organisationen, u. a. der MediNetze/MediBüros entstanden. Die Berater:innen sind sich der systemischen Lücken bewusst, die das Problem strukturell verankern, und sind bemüht, auf Mikro- und Mesoebene Lösungen zu finden. Die institutionalisierte Kooperation auf lokaler Ebene eröffnet diesen Organisationen die Möglichkeit, Entscheidungsprozesse zu beeinflussen. Berater:innen und Leiter:innen sind in zahlreichen Netzwerken und an kommunalen runden Tischen aktiv, um ihre Arbeit bekannt zu machen, Themen voranzutreiben, Kooperationen zu schaffen und Lösungen zu entwickeln. Durch Professionalisierung erlangen diese Organisationen den Status von Expertinnen und intervenieren in politische Debatten, um die Bedingungen für unversicherte Personen zu verbessern.

In vielen Beratungsstellen ist das Engagement für Selbstorganisation und Selbstvertretung stark ausgeprägt. Aus ihnen heraus wurde der *Bundesverband Anonymer Behandlungsschein und Clearingstellen für Menschen ohne Krankenversicherung* (BACK) gegründet, der sich zum Ziel gesetzt hat, ein professionelles Netzwerk zu bilden, in dem Wissen ausgetauscht und kollektive Kompetenzen entwickelt werden (https://anonymer-behandlungsschein.de/). Dementsprechend unterstützt das Netzwerk die Berater:innen mit erprobtem Wissen, insbesondere auch mit rechtlichen Strategien. Zudem dient es als wichtige Plattform zur Entwicklung politischer Strategien auf nationaler Ebene und zur Gestaltung von Kampagnen und politischen Aktionen, die darauf abzielen, den legislativen Rahmen zu verändern. Politische Impulse auf Bundesebene zielen darauf ab, systemische Lücken auf struktureller Ebene aufzuzeigen.

## 4 Diskussion und Fazit

Insgesamt stellen wir fest, dass zivilgesellschaftliche Organisationen eine wichtige Rolle bei der Unterstützung von Menschen spielen, die keinen Zugang zum regulären Gesundheitssystem haben (Zimmer, 2024). Sie sind in ihrer Vielseitigkeit und ihrem Engagement bemerkenswert. Sie entwickeln unter Berücksichtigung der Lebensumstände dieser Menschen spezifische Kompetenzen, um den Bedürfnissen dieser Gruppen gerecht zu werden. Gleichzeitig steigt die Zahl der Menschen, die aufgrund von Gesetzen und Umsetzungsdefiziten von der regulären Gesundheitsversorgung ausgeschlossen sind. Es kommen neue Personengruppen hinzu. War es in den 1990er Jahren der Ausschluss undokumentierter Personen, der zur Gründung solcher Einrichtungen führte, so sind es heute EU-Bürger:innen, die von Sozialleistungen ausgeschlossen sind, deutsche Staatsbürger:innen, die ihre (private) Krankenversicherung verloren haben, kürzlich aus der Haft Entlassene sowie Asylsuchende in den ersten 36 Monaten ihres Aufenthalts in Deutschland, die solche Einrichtungen besuchen. Diese Zunahme resultiert aus der Verschränkung von Migrationskontrolle und Sozialpolitik sowie der fortschreitenden Ökonomisierung des Gesundheitswesens.

Die Anwendung der Typologie ist hilfreich, um die unterschiedlichen Grundsätze und Handlungsstrategien dieser Organisationen nachvollziehen zu können. Humanitäre Organisationen fokussieren sich auf pragmatische Hilfestellung, indem sie ambulante Untersuchungen anbieten und ihre Finanzierung hauptsächlich über Spenden sichern. Sie agieren als „Lückenfüller" für staatliche Versorgungssysteme und legen selten den Schwerpunkt auf eine systemische Veränderung der politischen Rahmenbedingungen. Dadurch riskieren sie, den Status quo zu stabilisieren, anstatt strukturelle Verbesserungen voranzutreiben. Im Gegensatz dazu streben autonome Organisationen eine politisch motivierte Veränderung an, indem sie auf horizontaler Basis arbeiten und systemkritische Positionen vertreten. Ihr Ziel ist es, langfristig die strukturellen Ursachen von Exklusion zu beseitigen und nicht als bloße Hilfsakteur:innen wahrgenommen zu werden. Sie verknüpfen direkte Hilfe mit aktivistischem Handeln und fördern den politischen Diskurs, etwa durch die Einführung des anonymen Krankenscheins. Intermediäre Organisationen kombinieren humanitäre Ansätze mit politischer Advocacy, indem sie als Brücke zwischen vulnerablen Gruppen und dem Regelsystem fungieren. Sie nutzen ihr Fachwissen und ihre Netzwerke, um politische Debatten zu beeinflussen und nachhaltige strukturelle Veränderungen anzustoßen. Vertreter:innen aller Einrichtungen arbeiten in unterschiedlichem Ausmaß in verschiedenen kommunalen und bundesweiten Arbeitsgemeinschaften mit, um die Interessenvertretung der Adressat:innen wahrzunehmen.

Migrant:innen-Selbstorganisationen sind in unserem Sample nicht vertreten, was jedoch nicht bedeutet, dass sie in diesem Bereich keine Bedeutung haben. Ein beispielhaftes Projekt ist die Humanitäre Sprechstunde in Frankfurt am Main, eines der wenigen in Deutschland, das anonyme und kostenlose medizinische Grundversorgung direkt von Ärzt:innen des Gesundheitsamtes anbietet. Die Humanitäre Sprechstunde wurde 2001 auf Initiative der Selbstorganisation Maisha e. V. (Maisha – Verein afrikanischer Frauen in Deutschland) gegründet und wird seither von diesem Verein unterstützt, der Beratungsdienste leistet (Ataç et al., 2023). Darüber hinaus gibt es eine Vielzahl informeller Netzwerke, die häufig nicht institutionalisiert sind und daher nicht in unsere Studie einbezogen werden konnten. In diesem informellen Bereich spielen migrantische und ethnisch basierte Netzwerke eine zentrale Rolle. Insgesamt ist die Verbesserung der Gesundheitsversorgung ein wichtiges Anliegen für viele Migrant:innen-Selbstorganisationen, die dazu politische Forderungen stellen und Netzwerke bilden.

Die Clearingstellen und AKS/ABS können nicht in diese Typologie eingeordnet werden. Auf sie kann das Konzept der hybriden Organisationen angewendet werden. In der Literatur zu hybriden Organisationen wird diskutiert, wie diese Organisationen die Interessenvertretung und die Bereitstellung von Dienstleistungen als ihre Kernidentität betrachten und sich dabei verschiedener Strategien sozialer Bewegungen bedienen. Diese Organisationen sind auf soziale Transformation ausgerichtet. Minkoff (2002) entwickelt das Konzept anhand von Organisationen, die in den 1960er Jahren in den USA entstanden sind, die Dienstleistungen für Frauen und rassifizierte Menschen anbieten, indem sie Aktivismus und Leistungsangebote miteinander verbanden. Es handelte sich dabei um politische Bewegungen, die aus politischem Protest und dem Eintreten für bürgerliche und soziale Rechte entstanden waren und ihre politischen Ziele auf einer traditionelleren Form der freiwilligen Vereinsorganisation aufbauten. Ähnlich weisen De Jong und Ataç (2017) in ihrer Analyse neu gegründeter Organisationen zur Unterstützung von Geflüchteten auf die Kombination von Dienstleistungserbringung und der Forderung nach radikalen Veränderungen hin.

Die Clearingstellen und AKS/ABS wurden als Alternative zu ehrenamtlichen Strukturen entwickelt und zielen darauf ab, Menschen ohne Krankenversicherung einen Zugang zum regulären Gesundheitssystem zu verschaffen. Beide Ansätze werden in der Regel öffentlich finanziert, sind jedoch durch prekäre Finanzierung und zeitliche Befristung gekennzeichnet. Diese Organisationen fungieren als Lotsen, entwickeln innovative Kooperationen mit Gesundheitseinrichtungen und arbeiten aktiv in Netzwerken, um systemische Lücken zu schließen. Sie übernehmen dabei unterschiedliche Rollen. Sie agieren als Initiator:innen und Verhandlungspartner:innen gegenüber kommunalen Behörden oder Landesregierungen. Der Bundesverband BACK fördert den Wissensaustausch und rechtliche Strategien, um die Professionalisierung und politische Wirksamkeit dieser Ansätze zu stärken.

## Literatur

Agustín, Ó. G., & Jørgensen, M. B. (2019). *Solidarity and the 'Refugee Crisis' in Europe.* Palgrave Macmillan.

Agustín, Ó. G., & Jørgensen, M. B. (2021). On transversal solidarity: An approach to migration and multi-scalar solidarities. *Critical Sociology*, *47*(6), 857–873. https://doi.org/10.1177/0896920520980053.

Ataç, I., Lang, S., & Kirchhoff, M. (2023). Gesundheitliche Versorgung bei prekärem Aufenthaltsstatus: Probleme und Lösungsansätze am Beispiel der Stadt Frankfurt a. M. *FORUM sozialarbeit + gesundheit,* 2, 34–38.

Ataç, I., & Schilliger, S. (2022). Civil society organisations engaged with illegalised migrants in Bern and Vienna: Co-production of urban citizenship. In M. B. Jørgensen & C. Schierup (Hrsg.), *Contending global apartheid: Transversal solidarities and politics of possibility* (S. 324–354). Brill.

Bartholome, B., Groß, J., & Misbach, E. (2016). Es ist uns keine Ehre! Aktion 20 Jahre Medibüro sind genug – und trotzdem geht es weiter. *analyse & kritik – zeitung für linke Debatte und Praxis, 615.* https://medibuero.de/wp-content/uploads/sites/10/2016/03/Artikel_ak615_medib%C3%BCro_es-ist-uns-keine-ehre_190416_.pdf.

De Jong, Sara, & Ataç, I. (2017). Demand and deliver: Refugee support organisations in Austria. *Social Inclusion, 5*(3), 28–37.

Elisabeth Straßenambulanz / Caritasverband Frankfurt e. V. (2023). Elisabeth Strassenambulanz Rundbrief Nr. 37. https://www.caritas-frankfurt.de/cms/contents/caritas-frankfurt.de/medien/dokumente/wohnen/rundbrief-nr.-37-202/esa_rundbrief2023_archiv.pdf?d=a&f=pdf.

Frankfurter Rundschau. (2023, Dezember 27): Frankfurter Straßenambulanz: „Ich verbinde hier nicht nur Wunden". https://www.fr.de/frankfurt/ich-verbinde-hier-nicht-nur-wunden-92746397.html.

Goetzens, M., & Speck, C. (2023). Gesundheit ist ein Menschenrecht: Erfahrungsbericht aus der Elisabeth-Straßenambulanz, Caritasverband Frankfurt a. M. In I. Ataç, S. Güntner, A. Homberger, & M. Kirchhoff (Hrsg.), *Lokale Antworten auf aufenthaltsrechtliche Prekarität: Zugänge zu Gesundheitsversorgung, Unterbringung und Bildung* (S. 232–238). Budrich.

Groß, J. (2005). *Möglichkeiten und Grenzen der medizinischen Versorgung von Patienten und Patientinnen ohne legalen Aufenthaltsstatus.* Flüchtlingsrat Berlin.

Isin, E. F. (2008). Theorizing acts of citizenship. In E. F. Isin & G. M. Nielsen (Hrsg.), *Acts of Citizenship* (S. 15–43). Zed Books.

Kirchhoff, M., & Ataç, I. (2023). Frankfurt a. M.: Weltoffene Metropole – auch für Menschen in aufenthaltsrechtlicher Prekarität? In I. Ataç, S. Güntner, A. Homberger, & M.

Kirchhoff (Hrsg.), *Lokale Antworten auf aufenthaltsrechtliche Prekarität: Zugänge zu Gesundheitsversorgung, Unterbringung und Bildung* (S. 32–57). Budrich.

Lang, S. A., Tinnemann, P., & Zöllner, R. (2024). Wege in den Krankenversicherungsschutz – Das Pilotprojekt Clearingstelle 1.0 am Gesundheitsamt Frankfurt a. M.. *Gesundheitswesen*, 86(6), 436–441. https://www.thieme-connect.de/products/ejournals/pdf/10.1055/a-2250-3670.pdf.

Malteser Hilfsdienst e. V. (o. J.). Nachgefragt: Warum gibt es Hilfsorganisationen? *aware*. https://www.malteser.de/aware/hilfreich/nachgefragt-warum-gibt-es-eigentlich-hilfsorganisationen.html.

Minkoff, D. C. (2002). The emergence of hybrid organizational forms: Combining identity-based service provision and political action. *Nonprofit and Voluntary Sector Quarterly, 31*, 377–401.

Mylius, M. (2016). *Die medizinische Versorgung von Menschen ohne Papiere in Deutschland. Studien zur Praxis in Gesundheitsämtern und Krankenhäusern*. transcript.

Schilliger, S., & Ataç, I. (2023). Urbane Infrastrukturen der Solidarität: Zivilgesellschaftliche Organisationen und illegalisierte Migrant:Innen in Bern und Wien. In I. Ataç, S. Güntner, A. Homberger, & M. Kirchhoff (Hrsg.), *Lokale Antworten auf aufenthaltsrechtliche Prekarität: Zugänge zu Gesundheitsversorgung, Unterbringung und Bildung* (S. 189–208). Budrich.

Wilcke, H., & Manoim, R. (2019). Contested health care system in Berlin: Are illegalized migrants becoming urban citizens? *Social Inclusion, 7*(4), 100–107.

Zimmer, M. (2024). The other health care system in Germany: Care for people without health insurance. *BMC Health Services Research*, 24, Article 1649, 1–9. https://doi.org/10.1186/s12913-024-12119-0.

**Ilker Ataç** ist Professor am Fachbereich Sozialwesen an der Hochschule Fulda. Arbeits- und Forschungsschwerpunkte: Politik in der Sozialen Arbeit, Zivilgesellschaft und Soziale Bewegungen, Urban Citizenship, lokale Sozialpolitik und Migrationspolitik, Rassismuskritik, prekäre Migrant*innen und undokumentierte Migration. Email: ilker.atac@sw.hs-fulda.de

# Chancen, Herausforderungen und Grenzen von Datenerhebungen aus der Perspektive einer NGO

Gianni Varnaccia und Carolin Bader

**Zusammenfassung**

In Deutschland gibt es nur wenig Informationen über Bevölkerungsgruppen, die keinen Zugang zu regulärer Gesundheitsversorgung haben. Datenerhebungen in NGOs, die die Betroffenen behandeln und beraten, können einen wichtigen Beitrag dazu leisten, bestehende Datenlücken zu schließen. Von den NGOs können die Daten für die Verbesserung der Angebote, die Öffentlichkeitsarbeit, das Fundraising und die politische Arbeit genutzt werden. Darüber hinaus können die Daten für Vorhaben bereitgestellt werden, deren Ziel es ist, die gesundheitliche Versorgung der Betroffenen zu verbessern. Bei der Planung und Umsetzung der Datenerhebungen sind einige Herausforderungen zu berücksichtigen. Hierzu gehören die Validität der Erhebung, die Sicherstellung des Datenschutzes, die Aufklärung der Klient:innen, die Einhaltung guter wissenschaftlicher Praxis und ethischer Prinzipien, die Berücksichtigung der Lebenswelten der Klient:innen, die Qualitätssicherung und Auswertung der Daten, die Veröffentlichung der Ergebnisse, die Weitergabe der Daten an andere Institutionen oder Personen sowie die Finanzierung entsprechender Aktivitäten. Zu den Grenzen von Datenerhebungen in NGOs gehören die variierende Vollständigkeit und Qualität der Daten aufgrund der situativen Rahmenbedingungen sowie die eingeschränkten Möglichkeiten für flächendeckende und bevölkerungsbezogene Aussagen. Um das Potenzial von

G. Varnaccia (✉) · C. Bader
Ärzte der Welt e. V., München, Deutschland
E-Mail: gianni.varnaccia@aerztederwelt.org

C. Bader
E-Mail: carolin.bader@aerztederwelt.org



A. Dieterich et al. (Hrsg.), *Krank, zugewandert, nicht versichert?*,
https://doi.org/10.1007/978-3-658-48772-0_13

Datenerhebungen in NGOs zu nutzen, sollte im individuellen Fall geprüft werden, für welche unterschiedlichen Zwecke und Bereiche der Organisation die erhobenen Daten zielführend genutzt werden können. Darüber hinaus können Erkenntnisse organisationübergreifend abgeglichen und gemeinsame weiterführende Vorhaben, unter Berücksichtigung beschriebener Herausforderungen und Grenzen, optimiert und vereinheitlicht werden. So kann die Aussagekraft der Daten und somit deren Beitrag zur Verbesserung der Versorgung der Betroffenen erhöht werden.

**Schlüsselwörter**

Zugangsbarrieren • Gesundheitsversorgung • Gesundheitsberichterstattung • Datenerhebung • NGOs

Aussagekräftige Informationen über Menschen, die keinen ausreichenden Zugang zu gesundheitlicher Versorgung haben, können einen wichtigen Beitrag dazu leisten, bestehende Barrieren abzubauen und somit die gesundheitliche Versorgung der Betroffenen zu verbessern. In Deutschland ist über die betroffenen Bevölkerungsgruppen nur wenig bekannt (Kurz, 2022). Das liegt zum einen daran, dass die Thematik des unzureichenden Zugangs zu gesundheitlicher Versorgung in den Datenquellen der Gesundheits- und Sozialberichterstattung nicht systematisch erfasst wird. So lässt sich anhand der offiziellen Statistiken nicht feststellen, wie viele Menschen nicht krankenversichert sind oder aufgrund von Beitragsschulden bei der Krankenkasse nur einen eingeschränkten Leistungsanspruch haben. Zum anderen liegt es daran, dass die Betroffenen in den Datenquellen, zum Beispiel aufgrund einer fehlenden Meldeadresse oder unzureichender Deutschkenntnisse, unterrepräsentiert sind. Zivilgesellschaftliche Organisationen und Versorgungsprojekte, die Menschen ohne ausreichenden Zugang zu regulärer Gesundheitsversorgung behandeln und beraten, können einen Beitrag dazu leisten, die bestehenden Datenlücken zu verstehen und zu schließen. Die Angebote zivilgesellschaftlicher Organisationen sind nicht Teil des regulären Gesundheitssystems und größtenteils abhängig von Spenden und ehrenamtlichem Engagement. Ziel dieses Beitrags ist es, anhand der Erfahrungen von Ärzte der Welt zu beschreiben, wie die Datenerhebung in zivilgesellschaftlichen Organisationen erfolgen kann, welche Chancen sich daraus ergeben und welche Herausforderungen und Grenzen damit einhergehen.

# 1 Datenerhebung in den Anlaufstellen und Behandlungsbussen von Ärzte der Welt

Die gemeinnützige Organisation Ärzte der Welt bietet in Deutschland an fünf Standorten kostenlose und auf Wunsch anonyme gesundheitliche Versorgung und soziale Beratung für Menschen ohne ausreichenden Zugang zum regulären Gesundheitssystem an. In Berlin, Hamburg, Magdeburg und München betreibt Ärzte der Welt jeweils eine medizinische Anlaufstelle und in Stuttgart und München jeweils einen Behandlungsbus (in Hamburg und Stuttgart mit Kooperationspartnern). Das Angebot umfasst allgemeinmedizinische und weitere fachärztliche Sprechstunden, ein psychotherapeutisches Angebot, Präventionsangebote sowie eine Sozial- und Verweisberatung. Hier werden die Klient:innen vor allem mit Informationen zu ihren Rechten im Gesundheitssystem informiert sowie bei der (Re-)Integration in das reguläre Gesundheitssystem unterstützt und an weiterführende Hilfsangebote verwiesen. Ärzte der Welt setzt sich durch politische Arbeit dafür ein, dass Barrieren im Zugang zu gesundheitlicher Versorgung abgebaut werden und alle in Deutschland lebenden Menschen ihr Recht auf Gesundheit verwirklichen können.

Die Datenerhebung in den medizinischen Anlaufstellen und Behandlungsbussen erfolgt, neben der rechtlich verpflichtenden Dokumentationspflicht im Rahmen der medizinischen Versorgung, in den Aufnahme- und Beratungsgesprächen der Sozialberatung sowie in den medizinischen Visiten (siehe Abb. 1). Bei Erstkontakt werden die Klient:innen zu einem ersten Gespräch eingeladen. Da die Wartezeiten in den freien Sprechstunden oft lange sind, kollidieren diese Gespräche nicht mit der medizinischen Versorgung, die immer prioritär behandelt wird. Bei einem medizinischen Notfall oder einem dringenden medizinischen Anliegen wird die Person erst medizinisch versorgt und, falls möglich, im Anschluss befragt. Anhand eines Fragebogens werden Daten der Klient:innen erhoben, die Informationen über deren soziodemografischen Merkmale, Lebensverhältnisse, Zugangsbarrieren und gesundheitlichen Versorgungsbedarfe liefern. Das Erstgespräch und die Datenerhebung verfolgen mehrere Ziele: Klärung und Management der individuellen Bedarfe im Rahmen der medizinischen Versorgung und Sozialberatung, Verbesserung der Qualität des Angebots und Unterstützung einer evidenzbasierten politischen Arbeit.

Bei der Aufklärung und der Datenerhebung werden wichtige ethische Grundsätze mitgedacht (BAG Gesundheit/Illegalität, 2022). Die Erstgespräche finden in einem separaten geschützten Raum in einem vertrauensvollen Rahmen statt. Die Aufklärung sowie die Datenerhebung und die Sozial- und Verweisberatung werden nur durch geschultes hauptamtliches Personal umgesetzt. Hierbei werden

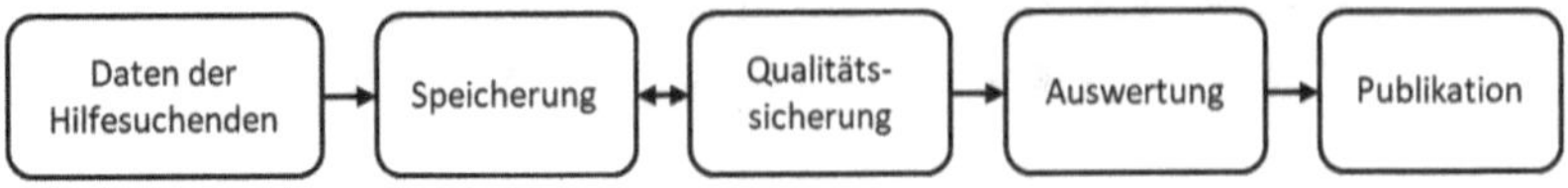


**Abb. 1** Datenerhebung in den medizinischen Anlaufstellen und Behandlungsbussen von Ärzte der Welt

die Klient:innen nicht nur als Hilfesuchende gesehen, sondern als Träger:innen von Rechten, die bei der Inanspruchnahme dieser unterstützt werden. Bei Bedarf kann eine Sprachmittlung hinzugezogen werden. Vor Gesprächsbeginn werden die Klient:innen über den Ablauf und den Umfang der Datenerhebung sowie über die Nutzung der Daten und deren Weitergabe aufgeklärt. Die Datenschutzvereinbarung liegt in den fünf am häufigsten gesprochenen Sprachen vor. Falls Klient:innen einzelne Fragen nicht beantworten oder einer Datenweitergabe nicht zustimmen möchten, steht ihnen dies frei. Es wird darauf hingewiesen, dass eine medizinische Versorgung auch bei Ablehnung der Datenschutzvereinbarung erfolgt. In diesem Fall werden nur die Daten im System gespeichert, die zur medizinischen Versorgung und Dokumentation notwendig sind. Eine Einwilligung kann jederzeit auch zu einem späteren Zeitpunkt erfolgen oder zurückgezogen werden.

Da es sich bei den Klient:innen der Ärzte der Welt Projekte oftmals um besonders vulnerable und schutzbedürftige Personen handelt, liegt ein besonderes Augenmerk auf dem Datenschutz. Daten der Klient:innen werden nur in pseudonymisierter Form gespeichert und anonymisiert veröffentlicht. Bei der Datenerhebung muss die besondere Lebenslage der Klient:innen, die häufig mit Armut, prekärer Arbeits- und Wohnsituation sowie schlechten Vorerfahrungen im Gesundheitssystem einhergeht, mitbedacht werden: Der Fragebogen wird regelmäßig, gemeinsam mit den Projektmitarbeitenden auf Verständlichkeit, Nutzungsziele und traumasensible Fragestellungen überprüft.

Für die Datenerhebung und -speicherung wird eine elektronische Datenbank eingesetzt, die auch zum Klient:innenmanagement genutzt wird. Im Anschluss an die Erhebung der Daten werden diese qualitätsgesichert. Hierzu werden die Daten aus der Patient:innendatenbank exportiert und die Variablen auf Vollständigkeit und Plausibilität geprüft. Fälle mit fehlenden oder unplausiblen Angaben werden den Projekten gemeldet, die prüfen, ob die Angaben ergänzt oder korrigiert werden können. Ist dies nicht möglich, werden die Werte auf „fehlend“ gesetzt und von den Auswertungen ausgeschlossen. Für die Auswertungen werden die qualitätsgesicherten Daten in einem Statistikprogramm eingelesen und deskriptiv sowie bei Bedarf analytisch ausgewertet.

Die erhobenen Daten werden vornehmlich intern ausgewertet und für unterschiedliche Zwecke genutzt: Qualitätsmanagement, Berichtswesen für private und öffentliche Geldgeber, wissenschaftliche Fachartikel und Kongressbeiträge sowie für die Presse- und Öffentlichkeitsarbeit, das Fundraising und die politische Arbeit. Auf eine diskriminierungssensible und gendergerechte Sprache wird bei der Erstellung der Texte geachtet. Ebenso wird versucht, selbstbeschreibende Begriffe zu nutzen. Alle Veröffentlichungen werden durch die Abteilung für Öffentlichkeitsarbeit begleitet, Reaktionen gesammelt und anschließend ausgewertet. Eine Datenweitergabe an Dritte wird sorgfältig geprüft und es werden nur die Daten weitergegeben, die für diesen Zweck absolut notwendig sind: In Einzelfällen werden Daten im Rahmen von sorgfältig geprüften Kooperationsprojekten wissenschaftlichen Institutionen zur Verfügung gestellt. Hierbei gilt das Prinzip der Datensparsamkeit. Somit werden nur die Daten zur Verfügung gestellt, die zur Klärung der Fragestellung notwendig sind. Eine interne Prüfung zur Wahrung der Interessen von Ärzte der Welt und seiner Klient:innen sowie eine Prüfung durch den Ethikrat, den internen Datenschutzbeauftragten und die Unterzeichnung eines Datenweitergabevertrags der jeweiligen Institution sind Voraussetzung für eine Datenweitergabe.

**INFOKASTEN: Dokumentation und Publikation von Einzelfällen durch Testimonies und Fallbeispiele**

Um die Komplexität des Themas sowie die Herausforderungen und Auswirkungen eines fehlenden Zugangs zum regulären Gesundheitssystem besser vermitteln zu können, dokumentiert und veröffentlicht Ärzte der Welt auch Fälle von einzelnen Patient:innen. Hierbei wird zwischen einem *Testimony* und einem *Fallbeispiel* unterschieden. Bei einem *Testimony* kommen die Klient:innen selbst zu Wort und das geführte Interview wird lediglich durch notwendige sozialrechtliche Informationen ergänzt und gerahmt. In einem *Fallbeispiel* werden durch die Projektmitarbeitenden anhand der Dokumentation der Sozialberatung und medizinischen Versorgung einzelne Fälle aus ihrer Sicht geschildert und aufbereitet. Ein *Testimony* ist immer das Mittel der Wahl, um Klient:innen zu ermächtigen, für sich selbst zu sprechen, statt nur über sie zu sprechen. Leider gibt es bei der Erstellung der *Testimonies* viele Herausforderungen, zuallererst den Gesundheitszustand der Klient:innen, aber auch die eingeschränkten personellen Kapazitäten in den Projekten, die dazu führen, dass man sich darauf geeinigt hat, beide Konzepte für die Veröffentlichung von Einzelfällen zu nutzen. Für die Erstellung und Aufbereitung von Einzelfällen gibt es bei Ärzte der Welt interne Richtlinien, die vor allem auch den Datenschutz, die Vulnerabilität der Klient:innen sowie eine adäquate Aufbereitung für Veröffentlichungen im Blick haben.

## 2 Chancen der Datenerhebung in gesundheitlichen Angeboten von NGOs

Eine systematische und aussagekräftige Datenerhebung in Organisationen, die Menschen ohne ausreichenden Zugang zu regulärer Gesundheitsversorgung behandeln und beraten, bietet die Chance, die gesundheitliche Lage der Betroffenen direkt und indirekt zu verbessern. Da eine bedarfsgerechte Versorgung und Beratung aussagekräftige Informationen über die Hilfesuchenden erfordert, leistet die Datenerhebung einen unmittelbaren Beitrag dazu, diese in den Angeboten der NGOs zu gewährleisten. Darüber hinaus können die erhobenen Daten einen indirekten Beitrag zur Verbesserung der gesundheitlichen Lage von Menschen ohne Zugang zu regulärer Gesundheitsversorgung leisten, in dem diese in aggregierter Form für die politische Arbeit, die Öffentlichkeitsarbeit und das Fundraising genutzt und ausgewählte Variablen nach Prüfung der jeweiligen Vorhaben der Wissenschaft sowie Akteur:innen des Gesundheits- und Sozialwesens bereitgestellt werden (siehe Abb. 2). Die folgenden Abschnitte verdeutlichen die Chancen, die sich in den jeweiligen Einsatzbereichen ergeben.

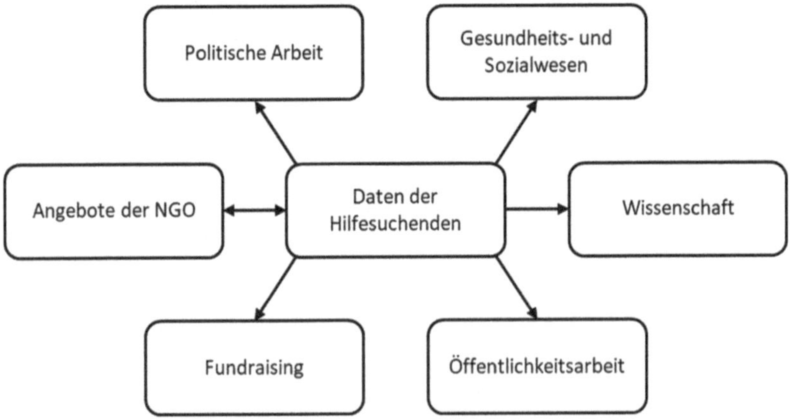


**Abb. 2** Einsatzbereiche von Daten aus gesundheitlichen Angeboten von NGOs

**Angebote der NGO: Versorgung und Beratung erleichtern und verbessern**
Aussagekräftige Daten über die Hilfesuchenden sind wichtig, um die Betroffenen bedarfsgerecht beraten und versorgen zu können. So ist es zum Beispiel von zentraler Bedeutung, zu wissen, in welcher Familien- und Arbeitssituation sich die Klient:innen befinden und welchen Aufenthaltsstatus die Betroffenen haben, um daraus gesundheitliche und soziale Leistungsansprüche abzuleiten und diese geltend machen zu können. Darüber hinaus ist es wichtig, dass relevante Beratungs- und Versorgungsprozesse ausreichend dokumentiert werden, wie beispielsweise der Impfstatus, eine bestehende Schwangerschaft oder die Ausgabe von Medikamenten. Durch ein ständig wechselndes ehrenamtliches Team im Rahmen der medizinischen Versorgung ist eine gute Dokumentation der bisher erbrachten Leistungen und stattgefundenen Diagnostik von besonderer Bedeutung. Neben der Verwendung der Daten in der Beratung und Versorgung der Hilfesuchenden können diese auch genutzt werden, um die Angebote der NGOs im Rahmen des Qualitätsmanagements zu optimieren. Beispielsweise können – basierend auf den ermittelten Bedarfen – Sprechstunden für bestimmte Personengruppen oder Erkrankungen etabliert und die benötigte Sprachmittlung besser eingeplant werden. Des Weiteren kann mit den erhobenen Daten geprüft werden, ob die erfolgten Maßnahmen die angestrebte Wirkung entfalten und welche Maßnahmen bei welchen Patient:innen besonders wirksam sind. Anhand dieser Erkenntnisse können die Angebote entsprechend verbessert und ausgebaut werden.

**Fundraising: Ressourcen zur Aufrechterhaltung und Erweiterung der Angebote einwerben**
Die Bereitstellung der Ressourcen, die für die Aufrechterhaltung und Erweiterung der Angebote notwendig sind, ist für die meisten NGOs eine stetige Herausforderung. Im Rahmen des Fundraisings können Daten aus den Angeboten der NGOs genutzt werden, um die benötigten Geld-, Sach- und Dienstleistungen einzuwerben. So können Informationen über Klient:innen und die im Rahmen der Beratung und medizinischen Versorgung erbrachten Leistungen dabei helfen, das Projekt und die Bedarfe der Zielgruppen besser zu verstehen und somit die Notwendigkeit des Angebots zu unterstreichen. Gleichzeitig können die Daten für das Berichtswesen genutzt werden, um beispielsweise die Wirksamkeit der Angebote zu belegen.

**Politische und öffentlichkeitswirksame Arbeit: Aufmerksamkeit für die Thematik schaffen, Handlungsbedarfe verdeutlichen und Entscheidungsträger:innen überzeugen**
Die Öffentlichkeitsarbeit ist in den meisten NGOs von zentraler Bedeutung, um Aufmerksamkeit für deren Angebote und Anliegen zu schaffen. Dadurch sollen

Handlungsbedarfe verdeutlicht, Lösungsansätze bekanntgemacht, das gesellschaftliche Interesse an der Thematik erhöht und somit die Öffentlichkeit mobilisiert und der Druck auf politische Entscheidungsträger:innen, strukturelle Veränderung auf den Weg zu bringen, erhöht werden. Die politische Arbeit (auch Advocacy oder Policy) gehört zum Aufgabenspektrum vieler NGOs und zielt darauf ab, Entscheidungsträger:innen in staatlichen Institutionen auf Kommunal-, Landes- und Bundesebene für die Anliegen der jeweiligen Klient:innen zu sensibilisieren und somit unmittelbar auf deren politische Entscheidungen Einfluss zu nehmen, sodass diese zur Erreichung der Ziele der NGO beitragen. Dies erfolgt unter anderem über die Veröffentlichung politischer Forderungen, die Organisation und Umsetzung von Veranstaltungen und Kampagnen sowie über Gespräche mit Entscheidungsträger:innen oder (Parallel-)Berichterstattung an internationale Menschenrechtsgremien (wie beispielsweise an die Kommission zur Überprüfung der Einhaltung des UN-Sozialpakts). Der Einsatz systematisch erhobener und aussagekräftiger Daten in der öffentlichkeitswirksamen und politischen Arbeit kann dabei helfen, diese faktenbasiert und glaubwürdig zu gestalten sowie Inhalte verständlich und einprägsam zu vermitteln. So können Daten beispielsweise verdeutlichen, dass erklärte Ziele, wie der universelle Zugang zu Gesundheitsversorgung, nicht erreicht werden und somit gesetzliche Änderungen notwendig sind. Durch die regelmäßige Veröffentlichung von Daten können Anlässe zur Berichterstattung eines medial unterbeleuchteten Themas geschaffen, öffentliche Aufmerksamkeit und politischer Druck erzeugt und somit die potenzielle Wirksamkeit erhöht werden. Genutzt werden können sowohl quantitative Daten wie absolute und prozentuale Häufigkeiten als auch qualitative Daten wie Fallbeispiele und Zitate.

**Gesundheits- und Sozialwesen: Wissen teilen und Versorgung der Hilfesuchenden verbessern**

Systematisch erhobene und aussagekräftige Daten über Menschen ohne Zugang zu regulärer Gesundheitsversorgung sind wichtig, um Bedarfe aufzuzeigen, passende Versorgungs- und Beratungsangebote im Regelsystem zu schaffen beziehungsweise diese bedarfsgerecht zu gestalten. In den Datenquellen der Gesundheits- und Sozialberichterstattung, die im Gesundheits- und Sozialwesen üblicherweise als Entscheidungsgrundlage dienen, sind die Thematik der fehlenden Krankenversicherung beziehungsweise des fehlenden Zugangs zu regulärer Gesundheitsversorgung nicht hinreichend berücksichtigt und die Betroffenen unterrepräsentiert. Systematisch erhobene und aussagekräftige Daten aus gesundheitlichen Angeboten von NGOs können genutzt werden, um Akteur:innen im Gesundheits- und Sozialwesen auf Lücken in der Versorgung aufmerksam zu machen, um bei evidenzbasierten Entscheidungen zu helfen und somit eine bedarfsgerechte Versorgung und Beratung von

Menschen ohne Zugang zu regulärer Gesundheitsversorgung zu fördern. Hier sollten lediglich aggregierte Daten im Rahmen eines selbst erstellten Jahresberichts, eines Sachberichts oder eines thematischen Versorgungsberichts zur Verfügung gestellt werden, um der Sensibilität der Daten gerecht zu werden und die Deutungshoheit zu wahren.

**Wissenschaft: Evidenz stärken**

Um zu erforschen, welche Barrieren es im Zugang zu regulärer Gesundheitsversorgung gibt, wer davon betroffen ist, was die Folgen der Barrieren und welche Lösungsansätze zur Verbesserung der Versorgung der Betroffenen wirksam sind, erfordert es aussagekräftige und belastbare Daten. Die etablierten Datenquellen der Gesundheitsforschung, die weitgehend denen der Gesundheits- und Sozialberichterstattung entsprechen, sind für diese Forschungszwecke aus oben genannten Gründen nur bedingt geeignet. Daten aus gesundheitlichen Angeboten von NGOs können genutzt werden, um Forschungsfragen wissenschaftlich zu bearbeiten und somit die Evidenz zu Menschen ohne ausreichenden Zugang zu regulärer Gesundheitsversorgung zu stärken. Eine Teilnahme an wissenschaftlichen Kongressen, eine Mitarbeit an wissenschaftlichen Publikationen oder Forschungsvorhaben gibt einer NGO die Möglichkeit, ihre Daten im wissenschaftlichen Kontext vorzustellen und validieren zu lassen, ohne die Deutungshoheit zu verlieren. Jedes Forschungsvorhaben sollte hierbei äußerst sorgfältig auf Ziele, Kontext und Fragestellungen geprüft werden. Ein Austausch mit Ethikrat und Datenschutzbeauftragten der Institution sollte stattgefunden haben. Ein Mitspracherecht bei Publikationsvorhaben wird empfohlen. Bei der Datenweitergabe gilt das Prinzip der Datensparsamkeit. Das heißt, dass nur Variablen bereitgestellt werden sollten, die für die jeweilige Fragestellung relevant sind und keine sensiblen Informationen enthalten. Die Durchführung einer eigenen Datenerhebung von wissenschaftlichen Partner:innen in den jeweiligen Projekträumen sollte mit Blick auf die Vulnerabilität und die Zusammensetzung der Zielgruppen und weitere vielfältige Herausforderungen, wie drohender Vertrauensverlust, besonders sorgfältig geprüft und nur in Einzelfällen durchgeführt werden.

## 3 Herausforderungen der Datenerhebung in gesundheitlichen Angeboten von NGOs

Eine systematische und aussagekräftige Datenerhebung, Datenauswertung und Datennutzung in gesundheitlichen Angeboten von NGOs geht mit einigen Herausforderungen einher, die bei deren Planung und Umsetzung berücksichtigt werden sollten. Im Folgenden werden die zentralen Herausforderungen erläutert und Möglichkeiten aufgezeigt, wie diesen begegnet werden kann.

**Valide Datenerhebung konzipieren**
Die bei der Datenerhebung eingesetzten Instrumente sollten objektiv, reliabel und valide sein. Das heißt, dass die zu beschreibenden Sachverhalte, unabhängig von der befragten Person und der datenerhebenden Person, einheitlich und präzise erfasst werden sollten und eine wiederholte Erhebung zu den gleichen Ergebnissen kommen sollte. Hierfür sind standardisierte und valide Erhebungsinstrumente sowie Schulungen für die datenerhebenden Mitarbeitenden notwendig. Dabei sind die besonderen Herausforderungen im Rahmen von medizinischen Versorgungsprojekten für Menschen ohne Krankenversicherung, wie den open.med Projekten von Ärzte der Welt, zu berücksichtigen.

Die Zielgruppen sind in der Regel sehr heterogen, unterscheiden sich zum Beispiel hinsichtlich Alter, Staatsangehörigkeit, Wohnsituation, Aufenthaltsstatus, Bildungsgrad, Erfahrungen im Gesundheitssystem, Gesundheits- und Sprachkompetenz. Viele dieser Menschen haben darüber hinaus Diskriminierungen im Gesundheitssystem, aber auch in anderen Lebensbereichen erfahren. All diese Bedarfe müssen bei der Versorgung, aber auch der Konzeption und Umsetzung der Datenerhebung berücksichtigt werden. Für die Datenerhebung sollte ein möglichst ruhiges Umfeld vorgesehen werden, in dem die Daten der Hilfesuchenden ungestört und diskret erfasst werden können. Dies kann insbesondere in aufsuchenden Angeboten, wie zum Beispiel in Behandlungsbussen, eine Herausforderung sein, für die es individuelle Lösungen zu finden gilt. Darüber hinaus sollte auf eine leichte und diskriminierungssensible Sprache, verständliche Fragen und Antwortkategorien und auf ein traumasensibles Setting geachtet werden. So sollten beispielsweise sensible Fragen, wie Fragen zur Migrationsgeschichte oder zur psychischen Gesundheit vorab gut reflektiert werden und nur gestellt werden, wenn auf mögliche Retraumatisierungen adäquat reagiert werden kann. Eine Befragung sollte nur durch geschultes Personal stattfinden. Eine Verweisberatung zu weiterführenden Hilfsangeboten wird empfohlen, besonders für Bedarfe, denen im Projekt nicht begegnet werden kann, wie zum Beispiel zur Arbeits- oder Wohnsituation. Ein weiterer wichtiger Aspekt ist die Möglichkeit, eine Sprachmittlung hinzuziehen. Übersetzungsleistungen durch mitgebrachte Verwandte, insbesondere Kinder, sollten vermieden werden. Eine regelmäßige, zu einem festen Zeitpunkt stattfindende Evaluierung der Fragen und der Antwortkategorien gemeinsam mit den Projektmitarbeitenden kann dabei helfen, die Datenerhebung kontinuierlich zu verbessern.

Menschen, die in medizinische Versorgungsprojekte von NGOs kommen, sind in der Regel krank und wollen primär eine medizinische Versorgung erhalten. Sie haben meistens keine Möglichkeit, an einer anderen Stelle medizinische Versorgung zu erhalten. Dies schafft ein großes Machtgefälle und eine starke Abhängigkeit der Klient:innen gegenüber dem Projekt. Diese Situation vollständig aufzulösen, ist nicht möglich. Umso wichtiger ist es, diese Faktoren bei der Datenerhebung, aber auch der Auswertung der Daten zu berücksichtigen. Eine ausführliche Aufklärung zum Datenschutz sowie zur Freiwilligkeit der Datenerhebung kann den Einfluss dieser Faktoren zumindest reduzieren.

**Qualität der Datenerhebung sicherstellen**

Um den Aufwand bei der Qualitätssicherung zu minimieren und möglichst aussagekräftige Daten zu erhalten, ist es wichtig, dass bei der Konzeption und technischen Umsetzung der Datenerhebung das Risiko für fehlende und unplausible Angaben minimiert wird. Das heißt, dass die Erhebungsinstrumente nur bei den Klient:innen eingesetzt werden sollten, bei denen Angaben zu den jeweiligen Sachverhalten erforderlich sind. Hierfür können zum Beispiel vorab festgelegte Vorgaben für den Einsatz der Erhebungsinstrumente verwendet werden. Beispielsweise wird nur bei einer weiblichen Person die Frage nach einer möglichen Schwangerschaft angezeigt. Des Weiteren ist sicherzustellen, dass Mehrfachangaben und Freitextangaben nur dann eingesetzt werden, wenn dies unbedingt erforderlich ist. Außerdem können Plausibilitätstest und Warnhinweise in die Datenerhebung eingebaut werden, um fehlende und unplausible Angaben zu vermeiden.

Die erhobenen Daten sollten zeitnah und standardisiert qualitätsgesichert werden. So können fehlende und unplausible Angaben gegebenenfalls ergänzt beziehungsweise korrigiert und somit die Aussagekraft der erhobenen Daten gesteigert werden. Zunächst sollten die Daten auf Vollständigkeit und Plausibilität überprüft werden. Dabei wird darauf geachtet, ob Werte fehlen, die vorhanden sein sollten. Also zum Beispiel das Datum der Visite. Wenn Werte fehlen, gilt es zu prüfen, ob diese nachträglich eingefügt werden können. Die Plausibilität der Daten sollte auf zwei Wegen überprüft werden. Zum einen innerhalb einzelner Variablen, beispielsweise bei einem sehr hohen Alter. Zum anderen zwischen Variablen, wie beim Aufenthaltsstatus und der Staatsangehörigkeit. Bei unplausiblen Werten gilt es zu prüfen, ob diese korrigiert werden können. Ist dies nicht möglich, müssen die entsprechenden Werte gelöscht werden. Die Qualitätssicherung der Daten sollte standardisiert mit Tabellenkalkulations- oder Statistikprogrammen erfolgen, um deren einheitliche und effiziente Umsetzung zu garantieren. Darüber hinaus lässt sich der Aufwand für die Qualitätssicherung durch vorbeugende Maßnahmen bei der Konzeption und technischen Umsetzung der Datenerhebung reduzieren.

**Passende Erhebungssoftware auswählen**

Die für die Datenerhebung eingesetzte Software sollte für den Praxisalltag und die Patient:innenverwaltung nutzbar sein, alle in den Angeboten der NGO benötigten Funktionen enthalten, intuitiv bedien- und konfigurierbar sowie kostengünstig in der Anschaffung und im Betrieb sein. Die Funktionen für die einfache und sinnvolle Nutzung im Rahmen der medizinischen Versorgung und sozialen Beratung sollte hierbei im Vordergrund stehen. Zu den Funktionen, die die Software enthalten sollte, gehören neben der Möglichkeit, die Daten der Patient:innen zu verwalten und die Datenerhebung wie geplant umzusetzen, die Möglichkeit, die Daten der Klient:innen für die Qualitätssicherung und Auswertung nutzen zu können. Des Weiteren kann es bei Angeboten, bei denen die Klient:innen mehrfach vorstellig werden, sinnvoll sein, die Daten der verschiedenen Erhebungspunkte anschaulich im zeitlichen Verlauf betrachten zu können. Je nach Anforderungen an die Software bieten sich sowohl Datenerhebungstools wie DHIS2, KoboToolbox und ActivityInfo als auch Patientenverwaltungsprogramme an, wie sie zum Beispiel in Arztpraxen und Krankenhäusern verwendet werden.

**Datenschutz sicherstellen und Einwilligung zur Datennutzung einholen**

Bei der Datenerhebung in gesundheitlichen Angeboten von NGOs sind neben der Einhaltung gesetzlicher Vorgaben zum Datenschutz ein besonders sensibler Umgang mit personenbezogenen Daten der Klient:innen notwendig, da diese sich in prekären und ungeklärten Lebensumständen befinden können, wie dass sie einen ungeklärten Aufenthaltsstatus haben oder dass sie sich in einer illegalisierten Arbeitssituation befinden. Dies ist vor allem bei Hilfesuchenden ohne geregelten Aufenthaltsstatus wichtig, da ihnen bei einer Übermittlung der Datensätze an die Behörden die Abschiebung droht. So wird empfohlen, grundsätzlich ohne Klarnamen zu arbeiten und Daten nur pseudonymisiert zu erheben und zu speichern. Eine sichere Wiederzuordnung dokumentierter Daten sollte jedoch möglich sein, beispielsweise durch die Vergabe von Patient:innennummern. Die rechtlichen Vorgaben ergeben sich aus dem Bundesdatenschutzgesetz (BDSG) und der Datenschutz-Grundverordnung (DSGVO). Demnach muss gewährleistet sein, dass die erhobenen

Daten nur für die vorab festgelegten Zwecke genutzt werden. Hierfür sind Vorgaben bezüglich des Zugriffs und der Verarbeitung der Daten sowie technische Maßnahmen notwendig, um die Daten vor dem Zugriff von Unbefugten zu schützen.

Für die Speicherung, Verarbeitung und Weitergabe der Daten ist die Einwilligung der Person einzuholen, von der die Daten stammen. Bei Minderjährigen ist die Zustimmung von einer sorgeberechtigten Person einzuholen. Grundsätzlich sollte eine differenzierte Einwilligung möglich sein, zum Beispiel für die Speicherung der Daten im Sinne einer bedarfsgerechten Versorgung und Beratung, aber nicht für deren Verwendung in statistischen Auswertungen und Publikationen. Dass jegliche Verwendungszwecke abgestimmt werden, beispielsweise jede Publikation, ist in der Regel nicht umsetzbar. Dies sollte den Hilfesuchenden vorab mitgeteilt werden. Die Einwilligungserklärung sollte verständlich formuliert sein und den Hilfesuchenden bei Bedarf erklärt werden. Außerdem muss die Einwilligung freiwillig und jederzeit mit Wirkung für die Zukunft widerrufbar sein. Dies ist im Hinblick auf das Abhängigkeitsverhältnis zwischen Hilfesuchenden und datenerhebender Institution besonders hervorzuheben, unter anderem, wie oben erwähnt, durch den Hinweis, dass die Behandlung und Beratung unabhängig von der Einwilligung zur Datennutzung erfolgt. Die Einwilligungserklärung sollte schriftlich und nur in Ausnahmefällen, wie zum Beispiel bei Menschen, die anonym bleiben wollen, mündlich eingeholt werden. Um eventuell bestehendes Misstrauen gegenüber der Datenerhebung abzubauen, sollte im Aufklärungsgespräch verdeutlicht werden, dass das Angebot zu einer NGO und nicht zum regulären Gesundheitssystem gehört und dass die erhobenen Daten vertraulich behandelt werden. Da Menschen ohne Zugang zu regulärer Gesundheitsversorgung häufig keine ausreichenden Deutschkenntnisse haben, ist es wichtig, dass für die Erläuterung der Einwilligungserklärung eine Sprachmittlung verfügbar ist, beziehungsweise die Einwilligungserklärung in einer Sprache vorliegt, die von den Hilfesuchenden verstanden wird.

**Daten standardisiert und valide auswerten**

Die Auswertung der Daten sollte standardisiert und unter Berücksichtigung statistischer Grundlagen erfolgen. Das heißt, dass deskriptive Kennzahlen ausgewählt werden müssen, um die Sachverhalte zu beschreiben, die für die Auswertung relevant sind. Hierzu gehören zum Beispiel absolute und prozentuale Häufigkeiten, arithmetische Mittelwerte und Mediane sowie Kennzahlen zur Beschreibung derer Streuung (Standardabweichungen etc.). Darüber hinaus sollten Verfahren festgelegt werden, um zu überprüfen, ob beobachtete Unterschiede deskriptiver Kennzahlen zwischen einzelnen Gruppen, wie zum Beispiel zwischen Altersgruppen, statistisch belastbar sind. Dies kann zum Beispiel anhand von Regressionsmodellen erfolgen. Für entsprechende Verfahren sind in der Regel Statistikprogramme erforderlich, wobei sich einfache statistische Auswertungen auch mit Tabellenkalkulationsprogrammen umsetzen lassen.

Eine besondere Herausforderung bei der Auswertung von Daten aus gesundheitlichen Angeboten von NGOs ist der Umgang mit fehlenden Werten. Da in den gesundheitlichen Angeboten die Versorgung der Hilfesuchenden im Vordergrund steht und nicht die Datenerhebung, muss davon ausgegangen werden, dass nicht für alle Hilfesuchenden Angaben zu allen Variablen verfügbar sind. Folglich muss festgelegt werden, wie mit fehlenden Werten umzugehen ist, also zum Beispiel, ob die Fälle in Prozentuierungen einbezogen werden sollen oder nicht. Darüber hinaus ist bei der Datenauswertung zu berücksichtigen, dass sich beobachtete Unterschiede auch durch Veränderungen im Angebot beziehungsweise in der Inanspruchnahme durch die Hilfesuchenden ergeben können. Wenn zum Beispiel vermehrt Sprechstunden für Kinder angeboten werden, ist davon auszugehen, dass auch die Anzahl der Kinder unter den Hilfesuchenden sowie die Anzahl der Behandlungsanlässe steigt, die bei Heranwachsenden üblicherweise auftreten. Die Ursachen beobachteter Veränderungen sollten folglich ausführlich analysiert werden, bevor diese veröffentlicht werden.

**Daten bereitstellen und in Publikationen überführen**

Die qualitätsgesicherten Daten können unterschiedlichsten Akteur:innen bereitgestellt und in ausgewerteter Form in digitale oder analoge Produkte einfließen, die zum Beispiel für die interne Nutzung im Rahmen der Öffentlichkeitsarbeit, des Fundraisings und der politischen Arbeit genutzt werden können. Wenn die ausgewählten Daten anderen Akteur:innen bereitgestellt werden, sollte der Zweck der Datennutzung vorab geklärt, rechtlich über Datennutzungsverträge abgesichert sein und etwaige Publikationen abgestimmt werden. Wenn die Daten in digitale oder analoge Produkte überführt werden, sollten diese für die Empfänger:innen verständlich, einprägsam und überzeugend sein. Hierzu beitragen können unter anderem ein kompaktes und visuell ansprechendes Format, überschaubare Textmengen in ausreichender Schriftgröße, eine einfache Sprache, die Erläuterung nicht allgemein bekannter Begriffe und Themen sowie die Visualisierung relevanter Daten in Form von Diagrammen und Infografiken. Darüber hinaus können Kernaussagen, Infoboxen, Fallbeispiele und Zitate dabei helfen, die Lesefreundlichkeit der Produkte zu erhöhen und somit die gewünschte Wirkung bei den Empfänger:innen zu erzielen. Sowohl bei der Bereitstellung der Daten für die Vorhaben anderer Akteur:innen als auch bei der Überführung der Daten in Publikationen ist darauf zu achten, dass das Risiko von Fehlinterpretationen der Daten minimiert beziehungsweise es zu keinem Einsatz der Daten entgegen den Interessen der Hilfesuchenden kommt. Ersteres lässt sich durch eine ausführliche Interpretation der Daten und ausreichende Kontextinformationen erreichen, Letzteres durch eine sorgfältige Prüfung der Vorhaben anfragender Institutionen und Personen. Falls Bedenken hinsichtlich einer (vorsätzlichen) Fehlnutzung der Daten bestehen, zum Beispiel für politische Zwecke entgegen den Interessen der Hilfesuchenden, sollten die Daten nicht bereitgestellt beziehungsweise die Auswertungsergebnisse nicht veröffentlicht werden.

**Finanzierung der Datenerhebung sichern**

Eine systematische und aussagekräftige Datenerhebung, die die unterschiedlichen Anforderungen einer Datenerhebung im Rahmen eines Versorgungsangebots adäquat erfüllt und den Datenschutz gewährleistet, erfordert personelle Ressourcen und Sachmittel, deren Finanzierung frühzeitig geplant werden muss. Zu finanzieren sind unter anderem der Aufbau und die Pflege der Dateninfrastruktur, die Konzeption und Durchführung der Datenerhebung, die Qualitätssicherung und Auswertung der Daten sowie die Überführung der Ergebnisse in Produkte, die für die Ziele der NGO genutzt werden können. Einerseits ergeben sich für die datenerhebenden Institutionen somit zusätzliche Kosten, andererseits auch neue Finanzierungsmöglichkeiten, die es zu nutzen gilt. Hierzu gehören öffentliche und private Fördermittel, deren Vergabe an die Erhebung von Daten beziehungsweise an deren Nutzung für bestimmte Zwecke gebunden ist, beispielsweise für Forschungsvorhaben. Auch hier muss selbstverständlich die Frage der Nutzung der Daten vorab sorgfältig geprüft werden.

## 4 Grenzen der Datenerhebung in gesundheitlichen Angeboten von NGOs

Die Grenzen der Datenerhebung in gesundheitlichen Angeboten von NGOs ergeben sich vor allem aus deren eingeschränkten Repräsentativität. Die erhobenen Daten sind nur für die Hilfesuchenden aussagekräftig, die sich an der Datenerhebung beteiligt und der Nutzung ihrer Daten zugestimmt haben. Hilfesuchende, bei denen zum Beispiel aufgrund akuter Schmerzen keine (vollständige) Datenerhebung durchgeführt werden konnte oder die der Datennutzung nicht zugestimmt haben, sind in den Daten unterrepräsentiert. Des Weiteren sind die erhobenen Daten immer vom Angebot der NGO beziehungsweise von dessen Inanspruchnahme durch die Hilfesuchenden abhängig. Außerdem sind mit Daten aus gesundheitlichen Angeboten von NGOs keine bevölkerungsbezogenen Aussagen möglich, da es sich um Inanspruchnahmedaten handelt, diese also ausschließlich von Personen stammen, die die Angebote der NGO wahrgenommen haben. Somit können zum Beispiel nur Aussagen über den Anteil der Hilfesuchenden getroffen werden, die einen bestimmten gesundheitlichen Versorgungsbedarf hatten, und nicht über den entsprechenden Anteil bei denen, die die Angebote nicht aufsuchten. Nicht zuletzt sind die Angebote der NGOs regional unterschiedlich verteilt, sodass die flächendeckende Aussagekraft und die regionale Vergleichbarkeit der Daten eingeschränkt sind.

## 5 Fazit

Eine systematische und valide Datenerhebung in NGOs, die Menschen ohne Zugang zu regulärer Gesundheitsversorgung behandeln und beraten, kann für unterschiedliche Bereiche genutzt werden und gleichzeitig einen wichtigen Beitrag dazu leisten, die gesundheitliche Versorgung der Betroffenen direkt und indirekt zu verbessern. Eine Datenerhebung kann befürwortet werden, wenn die Datenerhebung nicht nur den Zweck der Datenerhebung erfüllt, sondern gleichzeitig für verschiedene Bereiche des Projekts, wie die Versorgung, das Qualitätsmanagement, die Wirkungsanalyse sowie die öffentlichkeitswirksame und politische Arbeit genutzt werden kann. Eine gute wissenschaftliche Praxis und die Umsetzung ethischer Grundsätze bei Etablierung und Umsetzung der Datenerhebung muss zu jeder Zeit gewährleistet sein. Die daraus gewonnenen Erkenntnisse sollten relevanten Akteur:innen in nutzbarer, verständlicher und einprägsamer Form sowie unter Einhaltung oben beschriebener Prinzipien und Einschränkungen verfügbar gemacht werden. Personelle und fachliche Ressourcen müssen hierfür eingeplant werden. Um entsprechende Aktivitäten finanzieren und umsetzen zu können, ist das Engagement von Privatpersonen, Unternehmen, Stiftungen und öffentlichen Institutionen gefragt. Letztere sind darüber hinaus gefordert, amtliche Erhebungen so zu gestalten, dass die Thematik des fehlenden Zugangs zu regulärer Gesundheitsversorgung, auch ohne Unterstützung von NGOs, hinreichend erfasst und die daraus gewonnenen Erkenntnisse in einer evidenzbasierten Gesundheits- und Sozialpolitik umgesetzt werden. So kann das gemeinsame Ziel erreicht werden, allen in Deutschland lebenden Menschen einen bezahlbaren und niedrigschwelligen Zugang zu gesundheitlicher Versorgung zu ermöglichen.

## Literatur

Kurz, C. (2022). Menschen ohne Krankenversicherung: Ein oft übersehenes Problem. *Deutsches Ärzteblatt, 119*(41), 1738–1741.

BAG Gesundheit/Illegalität. (2022). Umgang mit Forschungs- und Kooperationsanfragen zur Gesundheit von Menschen ohne geregelten Aufenthaltsstatus. Handreichung für Anlaufstellen und Praxiseinrichtungen. https://www.diakonie.de/diakonie_de/user_upload/diakonie.de/PDFs/Publikationen/BAG_Handreichung_Forschung.pdf.

**Gianni Varnaccia,** Public Health Referent bei Ärzte der Welt. Verantwortlich für die Erhebung, Qualitätssicherung und Auswertung der Daten, die in den medizinischen Anlaufstellen von Ärzte der Welt in Deutschland erfasst werden. Beteiligt bei der Erstellung von Produkten zur Verbreitung der gewonnen Erkenntnisse.

**Carolin Bader,** Ethnologin und seit 2015 bei Ärzte der Welt als Fachberaterin der Inlandsprojekte tätig. Sie ist unter anderem für die Themen gemeinsames Lernen, Wirkung, Qualität und Programmentwicklung mitverantwortlich.

# Das MVP – Medizinische Versorgung für papierlose und nicht versicherte Menschen in Bremen Noch Parallelsystem oder ein Schritt in die Regularität?

Charlotte Vöhl und Vera Bergmeyer

**Zusammenfassung**

Der folgende Beitrag beschäftigt sich mit dem Projektansatz sowie der Umsetzung des Projekts *Medizinische Versorgung für papierlose und nicht versicherte Menschen (MVP) in Bremen.* Zunächst werden die rechtlichen und politischen Entwicklungen seit Einführung des Asylbewerberleistungsgesetzes (AsylbLG) in den 90er Jahren dargestellt, die zur Entwicklung des heutigen Projekts MVP beigetragen haben. Es folgt die Projektstruktur, bestehend aus Clearing, medizinischer Sprechstunde und der Ausgabe von Kostenübernahmescheinen sowie der damit verbundenen Abrechnung. Die Entscheidung gegen eine explizite Anonymisierung und für die bevorzugte Verwendung von Klarnamen in der Stadt Bremen erhält darin eine besondere Gewichtung. Die große Anzahl der Nutzer:innen verdeutlicht die Relevanz dieses Themas in Bremen. Es knüpfen sich weiterführende Überlegungen dazu an, ob Zwischenlösungen von Modellprojekten wie das *MVP Bremen* ausreichend sind oder eher gesamtgesellschaftliche Ansätze, die die eigentlichen Problematiken wirkungsvoller und nachhaltiger angehen können.

C. Vöhl (✉) · V. Bergmeyer
Bremen, Deutschland
E-Mail: chlvl@posteo.com

V. Bergmeyer
E-Mail: vera.bergmeyer@posteo.de



A. Dieterich et al. (Hrsg.), *Krank, zugewandert, nicht versichert?*,
https://doi.org/10.1007/978-3-658-48772-0_14

**Schlüsselwörter**

Behandlung von Nichtversicherten • Medizinische Versorgung • Clearingstelle • Humanitäre Sprechstunde • Sans Papiers • Regularisierung • Zugang Gesundheitsversorgung • Behandlungsscheine • Anonymer Krankenschein • Gesundheitliche Ungleichheit

## 1 Ausgangslage der Gesundheitsversorgung von papierlosen und nicht versicherten Menschen

Vor dem Hintergrund eines hohen migrantisierten Bevölkerungsanteils, vieler migrantischer Organisationen und einer aktiven, langjährigen antirassistischen Bewegung, sind in Bremen – dem kleinsten Bundesland Deutschlands – Fragen zum Zugang zu sozialen und gesundheitlichen Rechten seit langem Gegenstand gesellschaftlicher Auseinandersetzung. 2005 wurde das *Bremer Modell* eingeführt, in dem Leistungsbeziehende des AsylbLG u. a. die Gesundheitskarte ab dem ersten Monat nach Verteilung nach Bremen erhielten (Jung, 2011). Die Gesundheitskarte erwies sich als relevante Verbesserung der gesundheitlichen Versorgung für Asylsuchende und wurde bundesweit zum Vorbild. Dennoch blieben die Lösungsansätze, Menschen ohne regulären Zugang zum Gesundheitssystem medizinische Versorgung zu ermöglichen, lange Zeit sehr begrenzt. Erst seit dem Jahr 2022 finanziert das Land Bremen das Projekt *Medizinische Versorgung für papierlose und nicht versicherte Menschen in Bremen* (MVP). Damit sollte Personengruppen, die ihren Lebensmittelpunkt in bremen haben und denen der Zugang zu medizinischer Versorgung aus verschiedensten Gründen gänzlich fehlt, ein geregelter Weg zu qualifizierter Behandlung ermöglicht werden.[1] Dies betrifft sowohl die *Sans Papiers* als auch Teile der Unionsbürger:innen sowie einzelne deutsche Staatsangehörige. Das *MVP Bremen* verbindet bekannte Strukturen aus medizinischer Versorgungsarbeit für Nichtversicherte mit neuen Ansätzen. Gleichzeitig kann das Projekt die grundsätzlichen Gegebenheiten, die über gesetzliche und gesellschaftliche Strukturen Menschen ausschließen, nicht tiefgreifend verändern, sondern, wie andere Projekte auch, nur einen Versuch darstellen, unter den gegebenen Umständen verbesserte Bedingungen zu schaffen. Dieser Buchbeitrag skizziert die historische Entwicklung hin zum *MVP Bremen,* den Aufbau des Projektes sowie aktuelle Praktiken.

---

[1] Der Bremer Senat schätzte 2021 die Zahl von nichtversicherten Personen im Land Bremen im vierstelligen Bereich. Daten zu der Anzahl papierloser Bremer:innen liegen uns nicht vor.

## 2 Historischer Hintergrund

Eine Folge der Neuregelung des Asylgesetzes 1993 war und ist bis heute eine hohe Zahl abgelehnter Asylanträge. Für viele Menschen verhindert dies den Zugang zu Sozialleistungen (BZpB, 2013; Bundesministerium der Justiz, 1993). Infolge der fehlenden medizinischen Versorgung gründeten sich daher in den 1990er und 2000er Jahren bundesweit medizinische Vermittlungsinitiativen (Medibüros, MediNetze u. a). Das Bremer MediNetz wurde im Jahr 2000 gegründet. In der einmal wöchentlich stattfindenden Sprechstunde erfolgten laut Anfrage jährlich ca. 100–150 Vermittlungen an 35 unentgeltlich arbeitende Ärzt:innen und Hebammen. Jede medizinische Behandlung musste durch das MediNetz einzeln angebahnt, jede Weiterüberweisung, jede kompliziertere oder teurere Diagnostik oder Behandlung extra geklärt und organisiert werden. Der zeitliche Aufwand dafür war für das MediNetz, die Mitarbeiter:innen des Gesundheitssystems und die Patient:innen enorm. Gleichzeitig war der medizinische Output begrenzt, weil die auf Spenden basierenden Gelder für die Behandlungen und Untersuchungen nicht ausreichten und keine leitliniengerechte und reguläre Vorgehensweise genutzt werden konnte. Die Anonymisierung und Pseudonymisierung der Patient:innen führte dazu, dass bei anhaltenden oder wieder aufgenommenen Behandlungen zu wenig an alte Befunde angeknüpft wurde – oder die Patient:innen ihre Befunde bei neuen Ärzt:innen nicht nutzen konnten. Die Organisation der medizinischen Behandlung verblieb bei MediNetz-Mitarbeiter:innen anstatt zwischen Patient:innen und Praxen.

### 2.1 2005: *Bremer Modell* für Asylsuchende

Im Rahmen des Bremer Modells wurde das erste Mal ein Vorstoß auf Landesebene unternommen, die Betreuung von Asylsuchenden durch eine Krankenkasse umzusetzen, in diesem Fall der AOK Bremen. Zum Modell gehört, freiwillige medizinische Sprechstunden vor Ort in den Flüchtlingslagern beizubehalten (Mohammedazadeh et al., 2016). Die Asylsuchenden haben also die Wahl, sich sowohl mit einer elektronischen Gesundheitskarte (eGK) im regulären System behandeln zu lassen (nach Richtlinien des Vertrages zwischen AOK und der Stadt Bremen) (Classen, o. J.) als auch vor Ort niedrigschwellige Sprechstunden im Flüchtlingslager zu besuchen.

## 2.2 2009–2023: Einführung der Humanitären Sprechstunde in Bremen

Die langjährige politische Forderung des Bremer MediNetzes und anderer Engagierter trug erheblich dazu bei, dass das Land Bremen im Jahr 2009 die ‚Humanitäre Sprechstunde' (HS) nach Frankfurter Vorbild in den jeweiligen Gesundheitsämtern einführte, um auch papierlosen Menschen und anderen Nichtversicherten Zugang zu einer medizinischen Versorgung zu gewähren. Die HS bestand aus einem Clearing sowie einer medizinischen Sprechstunde, die zweimal wöchentlich parallel im Gesundheitsamt stattfanden.[2] Daneben gab es Verträge mit gynäkologischen Praxen, Vereinbarungen mit Krankenhäusern und Kostenübernahmen in Höhe von 600,00 € bei einer Geburt, aber keine weiteren Kooperationen mit Gesundheitsdienstleistern oder Fachärzt:innen. Die finanzielle Grundlage erwies sich mit 113.000 €/Jahr für das Projekt als unzureichend. Im Rahmen dieser begrenzten Möglichkeiten erhielten viele Patient:innen nur eine rudimentäre Versorgung. Die Arbeit der HS wurde mit der Einführung des MVP Bremen zunehmend von diesem übernommen und die Sprechstunde Ende 2023 aufgelöst.

## 2.3 2019–2022: Politischer Wille für den Zugang aller in Bremen lebenden Menschen zu medizinischer Versorgung

Im Bremer Koalitionsvertrag von 2019 setzte sich die Regierung das Ziel,[3] *„dass alle Menschen in Bremen unabhängig von ihrem Status Zugang zu medizinischer Versorgung und Vorsorge haben […]. Um die fachärztliche Versorgung flächendeckend sicherzustellen und eine weitgehende Integration in die Regelversorgung zu gewährleisten, streben wir analog zum „Bremer Modell" die Einführung einer anonymen Gesundheitskarte an."* (Bremer Senatorin für Kinder und Bildung, 2023).

Vorausgegangen waren in Bremen langjährige Kämpfe um die Sichtbarmachung der Lebenssituation von Menschen ohne Papiere und der Diskrepanzen, denen Unionsbürger:innen ausgesetzt sind, wenn sie in Deutschland einreisen,

[2] Das Clearing diente der Prüfung möglicher Leistungsansprüche und Regularisierungsmöglichkeiten, die in Beratungsgesprächen thematisiert wurden, sowie der Feststellung, ob Personen in die Zielgruppe der HS gehörten.

[3] Die damalige Regierung bestand aus einer Koalition zwischen der SPD, der Partei die Grünen und der Linkspartei, vgl. Lahmann (2019).

arbeiten und leben dürfen, aber an vielen Stellen sozialrechtlich ausgegrenzt werden (Migazin, 2022). Die Linkspartei trug die Forderungen in die parlamentarische Politik. Gemeinsam mit dem MediNetz, Mitarbeitenden der Clearingstelle der HS des Gesundheitsamtes sowie dem Gesundheits- und dem Sozialressort begannen 2021 Überlegungen und Planungen zur Umsetzung der medizinischen Versorgung Nichtversicherter. Hierfür wurden Erfahrungen aus dem Bremer Projekt zur medizinischen Versorgung für Obdachlose (MVO) sowie dem ‚Anonymen Krankenschein' in Hannover, Göttingen und Thüringen hinzugezogen. Es zeichnete sich ab, dass ein eigener Trägerverein – analog zum MVO e. V. – für das Anliegen dieser prekären Gruppe am besten geeignet schien, welcher sodann im April 2022 gegründet wurde.[4] Als Abrechnungsweg erwies sich die zunächst angestrebte anonyme eGK mit gesetzlichen Grundlagen als nicht kompatibel. Die Planungen konzentrierten sich deshalb zunehmend auf eine Form des Kostenübernahmescheins in analoger Papierform.

### 2.4 2022: Start des Projektes MVP

Im Juli 2022 erhielt der Trägerverein des MVP Bremen die erste Zuwendung des Landes Bremen und die praktische Umsetzung begann. Im Folgenden werden die konkrete Arbeit und Struktur des MVP detailliert vorgestellt.

## 3 Das MVP als Fortführung bestehender Modelle

In Abb. 1 wird der typische Beratungs- und Behandlungsablauf skizziert. Anders als in anderen bundesweiten Projekten wurden im MVP Bremen die bewährten Strukturen bekannter Modelle zusammengeführt. Dazu zählen:

- Clearingstellen: Klärung, ob Zugang zu gesundheitlicher Versorgung besteht,[5]
- HS: die niedrigschwellige ärztliche Sprechstunde vor Ort,
- Anonymer Krankenschein: Kostenübernahmeschein für das reguläre Gesundheitssystem.

---

[4] Anliegen prekärer gesellschaftlicher Gruppen, insbesondere, wenn sie keinem gesetzlichen Versorgungsauftrag unterliegen, können bei großen Trägern im Rahmen zunehmender Konkurrenz bedürftiger Gruppen eher untergehen.

[5] S.Abschn. 4.

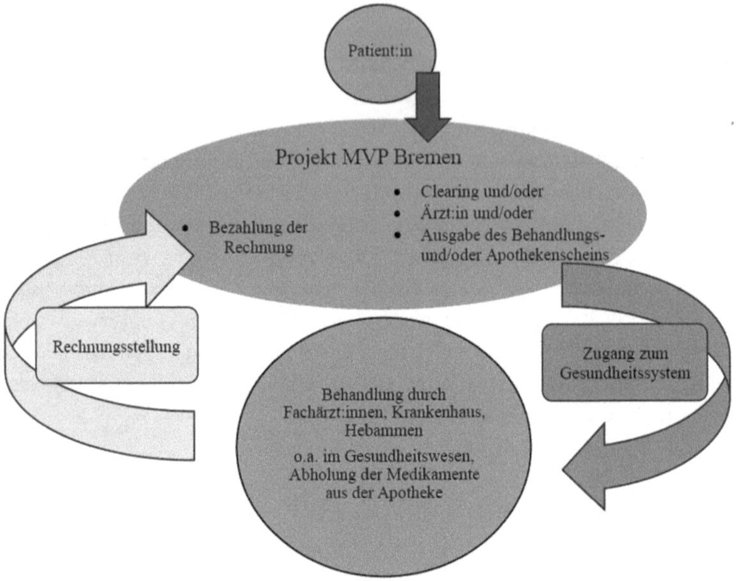


**Abb. 1** Behandlungs- und Beratungsablauf im Projekt MVP. Quelle: eigene Darstellung

Diese werden ergänzt mit Erfahrungen aus folgenden Modellen:

- Bremer Modell: Nutzung der Vorortsprechstunde und/oder Kostenübernahmeschein ins reguläre System,
- MVO e. V.: der eigenständige Verein als Träger des Projektes.

Aus den Erfahrungen der Autorinnen mit den genannten Projekten lassen sich folgende Erkenntnisse zusammenfassen:

- Fachlichkeit: Es sind Zugänge ins fachärztliche und stationäre System nötig, um eine qualitativ ausreichende medizinische Versorgung zu ermöglichen.
- Regularität: Je regulärer, je standardisierter, desto effektiver, kostengünstiger und weniger personalaufwendig wird die Versorgung.
- Niedrigschwelliges Angebot: Das Angebot einer niedrigschwelligen Sprechstunde vor Ort hat sich bewährt.

- Medizinischer Standard: Der medizinische Standard und die Fortdauer einer Behandlung wird durch Anonymisierung und Pseudonymisierung erheblich erschwert.
- Bedarfslage: Die Ursachen, warum Menschen der Zugang zu medizinischer Versorgung verwehrt bleibt, sind vielfältig.[6] Die Zielgruppe anhand des verwehrten Zugangs zu definieren, bildet die Bedarfslage am treffendsten ab.
- Finanzierung: Die HS und das MediNetz Bremen sind finanziell deutlich an ihre Grenzen gestoßen.[7] Für eine ausreichende medizinische Versorgung in Bremen lebender nicht versicherter und papierloser Menschen z. B. analog dem AsylblG, ist ein deutlich größerer Rahmen nötig, als diese ihn zur Verfügung hatten (Spura et al., 2017).

## 4 Die drei Grundlagen: Clearing – Ärztliche Sprechstunde –Kostenübernahmeschein

### 4.1 Das Clearing

Zentral für die Arbeit und Voraussetzung der Behandlung und der Kostenübernahmezusage ist das Clearing. Dieses umfasst die Klärung der Situation und Beratung bezüglich einer möglichen Regularisierung. Die zugehörigen Gespräche führen die Klient:innen mit den Sozialarbeiter:innen des MVP Bremen, die sozialrechtlich geschult sind. Im Rahmen der offenen Sprechstunde haben Nutzer:innen[8] die Möglichkeit, die Beratung aufzusuchen. Je nach Gesprächsergebnis wird die Kostenübernahme für eine Behandlung zugesagt und/oder mit den Patient:innen an einer Regularisierung – bei Papierlosigkeit – bzw. an der Durchsetzung eines Anspruchs auf soziale Leistungen oder Krankenversicherung gearbeitet. Dabei hat eine Versicherung oder die (Wieder-)Herstellung des rechtlichen Zugangs zum Sozialsystem immer Vorrang vor einer Behandlung über das MVP Bremen.

Das Clearing fungiert also als Unterstützungsangebot für

- die Hilfestellung bzgl. sozialer Leistungen und/oder einer Krankenversicherung,
- die Klärung für vorübergehende Behandlungen oder

---

[6] S. Abschn. 6.

[7] S. Abschn. 2.

[8] Mit Nutzer:innen sind diejenigen gemeint, die das Clearing und/oder die medizinische Versorgung des MVP Bremen aufsuchen.

- alle drei- bis sechsmonatig stattfindende Clearinggespräche mit Nutzer:innen bzgl. neuer Regularisierungsmöglichkeiten.[9]

▶ **Das Clearing unterstützt die Patient:innen, ihre Rechte im Sozialstaat (wieder) in Anspruch zu nehmen**

## 4.2 Ärztliche Sprechstunde vor Ort

Nach dem Clearinggespräch können Patient:innen die medizinische Behandlung vor Ort in Anspruch nehmen und/oder erhalten einen Kostenübernahmeschein. In der dreimal wöchentlich stattfindenden Sprechstunde sind neben grundlegender Untersuchung und Behandlung auch einzelne technische Untersuchungen wie Labor und EKG möglich. Bei Bedarf können Privatrezepte, die mit einem Apothekenschein einzulösen sind, ausgestellt werden. Sprachmittler:innen können kurzfristig per Telefon zu den Untersuchungen und Clearinggesprächen zugeschaltet werden.[10]

Die Ärzt:innen vor Ort sind besser auf die Patient:innengruppen eingestellt als Ärzt:innen des Regelsystems.[11]Zudem haben viele Patient:innen anfänglich Schwierigkeiten, sich im regulären Gesundheitssystem ausreichend zurechtzufinden oder machen rassistische Ausgrenzungserfahrungen. (DeZIM, 2023; Bartig et al., 2021) Die Ärzt:innen vor Ort können für die medizinische Behandlung auch als Lots:innen für das spezifische Anliegen dienen. Entscheidend für ein Vertrauensverhältnis ist in erster Linie ein sensibler Umgang mit den Patient:innen, was Zeit und Aufmerksamkeit voraussetzt. Die Praxis zeigt, dass ca. 75 % der Patient:innen sich auch oder nur vor Ort behandeln lassen; 25 % der Patient:innen suchen mit dem Behandlungsschein direkt Ärzt:innen der eigenen Wahl auf.

▶ **Freie Ärzt:innenwahl ist unerlässlich für das Vertrauensverhältnis sowie die Effektivität der Behandlungen**

---

[9] Bspw. bei einer Schwangerschaft, Eheschließung u. v. m.

[10] Die Sprachmittler:innen stehen über eine Sprachmittlungsfirma mit Schwerpunkt medizinische Versorgung zur Verfügung.

[11] Z.T aufgrund der Arbeit im MVP Bremen sowie teilweise durch Vorerfahrungen in ähnlichen Projekten.

### 4.2.1 Ausgabe der Kostenübernahmescheine

Jede:r Patient:in kann Kostenübernahmescheine für die Apotheke[12] sowie zur Behandlung bei selbst gewählten niedergelassenen Ärzt:innen erhalten.[13] Diese sind – angepasst an die Quartale – maximal drei Monate gültig.

► **Kostenübernahmescheine tragen dazu bei, zeitnahe und standardkonforme Behandlungen zu ermöglichen**

Der ambulante Behandlungsumfang in Höhe von bis zu 2.000 € gewährleistet einen weitgehend reibungslosen Behandlungs- und Untersuchungsablauf und schafft Sicherheit für die Gesundheitsdienstleistenden. Es können viele medizinische Leistungen ohne weitere Rücksprachen erfolgen. Im Bereich der stationären Kostenübernahme gestaltet sich die Deckelung der Kostenübernahmezusage bis 10.000 € als schwieriger, da die Kosten zum Teil immens höher sind.

*Rechnungsstellung und Bezahlung*

Gesundheitsdienstleister:innen senden ihre Rechnungen analog dem PKV-Basistarif direkt an das MVP Bremen. Mit diesem Tarif wird ein im Gesundheitssystem regulär verwendeter Abrechnungstarif genutzt, sodass die Rechnungsstellung in bekanntem Verfahren ablaufen kann. Die Rechnungen werden auf Verwendung des Basistarifs, medizinische Notwendigkeit sowie den Versicherungsstatus der Patient:innen geprüft, bevor sie bezahlt werden.

## 5 Verzicht auf regelmäßige Anonymisierung/ Pseudonymisierung

In der Vermittlungsarbeit des MediNetz Bremen wurde die Anonymisierung der Namen bei papierlosen Menschen als unvermeidlich angesehen.[14] Dies begründete sich aus den Erfahrungen im Umgang mit Krankenhäusern und Behörden in Bremen und bestätigte sich durch Begebenheiten bundesweit (Dieterich et al., 2019). Immer wieder wurden Daten zum Asyl- oder Aufenthaltsstatus erhoben und entgegen der Schweigepflichten weitergegeben, was zu Abschiebungen und anderen Nachteilen führte. Im ambulanten Bereich kam dies entweder seltener vor oder die Konsequenzen waren weniger augenscheinlich.

---

[12] S. Abb. 2

[13] S. Abb. 3

[14] S. Abschn. 2

**Kostenträger MVP Bremen** **Ausstellungsdatum**

Verein zur Förderung der medizinischen und gesundheitlichen Versorgung von nichtversicherten und papierlosen Menschen in Bremen e.V.)

**Gültigkeit bis drei Monate nach Ausstellung**

Außer der Schleifmühle 80
28203 Bremen
Fon +49 421 4381 9919
Mail info@mvp-bremen.de
www.mvp-bremen.de

**Unterschrift/Stempel MVP**

**Apothekenabrechungsschein**

**für verordnungsfähige Medikamente und Hilfsmittel für nichtversicherte und papierlose Patient:innen in Bremen**

**Für unten genannte Patient:in werden die Kosten von einem oder mehreren Privatrezepten innerhalb der Gültigkeit und unter den genannten Bedingungen vom MVP Bremen e.V. übernommen.**

**Patient:in**

**geboren am:**

Anschrift:

**Hinweise zur Abrechnung finden Sie auf der Rückseite**

**Auszufüllen durch die Apotheke**

**Name und Anschrift der Apotheke**

Datum, Stempel, Unterschrift der Apotheke

**Hinweise zu Behandlungsumfang, Vergütung und Abrechnung siehe Rückseite.**

**Abb. 2** Apothekenschein. Quelle: eigene Darstellung

**Kostenträger MVP Bremen** **Ausstellungsdatum**

Verein zur Förderung der medizinischen und gesundheitlichen Versorgung von nichtversicherten und papierlosen Menschen in Bremen e.V.)

Gültigkeit drei Monate ab Ausstellung

Außer der Schleifmühle 80
28203 Bremen
Fon +49 421 4381 9919
Mail info@mvp-bremen.de
www.mvp-bremen.de

Unterschrift/Stempel MVP

**Behandlungsschein**
für die ambulante ärztliche und gesundheitliche Behandlung von nichtversicherten und papierlosen Patient:innen in Bremen

**Patient:in** Ggf. Fachrichtung/Diagnose

geboren am:

**Hinweise für Leistungserbringer:innen**
**Überweisungen/Einweisungen**
Sofern nicht schon vorhanden, benötigt Patient:in einen weiteren Behandlungsschein
(Bitte Kontaktaufnahme durch Praxis oder Patient:in)
**Medikamente/Hilfsmittel**
Bitte auf Privatrezepten verordnen.
Es können nur verordnungsfähige Mittel (s. AMVV) übernommen werden.
Bitte verordnen Sie, soweit fachlich möglich, nur kostengünstige identische Präparate (Generika).
**Laborkosten**
Sofern Sie extern Labore beauftragen, legen Sie dem Auftrag an das Labor bitte eine Kopie dieses Abrechungsscheins bei, damit das Labor zum richtigen Satz (siehe Rückseite) abrechnen kann.

**Auszufüllen durch Leistungserbringer:in**

**Praxis/Name**

Konsultationen (Datum)

Unterschrift und Stempel

**Hinweise zu Behandlungsumfang, Vergütung und Abrechnung siehe Rückseite.**

**Abb. 3** Ambulanter Behandlungsschein. Quelle: eigene Darstellung

## 5.1 Problematisierung der Folgen anonymer Vermittlung in das Medizinsystem

Sowohl bei der Qualität als auch der Nachhaltigkeit[15] von Behandlungen sind das MediNetz Bremen und die HS immer wieder an ihre Grenzen gestoßen (Gesundheit für Geflüchtete, 2021). Das Gesundheitssystem in seinem regulären Ablauf erfordert Daten,[16] damit eine Person verlässlich zugeordnet werden kann. Ohne diese sind eine Dokumentation und Ablage der Behandlungsdaten sowie

Ausschreibung der Formulare wie Rezepte oder Einweisungen nicht möglich. Neben den formalen Notwendigkeiten braucht das Gesundheitssystem die eindeutige Zuordnung, um Verwechslungen auszuschließen, Behandlungsfehler zu vermeiden, Behandlungsverläufe zu verfolgen und umfassende Untersuchungen zu ermöglichen. Dabei geht es

- erstens um die Sicherheit der Patient:innen wie bspw. bei Unverträglichkeiten oder Blutgruppenbestimmung,
- zweitens um komplexe Behandlungen, z. B. bei Diabetes mellitus, wo verschiedene Fachgruppen wie Diabetolog:innen, Augenärzt:innen und Neurolog:innen einbezogen werden müssen,
- drittens um langfristige oder wiederkehrende Behandlungen wie bei Verlaufsbeobachtungen von chronischen Lungenerkrankungen oder Tumoren
- und viertens um die Rechte der Patient:innen, die unabhängig von Status und Begrenzung durch das AsylbLG einen Anspruch auf eine den Standards entsprechende Qualität der medizinischen Behandlung haben (UN-Generalversammlung, 1966).

► **Medizinische Versorgung von Menschen ohne Papiere ist keine humanitäre Leistung, sondern mit dem Recht auf qualitative Standards verbunden**

[15] Mit Nachhaltigkeit ist die geregelte und längerfristige Sicherstellung des medizinisch notwendigen Behandlungsablaufs gemeint.

[16] Vor- und Nachnamen, Geburtsdatum und Adresse.

## 5.2 Warum reicht eine Pseudonymisierung nicht aus?

Pseudonymisierung kann für kurzfristige und einmalige Behandlungen sinnvoll und hilfreich sein. Nach den Erfahrungen des MediNetzes Bremen sind solche Pseudonyme jedoch nicht von Dauer. Sie sind nicht dafür gemacht, dass die verschiedenen Stellen im Gesundheitssystem mittel- oder längerfristig nachvollziehen können, inwiefern bestimmte Befunde zu einer bestimmten Person gehören. Sobald die Person sich an ihr Pseudonym nicht erinnert, einen Pass bzw. andere Befunde mit ihrem eigentlichen Namen vorlegt oder auch wenn die vermittelnde Stelle nicht mehr existiert, können die Befunde nicht mehr zugeordnet werden.

## 5.3 Wie ist das Verfahren aufgebaut, sodass es für die Zielgruppen sicherer ist?

Das Projekt wird aus öffentlichen Haushaltsgeldern finanziert und entspricht dem politischen Willen und den politischen Mehrheiten des Landes Bremen. Der Rechnungsweg ist geschlossen (s. Abb. 1), d. h. es greift an keiner Stelle die Weiterleitungspflicht nach § 87 AufenthG. Die Daten unterliegen im Zweifel dem erweiterten Geheimnisschutz. Zudem enthalten die Rechnungen keine Daten, aus denen auf einen unerlaubten Aufenthalt geschlossen werden könnte. Als Rechnungs- sowie im Bedarfsfall als Patient:innenadresse wird die Adresse des MVP Bremen angegeben. Dies alles ist Voraussetzung für den regelmäßigen Verzicht auf Pseudonymisierung im gesamten Behandlungsrahmen. Das Verfahren hat sich in Bremen bewährt. Im stationären Bereich ist das Fehlen des Kostenträgers der wesentliche Punkt, durch den es anderenorts immer wieder zur Weiterleitung der Daten an die Behörden kommt. Durch die Ausgabe von Kostenübernahmescheinen für die stationären Behandlungen ist die Kostenfrage geklärt. Abschiebungen während oder in Folge von Klinikaufenthalten durch Weiterleitung von Daten an die Behörden kamen bei Regelung über das MVP Bremen nicht mehr vor.

Trotz des geschlossenen Kreislaufs besteht jedoch immer die Möglichkeit, dass Mitarbeitende des Gesundheitssystems den Geheimnisschutz verletzen und Name und Geburtsdatum weiterleiten – mit dieser Realität sind jedoch auch alle bisherigen Hilfesysteme konfrontiert. Die Erfahrung mit dem MVP Bremen legt die Vermutung nahe, dass die angegebene Rechnungsadresse des MVP Bremen eine Verbesserung des Schutzes der Patient:innen darstellt. Dadurch wird verhindert, dass diese aufgrund einer fehlenden Adresse nicht behandelt werden oder letztlich gezwungen sind, die eigene Adresse anzugeben.

Eine Voraussetzung für dieses Vorgehen ist, dass die Nutzer:innen mit der Aufnahme ihrer Daten zwecks Beratung und Behandlung einverstanden sind. Sind sie das nicht, wird anonym oder pseudonymisiert soweit behandelt und beraten, wie es möglich ist. Eine weitere Voraussetzung ist die glaubwürdige Zusicherung gegenüber den Nutzer:innen, dass die Daten nicht ohne Zustimmung der Betroffenen weiter gegeben werden und wirksam vor unberechtigten Zugriffen geschützt werden.

Der Umgang mit persönlichen und sensiblen Daten von Menschen in prekären aufenthaltsrechtlichen Situationen kann nie abschließend geklärt werden. Er muss immer wieder kritisch geprüft und ggf. an veränderte Umstände angepasst werden. Dazu gehören auch Gespräche mit Nutzer:innen über ihre Erfahrungen und Sorgen. Die Situation von Personen, die die Angebote des MVP Bremen aus Angst vor Entdeckung gar nicht erst aufsuchen, bleibt dabei naturgemäß weitgehend unberücksichtigt.

## 6 Inanspruchnahme des MVP Bremen in Fallkonstellationen und Zahlen

Anhand der Dokumentation der Clearinggespräche können sogenannte wiederkehrende ‚Fallkonstellationen‘ beobachtet werden. Deren Darstellung bildet die Heterogenität der Zielgruppe(n), wenn auch nicht abschließend, ab:

1) Geflüchtete ohne Asylverfahren und Geflüchtete, die nach abgelehntem Asylverfahren untergetaucht sind.
2) (Ehemalige) unbegleitet eingereiste Minderjährige und andere Personen, die asyl- und aufenthaltsrechtlichen Verteilungs- oder Zuweisungsentscheidungen nicht gefolgt sind.
3) Personen, die sich in einem Rechtskreiswechsel befinden, d. h. die Zuständigkeit wechselt z. B. vom Sozialamt über Leistungen nach dem AsylbLG zum Jobcenter.
4) Personen, die zu ihren in Bremen lebenden Familienangehörigen nachgezogen sind, aber nicht oder nicht unmittelbar über die Familienversicherung der bereits hier lebenden Familienangehörigen krankenversichert werden können.
5) (Ehemals) beschäftigte Unionsbürger:innen, denen der Zugang zu Leistungen seitens des Jobcenters verweigert wird.

6) Obdachlose, die über keinen Versicherungsnachweis verfügen.[17]
7) Menschen mit Suchterkrankungen ohne Versicherungsnachweis.
8) (Ehemals) prekär Selbstständige, die entweder aufgrund von Altersarmut ihre Krankenkassenbeiträge nicht mehr zahlen oder teilweise nicht mehr krankenversichert sind.

Die im Juli 2024 veröffentliche Evaluation des Projektes (Gerhardus et al., 2024) ergab, dass seit Januar 2023 bis Dezember 2023 im Durchschnitt 180 Nutzer:innen das MVP Bremen monatlich aufsuchen. Bei den medizinischen Anliegen zählten Herz-Kreislauf-Beschwerden, Erkrankungen des Bewegungsapparates sowie psychische Erkrankungen zu den häufigsten Gründen, die zu einer Vorsprache in der ärztlichen Sprechstunde führten. Im Rahmen der externen medizinischen Versorgung wurden 367 Gesundheitsdienstleistende im Zeitraum von Juli 2022 bis Dezember 2023 gezählt, von denen das MVP Bremen Leistungsabrechnungen erhalten hat.

Im Zuge der Evaluation befragte Gesundheitsdienstleistende bewerten die Zusammenarbeit mit dem MVP Bremen als positiv. Die Qualität der Versorgung soll sich seit Bestehen des MVP Bremen verbessert haben, insbesondere im ambulanten Bereich.

Von Juli 2022 bis Dezember 2023 betrugen die Projektausgaben 1,32 Mio. €. Davon machten 52 % der Ausgaben die Kosten stationärer Behandlungen, 12 % die ambulante Versorgung und 8,5 % Medikamente, Heil- und Hilfsmittel aus. Die restlichen Gelder flossen in Personal- und Sachkosten. An dieser Stelle ist zu ergänzen, dass im Jahr 2023 die Kostenübernahme einzelner Rechnungen aufgrund ihrer Höhe und der bereits abgeschlossenen Behandlung abgelehnt wurde. (Gerhardus et al., 2024).

Die Evaluation kommt zu dem Schluss, dass die Versorgung nicht versicherter und papierloser Menschen in Bremen sich durch die Arbeit des MVP Bremen verbessert, da der Zugang zur Versorgung im Vergleich zu den Zeiten der Humanitären Sprechstunde niedrigschwelliger und nachhaltiger geworden ist. Die Autor:innen der Evaluation empfehlen eine Fortführung des Angebots durch das MVP Bremen sowie eine *„regelmäßige Prüfung und ggf. Anpassung der Ressourcen an die Bedarfe […]“*(Gerhadus et al., 2023: 11) zumindest, bis eine alternative Versorgungsstruktur aufgebaut ist. Weiter empfehlen sie einen Ausbau der medizinischen Sprechstunde im MVP Bremen in Form von fachärztlichen

[17] Für die medizinische Versorgung obdachloser Menschen gibt es in Bremen Sprechstundenangebote der MVO e. V.

Sprechstunden sowie zusätzliche Sprechstunden für Menschen mit besonderen Schutzbedarfen.

## 7 Vergleich und Abgrenzung zu anderen Projekten bundesweit[18]

Die Umsetzung des ‚Anonymen Krankenschein Thüringen' 2017 zeigte, dass ein Kostenträgermodell für eine Versorgung von papierlosen Menschen in regulären Strukturen grundsätzlich möglich ist. Trotz aller strukturellen Schwierigkeiten und finanziellen Begrenzungen kann – den politischen Willen vorausgesetzt – eine an den medizinischen Standards ausgerichtete medizinische Versorgung realistisch organisiert werden. Insofern dient das Thüringer Modell als wesentliche Vorlage für die Aufstellung des MVP in Bremen (Vgl. AKST (o. J.). Trotz der identischen Zielsetzung bestehen in der Umsetzung aufgrund unterschiedlicher Ausgangssituationen wie u. a. Stadtstaat/Flächenlandbedingungen jedoch wesentliche Unterschiede zwischen den Projekten.

### 7.1 Angebote – Clearing, medizinische Sprechstunde, Behandlungsschein

Die Strukturen des Thüringers und Bremer Projektes ähneln sich weitgehend im Aufbau und Angebot des Clearings und der medizinischen Sprechstunde sowie in der Ausgabe von Behandlungsscheinen und im Abrechnungs- und Zahlungssystem. Beide Projekte definieren als Zielgruppe Menschen, die sich gewöhnlich im jeweiligen Bundesland aufhalten und keinen Zugang zu regulärer Versorgung haben.

Ein wesentlicher Unterschied liegt in der Funktion der medizinischen Sprechstunde und des Clearings. In Thüringen sind die Ärzt:innen die ersten Ansprechpersonen und nehmen vorrangig eine Lotsenfunktion ein. Die medizinische Versorgung der Nichtversorgten steht zunächst im Zentrum – erst im Anschluss wird das Thema der möglichen Wiedereingliederung ins Gesundheitssystem in den Fokus genommen (Frisius, 2020). In einem ärztlichen Clearing kann eine Abklärung der Versicherungssituation allerdings nicht umfassend erfolgen. Ein

[18] Aufgrund der unterschiedlichen Ausprägung der Projekte bundesweit kann der Vergleich nur punktuell erfolgen.

Vertrauensarztmodell wie im Flächenland Thüringen gibt es in Bremen aufgrund der Gegebenheiten als Stadtstaat nicht.

In Bremen finden Clearing und medizinische Sprechstunde zentralisiert an einem Ort statt. Die ärztliche Behandlung fungiert im Wesentlichen alternativ zum Behandlungsschein. Das Clearing steht beim MVP Bremen zeitlich und inhaltlich an erster Stelle. Alle Nutzer:innen durchlaufen hier ein Erstgespräch. Diese Beratung mit dem Ziel der Wiedereingliederung in das Gesundheitssystem ähnelt in ihrer Arbeitsstruktur den Clearingstellen, die in den letzten Jahren bundesweit vielerorts entstanden sind (BACK, 2024).

## 7.2 Behandlungsumfang und finanzieller Spielraum

Der Behandlungsrahmen entspricht in Thüringen wie in Bremen den Vorgaben des AsylbLG. Hiermit wird einer Besser- bzw. Schlechterstellung sowie dem Aufbau von Parallelstrukturen entgegengewirkt. Beide Projekte sind mit hohen Krankenhausrechnungen konfrontiert, die den Rahmen der gedeckelten Budgets mitunter übersteigen.

Das MVP Bremen verfügt im Unterschied zu Thüringen sowie zu fondsfinanzierten Clearingstellen wie in Berlin oder der Humanitären Sprechstunde in Frankfurt über einen größeren finanziellen Rahmen, der die geschätzten Kosten der (ambulanten) Versorgung tatsächlich im Wesentlichen decken soll. In den letzten beiden Jahren hat sich gezeigt, dass die ambulanten Behandlungen mit dem gegebenen Budget gut bestritten werden können. Da die stationären Kosten ständig stiegen, mussten im dritten Projektjahr viele Anträge der Krankenhäuser abgelehnt werden. Trotzdem stellen sie den größten Posten auf der Ausgabenseite des Projektes dar.

## 7.3 Pseudonymisierung/Anonymisierung

In Bremen wird weder anonymisiert noch regelmäßig pseudonymisiert, sondern mit den Namen gearbeitet, die die Patient:innen angeben.[19] Adressen werden allerdings bei prekärem Aufenthaltsstatus auch in Bremen nicht angegeben. Hier wird mit der (Rechnungs-)Adresse des MVP Bremen gearbeitet. Dieses ist das einzige Projekt bundesweit, bei dem Menschen ohne Papiere i. d. R. unter ihrem Namen behandelt werden.

[19] S. Abschn. 6.

## 8 Fazit und Diskussion

Im MVP Bremen wurden verschiedene Ansätze aus den bekannten Modellen in einem Projekt zusammengeführt:

- das Clearing, um einen Zugang zum Regelsystem gesundheitlicher Versorgung (wieder) zu ermöglichen: dieses erfordert eine hohe Fachlichkeit, da gute Kenntnisse des Krankenversicherungswesens sowie sozial- und aufenthaltsrechtliche Kenntnisse notwendig sind;
- die medizinische Sprechstunde als freiwilliges, niedrigschwelliges und an die Nutzer:innen angepasstes, medizinisches Versorgungsangebot
- und der Kostenübernahmeschein für qualifizierte Behandlung, der es ermöglicht, auch chronische und komplexe Erkrankungen weitgehend reibungslos zu versorgen.

Neu an dem Vorgehen des MVP Bremen ist, bei papierlosen Menschen nicht regelmäßig zu pseudonymisieren, um eine nachhaltige und qualitativ standardisierte Behandlung zu erleichtern.

Der Weg des MVP Bremen resultiert aus den in Bremen und bundesweit gesammelten langjährigen Erfahrungen und ist Ergebnis direkter gesellschaftspolitischer Auseinandersetzungen.

Das MVP ist für eine relevante Zahl an Menschen in Bremen[20] in ihrer gesundheitlichen Situation von Bedeutung. Auf der anderen Seite ist auch von einem positiven Einfluss auf Bremens medizinische Versorgungslage auszugehen, da andernfalls erkrankte Menschen ohne Kostenübernahme ungeregelt im Gesundheitssystem landen und i. d. R. einen enorm überproportionalen Aufwand für alle Beteiligten bedeuten.

Auf dem überschaubaren Raum Bremens kann das zentral gelegene Projekt viele Menschen erreichen und diesen einen Behandlungs- und Abrechnungsweg ermöglichen. Soll das MVP Bremen als Vorbild für andere Bundesländer dienen, sind die Übertragungsmöglichkeiten in Abhängigkeit von den jeweiligen Gegebenheiten genau abzuwägen.

[20] 1538 Menschen insgesamt wurden zwischen dem 01.09.2022 und 30.11.2024 im MVP behandelt und/oder beraten.

## 8.1 Diskussion um den Wirkbereich des MVP Bremen

Das MVP Bremen fungiert als Anlaufstelle für eine Vielzahl von Personen, die sich in unterschiedlichen prekären Lebensverhältnissen befinden und auf unterschiedlichen Ebenen den Zugang zu medizinischer Versorgung schafft.

Solche Erfolge sind jedoch stark von den Kapazitäten der Nutzer:innen abhängig. Dabei sind die folgenden Fragen mitentscheidend: Gibt es persönliche Netzwerke? Gibt es einen (sicheren) Schlafplatz? Gibt es finanzielle Mittel, um sich zu verpflegen? Sind Nutzer:innen in der Lage, sich selbst zu helfen? Gibt es eine Bleibeperspektive?

Je mehr dieser Fragen mit „ja" beantwortet werden, desto höher sind die Chancen, dass die Arbeit des MVP Bremen etwas bewirken kann. Je unsicherer aber die individuellen ökonomischen und rechtlichen Lebensverhältnisse sind, desto schwieriger ist es auch im Rahmen des MVP Bremen etwas zu erreichen. Diese Beobachtung verdeutlicht, dass strukturelle Probleme im Kontext von Armut nicht durch Projekte wie das MVP Bremen behoben werden können. Stattdessen bräuchte es Maßnahmen, die dazu beitragen, dass Menschen das Recht auf Wohnen, auf Bewegungsfreiheit und Bildung zugestanden wird. Voraussetzung hierfür wären jedoch – je nach Perspektive – ein entsprechender politischer Wille oder gar eine andere Gesellschaft, die ein anderes Verständnis von Reichtum und Armut entwickelt.

Ein großer Teil der Nutzer:innen des MVP Bremen erfährt zudem rassistische Diskriminierung im Gesundheitswesen. Dies bedeutet u. a. Benachteiligung im Behandlungsablauf und ein schlechterer Gesundheitsstatus (Gießelmann, 2022). Auch an diesen Gegebenheiten kann das MVP Bremen nichts verändern.

Aufgrund der auffällig hohen Zahl prekärer Lebenslagen dokumentiert das MVP Bremen seit Herbst 2024 bekannt gewordene besondere Schutzbedarfe bei Nutzer:innen.[21] Hierdurch beabsichtigen wir, diese Bedarfe zu quantifizieren, um sie auf gesellschaftspolitischer Ebene einbringen zu können.[22] Die Möglichkeiten im konkreten Einzelfall, den Schutzbedarf durch das MVP Bremen anerkennen zu lassen, sind begrenzt.

Die Antwort auf die Frage, inwieweit das MVP Bremen nur ein Parallelsystem oder einen Schritt in die Regularität darstellt, hängt entscheidend von den jeweiligen Umständen der Nutzer:innen ab. Mit einem sozialen Netzwerk,

[21] Gemeint sind besondere Schutzbedarfe im Sinne der EU-Aufnahmerichtline 2013/33 [Vgl. Schülle/Keßler in diesem Band].

[22] In Form von öffentlichen Vorträgen, Rücksprachen mit dem Gesundheitsressort, Jahresberichten etc.

das unterstützt und Ressourcen mitbringt, gelingt ein Stück reguläre Versorgung. Einige Menschen können, trotz fehlenden Aufenthaltes, ihre zum Teil schweren Erkrankungen in einem fast regulären Ablauf behandeln lassen. Sind die äußeren Faktoren nicht gegeben, fungiert das MVP Bremen nur als ein Parallelsystem, wenn auch mit mehr finanziellem Spielraum und Zugängen in das reguläre System als vorhergehende Projekte.

## Literatur

AKST e. V. (o. J.): *Anonymer Krankenschein Thüringen.* Online verfügbar unter: https://www.aks-thueringen.de/. Zugegriffen: 29. Nov. 2024.

Bartig, S., Kalkum, D., Mi Le, Ha, & Lewicki, A. (2021). Diskriminierungsrisiken und Diskriminierungsschutz im Gesundheitswesen – Wissensstand und Forschungsbedarf für die Antidiskriminierungsforschung. Antidiskriminierungsstelle des Bundes, Online verfügbar unter: https://www.antidiskriminierungsstelle.de/SharedDocs/downloads/DE/publikationen/Expertisen/diskrimrisiken_diskrimschutz_gesundheitswesen.pdf?__blob=publicationFile&v=5. Zugegriffen: 29. Nov. 2024.

BACK. (2024). *Anonyme Behandlungsscheine und Clearingstellen.* Online verfügbar unter: https://anonymer-behandlungsschein.de/. Zugegriffen: 19. Dez. 2024.

Benachteiligung von EU-Bürgern in Jobcentern aufgrund struktureller Probleme. (2022, 29. November). *Migazin.* Online verfügbar unter: https://www.migazin.de/2022/11/29/studie-strukturelle-probleme-jobcentern-benachteiligung/. Zugegriffen: 13. Dez. 2024.

Bundesministerium der Justiz. (1993). *Gesetz zur Änderung asylverfahrens-, ausländer- und staatsangehörigkeitsrechtlicher Vorschriften v. 30.06.1993,* Bundesgesetzblatt I, 1062–1069. Online verfügbar unter: https://www.bgbl.de/xaver/bgbl/start.xav?start=%2F%2F*%5B%40attr_id%3D%27bgbl193s1062.pdf%27%5D. Zugegriffen: 17. Dez. 2024.

Bundesministerium der Justiz. (2024). Asylbewerberleistungsgesetz (AsylbLG). Online verfügbar unter: https://www.gesetze-im-internet.de/asylblg/BJNR107410993.html. Zugegriffen: 19. Dez. 2024.

Bundeszentrale für politische Bildung. (2013). Vor zwanzig Jahren: Einschränkung des Asylrechts 1993. Online verfügbar unter: https://www.bpb.de/kurz-knapp/hintergrund-aktuell/160780/vor-zwanzig-jahren-einschraenkung-des-asylrechts-1993/. Zugegriffen: 29. Nov. 2024.

Classen, G. (o. J.). *Das Bremer Modellprojekt Krankenversicherten-Chipkarten zur medizinischen Versorgung nach §§ 4 und 6 AsylbLG.* Flüchtlingsrat Berlin. Online verfügbar unter: http://www.fluechtlingsinfo-berlin.de/fr/asylblg/Bremer_Modell_Medizin_AsylbLG.pdf. Determinanten der Gesundheit und medizinischen Versorgung von Asylsuchenden in Deutschland. Zugegriffen: 29. Nov. 2024.

Deutsches Zentrum für Integrations- und Migrationsforschung (DeZIM) (2023): Rassismus und seine Symptome. Bericht des Nationalen Diskriminierungs- und Rassismusmonitors. Berlin.

Die Senatorin für Kinder und Bildung. (2023). *Koalitionsvertrag 2019–2023, SPD, Die Linke, Bündnis 90 Die Grünen.* Online verfügbar unter: https://www.bildung.bremen.de/sixcms/media.php/13/Koalitionsvereinbarung_2019_2023.pdf. Zugegriffen: 29. Nov. 2024.

Dieterich, A., Schülle, M., Bergmeyer, V., & Offe, J. et al. (2019). *Notfallhilfe im Krankenhaus für Menschen ohne Papiere. Aktuelle Herausforderungen und Lösungsansätze. Arbeitspapier der Bundesarbeitsgruppe Gesundheit/Illegalität.* Online verfügbar unter:https://www.diakonie.de/diakonie_de/user_upload/diakonie.de/PDFs/Publikationen/BAG_Gesundheit_Illegalitaet_Arbeitspapier_Notfallhilfe_im_Krankenhaus_August_2019_Web.pdf [30.11.2024]

Frisius, A. (Regie) (2020). *Gesundheit ist Menschenrecht. Der anonyme Krankenschein* [Film]. Online verfügbar unter: https://vimeo.com/447258595. Zugegriffen: 29. Nov. 2024.

Gerhardus, A., Gerstl, S., Göbberd, L., Schaaf, M., & Oeltjen, L. (2024). Evaluation des Projekts: „Förderung der medizinischen und gesundheitlichen Versorgung von nichtversicherten und papierlosen Menschen in Bremen – ein Modellprojekt". Abschlussbericht. Universität Bremen. Online verfügbar unter: https://sd.bremische-buergerschaft.de/sdnetrim/UGhVM0hpd2NXNFdFcExjZUEIo45atxh4mPxu5hNPOlSWjHKYmGVvj9qVIMZbsOhp/L_Teil_B_Abschlussbericht_MVP_Anlage.pdf. Zugegriffen: 20. Nov. 2024.

Gesundheit für Geflüchtete – Informationsportal von Medibüros/Medinetzen. (2021). *Versorgung von Menschen ohne Krankenversicherung/ Anonymer Behandlungsschein.* Online verfügbar unter: http://gesundheit-gefluechtete.info/versorgung-von-menschen-ohne-krankenversicherung-anonymer-krankenschein/. Zugegriffen: 27. Nov. 2024.

Gießelmann, K. (2022). *Rassismus im Gesundheitswesen. Kein Einzelfall.* Dt. Ärzteblatt 119 (17): 758. Online verfügbar unter: https://www.aerzteblatt.de/archiv/224906/Rassismus-im-Gesundheitswesen-Kein-Einzelfall. Zugegriffen: 18. Dez. 2024.

Jung, F. (2011). Das Bremer Modell – Gesundheitsversorgung Asylsuchender. Gesundheitsamt Bremen. Online verfügbar unter: https://www.gesundheitsamt.bremen.de/sixcms/media.php/13/3_gbe_gesundheitsversorgung_asylsuchender.pdf. Zugegriffen: 27. Nov. 2024.

Lahmann, K. (2019, 15. August). Rot-grün-rote Regierung startet mit großen Ambitionen. *Deutschlandfunk.* Online verfügbar unter: https://www.deutschlandfunk.de/bremen-rot-gruen-rote-regierung-startet-mit-grossen-100.html. Zugegriffen: 01. Dez. 2024.

Mohammadzadeh, Z., Jung, F., & Lelgemann, M. (2016). Gesundheit für Flüchtlinge – das Bremer Modell. *Bundesgesundheitsblatt* 59, 561–569. Online verfügbar unter: https://doi.org/10.1007/s00103-016-2331-x. Zugegriffen: 16. Dez. 2024.

Spura, A., Kleinke, M., Robra, B. P., & Ladebeck, N. (2017). Wie erleben Asylsuchende den Zugang zu medizinischer Versorgung? Bundesgesundheitsblatt 60, 462–470. *Online verfügbar unter:* https://doi.org/10.1007/s00103-017-2525-x.[29.11.2024]

UN-Generalversammlung. (1966). *UN-Sozialpakt Artikel 12.* Online verfügbar unter: https://www.institut-fuer-menschenrechte.de/fileadmin/Redaktion/PDF/DB_Menschenrechtsschutz/ICESCR/ICESCR_Pakt.pdf. Zugegriffen: 29. Nov. 2024.

**Charlotte Vöhl,** absolvierte den Masterstudiengang „Internationale Migration und interkulturelle Beziehungen" an der Universität Osnabrück. Vor ihrer Mitwirkung an der Gründung des MVP Bremen im Jahr 2022 war sie in der Humanitären Sprechstunde in Bremen tätig.

Beim MVP Bremen ist sie zuständig für die Projektkoordination sowie für Clearing- und Beratungsarbeit.

**Vera Bergmeyer, Dr. med.,** ist Dermatologin und seit 25 Jahren praktisch sowie politisch in der medizinischen Versorgung von papierlosen/nichtversicherten Menschen tätig (v. a. im MediNetz Bremen). 19 Jahre lang arbeitete sie in der Obdachlosenmedizin (mvo e. V. Bremen) und hat langjährig als Autorin und Initiatorin wesentlich an der Website gesundheit-geflüchtete.info mitgewirkt. Sie war an der Entstehung des MVP beteiligt und ist seit Beginn dort im Vorstand. Sie arbeitet hauptberuflich in einem Drogensubstitutionsprojekt für Frauen.

# IV. Politische Möglichkeiten und Zukunftsaussichten

# Mit Angst zum Arzt* Wie Deutschland die medizinische Versorgung von Menschen ohne Papiere verhindert – Ein menschen- und grundrechtlicher Überblick

Jasmina Jurasik

**Zusammenfassung**

Der Beitrag gibt einen Überblick über das Recht auf medizinische Versorgung und die Durchsetzung im Verfassungs-, Unions-, und internationalem Recht von Menschen ohne Aufenthaltserlaubnis und ohne Duldung in Deutschland. Es wird aufgezeigt, dass das Recht auf medizinische Versorgung in allen drei Rechtsebenen enthalten ist und dass die deutsche Übermittlungspflicht aus dem Aufenthaltsgesetz die Inanspruchnahme des Rechts auf medizinische Versorgung verhindert. Die Problematik wird anhand eines durch die Gesellschaft für Freiheitsrechte e. V. und der Organisation Ärzte der Welt unterstützten Verfahrens aufgezeigt. Nach derzeitigem Stand bleibt die Übermittlungspflicht aus dem Aufenthaltsgesetz unangreifbar und das Recht auf medizinische Versorgung für Menschen in einer irregulären Aufenthaltssituation nur unter dem Risiko einer Abschiebung wahrnehmbar. Der Beitrag kommt zu dem Fazit, dass es nicht an Lösungs- oder Reformvorschlägen,

*Der Titel ist angelehnt an die empfehlenswerte Studie „Ohne Angst zum Arzt" der Gesellschaft für Freiheitsrechte e. V. und der Organisation Ärzte der Welt.

**Der vorliegende Beitrag beruht auf der im Jahr 2024 eingereichten Masterarbeit der Verfasserin. Die Verfasserin dankt Andreas Fischer-Lescano, Nele Austermann & Andreas Gutmann für die wertvollen Hinweise und Anregungen.

J. Jurasik (✉)
Kassel, Deutschland
E-Mail: jasmina.jurasik@uni-kassel.de



A. Dieterich et al. (Hrsg.), *Krank, zugewandert, nicht versichert?*,
https://doi.org/10.1007/978-3-658-48772-0_15

sondern am Willen des Gesetzgebers mangelt. Eine Änderung der Situation erscheint aufgrund aktueller politischer Entwicklungen in der EU und in Deutschland unwahrscheinlich.

**Schlüsselwörter**

Menschen ohne Papiere • Übermittlungspflicht • Rechtsschutz • Gesundheitsversorgung • Medizinische Versorgung • § 87 AufenthG • Meldepflicht • Aufenthaltsstatus • Migration • Irregulärer Aufenthalt

## 1 Übermittlungspflicht als Zugangsbeschränkung

Menschen ohne Papiere nehmen medizinische Versorgung aus Angst gar nicht oder erst sehr spät in Anspruch. Der Grund dafür liegt in der Übermittlungspflicht des § 87 im Aufenthaltsgesetz (AufenthG), durch die das Recht auf medizinische Versorgung für diese Personengruppe nur mit der existenzbedrohenden Gefahr einer Abschiebung wahrgenommen werden kann. Erst bei ernsthafter Lebensgefahr wird die Aufdeckung des irregulären Aufenthalts in Kauf genommen (Kanalan & Krajewski, 2017, Rn. 422). Das führt zu medizinischen Notfällen, welche die Gesundheit der Menschen ernsthaft gefährden und darüber hinaus mit hohen Kosten verbunden sind. Eine Studie zu den Kosten der Exklusion von Gesundheitsleistungen für Menschen ohne Aufenthaltsstatus ergab, dass die Kosten für Notfallbehandlungen höher sind als jene Kosten, die bei einer regelmäßigen präventiven und grundlegenden Primärversorgung entstehen würden. Die späte Behandlung bereits weit fortgeschrittener, als Notfall zu deklarierender Krankheiten gefährdet also nicht nur die Gesundheit der Menschen, sondern führt auch zu einer größeren finanziellen Belastung der Gesundheitssysteme. (FRA, 2015, S. 33).

Im Folgenden werden die Schwierigkeiten bzw. Unmöglichkeit der Durchsetzung des Rechts auf medizinische Versorgung aufgezeigt. Diese Schwierigkeiten bestehen, obwohl das Recht auf medizinische Versorgung im Verfassungs-, Unions- und Völkerrecht für alle Menschen, unabhängig von ihrem aufenthaltsrechtlichen Status, geregelt ist.

Mit diesem Beitrag wird die These aufgestellt, dass es das Recht auf medizinische Versorgung und Rechtsschutz gibt, diese aber durch die Übermittlungspflicht verunmöglicht werden. Ein aktuelles Beispiel stellt eine Klage dar, welche im Eilverfahren bis vor das Bundesverfassungsgericht führte, dort allerdings nicht zur Entscheidung angenommen wurde. Das Verfahren zeigt auf, dass die Übermittlungspflicht vor einem deutschen Gericht nach jetzigem Stand unangreifbar ist.

## 2 Menschen ohne Papiere und die deutsche Übermittlungspflicht

Unter Menschen ohne Papiere werden Menschen verstanden, welche keinen rechtmäßigen Aufenthaltstitel oder keine Duldung besitzen (Bielefeldt, 2006, S. 81; Kanalan & Krajewski, 2017, Rn. 419). Der vorliegende Beitrag betrachtet jene Gruppe der Menschen ohne Papiere, die den Behörden nicht oder nicht mehr bekannt sind. Verschiedene Gründe führen zu einem undokumentierten Aufenthalt; so etwa eine unerlaubte Einreise oder der Ablauf eines rechtmäßigen, durch die Behörde nicht verlängerten Aufenthalts (FRA/Europarat, 2020, S. 53 f.). Zur Personengruppe der Menschen ohne Aufenthaltsstatus zählen u. a. ‚untergetauchte' Schutzsuchende oder die sogenannten *over-stayer* (Mylius, 2016, S. 30). Das sind Menschen, deren Visum oder Aufenthaltstitel abgelaufen ist und die trotz Ausreisepflicht (§ 50 Abs. 1 AufenthG) nicht ausreisen (können). Ferner werden auch Menschen von diesem Begriff umfasst, welche gem. § 14 AufenthG unerlaubt[1] eingereist sind oder geschleust wurden und ihren Aufenthalt nicht bei den Behörden angemeldet haben (Haberstroh et al., 2022, S. 12).

Ein Anspruch auf medizinische Versorgung besteht für diese Personengruppe de jure nach dem Asylbewerberleistungsgesetz; de facto wird er, aufgrund der Übermittlungspflicht von öffentlichen Stellen gem. § 87 Abs. 2 S. 1 Nr. 1 AufenthG, nicht genutzt (DIMR, 2008, S. 14). Gemäß dieser Norm sind öffentliche Stellen dazu verpflichtet, eine Mitteilung an die Ausländerbehörde zu verfassen, wenn sie im Zusammenhang mit der Erfüllung ihrer Aufgaben Kenntnis von einem unerlaubten Aufenthalt erlangen.

Diese Übermittlungspflicht ist in Europa einmalig (Gesellschaft für Freiheitsrechte/Ärzte der Welt, 2021, S. 21) und soll der Migrationskontrolle dienen (BT-Drs. 11/6321, S. 82 f.). Eine Umfrage des Bundesministeriums des Innern aus dem Jahr 2007 in den Ländern zeigte auf, dass es in der Praxis kaum zu Datenübermittlungen an die Ausländerbehörden durch öffentliche Stellen komme. Es sei nicht anzunehmen, dass alle öffentlichen Stellen systematisch gegen die

---

[1] Der Beitrag verwendet teils Begrifflichkeiten wie „unerlaubte Einreise", „irregulärer Aufenthalt" und „aufenthaltsrechtliche Illegalität". Diese Begriffe sind den Formulierungen der Gesetzestexte entnommen, weswegen trotz berechtigter Kritik an diesem Vokabular hier an dem juristischen Fachvokabular festgehalten wird.

Übermittlungspflichten verstießen. Die geringe Zahl zeige auf, dass die Menschen den Kontakt mit öffentlichen Stellen vermeiden (Kapszryk, 2022, S. 21).

Die der Norm entspringende Problematik wird nach wie vor in der Praxis (statt vieler: BAG Gesundheit/Illegalität, 2024) und Literatur (statt vieler: Kompatscher & Mayr, 2022, Rn. 401 f.) vielfach und umfangreich thematisiert – die Norm sei nicht mit dem Verfassungs-, Unions- und Völkerrecht vereinbar (Kaltenborn, 2015, Rn. 161). Der fehlende Aufenthaltsstatus verhindert die Wahrnehmung sozialer Menschenrechte (Allenberg & Löhr, 2009, S. 125). Der Schutz der Menschenwürde und die Gewährung elementarer Menschenrechte dürfen jedoch nicht von einem Aufenthaltsstatus abhängig gemacht werden (von Manteuffel, 2018, Rn. 14). Menschenrechte können ihre Kraft erst entfalten, wenn sie auch als geltendes Recht durchsetzbar sind. Nur die Idee gewährt, wenn es darauf ankommt, keinen Schutz (Markard, 2019, Rn. 240).

In der Vergangenheit kam es bezüglich dieser Problematik zu mehreren Reformversuchen. So legte die Bundestagsfraktion BÜNDNIS 90/DIE GRÜNEN im Jahr 2006 einen Gesetzesentwurf vor, mit welchem die Übermittlungspflicht aufgehoben werden sollte (BT- Drs. 16/445, S. 3). Die SPD-Bundestagsfraktion wiederum regte im Jahr 2009 per Gesetzesentwurf an, die Übermittlungspflicht nur für Polizei- und Ordnungsbehörden sowie öffentliche Stellen mit Strafverfolgungs- und Strafvollstreckungsaufgaben vorzusehen (BT-Drs. 17/56, S. 4). Im Jahr 2011 wurde die Übermittlungspflicht durch das Parlament zumindest gegenüber Schulen und anderen Bildungs- und Erziehungseinrichtungen aufgehoben. Im Gesundheitsbereich habe es laut den damaligen Regierungsparteien CDU und FDP für die relevanten Akteur:innen keine Mitteilungspflicht gegeben (BT-Drs. 17/6497, S. 16).

Die Reform der Übermittlungspflicht wurde in den Koalitionsvertrag der ehemaligen Ampelregierung aufgenommen. Die Koalition wollte demnach „die Meldepflichten von Menschen ohne Papiere überarbeiten, damit Kranke nicht davon abgehalten werden, sich behandeln zu lassen." (SPD, BÜNDIS90/DIE GRÜNEN & FDP, 2021, S. 139). Es kam allerdings zu keinen ernsthaften Umsetzungsbemühungen; lediglich wurde auf die Komplexität des Vorhabens verwiesen, weshalb weder belastbarer Zeitplan noch konkreter Inhalt angegeben werden konnten (Federal Republic of Germany, 2023, Nr. 43.2).

## 3 Das Recht auf medizinische Versorgung im internationalen Recht, Unionsrecht und nationalen Recht und die Durchsetzung

Im folgenden Abschnitt werden das Recht auf medizinische Versorgung und die jeweiligen Durchsetzungsmöglichkeiten im Mehrebenensystem in den Blick genommen.

### 3.1 Menschenrechtliche Vorgaben auf internationaler Ebene

Das Recht auf medizinische Versorgung findet sich in verschiedenen von Deutschland ratifizierten Menschenrechtsabkommen der Vereinten Nationen. So unter anderem im UN- Sozialpakt in Art. 12 Abs. 1 IPwskR, in der Kinderrechtskonvention in Art. 24 Abs. 1 KRK und in Art. 12 Abs. 2 der UN-Frauenrechtskonvention. Der Zugang muss diskriminierungsfrei gewährleistet werden (Art. 6 Abs. 1 IPbpR, Art. 2 Abs. 2 IPwskR i. V. m Art. 12 Abs. 1 IPwskR, Art. 5e Abs. 4 ICERD, Art. 24 Abs. 1 KRK).[2] Die Umsetzung der Rechte aus den Menschenrechtsverträgen wird regelmäßig durch das obligatorische Staatenberichtsverfahren kontrolliert. Die Ausschüsse greifen dabei u. a. auf Berichte von Nichtregierungsorganisationen zurück (Liese, 2006, S. 54 f.). Im Rahmen dieser wurde Deutschland in den abschließenden Bemerkungen von den jeweiligen Vertragsausschüssen für die Übermittlungspflicht kritisiert.[3]

Deutschland hat die jeweiligen Fakultativprotokolle, welche eine Individualbeschwerde zulassen, ratifiziert. Das bedeutet, dass die Ausschüsse Individualbeschwerden annehmen und überprüfen können. Für die Einreichung einer Individualbeschwerde muss der innerstaatliche Rechtsweg ausgeschöpft sein.[4] Die Menschenrechtsschutzorgane der Vereinten Nationen verfügen jedoch über keinen Durchsetzungsmechanismus bei der Entscheidung über ein Individualbeschwerdeverfahren. Das BVerfG spricht den Entscheidungen ebenso wie

[2] Spannend ist auch die Verweigerung der Ratifizierung der UN-WAK, obwohl diese keine neuen oder umfangreicheren Rechte garantiert. Siehe hierzu: Spieß, 2009, S. 223–232.

[3] CESCR, 2018, Nr. 26 f.; CRC, 2014, Nr. 57; CRC, 2022, Nr. 31 (b); CEDAW, 2023, Nr. 46 a).

[4] Siehe Zulässigkeitsvoraussetzungen unter: Art. 3 Abs. 1 Fakultativprotokoll zum Internationalen Pakt über wirtschaftliche, soziale und kulturelle Rechte; Art. 4 Abs. 1 Fakultativprotokoll zum Übereinkommen zur Beseitigung jeder Form von Diskriminierung der Frau; Art. 7 Buchst. e 3. Fakultativprotokoll zur Kinderrechtskonvention.

den Stellungnahmen und Empfehlungen der Ausschüsse dennoch erhebliches Gewicht zu (BVerfG, Beschluss v. 29.01.2019, Rn. 65). Möglich sind auch Untersuchungs- und Staatenbeschwerdeverfahren, sofern diese ratifiziert worden sind. Die Bundesregierung ist gehalten, völkerrechtswidrige Situationen abzustellen.

## 3.2 Menschenrechtliche Vorgaben auf europäischer Ebene

Die Europäische Menschenrechtskonvention (EMRK) garantiert überwiegend bürgerliche und politische Rechte. In ihr lässt sich kein ausdrückliches Recht auf Gesundheitsversorgung finden. Der Europäischer Gerichtshof für Menschenrechte (EGMR) hat aus Art. 2 Abs. 1 EMRK, welcher das Recht auf Leben gesetzlich schützt, die Pflicht der Staaten abgeleitet, Gesetze zu erlassen, welche private und öffentliche Krankenhäuser zwingen, angemessene Maßnahmen zum Schutz des Lebens zu ergreifen (EGMR (Große Kammer), 2017, Rn. 166). Der Schutz der Gesundheit von Menschen ohne Papiere wird vom EGMR nur im Sinne des Überlebens und dem Schutz vor erniedrigender Behandlung gewährleistet, anstatt einen breiteren Gesundheitsstandard anzustreben oder zu garantierten (Angeleri, 2022, S. 138).

Das Recht auf medizinische Versorgung findet sich umfassender in der revidierten europäischen Sozialcharta[5] in Art. 13 Abs. 1 RESC, dem Recht auf Fürsorge, wieder. Art. 13 Abs. 4 RESC schränkt das Recht auf die sich rechtmäßig im Hoheitsgebiet befindlichen Staatsangehörigen zwar ein. Der europäische Ausschuss für soziale Rechte stellte in einem Kollektivbeschwerdeverfahren, welches gegen Frankreich geführt wurde, allerdings fest, dass die Gesetzgebung und Praxis, die den Anspruch auf medizinische Hilfe für ausländische Staatsangehörige im Hoheitsgebiet einer Vertragspartei verweigert, auch wenn sie sich in der aufenthaltsrechtlichen Illegalität dort aufhalten, gegen die Charta verstößt (European Committee of Social Rights, 2003, Nr. 32). In den Schlussfolgerungen des deutschen Staatenberichtsverfahrens von 2017 bestätigte der Ausschuss die Auffassung, indem er klarstellte, dass sich irregulär im Land aufhaltende Ausländer unter Art. 13 Abs. 1 RESC fallen und nicht unter Art. 13 Abs. 4 RESC (Europäischer Ausschuss für Soziale Rechte, 2017, S. 25 f.).

Das Kollektivbeschwerdeverfahren hat gemäß der Präambel des Zusatzprotokoll Nr. 158 das Ziel, die sozialen Rechte der ESC durch Kollektivbeschwerden

[5] Für Kinder und Jugendliche zudem in Art. 17 RESC.

von nichtstaatlichen Organisationen zu verbessern. Die Stärke des Verfahrens liegt darin, dass die beschwerdeberechtigten Organisationen ihre Expertise nutzen können, um bestimmte Sachlagen von einem unabhängigen Gremium von Fachexpertinnen und -experten menschenrechtlich bewerten zu lassen. Sie müssen nicht erst einen konkreten, für die strategische Beschwerdeführung besonders geeigneten Einzelfall suchen (Gerbig, 2022, S. 7).

Das Zusatzprotokoll für das Kollektivbeschwerdeverfahren wurde von Deutschland nicht ratifiziert, weshalb keine Kollektivbeschwerdeverfahren eingereicht werden können. Die Bundesregierung verhindert damit eine effektive Rechtsdurchsetzung (Lörcher, 2020, S. 307 f.).

Die Europäische Kommission gegen Rassismus und Intoleranz (ECRI) hat den Behörden im sechsten Länderbericht vom 10.12.2019 empfohlen, die bestehenden Schutzbarrieren gegen das Melden von Menschen ohne Aufenthaltsstatus, die eine medizinische Notfallbehandlung oder eine andere medizinische Versorgung in Anspruch nehmen, auf jene Stellen auszuweiten, die für die Erstattung der Behandlungskosten zuständig sind (ECRI, 2019, Nr. 24).[6]

## 3.3 Unionsrechtliche Vorgaben

Die Union stellt im Bereich Gesundheitswesen gem. Art. 168 Abs. 1 UAbs. 1 AEUV bei der Festlegung und Durchführung aller Unionspolitiken und Unionsmaßnahmen ein hohes Gesundheitsschutzniveau sicher. Art. 168 Abs. 1 UAbs. 1 AEUV ist eine Querschnittsklausel, welche die Verpflichtung enthält, im Rahmen anderer Vertragsziele auch ein hohes Gesundheitsschutzniveau zu erreichen. Es wird dabei keine Kompetenz begründet, sondern eine materiell-rechtliche Vorgabe für die Kompetenzausübung getroffen. Die entsprechende Verpflichtung ist unter anderem in Art. 35 S. 1 GRCh[7] erhalten. (Kingreen, 2022, Rn. 10) Die Grundrechtecharta garantiert in Art. 35 S. 1 GRCh das Recht eines jeden Menschen auf Zugang zur Gesundheitsvorsorge und auf ärztliche Versorgung. Für Menschen in einer irregulären Aufenthaltssituation besteht zumindest der Anspruch auf eine medizinische Grundversorgung (Giesecke, 2024, Rn. 24). Das europäische Parlament forderte die Mitgliedsstaaten auf, dafür zu sorgen, dass Migrant:innen ohne Ausweispapiere ein Recht auf gleichberechtigte Gesundheitsversorgung haben und ihnen dies auch gewährt wird (Europäisches Parlament, 2011, Nr. 5). Durch

[6] Siehe auch: ECRI, Allgemeine Politik-Empfehlung Nr. 16, CRI(2016)16.

[7] Für Kinder und Jugendliche zudem in Art. 24 Abs. 1 S. 1 GRCh.

die nur unzureichenden Regelungen der sozioökonomischen Rechte von undokumentierten Menschen toleriert der EU-Gesetzgeber faktisch die Prekarisierung der betroffenen Menschen (Bast et al., 2023, Rn. 122).

Die EU-Grundrechte-Charta (GRCh) kommt gemäß Art. 51 Abs. 1 S. 1 GRCh ausschließlich zur Anwendung, wenn die Mitgliedsstaaten Unionsrecht ausführen. Die Gesellschaft für Freiheitsrechte e. V. begründet überzeugend die Anwendung der Grundrechtecharta durch die Anwendung der DSG-VO. Der Gesetzgeber mache mit der Übermittlungspflicht aus § 87 Abs. 2 S. 1 Nr. 1 AufenthG von dem Erlaubnistatbestand für die zweckändernde Datenübermittlung in Art. 6 Abs. 4 DS-GVO Gebrauch und führe somit Unionsrecht durch. Gem. Art. 51 Abs. 1 S. 1 GRCh sei der Gesetzgeber somit an die Unionsgrundrechte gebunden. (Gesellschaft für Freiheitsrechte e. V., 2021, Frage. 2.5).

Im Zusammenhang mit dem vorgestellten Verfahren hat die Gesellschaft für Freiheitsrechte im Bündnis mit anderen Organisationen am 25.08.2021 zudem eine Beschwerde gegen die Übermittlungspflicht gem. § 87 Abs. 2 S. 1 Nr. 1 AufenthG bei der europäischen Kommission eingereicht. Mittels dieser Beschwerde wurde die Verletzung des Zweckbindungsgrundsatzes in Art. 5 Abs. 1 lit. b DS-GVO und der Verstoß gegen die sich daraus ergebenden, anwendbaren Grundrechte (Art. 8 Abs. 1 GRCh Recht auf Schutz der personenbezogenen Daten und Art. 35 Recht auf medizinische Versorgung und Gesundheitssorge) gerügt (Lincoln, o. D.). Die eingereichte Beschwerde bei der europäischen Kommission führte zur ausgesprochenen Versicherung der Bundesregierung, dass das Vorhaben aus dem Koalitionsvertrag zügig umgesetzt und ein Gesetzesentwurf erarbeitet werde, der kranke Menschen nicht davon abhält, sich behandeln zu lassen. Aufgrund der fehlenden angekündigten Reform wurde eine erneute Beschwerde am 22.04.2024 eingereicht (Lincoln, o. D.).

## 3.4 Verfassungsrechtliche Vorgaben

Im Verfassungsrecht ist die gesundheitliche Mindestversorgung Teil des Grundrechts auf Gewährleistung eines menschenwürdigen Existenzminimums aus Art. 1 Abs. 1 GG i. V. m. Art. 20 Abs. 1 GG (Wapler, 2023, Rn. 158). Der Anspruch darauf wird aus der Menschenwürde gem. Art. 1 Abs. 1 GG begründet. Das Sozialstaatsgebot des Art. 20 Abs. 1 GG erteilt dem Gesetzgeber den Auftrag zur tatsächlichen Sicherung des menschenwürdigen Existenzminimums (BVerfG, Urt. v. 09.02.2010, Rn. 222) für sich in Deutschland aufhaltende Personen (BVerfG, Urt. V. 18.07.2012, Rn. 63).

Art. 19 Abs. 4 GG[8] gewährleistet einen möglichst lückenlosen gerichtlichen Schutz gegen die behauptete Verletzung eines subjektiven Rechts eines Grundrechtsträgers durch Eingriffe der öffentlichen Gewalt. Der Rechtsschutz darf sich dabei nicht auf die bloße Möglichkeit, die Gerichte anzurufen, beschränken, sondern muss eine wirksame gerichtliche Kontrolle ermöglichen (BVerfG, Beschluss v. 02.05.1984, Rn. 58). Der Zugang zu Gerichten dürfe für den Einzelnen nicht in unzumutbarer, aus Sachgründen nicht mehr zu rechtfertigender Weise erschwert werden (BVerfG, Beschluss v. 29.10.2015, Rn. 33). Art. 19 Abs. 4 GG verlangt von den Gerichten, dass sie das Verfahrensrecht derart anwenden, dass dem erkennbaren Interesse des rechtsschutzsuchenden Bürgers bestmöglich Rechnung getragen wird. Der Rechtsuchende muss die Möglichkeit haben, eine umfassende tatsächliche und rechtliche Prüfung seines Begehrens zu erhalten. Eine (auch faktische) Zugangsbeschränkung, die zu einem Ausschluss des Rechtsweges führt, überschreitet die Grenze der Ausgestaltungsmöglichkeiten des Gesetzgebers. Art. 19 Abs. 4 GG verbietet ausnahmslos einen vollständigen Rechtswegausschluss (BVerfG, Beschluss v. 18.01.2000, Rn. 408).

### 3.5 Zwischenfazit

Deutlich wird, dass sich das Recht auf medizinische Versorgung durch alle Rechtsebenen zieht. Die nationale Übermittlungspflicht wurde und wird daher von internationalen Spruchkörpern gerügt,[9] was wiederum vom deutschen Gesetzgeber ignoriert wird. Nachfolgend wird das eingangs beschriebene gescheiterte Verfahren dargestellt.

## 4 Darstellung des gescheiterten Verfahrens zur Aufhebung der Übermittlungspflicht

Das Verfahren, welches von einem herzkranken kosovarischen Kläger ohne regulären Aufenthaltstitel – unterstützt durch die Gesellschaft für Freiheitsrechte e. V. und die Organisation Ärzte der Welt e. V. – geführt wurde, richtete sich gegen die Übermittlungspflicht von personenbezogenen Daten nach § 87 Abs. 2 S.

[8] Das Recht auf Rechtsschutz besteht zudem unions- und internationalrechtlich in: Art. 47 Abs. 1 und 2 GRCh, Art. 6 Abs. 1 EMRK, Art. 8 AEMR und Art. 14 Abs. 1 IPbpR. Aus Platzgründen kann darauf nicht näher eingegangen werden.

[9] Aufzählung nicht abschließend: CESCR, 2018, Nr. 26 f.; CRC, 2014, Nr. 57; CRC, 2022, Nr. 31 (b); CEDAW, 2023, Nr. 46 a).; ECRI, 2019, Nr. 24.

1 Nr. 1 AufenthG. Das Jugend- und Sozialamt in Frankfurt am Main sollte dazu verpflichtet werden, die Übermittlung von personenbezogenen Daten an die Ausländer- oder Polizeibehörde zu unterlassen. Dabei handelte es sich um ein strategisches Gerichtsverfahren, mit dem Ziel, die medizinische Versorgung für Menschen in einer irregulären Aufenthaltssituation durchzusetzen, ohne dass sich die Menschen der Gefahr einer Abschiebung aussetzen müssen.

Der Kläger führte in seiner Klage aus, dass sein Grundrecht auf eine angemessene Gesundheitsversorgung, welches Bestandteil des verfassungsrechtlich garantierten Existenzminimums aus Art. 1 Abs. 1 i. V. m. Art. 20 Abs. 1 GG ist, mit der Übermittlungspflicht ins Leere laufen würde.

## 4.1 Fehlende Angaben des Namens und der Adresse des Klägers

Im Verwaltungsprozess verlangt § 82 Abs. 1 S. 1 VwGO in der Klageschrift die Bezeichnung des Klägers sowie eine Angabe zu seiner Anschrift. Die Besonderheit an dem vorgestellten Verfahren war, dass der Kläger und Antragssteller anonym auftrat. Dafür gab es plausible Gründe, schließlich ist auch das Gericht an die Übermittlungspflicht der Daten gem. § 87 Abs. 2 S. 1 HS. 1 Nr. 1 AufenthG gebunden. Der Kläger war aus diesem Grund der Auffassung, dass kein Zwang zur Angabe seines Klarnamens bestünde; ein solcher Zwang wäre mit der Rechtsschutzgarantie gem. Art. 19 Art. 4 GG auch nicht vereinbar (Kasprzyk, 2022, S. 24): Die Offenlegung seines Namens würde sein Rechtsschutzziel – die Verhinderung der Datenübermittlung an die Sozialbehörde – unmittelbar vereiteln. Die Zulässigkeit einer Klage, die durch die Datenübermittlung die Grundrechte des Klägers verletzen würde, könne nicht davon abhängig gemacht werden, dass der Kläger sich genau dieser Datenübermittlung aussetzt und sich damit sein Rechtsschutzziel erledigen würde (Kasprzyk, 2022, S. 26). Stattdessen bot die Klägerseite Vorschläge, welche mit Nachweisen aus der Rechtsprechung belegt wurden. Die Person des Klägers sei über die Patientennummer aus der Praxis sowie über das Aktenzeichen des Gesundheitsamts Frankfurt eindeutig identifizierbar (Kasprzyk, 2022, S. 26 f.). Sollte derlei nicht ausreichen, dann könnte das Gericht sich die Personalie über den behandelnden Arzt übermitteln lassen; so würden die Angaben dem Übermittlungsverbot nach

§ 88 AufenthG unterliegen (Kasprzyk, 2022, S. 30 f.). Im Falle, dass auch dies nicht ausreichen und das Gericht eine direkte Mitteilung des Namens und der Anschrift verlangen sollte, wurde vorgeschlagen, dass das Gericht eine doppelte Akte führe. Das Gericht könne sich somit aufgrund einer vorgelagerten

Verhältnismäßigkeitsprüfung verpflichten, die Daten des Klägers in diesem Fall nicht an die Ausländerbehörde zu übermitteln (Kasprzyk, 2022, S. 31 f.).

## 4.2 Ablehnung durch das Verwaltungsgericht und den Verwaltungsgerichtshof

Das Verwaltungsgericht Frankfurt am Main verwarf den Antrag, da die Zulässigkeitsvoraussetzungen nicht vorlägen (VG Frankfurt am Main, Beschluss v. 24.05.2022, S. 2.). Der Antragssteller verstoße gegen die Pflicht über die Nennung seines Namens[10] und einer ladungsfähigen Wohnanschrift[11]. Die Angaben seien insbesondere erforderlich, um den Antragssteller nach entscheidungserheblichen Tatsachen zu befragen und zu verhindern, dass er sich im Falle des Unterliegens seiner Kostentragungspflicht entziehe. Die Pflicht sei mit Art. 19 Abs. 4 GG vereinbar. (VG Frankfurt am Main, Beschluss v. 24.05.2022, S. 2 f.)

Die Pflicht zur Angabe entfalle nur, wenn die Erfüllung ausnahmsweise unmöglich oder unzumutbar sei. Das sei beispielsweise bei obdachlosen Menschen der Fall oder wenn schutzwürdige Geheimhaltungsinteressen vorlägen. Im Falle des Antragsstellers lägen solche Gründe nicht vor. Die verfassungsrechtlichen Bedenken an der Rechtsgrundlage des § 87 Abs. 2 AufenthG begründeten keine berechtigte Ausnahme. (VG Frankfurt am Main, Beschluss v. 24.05.2022, S. 3.)

Darüber hinaus fehle es an einem Anordnungsgrund: Der Antragssteller habe nicht glaubhaft gemacht, dass es ihm unzumutbar sei, auf den rechtskräftigen Abschluss des Hauptsacheverfahrens verwiesen zu werden (VG Frankfurt am Main, Beschluss v. 24.05.2022, S. 5.). Für die Klage bestünden zudem keine Erfolgsaussichten, da die Übermittlungspflichten aus § 87 Abs. 2 S. 1 Nr. 1 AufenthG und § 11 Abs. 3 AsylbLG weder gegen die Verfassung noch gegen die Grundrechtecharta der EU verstießen. Die Weiterleitung der Daten diene einem legitimen Zweck mit geeigneten, erforderlichen und angemessenen Mitteln. Die Übermittlungspflichten stellten sicher, dass die Ausländerbehörden der ihnen obliegenden Aufgabe, Aufenthalte im Rahmen der Rechtsordnung zu kontrollieren, nachkommen können, um das öffentliche Interesse zu schützen (VG Frankfurt am Main, Beschluss v. 24.05.2022, S. 6 f.).

[10] § 82 Abs. 1 S. 1 VwGO.

[11] § 82 Abs. 1 S. 1 VwGO; § 173 S. 1 VwGO i. V. m. § 253 Abs. 4 ZPO i. V. m. § 130 Nr. 1 ZPO.

Der Antragssteller legte vor dem Verwaltungsgerichtshof Beschwerde gegen den Beschluss des Verwaltungsgerichts ein. Dieser schloss sich jedoch dem Verwaltungsgericht an: Das Interesse des Antragsstellers sei nicht schutzwürdig, da die Aufrechterhaltung des illegalen Aufenthalts gem. § 95 Abs. 1 Nr. 2 AufenthG eine Straftat darstelle (Hess. VGH, Beschluss v. 16.08.2022, S. 4).

Darüber hinaus wurde das Verhalten des Beschwerdeführers als rechtsmissbräuchlich eingestuft. Die Inanspruchnahme des gerichtlichen Rechtsschutzes durch den Antragssteller werde erst notwendig, da er beharrlich gegen die Rechtsordnung in Form seiner Ausreisepflichten aus § 50 Abs. 1, Abs. 2 und Abs. 4 AufenthG verstoße, indem er untertauche, sich somit der Vollstreckung seiner Ausreisepflicht entziehe und dadurch eine Straftat begehe (Hess. VGH, Beschluss v. 16.08.2022, S. 4 f.). Einerseits wende er sich an das Gericht, um im Falle einer Beantragung eines Behandlungsscheins seine Abschiebung zu verhindern, andererseits wolle er seinen illegalen Aufenthalt in der Bundesrepublik fortsetzen. Er zeige somit, dass er sich der deutschen Rechtsordnung und der gerichtlichen Entscheidung nur für den Fall unterordnen wolle, in welchem ihm das Ergebnis genehm sei (Hess. VGH, Beschluss v. 16.08.2022, S. 5). Eine gegen den Beschluss des Hessischen Verwaltungsgerichtshof eingereichte Anhörungsrüge gem. § 152a VwGO wurde als unzulässig verworfen und die Verfassungsbeschwerde wurde unbegründet nicht zur Entscheidung angenommen.

Wie aus den vorgestellten Beschlüssen hervorgeht, wurden die Zulässigkeitsanforderungen an den Antragssteller überspannt, indem die Anträge aufgrund fehlender vollständiger Angaben zur Identität des Antragsstellers als unzulässig bewertet wurden (Kasprzyk, 2022, S. 50). Der Rechtsschutz für die Betroffenen ist nur dann erreichbar, wenn die Angaben zur Identität und die Anschrift während des laufenden Gerichtsverfahrens geschützt werden. Sobald im Verfahren schließlich die gesetzlich vorgesehene Datenübermittlungspflicht an die Ausländerbehörde erfolgt, erledigt sich die Klage, der Eilantrag oder die Verfassungsbeschwerde. Die Übermittlungspflichten bleiben somit unangreifbar (Kasprzyk, 2022, S. 39). Es gibt für die Betroffenen somit keine andere Möglichkeit, als unter einem Pseudonym und ohne Angabe der Wohnadresse aufzutreten, wenn sie ihr Recht – den Zugang zur grundlegenden Gesundheitsversorgung – geltend machen wollen (Kasprzyk, 2022, S. 50).

Erschwerend hinzu kommt, dass es hinsichtlich dieser für die Betroffenen als Dilemma zu bezeichnenden Situation keine verfassungsrechtliche Rechtsprechung oder einschlägige verfassungsprozessrechtliche Literatur gibt (Kasprzyk, 2022, S. 49).

Das Verfahren in der Hauptsache hat sich aufgrund eines Statuswechsel des Klägers in einen sicheren Aufenthaltsstatus erledigt. Mittlerweile hat der Kläger eine Krankenversicherung (Lincoln, o. D.).

## 5 Ausblick: Leider keine Änderung in Sicht

Das Verfahren zeigte auf, dass „das Gesetz mit der einen Hand [gibt], was es mit der anderen wieder nimmt.“ (Frings, 2009, S. 143). Aus der Ablehnung des Antrags auf einstweilige Anordnung wird deutlich, wie weitreichend das Problem für die jeweils betroffenen Menschen ist: So gibt es bislang keine Möglichkeiten, dass sie ihr Recht auf medizinische Versorgung vor einem deutschen Gericht durchsetzen können, ohne eine damit einhergehende Abschiebung zu riskieren.

Es gibt zwar eine Vielzahl an Rechtsvorschriften zum Recht auf medizinische Versorgung, diese bringen den betroffenen Menschen jedoch wenig, denn sie werden gleichzeitig durch die Übermittlungspflicht eingeschränkt. In der Realität können sie daher weder umgesetzt, noch nach jetzigem Stand vor einem deutschen Gericht durchgesetzt werden. Nationaler Rechtsschutz wird, wie aus dem vorgestellten Verfahren hervorgeht, verweigert.

Eine Besserung der Situation könnte mit einem Grundsatzurteil des Bundesverfassungsgerichts, des Europäischen Gerichtshofs oder des Europäisches Gerichtshofs für Menschenrechte erreicht werden. Die Hürden, bis zu einem solchen Verfahren zu gelangen, sind allerdings hoch, wie im vorgestellten Verfahren deutlich wurde. Entsprechende Verfahren sind zudem durch ihre teils mehrjährige Dauer äußerst langwierig. Weiter erschwerend kommt hinzu, dass solch bürokratische Verfahren für die Betroffenen eher abschreckend und belastend wirken könnten, als ihnen vielmehr Hoffnung auf Besserung ihrer akuten gesundheitlichen Situation zu geben.

Es existieren zahlreiche Lösungs- und konkrete Reformvorschläge, welche zur Erreichung eines menschenrechtskonformen Zugangs zur medizinischen Versorgung führen könnten. Hierzu zählen die Einschränkung der Meldepflichten, die Regularisierung des Aufenthaltsstatus oder die flächendeckende Einführung von Anonymen Krankenscheinen. Eine Möglichkeit zur Verbesserung der städtischen Teilhabe undokumentierter Menschen wäre die Einführung einer *Stadtkarte.* Die Möglichkeiten und Grenzen der *Stadtkarte* sowie alternativer Modelle wurden in einem umfangreichen sozial- und rechtswissenschaftlichem Gutachten für Berlin geprüft.[12]

Ein Mangel an Lösungsvorschlägen besteht nicht: Vielmehr muss von einem mangelnden Umsetzungswillen des Gesetzgebers ausgegangen werden. Nicht zu vernachlässigen oder zu missachten ist letztlich, dass hier vielleicht papier-, keinesfalls aber rechtlose Menschen reale und unmittelbare Konsequenzen in ihrer physischen und psychischen Integrität erleiden. In Angesicht dessen erscheint die seit vielen Jahren praktizierte, in der Europäischen Union einmalige Vorgehensweise der Bundesregierung aus rechtlicher Perspektive wenn überhaupt nur schwer erklärbar – aus menschlicher Sicht ist sie bedrohlich, gar verwerflich.

Im Lichte der politischen Entwicklungen in Deutschland und der EU ist eine zeitnahe Besserung der Situation für die betroffenen Menschen durch die Legislative unwahrscheinlich.

Das Thema wird weiterhin vor internationalen Gremien verhandelt (Gesellschaft für Freiheitsrechte e. V., 2024). Der Zugang zur medizinischen Versorgung stellt eine Kernfrage der globalen Gerechtigkeit dar. Deutlich wurde, dass Kataloge über Kataloge an Menschenrechten existieren und es dennoch Menschen gibt, die keinen Zugang zu diesen Rechten haben. So wird das Phänomen der „Rightlessness in an Age of Rights“ geschaffen (Gündogdu, 2015).

## Literatur

Agentur der Europäischen Union für Grundrechte (FRA). (2015). Cost of exclusion from healthcare. The case of migrants in an irregular situation. Verfügbar unter https://fra.europa.eu/sites/default/files/fra_uploads/fra-2015-cost- healthcare_en.pdf

Agentur der Europäischen Union für Grundrechte/Europarat (2020). Handbuch zu den europarechtlichen Grundlagen im Bereich Asyl, Grenzen und Migration. Verfügbar unter https://fra.europa.eu/sites/default/files/fra_uploads/fra-2020-handbook-law-asylum-migration-borders-2020-ed_de.pdf

Allenberg, N. & Löhr, T. (2009). Der Prüfbericht Illegalität und alternative Lösungsansätze. In: Ch. Falge, A. Fischer- Lescano, & K. Sieveking (Hrsg.), *Gesundheit in der Illegalität* (S. 125–136). Baden-Baden: Nomos. https://doi.org/10.5771/9783845218557

Angeleri, S. (2022). *Irregular migrants and the right to health.* Cambridge: Cambridge University Press. https://doi.org/10.1017/9781009051750

[12] Zu finden unter: Kron et al. (2024), *Möglichkeiten und Grenzen der Einführung einer Berliner Stadtkarte (Berlin City Card) und alternativer Modelle.* Im rechtswissenschaftlichen Gutachten von Nele Austermann, Julia Gelhaar & Yannick Gerdes ist zudem auf S. 98–136 gut nachzulesen wie weitreichend die Ausschlüsse der undokumentierten Menschen vom Zugang zum Recht in Deutschland sind.

Bast, J., Harbou, F., & Wessels, J. (2023). Europäische Migrationspolitik im Lichte der Menschenrechte: Ergebnisse der REMAP-Studie, *ZAR*, 118–124.

Bielefeldt, H. (2006). Menschenrechte „irregulärer" Migrantinnen und Migranten. In: J. Alt & M. Bommes (Hrsg.), *Illegalität, Grenzen und Möglichkeiten der Migrationspolitik* (S. 81–93). Wiesbaden: VS Verlag. https://doi.org/10.1007/978-3-531-90188-6

Bundesarbeitsgemeinschaft Gesundheit (BAG)/Illegalität (2024). Gesundheitsversorgung für Menschen ohne Papiere. Verfügbar unter https://www.diakonie.de/informieren/infothek/2023/november/wissen-kompakt-gesundheitsversorgung-fuer-menschen-ohne-papiere

Bundesverfassungsgericht. Beschluss vom 02.05.1984, Aktenzeichen 2 BvR 1413/83.

Bundesverfassungsgericht. Beschluss vom 18.01.2000, Aktenzeichen 1 BvR 321/96.

Bundesverfassungsgericht. Beschluss vom 29.10.2015, Aktenzeichen 2 BvR 1493/11.

Bundesverfassungsgericht. Urteil vom 09.02.2010, Aktenzeichen 1 BvL 1/09, 1 BvL 3/09, 1 BvL 4/09.

Bundesverfassungsgericht. Urteil vom 18.07.2012, Aktenzeichen 1 BvL 10/10, 1 BvL 2/11.

Bundesverfassungsgericht. Beschluss vom 29.01.2019, Aktenzeichen 2 BvC 62/14.

Committee on Economic, Social and Cultural Rights (CESCR). (2018). Concluding observations on the sixth periodic report of Germany. UN Doc. E/C.12/DEU/CO/6.

Committee on the Elimination of Discrimination against Women (CEDAW). (2023). Concluding observations on the ninth periodic report of Germany. Un Doc. CEDAW/C/DEU/CO/9.

Committee on the Rights of the Child (2022). Combined fifth and sixth periodic reports submitted by Germany under article 44 of the Convention, due in 2019. UN Doc. CRC/C/DEU/CO/5- 6.

Committee on the Rights of the Child (CRC). (2014). Concluding observations on the combined third and fourth periodic reports of Germany. UN Doc. CRC/C/DEU/CO/3–4.

Deutsches Institut für Menschenrechte (DIMR). (2008). Frauen, Männer und Kinder ohne Papiere in Deutschland – Ihr Recht auf Gesundheit. Verfügbar unter https://www.institut-fuer-menschenrechte.de/fileadmin/_migrated/tx_commerce/studie_frauen_maenner_und_kinder_ohne_papiere_ihr_recht_auf_gesundheit.pdf

Europäische Kommission gegen Rassismus und Intoleranz (ECRI). (2016). Allgemeine Politik-Empfehlung Nr. 16, CRI2016(16). Verfügbar unter https://rm.coe.int/ecri-general-policy-recommendation-no-16-safeguarding-irregulary-prese/16808b5b0a

Europäische Kommission gegen Rassismus und Intoleranz (2019). ECRI-Bericht über Deutschland (Sechste Prüfungsrunde) v. 10.12.2019, Verfügbar unter https://rm.coe.int/ecri-report-on-germany-sixth-monitoring-cycle-german-translation-/16809ce4c0

Europäischer Ausschuss für Soziale Rechte (2017). Conclusiones XXI-2 (2017) Germany. Verfügbar unter https://www.coe.int/en/web/european-social-charter/germany

Europäischer Gerichtshof für Menschenrechte (Große Kammer). (2017). Lopes de Sousa Fernandes/Portugal, Nr.56080/13.

Europäisches Parlament. (2011). Abbau gesundheitlicher Ungleichheit in der EU, Entschließung v. 08.03.2011(2010/2089(INI)), P7_TA(2011)0081. Verfügbar unter https://www.europarl.europa.eu/doceo/document/TA-7-2011-0081_DE.pdf

European Committee of Social Rights. (2003). International Federation of Human Rights Leagues v. France. Collective Complaint No. 14/2003.

Federal Republic of Germany (2023). Seventh periodic report submitted by the Federal Republic of Germany under Articles 16 and 17 of the International Covenant on Economic, Social and Cultural Rights. UN Doc. E/C.12/DEU/7. Verfügbar unter https://docs.un.org/en/E/C.12/DEU/7

Frings, D. (2009). Der Anspruch nach dem Asylbewerberleistungsgesetz auf eine medizinische Grundversorgung für Menschen ohne Papiere, in: Falge, Ch./Fischer-Lescano, A./Sieveking, K. (Hrsg.), In: Ch. Falge, A. Fischer-Lescano & K. Sieveking (Hrsg.), *Gesundheit in der Illegalität* (S. 143–160). Baden-Baden: Nomos. https://doi.org/10.5771/9783845218557

Gerbig, S. (2022). Kollektiv zum Recht: Der Kollektivbeschwerdemechanismus zur Europäischen Sozialcharta. *MRM*, 5–15. https://doi.org/10.25932/publishup-57117

Gesellschaft für Freiheitsrechte e. V. (2021). Beschwerde zur Europäischen Kommission, Verstoß der aufenthaltsrechtlichen Übermittlungspflicht in § 87 Abs. 2 S. 1 Nr. 1 AufenthG gegen Art. 5 Abs. 1 lit. b), Art. 6 Abs. 4 Datenschutzgrundverordnung und Art. 8 Abs. 1 sowie Art. 35 Europäische Grundrechtecharta., Verfügbar unter https://freiheitsrechte.org/uploads/documents/Soziale-Teilhabe/Ohne-Angst-zum-Arzt/Beschwerde-EU-Kommission-Gesellschaft_fuer_Freiheitsrechte-2021-Ohne_Angst_zum_Arzt_GleicheRechte.pdf

Gesellschaft für Freiheitsrechte e. V. (2024). Beschwerde zur Europäischen Kommission, Verstoß der aufenthaltsrechtlichen Übermittlungspflicht in § 87 Abs. 2 S. 1 Nr. 1 AufenthG gegen Art. 5 Abs. 1 lit. b), Art. 6 Abs. 4 Datenschutzgrundverordnung und Art. 8 Abs. 1 sowie Art. 35 Europäische Grundrechtecharta. Verfügbar unter https://freiheitsrechte.org/uploads/documents/Soziale-Teilhabe/Ohne-Angst-zum-Arzt/Beschwerde-EU-Kommission.pdf

Giesecke, B. (2024). Artikel 35 Gesundheitsschutz. In J. Meyer & S. Hölscheidt (Hrsg.)., *Charta der Grundrechte der Europäischen Union* (6. Aufl.). Baden-Baden: Nomos.

Gündogdu, A. (2015). *Rightlessness in an age of rights: Hannah Arendt and the contemporary struggles of migrants*. Oxford: Oxford University Press.

Haberstroh, F., Kreienbrink, A. & Lechner, C. (2022), Unerlaubter Aufenthalt in Deutschland: Perspektiven Maßnahmen und Herausforderungen (Working Paper 93 des Forschungszentrums des Bundesamtes für Migration und Flüchtlinge). Verfügbar unter https://www.bamf.de/SharedDocs/Anlagen/DE/EMN/Studien/wp93-uneraubter-aufenthalt.pdf?__blob=publicationFile&v=14

Hessischer Verwaltungsgerichtshof. Beschluss vom 16.08.2022, Aktenzeichen 7 B 1025/22.

Kaltenborn, M. (2015). Die Neufassung des Asylbewerberleistungsgesetzes und das Recht auf Gesundheit. *NZS, 5*, 161–165.

Kanalan, I. & Krajewski, M. (2017). Medizinische Versorgung irregulärer Migranten aus menschenrechtlicher Sicht, *ZESAR, 10*,418–426. https://doi.org/10.37307/j.1868-7938.2017.10.05

Kasprzyk, M. (2022). Verfassungsbeschwerde und Antrag auf Erlass einer einstweiligen Anordnung. Verfügbar unter https://freiheitsrechte.org/uploads/documents/Soziale-Teilhabe/Ohne-Angst-zum-Arzt/Verfassungsbeschwerde-und-Antrag-auf-einstweilige-Anordnung.pdf

Kingreen, T. (2022). Art. 168 (ex-Art. 152 EGV) [Beitrag der Union zur Sicherstellung eines hohen Gesundheitsschutzniveaus]. In C. Calliess & M. Ruffert (Hrsg.). EUV/AEUV, *Das Verfassungsrecht der Europäischen Union mit Europäischer Grundrechtecharta* (6. Aufl). München: C.H. Beck.

Kompatscher, A., & Mayr, A. (2022). Kein Recht auf Gesundheitsversorgung für Menschen ohne Papiere? – Motive für die Abschaffung der Übermittlungspflicht aus § 87 AufenthG am Beispiel reproduktiver und sexueller Rechte. *ZAR, 11–12*, 401–406.

Kron, S., Bulut, Z., Austermann, N., Gelhaar, J. & Gerdes, Y. (2024), Möglichkeiten und Grenzen der Einführung einer Berliner Stadtkarte (Berlin City Card) und alternativer Modelle, Interdisziplinäres Gutachten zur Verbesserung der städtischen Teilhabe undokumentierter Menschen in Berlin. Verfügbar unter https://www.eh-berlin.de/fileadmin/Redaktion/2_PDF/DATEIEN_fuer_Meldungen_und_Termine/2024/Studie_berlincitycard_kron.pdf

Liese, A. (2006). Epistula (non) erubescit. Das Staatenberichtsverfahren als Instrument internationaler Rechtsdurchsetzung. *Die Friedens-Warte, No., 1*, 51–69.

Lincoln, S. (o. D.). Ohne Angst zum Arzt. Verfügbar unter https://freiheitsrechte.org/themen/soziale-teilhabe/ohne-angst-zum-arzt

Lörcher, K. (2020). Endlich … aber bei weitem nicht ausreichend! Zur geplanten Ratifizierung der Revidierten Europäischen Sozialcharta. *Arbeit und Recht, No., 7–8*, 303–310.

Markard, N. (2019). Die Bedeutung der Menschenrechte für Migrant*innen in Europa. *ZAR*, 236–241.

Mylius, M. (2016). *Die medizinische Versorgung von Menschen ohne Papiere in Deutschland. Studien zur Praxis in Gesundheitsämtern und Krankenhäusern*. Bielefeld: transcript.

SPD, BÜNDIS90/DIE GRÜNEN & FDP (2021). Koalitionsvertrag: Mehr Fortschritt wagen. Verfügbar unter https://www.spd.de/fileadmin/Dokumente/Koalitionsvertrag/Koalitionsvertrag_2021-2025.pdf

Spieß, K. (2009). Die UN-Wanderarbeitnehmerkonvention – Verbesserung der Gesundheitsversorgung von irregulären Migranten und Migrantinnen?. In: Ch. Falge, A. Fischer-Lescano, & K. Sieveking (Hrsg.), *Gesundheit in der Illegalität*(S. 223–232). Baden-Baden: Nomos. https://doi.org/10.5771/9783845218557

Verwaltungsgerichtshof Frankfurt a. M.. Beschluss vom 24.05.2022, Aktenzeichen 2 L 1312/22.F.

von Manteuffel, M. (2018). Forderung der Gewährleistung der Gesundheitsversorgung für Menschen in der aufenthaltsrechtlichen Illegalität in Deutschland. *SRa, 1*,14–17.

Wapler, F. (2023). GG Art. 1 Abs. 1 [Menschenwürde; Menschenrechte; Grundrechtsbindung]. In: F. Brosius-Gersdorf (Hrsg.), *Grundgesetz-Kommentar* (4. Aufl.). Tübingen: Mohr Siebeck.

**Jasmina Jurasik** verfügt über mehrjährige Berufserfahrung in der Berliner Wohnungslosenhilfe. Ihre sozialrechtliche Masterarbeit wurde 2024 mit dem Nora-Platiel-Preis ausgezeichnet. Im selben Jahr begann sie eine Tätigkeit als Wissenschaftliche Mitarbeiterin im Fachgebiet „Just Transitions“ der Universität Kassel unter Leitung von Prof. Dr. Fischer-Lescano, LL.M. (EUI).

# „Bei den Prinzipien bleiben“ und „die Fahne hoch halten“, „weil es keine Alternative dazu gibt.“ – Ausgewählte Ergebnisse aus Expert:inneninterviews mit Mitgliedern der Bundesarbeitsgruppe Gesundheit/ Illegalität

Anja Dieterich und Maike Grube

**Zusammenfassung**

Die Bundesarbeitsgruppe Gesundheit/Illegalität (BAG) setzt sich als bundesweites loses Netzwerk heterogener Mitgliedsorganisationen aus Praxis, Nicht-Regierungs-Organisationen, Verbänden, Kommunen und Wissenschaft seit fast 20 Jahren fachpolitisch für die Gesundheitsversorgung von Menschen ohne Papiere ein. Der Beitrag arbeitet die Ergebnisse von 10 Expert:inneninterviews mit Wegbegleiter:innen der BAG auf. Anliegen ist es, die Arbeit dieser Initiative sichtbar zu machen und zu zeigen, wodurch sich deren Arbeitsweise kennzeichnet, insbesondere welche Stärken und Schwächen von den Mitgliedern gesehen und welche Strategien für mehr oder weniger erfolgreich gehalten werden. Ein Schwerpunkt liegt darauf, zu analysieren, wie sich die

A. Dieterich (✉)
Alice Salomon Hochschule Berlin, Berlin, Deutschland
E-Mail: dieterich@ash-berlin.eu

M. Grube
Diakonie Deutschland, Evangelisches Werk für Diakonie und Entwicklung e. V., Berlin, Deutschland
E-Mail: maike.grube@diakonie.de



A. Dieterich et al. (Hrsg.), *Krank, zugewandert, nicht versichert?*,
https://doi.org/10.1007/978-3-658-48772-0_16

BAG zukünftig angesichts einer sich verändernden Landschaft des Zivilengagements zum Thema und aktueller gesellschaftspolitischer Herausforderungen entwickeln sollte.

**Schlüsselwörter**

Menschen ohne Papiere • Nicht-Versicherte • Recht auf Gesundheit • Undokumentierte Migrant:innen • Zivilgesellschaft • Zugang zu Gesundheitsversorgung • Zugangsbarrieren

## 1 Einleitung: Gespräche mit Wegbegleiter:innen

Das vorliegende Buchprojekt ist uns Anlass gewesen, den Blick auf eine der langjährig im Handlungsfeld aktiven zivilgesellschaftlichen Initiativen zu richten. Die Bundesarbeitsgruppe Gesundheit/Illegalität setzt sich seit dem Jahr 2006 dafür ein, dass Menschen ohne Papiere Zugang zu gesundheitlicher Versorgung erhalten. Wir sehen unseren Beitrag als Chance, die Arbeit der BAG, die oft hinter den Kulissen stattfindet, sichtbar zu machen. Insbesondere hat uns interessiert, herauszuarbeiten, wie ein derart loses Netzwerk, dass keine eigene Rechtsform, keine Satzung, kein Mandat und auch nur sehr begrenzte Ressourcen hat, dafür aber über eine sehr heterogene Mitgliederstruktur aus einem breiten fachlichen und politischen Spektrum verfügt, mit einer verblüffend hohen Kontinuität bis heute bestehen kann. Wir haben leitfadenbasierte halbstrukturierte Expert:inneninterviews mit 10 exemplarisch ausgewählten Mitgliedern der BAG geführt (Methodik und Auswahlkriterien s. Kasten am Ende des Beitrags).

Als Autorinnen, die wir diese Analyse gemeinsam konzipiert und umgesetzt haben, ist uns wichtig transparent zu machen, dass wir keine neutrale Position einnehmen: Wir haben uns vor dem Hintergrund zusammengefunden, beide ehemals bzw. aktuell im Rahmen unserer beruflichen Tätigkeit die Koordination dieses Zusammenschlusses inne (gehabt) zu haben.

Wir sehen unsere Rolle als privilegierte Forschungsposition, um mit einer Innenperspektive einerseits die Arbeitsweise der BAG mit ihren Spezifika herauszuarbeiten und andererseits gezielt Erkenntnisse gewinnen zu können, die praxisrelevant sind und für die zukünftige Arbeit der BAG genutzt werden können. Folgende Fragen haben uns interessiert: Wo liegen die Besonderheiten des Zusammenschlusses? Was sind/waren erfolgreiche Strategien? Wo liegen/lagen Schwächen? Lassen sich Empfehlungen für andere, ähnlich aufgestellte Initiativen ableiten? Wie sollte sich die BAG angesichts neuer Herausforderungen, wie dem aktuellen migrationspolitischen Diskurs und einer sich verändernden

Akteurslandschaft in der Unterstützung von Menschen ohne Krankenversicherung verhalten?

Im Folgenden stellen wir anhand von Schlüsselzitaten aus den Interviews zunächst die Entstehung der BAG dar und beschreiben ausgewählte Charakteristika, wie sie von den Befragten wahrgenommen wurden. Im Anschluss daran zeigen wir auf, was die Mitglieder motiviert, in der BAG mitzuwirken, und skizzieren aktuelle Herausforderungen und Zukunftsperspektiven des Zusammenschlusses auf.

## 2 Die Entstehungsgeschichte der BAG

Die Bundesarbeitsgruppe Gesundheit/Illegalität war ursprünglich eine Initiative des Deutschen Instituts für Menschenrechte im Jahr 2006, gemeinsam mit dem Katholischen Forum Leben in der Illegalität, die in dem Handlungsfeld ein konkretes Anwendungsfeld für die sozialen Menschenrechte sahen: *„Das Recht auf Gesundheit war noch in kaum einem Munde. Klar, Gesundheitsthemen, Anliegen, die Sorge um marginalisierte Gruppen gab es alles, aber das unter dem Rechteaspekt so stark zu machen, das gab es nicht." (T10, Z. 254–262)*

Anlass und erstes Produkt des Zusammenschlusses war der Bericht „Frauen, Männer und Kinder ohne Papiere in Deutschland – Ihr Recht auf Gesundheit" (Bundesarbeitsgruppe Gesundheit/Illegalität, 2007). Übereinstimmend sehen die Befragten diesen Bericht als wichtigen Beitrag dazu, dass die Probleme in der Gesundheitsversorgung von Menschen ohne Papiere in Deutschland öffentlich sichtbar gemacht werden konnten. Die Arbeit der BAG war zunächst nur temporär vorgesehen, wurde dann aber auf Eigeninitiative der Mitwirkenden verstetigt.

In den Jahren seit der Veröffentlichung des ersten Berichtes sind unterschiedliche Arbeitsphasen beobachtbar, mit mehr oder weniger Außenaktivitäten und Intensität des inhaltlichen Austauschs. Waren zu Beginn noch eher öffentlich bekannte Einzelpersonen, wie beispielsweise der damalige Präsident der Bundesärztekammer beteiligt, entwickelte sich die BAG in den Folgejahren ihrer Verstetigung eher in Richtung eines stärker dezentral vernetzten fachlichen Zusammenhangs von Sachverständigen zu einem sehr eng umrissenen Themenbereich: dem Zugang zu gesundheitlicher Versorgung für Menschen ohne Papiere.

Bald war die BAG ein Zusammenschluss zum einen vieler Anlauf- und Beratungsstellen für Menschen ohne Krankenversicherungsschutz vor Ort, zum anderen von Organisationen, Verbänden, Initiativen und Einzelpersonen aus Kirchen, Wohlfahrtsverbänden, aus dem Gesundheitswesen, Hochschulen und

Forschungseinrichtungen sowie von nichtstaatlichen Organisationen, die sich auf übergeordneter politischer und fachlicher Perspektive für das Thema einsetzen.

Die BAG verfügt über eine informelle Geschäftsstelle, die Koordinationsaufgaben für die BAG übernimmt. Die hierfür benötigten Ressourcen werden bis heute von beteiligten Verbänden der Freien Wohlfahrtspflege, in den Anfangsjahren durch das Deutsche Rote Kreuz, später durch die Diakonie Deutschland gestellt. Ein ebenfalls informeller Steuerungskreis freiwilliger Beteiligter unterstützt die Geschäftsstelle. Seit vielen Jahren finden regelmäßige halbjährliche Gesamttreffen der BAG statt. Die fachliche Arbeit erfolgt in kleineren, meist temporären Arbeitsgruppen, wo sich Personen je nach Expertise und Kapazitäten zur Erarbeitung fachpolitischer Broschüren oder Handreichungen zusammenfinden, unter anderen zu den Themen Schwangerschaft und Geburt, Notfallversorgung, Fallsammlung (siehe Überblick am Ende des Beitrags). Zwei weitere Arbeitsgruppen befassen sich kontinuierlicher mit gemeinsamer politischer Lobbyarbeit sowie mit Wissenschaft und Forschung zum Handlungsfeld.

Kennzeichnend für die Zusammenarbeit waren und sind von Beginn an Auseinandersetzungen zur Frage *„was kommt an Forderungen in so eine gemeinsame Berichterstattung oder wie politisch ist die BAG?“ (T1, Z. 144–149)* und auch zu der Frage, wie damit umzugehen ist, dass manche Positionen nicht von allen mitwirkenden Verbänden und Organisationen mitgetragen werden. Dilemmata entstanden auch dadurch, dass die beteiligten Personen zwar fachlich eng verbunden und häufig einer Meinung sind, aber sehr unterschiedliche Organisationen repräsentieren. *„**XY** hatte das total unterstützt, also aus einer persönlichen Perspektive, aber du hast ja immer deine Organisation im Hintergrund und das war so eine Zerreißprobe, das erinnere ich noch, wie gehen wir damit um?“ (T1, Z. 154–156)*

Zugleich wird das Miteinander in der Bundesarbeitsgruppe trotz der zu überbrückenden politischen und institutionellen Differenzen als sehr wertschätzend beschrieben und der Mehrwert des Schulterschlusses unterschiedlichster Akteur:innen deutlich herausgestellt. *„Ja, also das Integrative an diesem Arbeitsprozess war sicher eine Stärke, weil man eben zu seiner Zeit dann Leute an einen Tisch bekommen hat und dann letzten Endes auch zur Unterstützung von Empfehlungen, die andererseits für sich gearbeitet hätten oder auch wahrscheinlich nur so marginal miteinander im Gespräch gewesen wären“. (T10, Z. 395–404)*

Verbindend war von Beginn an das gemeinsame Anliegen, sich für den Zugang zur gesundheitlicher Versorgung für alle Menschen einzusetzen. *„Man konnte sich finden unter dem Begriff Menschenrechte, keiner hat es wirklich abgelehnt und da konnte man also dann zusammenkommen“ (T10, Z. 412–416)*

# 3 Was macht die BAG aus?

## 3.1 „Die Stärke ist das Fluide"

Seit ihrer Gründung wurde immer wieder über die Notwendigkeit und die Möglichkeiten einer stärkeren Institutionalisierung der BAG diskutiert. Umgesetzt wurden diese Ideen nicht, die BAG bleibt nach wie vor ein loser Zusammenschluss. Es ist kein Verein gegründet und keine Satzung geschrieben worden, es gibt keine offizielle Mitgliedschaft und keine Website: *„Stärke und Schwäche zugleich ist natürlich diese lose Struktur, die bietet natürlich total viel Flexibilität und dass wirklich zu jeder Sitzung dann auch die Personen kommen können, die da meinen, geeignet zu sein und eben auch was beitragen zu können." (T5, Z. 354–363)*

In den letzten Jahren hat sich die Mitgliederstruktur verändert, von ehrenamtlich oder aktivistisch Engagierten hin zu Personen, die im Rahmen ihrer beruflichen Tätigkeit in der BAG mitwirken. Dabei ist zu beachten, dass es dennoch eine hohe personelle Kontinuität gibt. Die Menschen, die heute beruflich in den Anlaufstellen tätig sind, sind teils die gleichen, die vorab in aktivistischen Gruppen mitgewirkt haben. Hier zeigen sich die Folgen einer sich verändernden Akteurslandschaft: *„Am Anfang hatte ich noch mehr diese Medibüro-Initiativen, die waren vielleicht etwas präsenter, also dass man noch mehr ( … ) ehrenamtliche Personen in der BAG hatte und jetzt ja, es ist dann doch auch mehr gelagert in so einem professionellen Kontext, ( … ) und dass eben auch jetzt zunehmend, ( … ) auch dieser wissenschaftliche Blick, Forschungsperspektive ( … ) relativ präsent ist" (T5, Z. 266–284)*

In den Interviews wird trotz der losen Struktur und der geringen Institutionalisierung der BAG ihre Stabilität betont. *„Ich sehe da auch eine hohe Kontinuität ( … ). Also dass einige Personen sehr langfristig und regelmäßig da sind, also manche Gesichter kennt man ja dann wirklich schon seit Beginn" (T5, Z. 223–240)*

## 3.2 „Eher ein bisschen hinter den Kulissen"

Die Arbeitsweise der BAG wird als eher langsam beschrieben. Die BAG zeichne sich nicht dadurch aus, dass sie auf tagespolitische Ergebnisse schnell reagiere, sondern dass sie bestehende Zugangsbarrieren zu gesundheitlicher Versorgung sorgfältig analysiere, Änderungsbedarfe aufzeige und Lösungswege erarbeite. *„Es geht ums Thema, es gibt ein Anliegen und wir gehen in die Wunden rein ( … ) um damit nicht Hochglanz zu produzieren, sondern zu sagen hier gibt es ein Problem*

*( … ) und das sind die Praxisbeispiele und hier ist ein Handlungsbedarf." (T1, Z. 901–911)*

Kennzeichnend für die BAG sei, dass sie vor allem im Hintergrund wirke: *„Wir machen ja eigentlich nicht so viel öffentlichkeitswirksame Kampagnen oder Veranstaltungen, also selbst auch auf Kongressen sind wir ja eigentlich gar nicht so vertreten." (T5, Z. 973–979).* Dies habe zugleich die durchaus nachteilige Folge, dass die BAG als Bündnis keine große öffentliche Sichtbarkeit habe und eher weniger als relevante Akteur:in im Diskurs wahrgenommen werde.

Zugleich wird die Arbeit, die hinter den Kulissen geschieht, als sehr wertvoll wahrgenommen. *„Also ich glaube, was wir mehr machen sollten, jetzt nochmal machen sollten, ist tatsächlich Hintergrundgespräche." (T4, Z. 1293–1296)*

Hervorgehoben wird zudem der Multiplikator:inneneffekt und der Netzwerkcharakter des Bündnisses. Viele der mitwirkenden Personen trügen die Anliegen und Forderungen der BAG in ihre Organisationen weiter, was dazu beitrage, das Thema auf der politischen Agenda vieler zivilgesellschaftlicher Akteure zu halten.

## 3.3 „Dieser klare Fokus auf einen Sachverhalt"

Das hervorstechendste Merkmal, das die Zusammenarbeit der sehr unterschiedlichen Akteur:innen innerhalb der BAG überhaupt ermögliche, sei der enge thematische Fokus des Bündnisses: *„Ich habe den Eindruck gehabt, dass die Konzentration auf so etwas Plastisches wie die Übermittlungspflicht etwas war, wohin sich mehr oder weniger alle schnell versammeln konnten und wo man relativ zügig auch konkrete Forderungen aufstellen konnte und damit in die politische Diskussion gehen konnte." (T7, Z. 336–340)*

Es sei zumeist sehr hilfreich gewesen, dass die BAG sich auf wenige Themen beschränkt hat: *„Ich glaube, in der Ausweitung der Thematik, dann mit Bildung und Arbeit, was es ja auch noch in dem Feld gibt, hätten wir uns als Arbeitsgruppe übernommen. Das hätte den Rahmen dann auch gesprengt." (T10, Z. 486–493)*

Ein Nachteil des engen inhaltlichen Schwerpunktes der BAG ist, dass viele Organisationen, die an einer der vielen Schnittstellen, allerdings nicht direkt zu diesem Thema, politische Arbeit leisten, aufgrund fehlender Ressourcen keine aktive Mitarbeit in der BAG ermöglichen können: *„Dass man dadurch nur die kleinen Organisationen kriegt, die wirklich direkt zu diesem Thema arbeiten und nicht kleine Organisationen, die zu verwandten Themen arbeiten, weil die haben ( … ) keine Kapazitäten, sich da zu engagieren." (T4, Z. 455–473)*

## 3.4 „Größer werden in den politischen Forderungen"

Immer wieder wird daher von Akteur:innen auch der Wunsch geäußert, das Thema des Zugangs zur gesundheitlichen Versorgung für Menschen ohne Papiere doch in größeren thematischen Zusammenhängen zu diskutieren, anstatt es weitgehend isoliert zu betrachten.

Es sei wichtig, auch darüber zu diskutieren, wie Sozialpolitik genutzt werde, um gesellschaftliche Ausschlüsse zu schaffen, und sich dagegen einzusetzen: *„Ein bisschen diese generellen Fragen zu stellen, was bedeutet es, wenn Bevölkerungsgruppen von Gesundheitsversorgung ausgeschlossen werden? Was hat das für einen politischen Hintergrund? Welche Werte werden da gegeneinander behandelt?" (T4, Z. 1203–1211)*

Andere Stimmen warnen, dass man dadurch viele Bündnispartner:innen und ein großes Maß an Handlungsfähigkeit verlieren könne: *„Wenn wir jetzt noch alle möglichen anderen Themen und Problemkomplexe in die BAG-Arbeit mit reinnehmen ( … ), das sind wichtige Themen, keine Frage ( … ). Ich frage mich nur, ob dann ( … ) die Schlagfähigkeit oder politische Durchsetzungsfähigkeit der BAG nicht wieder eingeschränkt wird." (T7, Z.315–321)*

So wurden über die Jahre immer wieder Grenzen deutlich, dahingehend, welche Themen in der BAG gemeinsam voranzutreiben sind und welche nicht:

*„Ich glaube, es ist gefährlich, in die Diskussion der Einwanderung reinzukommen. Oder die Grenzen zu öffnen. Das ist ein Thema, das würde ich davon trennen. Das wird dann zu schwierig. ( … ) Wer hier ist, muss einen Zugang haben. Wie er hierhergekommen ist, das interessiert nicht. Das ist nicht unser Thema." (T8, Z. 705–715)*

*„Also in den entscheidenden inhaltlichen Fragen gibt es, glaube ich, einen Grundkonsens von allen Teilnehmenden, sonst würden sie nicht teilnehmen. Und es gab relativ viele Versuche, auch aus meiner Sicht, diesen Grundkonsens zu erweitern, zu vergrößern, zu verbreitern oder zu vertiefen, vielleicht besser formuliert. Und da stößt man dann doch an die gläserne Decke, (…) ich glaube, dass alle, die dort teilgenommen haben, ein gewisses Korsett mitgebracht haben (…) und jedenfalls für mich nicht immer von Anfang an so leicht erkennbar war, wo das genau anfängt und wo das genau endet." (T2, Z. 126–129)*

Auch die Diskussion, ob Gesetze, die Leistungsausschlüsse oder Leistungseinschränkungen von Sozialleistungen für bestimmte Gruppen von Migrant:innen vorsehen, (auch) als rassistische Diskriminierung zu benennen seien, wurde in der BAG immer wieder kontrovers geführt: *„Das geht mir inzwischen ein bisschen zu schnell. ( … ) Das kann man natürlich argumentativ vertreten, ja. Aber ich* *habe dann den Eindruck, dann gerät die Rassismuskritik in Gefahr, inflationär zu werden." (T7, Z. 371–376).*

Der Schulterschluss zu antirassistischen Bündnissen und Initiativen könne aber auch über gemeinsame Forderungen hergestellt werden: *„Das war ja schon auch immer so ein Ansatz zu gucken, du drückst es anders aus, aber du gehst eigentlich den Weg gemeinsam" (T1, Z. 1829–1833)*

## 3.5 „Organisationen, die ansonsten vielleicht nicht unbedingt viel miteinander zu tun hätten"

Es fällt auf, dass im Gegenzug zu der inhaltlich sehr engen Fokussierung der BAG die Heterogenität der mitwirkenden Akteur:innen sehr groß ist. Große Flaggschiffe und kleine Projekte aus einem breiten politischen Spektrum waren und sind hier vertreten. Mitwirkende kommen aus NGOs, aus Verbänden, aus Kirchen, aus der Wissenschaft, aus dem Gesundheitswesen und aus Beratungsstellen: *„Dieser klare Fokus ( … ) macht [möglich], dass verschiedene Organisationen sich zusammenfinden, die ansonsten vielleicht nicht unbedingt viel miteinander zu tun hätten. Und eben auch, wenn sie sonst in den großen Linien vielleicht gar nicht so viel Übereinstimmung haben, können sie sich sozusagen auf dieses Thema einigen." (T4, Z. 383–400)*

Die Anfangsjahre der BAG werden als besonders spannend geschildert. Die Interessenlagen der verschiedenen Akteur:innen seien sehr heterogen und die gemeinsame Arbeit nicht immer harmonisch gewesen. Ehrenamtliche praktische Unterstützungsarbeit sei für einige der mitwirkenden Akteur:innen immer nur eine sehr prekäre Interimslösung auf dem Weg zu einer grundsätzlichen politischen Lösung gewesen, während andere Akteur:innen deutlich gemacht hätten: *„Ja, das ist klar, dass staatliche Regelungen Lücken haben und wir ( … ) gehen in die Lücke rein."(T6, Z. 193–195).* Dennoch bieten *„die Menschenrechte eine Brücke, ( … ) es ist eben schon auch deswegen gelungen, letzten Endes da eben überhaupt zusammenzukommen". (T10, Z. 511–540)*

Die Heterogenität der Gruppe wird jedoch vornehmlich als produktiv erlebt, *„weil man dann natürlich auch sehr viele verschiedene Perspektiven auf ein und dasselbe Problem. Da ist jetzt eine aktivistische, ( … ), da ist eine eher institutionell geprägte, ( … ), da ist eine eher wissenschaftlich geprägte ( … )." (T7, Z. 225–230)*

Eine lokale Initiative berichtet, dass es für sie eine besondere und neue Erfahrung intensiver Zusammenarbeit gewesen sei, nicht nur als diejenigen wahrgenommen zu werden, die zwar *„irgendwie eine gute Arbeit"* machten, aber eher

*„irgendwie so ein linkes Projekt"* seien, sondern dass sie als Gruppe so *„fachlich fundiert geliefert"* hätten und *„alles übernommen worden"* sei, was sie zur Textarbeit beigetragen hätten. Es sei *„beeindruckend"* gewesen, *„dass das so eine Anerkennung auf der Ebene, dass das funktioniert hat und auch sich so ein Annähern war." (T1, Z. 74–79).*

Auch die Vernetzung über Organisationstypen hinweg wird als Vorteil gesehen, man wirke auch daher in der BAG mit, um mit anderen Akteur:innen in Kontakt zu kommen, was sonst nicht so einfach wäre:

*„Das wäre schon eher eine Organisation, wo die Zusammenarbeit jetzt nicht so naheliegend einfach ist, also wo es jetzt nicht unbedingt so eine sehr, sehr große auch politische Überschneidung gibt, zudem auch, wie wir arbeiten und was wir fordern ( ... ). Und da war der Kontakt jetzt schon hilfreich, ( ... ). Also das hat total geholfen, dieses Gremium, dass ich da jetzt eine Ansprechpartnerin habe ( ... ). Also das, glaube ich, kam schon durch die BAG zustande." (T5, Z. 753–784)*

*„Oh Mensch, das ist ja total super, uns als lokale Politgruppe, wie auch immer, da zu vernetzen mit Wissenschaft, Wohlfahrtsverbänden und da nochmal einen anderen Einfluss zu kriegen!" (T1, Z. 91-)*

Positive Erfahrungen seien auch mit der politischen Interessenvertretung durch gemeinsame Lobbygespräche gemacht worden, bei denen gezielt Vertreter:innen aus verschiedenen Organisationstypen, zum Beispiel aus Praxis, Verband und Wissenschaft in unterschiedlichen Rollen auftreten und verhandeln: *„Und da nochmal ganz, also ich habe das auch in wirklich sehr guter Erinnerung, die gemeinsamen politischen Gespräche, also diese verschiedenen Rollen zusammenzubringen, ( ... ) zu sagen, wir kommen da mit einem Arzt und einem Wohlfahrtsverband, einem Medibüro oder so zusammen und ja, beschränken uns auf dieses eine Thema." (T4, Z. 1357–1369)*

Der Umgang mit den bestehenden Unterschieden wird zugleich als herausfordernd beschrieben:

*„Ich finde es gar nicht so wichtig, Unterschiede immer zu überwinden oder auszudiskutieren, was ja in vielen Situationen einfach von vornherein relativ aussichtsloses Unterfangen ist." (T2, Z. 105)*

*„Vielleicht wäre es an ein, zwei Punkten aus meiner Perspektive schlauer gewesen, dann ein Gespräch schneller abzubrechen. Statt sich zu denken, ah ja, jetzt überzeugen wir aber die [Organisation 1) oder [Organisation 2] davon, dass Illegalität kein gutes Wort ist. Als ein Beispiel." (T2, Z. 117–121)*

Würden unterschiedliche Positionen klar benannt, sei aber eine Zusammenarbeit dennoch möglich:

*„Dann ist es aber für die Arbeit wahnsinnig nützlich, dass die benannt werden und auf dem Tisch liegen. Und man dann eben an den Stellen, an denen deutlich*

*wird, ah ja, da haben wir einfach ( … ) unterschiedliche Ziele, unterschiedliche Verpflichtungen, ( … ) dann kann man eben aussteigen aus dem Gemeinsamen und in eine andere Richtung gehen." (T2, Z. 105–106)*

Es erstaunt wenig, dass die Heterogenität der BAG auch langwierige Abstimmungsverfahren und einen hohen Kommunikationsaufwand mit sich bringt: *„braucht man starke Nerven. Das war die Herausforderung. Also die Leute bei der Stange zu halten und dann zu gucken, dass sie am Ende auch noch die Sache mittragen." (T10, Z. 554–560)*. Es wird aber betont, *„auch wenn diese Akteur:innen den ganzen Prozess verlangsamen, an gewissen Stellen finde ich es gut, dass sie da sind. ( … ) Weil diese Akteure muss man mitnehmen." (T9, Z. 749–767)*

Auch innerhalb ihrer entsendenden Organisationen kommen Aushandlungsprozesse hinzu, die Kompromisse erfordern: *„Wir müssen uns dann natürlich auch immer wieder absprechen, (im) eigenen Laden. Also, wenn wir ( … ) plötzlich Forderungen vertreten würden, die der [internes Gremium] nicht mittragen kann, dann haben wir ein Problem." (T7, Z. 365–370)*

Ihr Engagement in der BAG, so beschreiben es gleich mehrere Interviewpartner:innen, habe innerhalb der eigenen Organisationen nicht immer die volle Rückendeckung gehabt: *„Dass ja alle Teilnehmenden ( … ) in ihrer Organisation Entscheidungen treffen müssen. Wie sehr bin ich hier Repräsentant in einer Organisation? Wie sehr bin ich hier delegiert? Wie sehr gehört das zu meinem Auftrag oder wie sehr mache ich das zu meinem Auftrag, hier sowohl Dinge aus meiner Organisation einzubringen, als auch Dinge zurückzutragen, die von den anderen kommen?" (T2, Z. 54–56)*

## 3.6 „Wir wissen, wovon wir reden"

Als weitere Besonderheit der BAG wird beschrieben, dass diese eine Initiative vor allem aus dem Gesundheitswesen darstelle: *„Die BAG war und ist ja als Projekt schon deswegen spannend, weil der größte Teil ihrer Mitgliedschaft sicher nicht aus dem klassischen Flüchtlings- oder Ausländerrechtsspektrum zusammensetzt, sondern aus dem medizinischen Spektrum." (T7, Z. 109–112)*

Kennzeichnend sei zudem die hier versammelte große fachliche Expertise der Mitwirkenden: *„Wenn die BAG über den Zugang zur Gesundheitsversorgung redet oder über den Zugang zum Beispiel zur Versorgung von Schwangerschaften oder Ähnlichem, dann kann man immer sagen, wir wissen, wovon wir reden. Weil das ist der zentrale Kompetenzbereich, Erfahrungsbereich, (...), Kenntnisbereich, Arbeitsbereich der verschiedenen in der BAG zusammengeschlossenen Organisationen." (T7, Z. 160–165)*

Es sei diese vertiefte und von großer Expertise getragene inhaltliche und sachliche Diskussion von Lösungen, Positionen und Forderungen, die es den Mitwirkenden ermöglicht, die an anderer Stelle relevanten Divergenzen beiseitezulegen. Übereinstimmend werden die innerhalb der BAG veröffentlichten Broschüren und Handreichungen als großer Mehrwert des Bündnisses dargestellt, sowohl nach außen als auch nach innen, für die eigene Organisation: *„Weil sie so Wissen zusammenstellen, was sonst nicht so in kompakter Form ( … ) zur Verfügung steht. Und gleichzeitig hat man das Gefühl, hat man eben die Möglichkeit zu sagen, das sind nicht nur wir, die das sagen, ( … ) und das ist super hilfreich." (T4, Z. 336–353).*

## 3.7 „Mehrheitlich weiß und privilegiert"

Einschränkend wird von mehreren Interviewpartner:innen diskutiert, dass bei aller Heterogenität der beteiligten Akteur:innen die BAG von Beginn an mehrheitlich durch *weiße* Mitwirkende dominiert war, sowie von Organisationen und Initiativen, in denen mehrheitlich *weiße* Personen tätig bzw. engagiert waren und sind. Migrant:innenselbstorganisationen waren hingegen kaum vertreten, die Perspektive der Betroffenen wurde nicht einbezogen und *„somit wurde der Aspekt von Handlungsfähigkeit oder Agency der Betroffenen komplett ausgeblendet". (T9, Z.308–310)*

In den letzten Jahren werde dies innerhalb der BAG zunehmend diskutiert und problematisiert – der Weg sei jedoch noch weit. Eine paternalistische Haltung sei auch in der BAG von Beginn an zu spüren gewesen, *„auch in diesem Kontext, wo ich sagen würde, ich hätte das woanders erwartet, aber nicht da"(T9, Z. 285–288).* Durch die fehlende Einbeziehung migrantischer Organisationen bestehe innerhalb der BAG immer die Gefahr, aus einer privilegierten Situation über andere zu sprechen und für andere zu entscheiden: *„wenn keine andere Vertretung da ist, entscheidest du schließlich über die anderen, ( … ) welche Stimmen brauchen wir noch, um eben dieses Sprechen über die Anderen zu unterbrechen?" (T9, Z. 953–1001)*

Es werden verschiedene Gründe dafür angegeben, dass nur wenige Migrant:innenselbstorganisationen in der BAG mitwirken. So stelle der eng umrissene inhaltliche Fokus der BAG in Kombination mit einer strukturellen Benachteiligung dieser Initiativen eine relevante Hürde dar. Migrantische Selbstorganisationen seien in der Regel mit weniger Ressourcen ausgestattet als andere Organisationen und Verbände. Sie hätten oft ein breites Themenspektrum zu bedienen und verfügten nicht über ausreichend Kapazitäten, sich in allen Bündnissen, deren Forderungen sie mittragen, aktiv zu engagieren, sondern müssten klar priorisieren.

Außerdem wird angemerkt, dass das Arbeitsfeld der BAG ein attraktives Betätigungsfeld für ein vorrangig *weißes* Ehrenamt sei, weil es überschaubar im Umfang sei und von den Engagierten nicht notwendigerweise erfordere, dass strukturelle Fragen diskutiert, Macht geteilt bzw. eigene Privilegien hinterfragt werden müssten. Engagement geschehe in diesem Feld oft aus einer fortgesetzten Machtposition heraus. Gesellschaftlich weithin akzeptierte ungleiche politische Teilhabe und Ressourcenverteilung müssten nicht hinterfragt werden *„Und dann habe ich gedacht, dass dieser Bereich Gesundheitsversorgung für Menschen ohne Papiere ja tatsächlich irgendwie was ist, was anscheinend attraktiv ist für so ein weißes Ehrenamt ( … ), es ist nicht so ein Bereich von Selbsthilfe, Community Support oder so, ( … ), dass es sozusagen auch nicht eine ganz große Bedrohung für Privilegien ist.“ (T4, Z. 523–552)*

Die stärkere Einbeziehung von Migrant:innenselbstorganisationen erfordere von der BAG auch, dass sie sich bewegen und erfragen müsse, unter welchen Voraussetzungen eine Zusammenarbeit möglich sei: *„Nicht irgendwie einen Raum geben und ja, wir sind dabei, aber zu unseren Konditionen“ (T9, Z. 905–908).* Zudem müssten die Mitglieder der BAG auch grundsätzlich und auf allen Ebenen dafür werben, dass Migrant:innenselbstorganisationen eine bessere finanzielle Förderung erhalten, damit sie sich auch politisch stärker einbringen können: *„Ich werde immer gefragt, was ist Equity ( … ), ich sage, mit einem Wort kann ich euch das beantworten, das ist Geld, Geld, Equity ist Geld.“ (T9, Z. 890–893)*

## 4 Motive für die Mitwirkung in der BAG

Die Beweggründe zur Mitwirkung in der BAG sind vielfältig und variieren je nach Tätigkeitsfeld und institutioneller Verankerung der beteiligten Personen stark. Einigen Mitwirkenden dient die BAG vor allem als Leitplanke und bietet Orientierung, um sicherzustellen, dass die übergeordneten strukturellen Forderungen neben der praktischen Unterstützungsarbeit nicht in den Hintergrund geraten. Auch der Wunsch, sich über die Arbeit vor Ort hinaus auf Bundesebene politisch zu engagieren und eigene Expertise hier einzubringen wird als Motiv für eine Mitwirkung benannt: *„Ein sehr guter Freund von mir, der hatte mir dann von dieser Bundesarbeitsgruppe erzählt und ich habe sofort gesagt, ja, da möchte ich gerne hin, ich möchte gerne mehr lernen und ich möchte gerne auch lernen, wie* *man Entscheidungsprozesse beschleunigen kann und wie man diesen Zugang wirklich regeln kann ( … ). Und da ich ja diese persönliche Erfahrung habe, habe ich eben gedacht, kann ich sie ja in so eine Gruppe mit reinbringen und damit nochmal Argumente verstärken, dass da ein politischer Handlungsbedarf besteht und das schneller dann geht." (T8, Z. 145–152)*

Einige Teilnehmende begründen ihre Mitwirkung auf Grundlage ihrer gesundheitsfachlichen Intentionen: *„An erster Stelle bin ich ein Arzt und bin ich ein sozial engagierter Mensch und bin weniger ein Politiker oder auch weniger jemand, der so Strippen ziehen kann." (T8, Z. 101–102)* Aber auch Rückenstärkung für eigene Anliegen oder die praktische Arbeit auf lokaler Ebene wird als Motiv zur Mitwirkung benannt: *„Also ich glaube, ich hätte jetzt als ( … ) Einzelkämpfer hier nicht so viel ( … ) erreichen können, wie ich das dann aber konnte mit der BAG im Rücken. Also das hat mir ( … ) auch mehr Respekt bei meinen Gesprächspartnern ( … ). Ich glaube, die haben mir mehr Gehör geschenkt". (T8, Z. 406–413)*

Viele Mitwirkende sehen die BAG als Hebel, um politische Lobbyarbeit zu betreiben: *„Für uns ( … ) ist schlicht die Zusammenarbeit mit der BAG wichtig, weil wir es damit schaffen, im Konzert mit den anderen Mitgliedern der BAG so etwas wie politische Arbeit überhaupt zu machen. Wenn wir politisch arbeiten zu dem Thema, dann geschieht das häufig in der Form der Zusammenarbeit innerhalb der BAG." (T7, Z. 272–277)*

Deutlich wird, dass viele Befragte sich in einer Doppelrolle zwischen beruflicher Aufgabe und persönlichem Engagement sehen: *„Ich glaube, das passiert automatisch, auch wenn man in so einem Bereich arbeitet, weil man in dem Bereich arbeiten möchte oder aus Überzeugung in so einem Bereich arbeitet, dass dann manchmal für einen selber die Grenzen nicht so klar sind. Also ich würde sagen, es ist wirklich bei mir beides. Also ich bin da wirklich aus persönlicher Überzeugung, könnte mir auch vorstellen, das auch weiter in dem Gremium mitzumachen, wenn ich nicht mehr in [Arbeitsstelle] arbeiten würde." (T5, Z. 493–506)*

Ein zentraler Benefit aus der Mitwirkung in der BAG ist zudem, dass sie von Beginn an zur Professionalisierung gerade kleinerer Initiativen beigetragen hat: *„Da haben wir total profitiert und uns auch selber weiter geschult ( … ) und dafür finde ich hat die Zusammenarbeit in der BAG auch total beigetragen." (T1, Z. 783–794)*

Auch ganz praktische Fragen werden in der BAG thematisiert: *„Also ich fand es eben auch interessant, Menschen aus anderen Bundesländern auch mitzubekommen und mitzubekommen, wie in anderen Bundesländern damit umgegangen wird." (T8, Z. 357–360)*

Hingewiesen wird aber auch auf die Kapazitätsgrenzen, mögliche Rollenkonflikte und teils auch die zwiespältige Rolle ehrenamtlicher Teilnahme aus der

Praxis heraus: *„Oft war es ja so, dass die Organisationen gesagt haben, naja, das ist doch jetzt irgendwie das Problem und wir mussten ( … ) dann halt so aus dem echten Leben das liefern. Also jetzt machen Sie doch mal ein paar Beispiele und was heißt denn das konkret? ( … ) Aber je nachdem ( … ) kann dann eben auch manchmal dieses sich da irgendwie ausgenutzt fühlen ( … ). Wir buttern rein in unserer Freizeit und für diejenigen, die sozusagen die Flaggschiffe sind, ist es halt Arbeitszeit." (T1, Z. 373–4484)*

# 5 Ausblick: Aktuelle Herausforderungen und zukünftige Strategien

## 5.1 Umgang mit veränderter Akteurslandschaft

Seit Gründung der BAG hat sich die Akteurslandschaft zum Thema sehr gewandelt. In der Öffentlichkeit wird das Thema stärker wahrgenommen und der fehlende Zugang zu gesundheitlicher Versorgung wird vermehrt als problematisch betrachtet. Wo sich früher vorrangig selbstorganisierte aktivistische Initiativen wie die Medibüros engagierten, sind in den vergangenen Jahren in vielen Regionen professionalisierte Anlaufstellen für Menschen ohne Krankenversicherung entstanden. Die Projekte zu Anonymen Behandlungsscheinen und die Clearingstellen haben sich jüngst ebenfalls zu einem eigenen bundesweiten Netzwerk, dem BACK (Bundesverband Anonymer Behandlungsschein und Clearingstellen für Menschen ohne Krankenversicherung) zusammengeschlossen. Was heißt das für die zukünftige Arbeit der BAG?

Die Entstehung und Verfestigung eines weiteren Netzwerkes, eines Bündnisses *„von institutionalisierten Übergangslösungen" (T4, Z. 1030),* wurde von manchen BAG-Mitgliedern zunächst zumindest auch skeptisch beobachtet: *„Weil ich den Eindruck hatte, da entsteht oder wird etwas ins Leben gerufen, was ziemlich parallel zur BAG stattfindet. Und wo die Gefahr besteht, dass beide Organisationen entweder jeweils für sich das Rad neu erfinden, oder sogar unter Umständen mit ( … ) unterschiedlichen Positionen dieselben politischen Ansprechpartner bespielen. Das weiß ich nicht, ob das wirklich der Durchsetzungsfähigkeit unserer Anliegen gut tut." (T7, Z. 506–527)*

In den Interviews wurde die Aufgabe der BAG übereinstimmend darin gesehen, weiterhin die grundsätzlichen Fragen im Blick zu behalten, die leicht verloren zu gehen drohen, wenn die konkrete, praktische Organisation der Versorgung im Fokus steht. Das grundsätzliche Problem, dass Menschen durch diskriminierende Gesetze systematisch vom Zugang zu gesundheitlicher Versorgung ausgeschlossen werden, könne dabei leicht aus dem Blick geraten: *„Wenn [Organisation X] jetzt meinen, sie müssen noch eine Anlaufstelle aufmachen, die genau das gleiche auf niedrigem Niveau macht, kann man sich auch immer fragen, wo bringt es jetzt die Sache insgesamt nach vorne? ( … ) Da konnte die Politik immer sagen, wir haben doch gar kein Problem, die Leute sind doch versorgt" (T1, Z. 1400–1479)*

Wo praktische Umsetzungsfragen geklärt werden müssten und eine Rechenschaftspflicht gegenüber den Mittelgebern bestehe, die auch die kritische Distanz erschwere, könnten Ressourcen für politische Arbeit möglicherweise zumindest teilweise auf der Strecke bleiben. Hier solle es auch zukünftig die Aufgabe der BAG sein, immer wieder die grundsätzliche Perspektive einzubringen:

*„Das finde ich für die BAG ganz wichtig, dass wir eine Initiative sind, die Strukturveränderung will und nicht Parallelversorgung ( … ). Wir sind der Stachel im Fleisch." (T3, Z. 734–746)*

*„Würden wir sagen, wir versorgen die Leute und machen nichts gegen die Gesetze, die sie eben in diese Lage versetzen, dann wäre das sozusagen eine Reproduktion von strukturellem Rassismus." (T9, Z. 239–244)*

In Gesprächen mit Politiker:innen werde derzeit vermehrt auf *„kleinformatigere, pragmatischere Lösungen, die das Problem nicht benennen und die nicht wirklich zu einer großen strukturellen Veränderung führen"*, wie die Einrichtung weiterer Fonds und Clearingstellen, abgehoben. *„Insofern sehe ich da die Rolle der BAG tatsächlich da drin, diese Fahne ein bisschen hoch zu halten, zu sagen, wir brauchen ( … ) die Abschaffung der Einschränkungen im AsylbLG als auch die Ausnahme des Gesundheitsbereichs bei der Übermittlungspflicht." (T4, Z. 1139–1171)*

*„So dass man sich nicht zu sehr im Klein-Klein und in ‚welches Modell hat jetzt an welcher Ecke welchen Vorteil' verliert, sondern auf die grundsätzlicheren Fragen, ( … ) die nicht gelöst sind ( … ). Und das ist was anderes als zu gucken, in welcher Kommune kann man jetzt noch dieses oder jenes Angebot aufmachen." (T2, Z. 161–163)*

Zugleich erlaube das Zusammenspiel der beiden Bündnisse auch eine effektivere politische Arbeit, wenn Prozesse transparent gemacht, Informationen geteilt und sich die Bälle geschickt zugespielt würden: *„Ja, ich weiß eigentlich, ob man sich idealerweise perspektivisch noch mehr verzahnt bei bestimmten Dingen, also noch mehr Synergien nutzt, um nicht ineffizient parallel an Dingen jetzt zu arbeiten." (T5, Z. 650–655)*

Den engen inhaltlichen Fokus auf Menschen ohne Papiere sollte die BAG beibehalten: *„Ich kann mir einfach vorstellen, dass das so, ja, auch zunehmend im politischen Diskurs einfach total wichtig ist, dass wir da eine starke und gute*

*Lobby für die Menschen ohne Papiere haben ( … ). Und ich finde das aber eben total wichtig, dass wir wirklich für die Menschen ohne geregelten Aufenthaltsstatus, dass eben wirklich dann der absolute Fokus sein muss, weil diese Gruppe es wirklich am schwersten hat, in irgendeine Form von Versorgung zu kommen und das ( … ) zeichnet für mich dann die BAG aus, auch in Abgrenzung zur BACK.“ (T5, Z. 681–716)*

## 5.2 Umgang mit aktuellem Diskurs zu Migration und Flucht

Im aktuellen politischen und gesellschaftlichen Diskurs zu Migration und Flucht, der zunehmend durch rechtsextreme Positionen getrieben wird und in dem das Narrativ einer vermeintlich „irregulären Migration“, die es zu verhindern und bekämpfen gelte, immer weniger hinterfragt wird, stellt sich die Frage: Wie kann und muss die BAG sich hierzu verhalten?

In den Interviews wurde übereinstimmend geäußert, dass eine klare und kritische Positionierung umso wichtiger sei, je stärker der politische Gegenwind sei. Es wurde dazu geraten, *„bei den Prinzipien und bei den Zielsetzungen zu bleiben, auch wenn die Zeiten so bitter sind – weil es keine Alternative dazu gibt.“ (T3, Z. 447–450)*

Kirchen, Wohlfahrtsverbände, Forschende und alle zivilgesellschaftlichen Organisationen, die für das Recht auf Gesundheit eintreten, hätten eine Verantwortung, den gesellschaftlichen Diskurs mitzugestalten: *„Dann braucht es eher so ein Dabeibleiben ( … ) in der politischen Debatte, dass da zumindest noch Menschen sind, die sagen ( … ) wir sind tatsächlich noch hier und vertreten tatsächlich diese Meinung auch wenn es da auf der ganz anderen Ebene die heftigsten anderen Meinungen gibt ( … ) das ist total notwendig weil wir so eine Normalisierung haben an Positionen die so unterirdisch menschenunwürdig sind und verachtend ( … ) ich finde jetzt vieles an dem Migrationsdiskurs ist ja gar nicht so neu ( … ) ich glaube neu ist, dass es so wenig Widerspruch gibt“ (T1, Z. 1665–1740)*

Einer Normalisierung rassistischer und rechtsextremer Positionen müsse man sich entschieden entgegenstellen: *„Dass viele Dinge, die uns ungeheuerlich erscheinen, plötzlich selbstverständlich sind. Also zum Beispiel die Idee, dass migrierte Menschen alle gesellschaftlichen Probleme verursachen ( … ), das wird ja in keiner Talkshow mehr hinterfragt ( … ). Ich plädiere dafür, bei diesen Fragen grundsätzlich entgegenzutreten ( … ). Ich glaube, dass man sonst immer weiter ins Rückwärtsgehen kommt.“ (T2, Z. 188–189)*

Ob es strategisch günstig ist, in stürmischen Zeiten mehr als sonst hinter den Kulissen zu agieren und auf Hintergrundgespräche statt auf öffentlichen Druck zu setzen, damit das Vorhaben, die Übermittlungspflichten einzuschränken, umgesetzt wird, wird unterschiedlich eingeschätzt. Wichtig sei vor allem, es nicht dabei bewenden zu lassen:

*„Ich würde sagen, ich würde schreien, gerade jetzt ( ... ). Weil ich meine, im Prinzip es gibt nichts Falsches zu sagen. Deutschland könnte ein Vorbild auch im Bereich Menschenrechte und Gleichberechtigung sein." (T9, Z. 1286–1294)*

*„Um einfach klarzumachen, dass bestimmte ethische, menschenrechtliche Grundstandards unserer Gesellschaft nicht verschoben werden dürfen." (T5, Z. 1234–1242)*

## 5.3 Zukünftige Arbeit der BAG

In den Gesprächen mit den teils langjährigen Wegbegleiter:innen werden auch ganz konkrete Hinweise und Wünsche für die zukünftige Arbeit der BAG geäußert.

So wird von den Befragten übereinstimmend betont, dass personelle Ressourcen für die Koordination der Arbeitsgruppe auch zukünftig gesichert sein müssen: *„Die ganz große Stärke ist, dass es Ressourcen gibt für die Koordination. Das ist, glaube ich, absolut entscheidend ( ... )." (T4, Z. 283–286)* Diese Aufgabe müsse verlässlich ausgefüllt sein und könne nicht auf ehrenamtlichem Engagement beruhen: *„Ich kann nicht genügend betonen, wie wichtig die Rolle ist von jemandem, der den Überblick behält, der den Laden beisammenhält." (T7, Z. 875–880)*

Kritisch diskutiert wird, dass die BAG-Mailingliste über die Jahre zwar größer geworden sei, die Zahl der aktiv Mitwirkenden aber eher stagniere. Aktivitäten, Themen und Produkte hingen oft an dem Engagement einzelner Personen, würden diese wegbrechen, drohe das ganze Netzwerk nicht mehr zu funktionieren: *„Und ansonsten glaube ich, dass es ein bisschen die Gefahr gibt, dass es sich sehr klar aufteilt in den kleinen aktiven Kreis und in den großen interessierten Kreis, also dass diese Aufteilung noch mal stärker geworden ist." (T4, Z. 612–620).* Zugleich wird deutlich, dass auch der Netzwerk- und Informationscharakter der BAG wichtig sei, um das Thema auf der politischen Agenda zu behalten: *„Man [darf] nicht unterschätzen, dass es einen Multiplikatoreffekt hat, also dass man einfach auch in die verschiedenen Organisationen hinein immer wieder auch das, die Bedeutung des Themas reinbringt." (T4, Z. 638–643).* Es könne und müsse noch viel deutlicher herausgearbeitet und transparent gemacht werden, welche Rollen und welche Möglichkeiten der Mitwirkung in der BAG es für unterschiedliche

Akteur:innen gebe, für Praktiker:innen, für Forschende, für Betroffene und für Multiplikator:innen.

Von einigen Möglichkeiten, die das Bündnis biete, sollte stärker Gebrauch gemacht werden. So sei es wünschenswert, mehr gemeinsame Hintergrundgespräche mit Politiker:innen zu führen und die große Stärke der BAG, dass die Mitwirkenden unterschiedlichste Wissensbestände und Perspektiven zum gleichen Themenkomplex mitbringen, viel stärker zu nutzen: *„Dass die nochmal von uns informiert werden ( … ), dass sie sich untereinander austauschen, was es dafür Hindernisse geben könnte und ob sie das eigentlich in den weiteren Verhandlungen hoch ansiedeln wollen." (T4, Z. 1302–1315).* Auch für Verhandlungen in Bundesländern oder Kommunen könnte das in der BAG vorhandene Wissen stärker nutzbar gemacht werden, *„als so eine Art Expert:innen-Pool, wo man einzelne Leute auch einfach für Gespräche mit heranziehen kann." (T7, Z. 816–817)*

*„Ich denke, dass es wirklich ein Spagat ist, der immer wieder neu justiert werden muss zwischen den konkreten Anliegen der einzelnen Projekte, Träger, was auch immer, die konkrete Arbeit machen und den grundsätzlichen Forderungen. Und dass auch diese einzelnen Träger sich darüber immer wieder klar werden müssen, wie sehr sie dann zu grundsätzlichen Fragen noch beitragen oder plötzlich so tun, als gingen sie diese nichts an oder würden ihnen sogar Steine in den Weg legen ( … ). Ich kann mir sehr gut vorstellen, dass die BAG ( … ) dazu einen Beitrag leisten kann. Aber natürlich hängt es davon ab, wer daran teilnimmt und wie die Menschen sich darin verhalten. Mit den Menschen und Organisationen." (T2, Z. 236–240)*

**Methodik**

Im Zeitraum April bis Juni 2024 wurden insgesamt 10 leitfadengestützte Interviews mit exemplarisch ausgewählten Weggefährt:innen geführt, die die Arbeit der BAG zu unterschiedlichen Zeiten begleitet haben.

Bei der Auswahl der Interviewpartner:innen wurde darauf geachtet, Personen mit möglichst unterschiedlichen Hintergründen, aus Anlaufstellen, Verbänden, Wissenschaft, Wohlfahrtspflege, Kirchen, NGOs und Gesundheitswesen einzubeziehen. Außerdem wurden gezielt sowohl Personen aus der Anfangszeit der BAG sowie aktuell engagierte Personen befragt.

Die Interviews fanden persönlich bzw. per Video statt und dauerten zwischen ca. 30 und 90 min. Audioaufzeichnungen der Interviews wurden transkribiert und inhaltsanalytisch in Form einer gemischt deduktiv-induktiven Kategorienbildung ausgewertet.

In Übereinstimmung mit den geltenden datenschutzrechtlichen Bestimmungen wurden alle erhobenen Daten pseudonymisiert und vertraulich behandelt. Die Teilnehmenden wurden umfassend über den Zweck und den Ablauf informiert. Vor Beginn der Interviews wurde von allen Teilnehmenden eine schriftliche, informierte Einwilligung zur Teilnahme an der Studie sowie zur Verarbeitung ihrer Daten eingeholt.

Die Audioaufzeichnungen der Interviews werden nach Abschluss des Projekts gelöscht.

**Bisherige Veröffentlichungen der BAG Gesundheit/Illegalität**

2007 Bericht „Frauen, Männer und Kinder ohne Papiere in Deutschland – ihr Recht auf Gesundheit"

2017 Arbeitspapier „Gesundheitsversorgung für Menschen ohne Papiere"

2018 Fallsammlung „Krank und ohne Papiere"

2019: Arbeitspapier „Notfallhilfe im Krankenhaus für Menschen ohne Papiere"

2022: Handreichung „Umgang mit Forschungs- und Kooperationsanfragen zur Gesundheit von Menschen ohne geregelten Aufenthaltsstatus"

2023: Arbeitspapier der BAG und der BACK: „Empfehlungen zur Ausgestaltung von Clearingstellen für Menschen ohne Krankenversicherungsschutz"

2023: Forderungspapier „Ansatzpunkte in aktuellen gesundheitspolitischen Gesetzgebungsverfahren"

2023: Arbeitspapier „Gesundheitliche Versorgung von Frauen ohne Papiere im Rahmen von Schwangerschaft und Geburt"

https://www.diakonie.de/informieren/infothek/2023/november/wissen-kompakt-gesundheitsversorgung-fuer-menschen-ohne-papiere

**Anja Dieterich, Dr. med.,** ist Ärztin und Gesundheitswissenschaftlerin und Professorin für Gesundheitswissenschaften, Schwerpunkt Gestaltung von Versorgungsprozessen, Alice Salomon Hochschule Berlin. Sie arbeitet in den Bereichen Zugang zu Gesundheitsversorgung, Hilfesystementwicklung für sozial benachteiligte Personengruppen, der Integration der Hilfesysteme bzw. Sektorenübergreifende Versorgung und Professionsentwicklung.

**Maike Grube, Dr.** ist Rehabilitationspsychologin und Gesundheitswissenschaftlerin und arbeitet als Referentin für Grundsatzfragen gesundheitlicher Versorgung bei der Diakonie Deutschland. Ihre Schwerpunkte sind Zugang zu gesundheitlicher Versorgung, Weiterentwicklung der Primärversorgung und Krankenhausversorgung

# Unsichtbare Helferinnen: Wie Migrant:innenselbstorganisationen Leben verbessern

Virginia Wangare Greiner und Tanja Gangarova

**Zusammenfassung**

Virginia Wangare Greiner im Gespräch mit Tanja Gangarova.

Virginia Wangare Greiner im Gespräch mit Tanja Gangarova.

**Tanja Gangarova** Virginia, wir sind beide u. a. im Kontext der Gesundheitsförderung und Migration engagiert und haben uns dadurch kennengelernt. Du bist eine der bekanntesten Aktivistinnen und Macherinnen im Feld und Mitbegründerin von Maisha e. V., einer Selbstorganisation Schwarzer Frauen, die in meinen Augen für beeindruckende Handlungsfähigkeit (Agency), Community-Fürsorge und Liebe zur Humanität steht. Es ist mir daher eine Ehre und Freude

V. W. Greiner (✉)
Frankfurt am Main, Deutschland
E-Mail: maisha-african-women@gmx.de

T. Gangarova
Deutsches Zentrum für Integrations- und Migrationsforschung (DeZIM), Berlin, Deutschland
E-Mail: gangarova@dezim-institut.de



A. Dieterich et al. (Hrsg.), *Krank, zugewandert, nicht versichert?*,
https://doi.org/10.1007/978-3-658-48772-0_17

zugleich, dieses Gespräch mit dir führen zu dürfen. Würdest du dich bitte kurz vorstellen und die Entstehungsgeschichte von Maisha e. V. skizzieren?

**Virginia Wangare Greiner** Maisha e. V. wurde vor über 29 Jahren ins Leben gerufen, um Schwarze Frauen in Deutschland zu unterstützen und ihnen eine Plattform zur Selbsthilfe zu bieten. Die Idee entstand aus der Erkenntnis, dass es insbesondere im Gesundheitsbereich große Lücken gibt, die viele Migrantinnen betreffen. Zum Beispiel haben viele Migrantinnen keinen Zugang zu einer regulären gynäkologischen Versorgung, insbesondere wenn sie keinen gesicherten Aufenthaltsstatus haben. Ein weiteres Beispiel ist der fehlende Zugang zu Therapie und psychosozialer Unterstützung für Frauen, die Gewalt oder traumatische Erfahrungen erlebt haben. Deshalb liegt unser Fokus darauf, eine bessere Versorgung und Beratung für Migrantinnen und Frauen ohne Krankenversicherung bereitzustellen.

Maisha e. V. ist zudem die Initiatorin der Humanitären Sprechstunde, die seit 2001 in Frankfurt am Main besteht. Diese Sprechstunde bietet einen niedrigschwelligen Zugang zu medizinischer Versorgung für Menschen ohne Krankenversicherung und leistet damit einen wichtigen Beitrag zur gesundheitlichen Unterstützung vulnerabler Gruppen.

Unser Ziel ist es, nicht nur akute Hilfe zu leisten, sondern auch langfristig Strukturen zu schaffen, die zur Verbesserung der Lebenssituation von Schwarzen Frauen und Migrantinnen in Deutschland beitragen.

**Tanja Gangarova** Hat also die Erkenntnis, dass Schwarze Frauen mit strukturellen Ausschlüssen im Gesundheitssystem konfrontiert sind, dazu geführt, dass das Thema Gesundheit einen so hohen Stellenwert in eurer (politischen) Arbeit eingenommen hat?

| | |
|---|---|
| **Virginia Wangare Greiner** | Ja, Gesundheit ist ein Menschenrecht. Wir haben schnell festgestellt, dass Schwarze Frauen und Migrantinnen oft mehrfach diskriminiert werden, insbesondere im Gesundheitssystem. Ein Beispiel dafür ist, dass Schwarze Frauen oft nicht ernst genommen werden, wenn sie über Schmerzen klagen. Studien zeigen, dass ihnen seltener Schmerzmittel verschrieben werden als weißen Patientinnen. Zudem gibt es immer wieder Fälle, in denen migrantische Frauen in der Geburtshilfe nicht ausreichend aufgeklärt oder gegen ihren Willen medizinischen Eingriffen unterzogen werden. Sexismus und Rassismus verstärken bestehende Hürden. Daher haben wir Strukturen geschaffen, um die Frauen in medizinischen, psychosozialen und präventiven Fragen zu unterstützen. |
| **Tanja Gangarova** | Seit wann und in welcher Form arbeitet ihr mit Frauen ohne Krankenversicherung? Wo siehst du die größten Probleme? Welche Unterstützung wird von Maisha e. V. angeboten? |
| **Virginia Wangare Greiner** | Seit über 25 Jahren arbeitet Maisha e. V. mit Frauen ohne Krankenversicherung. Besonders betroffen sind Frauen, die häuslicher Gewalt, Ausbeutung im Arbeitsbereich oder Zwangsprostitution ausgesetzt sind. Das größte Problem ist der fehlende Zugang zu medizinischer Grundversorgung, insbesondere bei Schwangerschaft, Geburtshilfe und gynäkologischen Erkrankungen. Die Übermittlungspflicht verstärkt diese Angst und führt dazu, dass viele Behandlungen nicht in Anspruch genommen werden, auch wenn sie notwendig sind.<br>Seit 2001 kooperiert Maisha e. V. mit den Humanitären Sprechstunden des Gesundheitsamtes, um Menschen ohne Krankenversicherung eine medizinische Grundversorgung zu ermöglichen. Durch diese Zusammenarbeit bieten wir Betroffenen eine Anlaufstelle für anonyme und kostenfreie medizinische Beratung und Behandlung. |

Zudem bieten wir anonyme Beratung, medizinische Vermittlung, gesundheitliche Aufklärung und spezifische Unterstützung für Frauen in prekären Lebenslagen an. Durch unsere Netzwerkarbeit mit Ärzt:innen, Hebammen und anderen Gesundheitseinrichtungen stellen wir sicher, dass betroffene Frauen die notwendige Versorgung erhalten, ohne Angst vor behördlichen Konsequenzen haben zu müssen.

**Tanja Gangarova** Wie werden Frauen ohne Krankenversicherung von euch genannt? Welche Begriffe sind aus deiner Sicht angemessen?

**Virginia Wangare Greiner** Wir sprechen von „illegalisierten Migrantinnen aus afrikanischen Ländern", um sie nicht weiter zu stigmatisieren. Begriffe wie dieser und „Frauen ohne Papiere" verdeutlichen, dass es sich um politisch geschaffene Probleme handelt. Besonders wichtig ist es, auf ihre spezifischen Bedürfnisse und die strukturell bedingte Vulnerabilität hinzuweisen, insbesondere in den Bereichen Mutterschaft, reproduktive Rechte und Gewaltprävention. Ich sage bewusst strukturell bedingte Vulnerabilität, denn ihre Vulnerabilität entsteht oft nicht aus ihrer individuellen Situation, sondern durch gesetzliche Ausschlüsse und institutionelle Barrieren, die sie von grundlegenden Rechten wie Gesundheitsversorgung und Sozialleistungen ausschließen.

**Tanja Gangarova** Wie schätzt du die Rolle der Migrant:innen-Selbstorganisationen (MSO) im Kontext der Gesundheitsförderung und -versorgung ein? Wieso ist es wichtig, dass es Organisationen wie Maisha gibt?

**Virginia Wangare Greiner** MSOs sind essenziell, weil sie Vertrauen schaffen, Bedarfe erkennen und niederschwellige Hilfsangebote bieten. Sie schließen Versorgungslücken und treten als Fürsprecher:innen für marginalisierte Gruppen auf. Besonders für Frauen bieten MSOs sichere Räume, um sich über geschlechtsspezifische Gesundheitsfragen und Diskriminierungserfahrungen auszutauschen. Dabei ist ein intersektionaler Ansatz entscheidend, um die vielfältigen Überschneidungen von Diskriminierungsformen zu berücksichtigen und passgenaue Unterstützung zu gewährleisten. Gerade auf kommunaler Ebene ist eine verlässliche Finanzierung unerlässlich, damit MSOs ihre wichtige Arbeit langfristig und wirkungsvoll leisten können.

**Tanja Gangarova** Mit welchen Nichtregierungsorganisationen (NGOs) und staatlichen Institutionen (GOs) arbeitet ihr zusammen? Wie sieht die Arbeitsteilung aus? Welche Herausforderungen stellen sich beim Aufbau solcher Kooperationen?

**Virginia Wangare Greiner** Maisha e. V. arbeitet eng mit dem Gesundheitsamt Frankfurt, mit Frauenhäusern und anderen NGOs zusammen. Während GOs gesetzliche Strukturen bereitstellen, bringen NGOs die Expertise in der Arbeit mit vulnerablen Gruppen ein. Herausforderungen sind Bürokratie, mangelnde Geschlechtersensibilität und unterschiedliche Herangehensweisen.

Studien wie der Afrozensus und Berichte von Organisationen wie Each One Teach One (EOTO) e. V. zeigen, dass rassistische Diskriminierung nicht nur in der Mehrheitsgesellschaft, sondern auch innerhalb von GOs und NGOs vorkommt. Das kann ich auch bestätigen.

Rassismus in NGOs und GOs ist ein strukturelles Problem. Obwohl viele NGOs und staatliche Stellen sich für soziale Gerechtigkeit einsetzen, gibt es auch dort strukturelle Diskriminierung, unbewusste Vorurteile und Machtungleichgewichte. Dies zeigt sich unter anderem in:

- Mangel an Repräsentation: Schwarze Menschen und People of Color (PoC) sind oft in Führungspositionen unterrepräsentiert. Sie sind häufiger in prekären oder niedrigeren Positionen tätig, obwohl sie die direkte Arbeit mit der Community leisten.

- Tokenism (Alibi-Diversität): PoC werden manchmal nur als Aushängeschild für Diversität genutzt, ohne echte Mitspracherechte in Entscheidungsprozessen zu haben.
- Rassistischen Mikroaggressionen: Dies können abwertende Bemerkungen, unsichtbare Barrieren im Arbeitsumfeld oder ein Mangel an Sensibilität gegenüber kulturellen Erfahrungen sein.
- Struktureller Diskriminierung: Beispielsweise werden Bewerbungen von Schwarzen Menschen oder PoC in staatlichen Einrichtungen seltener positiv bewertet, wie verschiedene Studien belegen.

**Tanja Gangarova** Was ist deiner Meinung nach notwendig, um diese Probleme anzugehen?

**Virginia Wangare Greiner** Staatliche und nicht-staatliche gesundheitsrelevante Einrichtungen müssen sich deutlich mehr bemühen, um diversitätssensibel und machtkritisch zu arbeiten. Dazu gehören:

- Antirassismus-Trainings und Sensibilisierung für Mitarbeitende, um unbewusste Vorurteile abzubauen.
- Diversitätsstrategien, die nicht nur symbolisch, sondern auch strukturell umgesetzt werden (z. B. durch Quoten für Führungsebenen).
- Machtkritische Reflexion: Welche Personen haben Entscheidungsgewalt? Werden Stimmen aus der Community wirklich gehört und umgesetzt?
- Beschwerdemechanismen gegen Diskriminierung: Betroffene müssen sichere Wege haben, um Diskriminierung zu melden, ohne negative Konsequenzen fürchten zu müssen.

Um das zusammenzufassen: Diskriminierung in NGOs und GOs ist real und muss aktiv bekämpft werden. Es reicht nicht aus, „divers“ zu wirken – echte Veränderungen in Machtstrukturen und Entscheidungsprozessen sind notwendig.

**Tanja Gangarova** Wie geht ihr mit Anfragen von Forschungseinrichtungen um und was sind eure Erwartungen/ Anforderungen an die Forschung? Was würdest du interessierten Forschenden raten?

**Virginia Wangare Greiner** Wir erwarten einen ethischen und respektvollen Umgang mit unseren Community-Mitgliedern. Forschende sollten sicherstellen, dass ihre Arbeit nicht zur weiteren Stigmatisierung beiträgt und die Ergebnisse der Community zugutekommen. Besonders in der Forschung zu Frauen ohne Krankenversicherung ist es wichtig, geschlechtersensible Methoden und einen intersektionalen Ansatz zu verfolgen.

**Tanja Gangarova** Wie wichtig ist aus deiner Sicht die Beteiligung von Schwarzen Communities (von Frauen ohne Krankenversicherung zum Beispiel) an der (Gesundheits-)Forschung?

**Virginia Wangare Greiner** Sie ist entscheidend, um realitätsnahe Forschungsergebnisse zu erhalten und Othering in der und durch die Forschung entgegenzuwirken. Partizipative Forschung erhöht das Vertrauen und fördert nachhaltige Lösungen. Forschung sollte Frauen eine Stimme geben und Diskriminierungsstrukturen im Gesundheitssystem sichtbar machen. Die finanzielle Entschädigung für die Beteiligung an Studien ist essenziell, um Anerkennung für das Wissen, die Erfahrung und die Zeit der Teilnehmenden zu gewährleisten. Sie fördert nicht nur eine gerechtere Teilhabe marginalisierter Gruppen, sondern stärkt auch das Vertrauen in die Forschung und erhöht die Qualität sowie die Repräsentativität der Ergebnisse.

| | |
|---|---|
| **Tanja Gangarova** | Welche (politischen) Maßnahmen sind aus deiner Sicht notwendig, um die gesundheitliche Versorgung von illegalisierten Schwarzen Frauen zu verbessern? Welche Rolle spielt dabei (struktureller) Rassismus? |
| **Virginia Wangare Greiner** | Notwendig sind anonymisierte Behandlungsscheine, ein uneingeschränkter Zugang zur Gesundheitsversorgung sowie spezialisierte Angebote für Frauen, die von Gewalt betroffen sind. Struktureller Rassismus und Sexismus müssen abgebaut werden, um faire Zugänge für alle Frauen zu gewährleisten. |
| **Tanja Gangarova** | Ngũgĩ wa Thiong'o, einer der bedeutendsten Schriftsteller Ostafrikas, hat einmal geschrieben: „Die Vorstellungskraft (Imagination) ist die zentrale Treibkraft unserer Gesellschaft. … Nur weil wir uns eine andere Zukunft vorstellen können, können wir gegen den Status Quo kämpfen." Wie stellst du dir eine gesunde/humane Zukunft in Deutschland vor? |
| **Virginia Wangare Greiner** | Eine Gesellschaft, in der Gesundheitsversorgung unabhängig vom Aufenthaltsstatus für alle zugänglich ist, struktureller Rassismus und Sexismus abgebaut werden und Solidarität die Basis politischen Handelns bildet. |

**Virginia Wangare Greiner** ist Gründerin von Maisha e. V., einer Selbstorganisation Schwarzer Frauen in Deutschland. Seit über 29 Jahren engagiert sie sich für die gesundheitliche und soziale Unterstützung von Migrantinnen, insbesondere für Frauen ohne Krankenversicherung. Ein Schwerpunkt ihrer Arbeit ist die Schaffung sicherer Räume und niedrigschwelliger Versorgungsangebote. Ihre Arbeit steht für Empowerment, Community-Fürsorge und intersektionale Gerechtigkeit – sie gilt als eine der bekanntesten Stimmen im Kampf für soziale Teilhabe und Menschenwürde von marginalisierten Gruppen.

**Tanja Gangarova** arbeitet als wissenschaftliche Mitarbeiterin für den Nationalen Diskriminierungs- und Rassismusmonitor (NaDiRa) am DeZIM-Institut in Berlin. Ihr Forschungsschwerpunkt liegt auf Rassismus im Gesundheitswesen. Sie verfügt über

15 Jahre Erfahrung in Community-based Participatory Research (CBPR) und Participatory Action Research (PAR). Ihr besonderes Interesse gilt der Frage, wie Forschung Bemühungen um soziale Gerechtigkeit unterstützen kann.

FSC
www.fsc.org
MIX
Papier | Fördert
gute Waldnutzung
FSC® C083411

Kolibri 360 GmbH
Ferdinand-Jühlke-Straße 7
99095 Erfurt, Deutschland
produktsicherheit@kolibri360.de